Benignes Prostatasyndrom

Christopher Netsch · Andreas J. Gross
(Hrsg.)

Benignes Prostatasyndrom

Diagnostik und Therapie des BPS

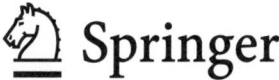

Hrsg.
Christopher Netsch
Klinik für Urologie
Asklepios Klinik Barmbek
Hamburg, Deutschland

Andreas J. Gross
Klinik für Urologie
Asklepios Klinik Barmbek
Hamburg, Deutschland

ISBN 978-3-662-64333-4   ISBN 978-3-662-64334-1 (eBook)
https://doi.org/10.1007/978-3-662-64334-1

Die Deutsche Nationalbibliothek verzeichnet diese Publikation in der Deutschen Nationalbibliografie; detaillierte bibliografische Daten sind im Internet über ▶ http://dnb.d-nb.de abrufbar.

© Der/die Herausgeber bzw. der/die Autor(en), exklusiv lizenziert an Springer-Verlag GmbH, DE, ein Teil von Springer Nature 2022, korrigierte Publikation 2025
Das Werk einschließlich aller seiner Teile ist urheberrechtlich geschützt. Jede Verwertung, die nicht ausdrücklich vom Urheberrechtsgesetz zugelassen ist, bedarf der vorherigen Zustimmung des Verlags. Das gilt insbesondere für Vervielfältigungen, Bearbeitungen, Übersetzungen, Mikroverfilmungen und die Einspeicherung und Verarbeitung in elektronischen Systemen.
Die Wiedergabe von allgemein beschreibenden Bezeichnungen, Marken, Unternehmensnamen etc. in diesem Werk bedeutet nicht, dass diese frei durch jedermann benutzt werden dürfen. Die Berechtigung zur Benutzung unterliegt, auch ohne gesonderten Hinweis hierzu, den Regeln des Markenrechts. Die Rechte des jeweiligen Zeicheninhabers sind zu beachten.
Der Verlag, die Autoren und die Herausgeber gehen davon aus, dass die Angaben und Informationen in diesem Werk zum Zeitpunkt der Veröffentlichung vollständig und korrekt sind. Weder der Verlag, noch die Autoren oder die Herausgeber übernehmen, ausdrücklich oder implizit, Gewähr für den Inhalt des Werkes, etwaige Fehler oder Äußerungen. Der Verlag bleibt im Hinblick auf geografische Zuordnungen und Gebietsbezeichnungen in veröffentlichten Karten und Institutionsadressen neutral.

Planung/Lektorat: Susanne Sobich
Springer ist ein Imprint der eingetragenen Gesellschaft Springer-Verlag GmbH, DE und ist ein Teil von Springer Nature.
Die Anschrift der Gesellschaft ist: Heidelberger Platz 3, 14197 Berlin, Germany

Vorwort

Zwanzig Jahre sind seit der letzten Ausgabe des Springer-Lehrbuchs „Benigne Prostatahyperplasie – Ein Leitfaden für die Klinik und Praxis" des Herausgeberteams Klaus Höfner, Christian Stief & Udo Jonas vergangen.

Zwanzig Jahre – zwei Dekaden – stellen in der Wissenschaft eine halbe Ewigkeit dar. Eine grobe PubMed basierte Literaturrecherche mit dem Suchbegriff „benign prostatic hyperplasia" und dem Eingabezeitraum 2000–2021 ergab am 18. Mai 2021, 22 Uhr 16746 Treffer! Aber nicht nur wissenschaftlich hat sich einiges getan. Während das Herausgeberteam sich damals noch im Studium (Vorklinik: C. Netsch) bzw. auf der Suche nach einer Chefarztposition befand (Oberarzt: A. J. Gross), haben sich durch den Siegeszug des World Wide Web und Social-Media-Plattformen wie YouTube die Lese- und Arbeitsgewohnheiten auch im medizinischen Bereich in den beiden Dekaden grundlegend verändert. Digitale Medien sind im Jahre 2021 die Regel und nicht wie im Jahr 2000 die Ausnahme. Damals stellte für den Herausgeber (C. Netsch) bei der Literaturrecherche für die Promotion der Download von pdfs noch eine erfreuliche Ausnahme dar. Mikrofiche Lesen und das Bestellen von Artikeln bei anderen Bibliotheken war eher der Standard denn die Ausnahme.

Warum also 2021 noch ausgerechnet ein Lehrbuch herausgeben, wenn doch Suchmaschinen alles im Millisekundenbereich im Internet (PubMed, Wikipedia) finden? Die Halbwertszeit von Informationen hat durch eine schier unüberschaubare Zahl an neuen urologischen Fachjournalen (mit und ohne peer review), die alle in monatlicher Regelmäßigkeit mit Artikeln gefüllt werden wollen oder müssen, spürbar abgenommen. Fachjournale/Artikel entstehen in monatlichem Turnus, deren wissenschaftliche Wertigkeit teilweise gar nicht so schnell überprüft werden kann. Diese Fachjournale machen heute den Institutionen von damals UND heute wie dem Journal of Urology oder dem British Journal of Urology den Platz streitig. Mit der Folge, dass sich eine schnelle, gezielte Informationssuche im Datenwust des Internets und einer Vielzahl an Doppelpublikationen in wichtigen und weniger wichtigen Journalen mit und ohne Impaktfaktoren („publish by numbers") für Urologen, die nicht in der Thematik „drinnen" sind, nicht einfacher als im Jahre 2000 gestaltet. Gerade deshalb, so finden wir, braucht es Lehrbücher! Hier sehen wir erst recht die Daseinsberechtigung eines Lehrbuchs, ob als digitale oder Paper-Ausgabe: den Leser durch eine Auswahl hochkarätiger Autoren so aktuell wie möglich (und nötig) durch die Thematik zu führen.

Warum ausgerechnet jetzt ein Buch über das Benigne Prostatasyndrom (BPS)? In einer aktuell onkologisch dominierten Urologie, in der über Immuntherapien, Rezeptorenblocker oder die passende Sequenztherapie für das Prostata-, Blasen oder Nierenzellkarzinom diskutiert wird, stellt nach wie vor das BPS DAS **operative Rückgrat** einer jeden urologischen Klinik dar, und das wird durch eine überalternde Gesellschaft auch zukünftig so bleiben.

Operative Therapien des BPS sind gekommen und in den letzten 20 Jahren auf dem Friedhof medizinischer Verfahren gelandet! Dennoch ist die Therapie des BPS mehr als Tamsulosin, monopolarer TUR-P oder der offenen Prostataadenomenukleation! MTOPS- oder ComBAT-Trial haben die medikamentöse Therapie maßgeblich in den letzten 20 Jahren beeinflusst. Laserablationsverfahren mit dem Holmium-, Thulium-, oder GreenLight-Laser sind am chirurgischen Horizont aufgetaucht, um dauerhaft zu bleiben. Daneben sind aktuell die sog. **Minimally-Invasive Surgical Therapies** (MIST: iTind, Urolift, Rezum, Aquabeam, Prostataarterienembolisation) für eine individualisierte maßgeschneiderte Therapie des BPS in aller Munde. Ob diese MIST-Therapien halten, was sie versprechen, muss sich noch zeigen.

Eine kritische Beleuchtung der genannten Therapien kann einem Buch immer nur mit einer gewissen Zeitverzögerung gelingen, da die aufwendige Produktion eines Buches einer Originalarbeit oder einem Review immer zeitlich hinterherläuft. Wir sehen diese Zeitverzögerung aber positiv: Der erste „Hype" um „neue" und „komplikationslose" Verfahren ist meist verflogen, kritische Publikationen, die Nachteile bestimmter Verfahren beleuchten, erscheinen auch erst mit einer Zeitverzögerung (oder der Fluss an Publikationen über ein Verfahren trocknet langsam aus). Daher gelingt mit einem Buch die kritische Kondensation dessen, was ein Urologe wissen muss oder was man wissen kann, nach wie vor sehr viel besser als mit einem Querlesen von Artikeln auf diversen Online-Portalen von Fachgesellschaften oder Verlagen.

Abschließend freuen wir uns, dass wir so hochkarätige Autoren aus den Arbeitskreisen BPS und Endourologie der Deutschen Gesellschaft für Urologie e. V. für die Mitarbeit an diesem Buch vereinen konnten.

Wir danken allen Mitarbeitern des Springer-Verlages in Berlin und Danken für ihre große Hilfe und unkomplizierte Zusammenarbeit, insbesondere Frau Ina Conrad, Frau Susanne Sobich, Frau Ellen Blasig und Herrn Amose Stanislaus. Der Springer-Verlag und alle Autoren wünschen sich, dass dieses Lehrbuch Hilfe und Anleitung für den in Klinik und Niederlassung tätigen Urologen ist, Freude beim Lesen bereitet und vor allem dem Wohle unserer Patienten dient.

Hamburg
im November 2021

Christopher Netsch
Andreas J. Gross

Inhaltsverzeichnis

1	**Epidemiologie**	1
	Andreas J. Gross und Christopher Netsch	
1.1	Prävalenz und Inzidenz von LUTS und BPS	2
1.2	Natürlicher Verlauf und Risiken zur Progression	3
1.3	BPS in Deutschland: Herner LUTS/BPS-Studie	4
	Literatur	6

2	**Anatomie der Prostata**	9
	Andreas J. Gross	
2.1	Einleitung	10
2.2	Aufbau	10
	Literatur	13

3	**Pathophysiologie**	15
	Stephan Madersbacher	
3.1	Einleitung	16
3.2	Histologie	16
3.3	Endokrinologie	16
3.4	Konzept einer altersassoziierten Gewebemodellierung	19
3.5	Lebensstilfaktoren	19
3.6	Metabolisches Syndrom	20
3.7	Blasenfunktionsstörung	20
	Literatur	23

4	**Symptomatologie**	25
	Benedikt Becker	
4.1	Komplikationen und Spätfolgen	27
4.2	Einteilung des benignen Prostatasyndroms	28
4.3	Symptomenscores	28
	Literatur	31

5	**Klinische Diagnostik**	33
	Benedikt Becker	
5.1	Anamnese	34
5.2	Beurteilung des oberen Harntraktes	34
5.3	Körperliche Untersuchung	35
5.4	Urinanalyse	35
5.5	Prostata-spezifisches Antigen	35
5.6	Nierenfunktionsmessung	36
5.7	Fakultative Diagnostik	36
	Literatur	37

6		**Bildgebende Verfahren beim benignen Prostatasyndrom**	39
		Matthias Oelke	
6.1		Einleitung	40
6.2		Ultraschall	40
6.3		Andere Verfahren	49
		Literatur	50
7		**Endoskopie**	53
		Benedikt Becker	
7.1		Indikation	54
7.2		Zystoskope	54
7.3		Durchführung	54
7.4		Diagnostische Leistungsfähigkeit bei BPH	55
7.5		Schlussfolgerungen	59
		Literatur	59
8		**Uroflow und Restharn**	61
		Clemens Mathias Rosenbaum	
8.1		Uroflowmetrie	62
8.2		Restharn	65
		Literatur	66
9		**Urodynamik**	69
		Clemens Mathias Rosenbaum	
9.1		Einführung	70
9.2		Durchführung	71
9.3		Zystometrie	72
9.4		Druck-Fluss-Messung	73
9.5		Andere Untersuchungstechniken	77
		Literatur	77
10		**Kontrolliertes Zuwarten**	79
		Andreas J. Gross	
10.1		Prinzip	80
10.2		Indikation	80
10.3		Risikofaktoren	80
10.4		Wertung	83
		Literatur	83
11		**Pharmakologische Therapie**	85
		Lukas Lusuardi	
11.1		Phytopharmaka	86
11.2		Alpha-Blocker	88
11.3		5-Alpha-Reduktase-Hemmer	91
11.4		Phosphodiesterasehemmer	93

11.5	Antimuskarinika	94
11.6	Beta-3-Agonist Mirabegron	94
11.7	Kombinationstherapien	94
	Literatur	97

12 Operative Techniken: Grundlagen ... 105
Christopher Netsch

12.1	Operative Grundlagen	106
12.2	Operationsprinzipien: Vaporisation, Enukleation, Resektion	106
12.3	Laser: Basiswissen	107
12.4	Laser in der Behandlung der Benignen Prostata Hyperplasie (BPH)	113
	Literatur	118

13 Ablative Verfahren: Enukleation ... 121
Christopher Netsch

13.1	Offene Prostatadenomenukleation (OPE)	122
13.2	Laparoskopische Prostatadenomenukleation (LPE)	124
13.3	Robotisch-assistierte Prostataadenomenukleation (RPE)	124
13.4	Transurethrale Enukleation der Prostata	127
13.5	Schlussfolgerungen	134
	Literatur	135

14 Ablative Verfahren: Resektion ... 141
Christopher Netsch

14.1	Einleitung	142
14.2	Transurethrale Resektion der Prostata (TUR-P)	142
14.3	Ablative Verfahren: Thulium VapoResektion der Prostata (ThuVARP)	148
	Literatur	151

15 Ablative Verfahren – Vaporisation: Bipolare und photoselektive Vaporisation der Prostata ... 155
Malte Rieken

15.1	Bipolare transurethrale Vaporisation der Prostata	156
15.2	Greenlight Laser Vaporisation der Prostata (PVP, Photoselektive Vaporisation der Prostata)	157
	Literatur	162

16 Ablative Verfahren – Robotics ... 165
Malte Rieken

16.1	Ablauf der Operation und Wirkmechanismus	166
16.2	Funktionelle Resultate	167
16.3	Peri- und postoperative Sicherheit	169
16.4	Achtung Risikopatienten	171
	Literatur	171

17	**Nicht ablative Verfahren**........	173
	Malte Rieken	
17.1	Urolift®........	174
17.2	Rezum®........	176
17.3	iTind®........	179
17.4	Prostatische arterielle Embolisation (PAE)........	181
	Literatur........	183
18	**Ökonomische Aspekte des BPS**........	185
	Andreas J. Gross	
18.1	Lebenserwartung........	186
18.2	Kostenrelevanz einer Therapie........	187
18.3	Kosten für den Arbeitszeitausfall........	187
18.4	Kosten durch Komplikationen nach OP........	188
18.5	Gesamtbetrachtung........	188
	Literatur........	189
19	**Patientenselektion**........	191
	Andreas J. Gross	
19.1	Differenzialdiagnose........	192
19.2	Faktoren mit Einfluss auf die Indikation........	196
19.3	Morbidität und Nachbehandlungsrate........	202
19.4	Individuelle Therapie zwischen Anspruch und Realität........	203
	Literatur........	204
20	**Leitlinien**........	207
	Christopher Netsch	
20.1	Was sind Leitlinien?........	208
20.2	Wirksamkeit und Qualität von Leitlinien........	209
20.3	Kritik und Fehleranfälligkeit von Leitlinien........	210
20.4	Vergleich von EAU-, AUA- und DGU-Leitlinien........	211
20.5	Zusammenfassung........	222
	Literatur........	222
21	**Prävention des Benignen Prostatasyndroms**........	225
	Matthias Oelke	
21.1	Präventionsformen........	226
21.2	Primärprävention........	226
21.3	Sekundärprävention........	229
21.4	Schlussfolgerungen........	234
	Literatur........	236

Inhaltsverzeichnis

22	**Der geriatrische Patient**	239
	Peter Olbert	
22.1	Einleitung und Definitionen	240
22.2	Bedeutung der prätherapeutischen Abklärung; das geriatrische Assessment	241
22.3	Besonderheiten der medikamentösen Therapie des BPS beim geriatrischen Patienten	242
22.4	Operative Therapie beim geriatrischen Patienten – Outcome und Komplikationen	247
	Literatur	248
23	**Kontroversen in der konservativen und operativen BPS-Therapie**	251
	Christopher Netsch und Andreas J. Gross	
23.1	Entspricht die normal große Prostata einer Kastanie, ist diese 20 g groß?	254
23.2	Liegt bei großer Prostata eine Blasenauslassobstruktion (BOO) vor?	254
23.3	Bestehen Blasentrabekel aus hypertrophierter Muskulatur und sind sie Zeichen einer Blasenauslassobstruktion (BOO)?	255
23.4	Was sind Blasendivertikel und Blasenpseudodivertikel?	255
23.5	Eignet sich die Urethrozystoskopie zur Diagnostik der Blasenauslassobstruktion (BOO)?	255
23.6	Verläuft das BPS in Stadien?	255
23.7	Wird Restharnbildung durch die Blasenauslassobstruktion verursacht?	256
23.8	Führt Restharn (RH) zu Harnwegsinfektionen (HWI)?	257
23.9	Führt Restharn (RH) zum Harnverhalt?	258
23.10	Führt Restharnbildung zur Nierenfunktionsstörung?	258
23.11	Können Medikamente die Blasenauslassobstruktion (BOO) vermindern?	258
23.12	Transurethrale Enukleationsverfahren dauern viel zu lange. Für die offene Prostataadenomenukleation (OPE) brauche ich 40 min	259
23.13	Ist die Resektion bis zur Prostatakapsel essentiell für ein optimales Ergebnis der TUR-P?	260
23.14	Was versteht man in der operativen BPS-Therapie unter Langzeitdaten?	260
23.15	Ist eine Histologie nach der chirurgischer Behandlung des BPS notwendig?	261
23.16	Kann ich mit dem Thulium-Laser eine HoLEP machen?	261
23.17	Sind die klinischen (Langzeit-)Daten für die GreenLight Vaporisation der Prostata (PVP), Aquabeam®, iTind®, Rezum® und Urolift® überzeugend?	262
23.18	Kann man auch eine 150-g-Prostata per TUR-P behandeln?	263
23.19	Ist die Lernkurve der (Laser-)Enukleation der Prostata länger als die der TUR-P?	264
23.20	Wir führen die robotisch-assistierte Adenomenukleation (RPE) durch, weil Patienten nach transurethraler Enukleation inkontinent sind und nachbluten	265
23.21	„Der GreenLight-Laser taugt nichts. Am Ende muss ich die Schlinge nehmen." Ist ein chirurgisches (Laser-)Verfahren zur Therapie des BPS schlecht, weil man am Ende eine Schlinge zur Koagulation nimmt?	265

23.22	Wir machen die transurethrale (Laser-)Enukleation der Prostata ab 60 g, darunter die TUR-P wegen der Ausbildung der Assistenzärzte. Wir führen die offene Adenomektomie wegen der Ausbildung der Assistenzärzte durch.........	266
23.23	Sind nach Laseroperationen der Prostata mehr Patienten inkontinent als nach TUR-P?...	266
23.24	Entwickeln Patienten nach Laser-Operationen der Prostata mehr Urge-Beschwerden als nach TUR-P und offener Adenomenukleation (OPE)?............	267
23.25	Neue minimal-invasive Verfahren wie Aquabeam®, Rezum® oder Urolift® haben keine schwerwiegenden Komplikationen?.................................	268
	Literatur	270

Erratum zu: Urodynamik... E1
Clemens Mathias Rosenbaum

Serviceteil
Stichwortverzeichnis 277

Autorenverzeichnis

Becker Benedikt Asklepios Klinik Barmbek, Hamburg, Deutschland

Gross Andreas J. Abteilung für Urologie, Asklepios Klinik Barmbek, Hamburg, Deutschland

Lusuardi Lukas Paracelsus Medizinische Universität für Urologie und Andrologie, SALK, Salzburg, Österreich

Madersbacher Stephan Abteilung für Urologie, Wien, Österreich

Netsch Christopher Klinik für Urologie, Asklepios Klinik Barmbek, Hamburg, Deutschland

Oelke Matthias Klinik für Urologie, Kinderurologie und Urologische Onkologie, St. Antonius-Hospital, Gronau, Deutschland

Olbert Peter Facharztpraxis für Urologie und Andrologie, Brixsana Private Clinic, Brixen, Italien

Rieken Malte alta uro AG, Basel, Schweiz

Rosenbaum Clemens Mathias Asklepios Klinik Barmbek, Hamburg, Deutschland

Epidemiologie

Andreas J. Gross und Christopher Netsch

Inhaltsverzeichnis

1.1 Prävalenz und Inzidenz von LUTS und BPS – 2

1.2 Natürlicher Verlauf und Risiken zur Progression – 3

1.3 BPS in Deutschland: Herner LUTS/BPS-Studie – 4

Literatur – 6

© Der/die Autor(en), exklusiv lizenziert an Springer-Verlag GmbH, DE, ein Teil von Springer Nature 2022
C. Netsch und A. J. Gross (Hrsg.), *Benignes Prostatasyndrom*,
https://doi.org/10.1007/978-3-662-64334-1_1

- **Einleitung**

Die benigne Prostatahyperplasie (BPH) bzw. das benigne Prostatasyndrom (BPS) werden aufgrund der hohen Prävalenzen zu den „Volkskrankheiten" gezählt. Die BPH steigt mit dem Alter und wird bei etwa 50 % aller Männer zwischen dem 50. und 60. und bei 90 % zwischen dem 80. und 90. Lebensjahr gefunden (Berry SJ et al. 1984). Analog dazu ist das BPS chronisch progredient. Das BPS beschreibt prostatabedingte Blasenfunktionsstörungen, die durch eine benigne Prostataobstruktion (BPO) verursacht werden. Charakteristisch sind der schleichende Beginn und die Variation der einzelnen Krankheitskomponenten wie Symptome („lower urinary tract symptoms", LUTS), benigne Prostatavergrößerung (BPE), BPO und deren Beziehung untereinander.

Etwa 5 Mio. deutsche Männer sind vom BPS betroffen, von denen sich etwa die Hälfte in ärztlicher Behandlung befindet (Berges RR et al. 2001). Die überwiegende Mehrheit der deutschen Männer mit BPS sucht medizinische Hilfe aufgrund von LUTS (78,2 %) (Berges RR et al. 2001). Zudem sind erhöhte IPSS-Werte und Restharn (RH) >50 ml signifikante Faktoren für einen Arztbesuch (Kok E et al. 2006). Nur ein kleinerer Teil wird im Rahmen der Krebsvorsorge hinsichtlich BPS untersucht und behandelt (Hutchinson A et al. 2006).

Bei durchschnittlichen Kosten für Diagnostik und Therapie von ca. € 900 pro BPS-Patient/Jahr (Van Exel NJ et al. 2006) muss das deutsche Gesundheitssystem ca. € 2,2 Mrd./Jahr für diese Erkrankung aufwenden. Bei steigendem Lebensalter der männlichen Bevölkerung Deutschlands (bzw. Europas) wird ersichtlich, dass die Zahl derer mit BPH bzw. BPS steigen wird – mit den entsprechenden Herausforderungen für die Gesundheitssysteme der betroffenen Länder.

1.1 Prävalenz und Inzidenz von LUTS und BPS

Das BPS ist in den westlichen Industrienationen die häufigste urologische Erkrankung und die vierthäufigste sowie fünfteuerste Erkrankung bei Männern ≥ 50 Jahre (Issa MM et al. 2006).

Internationale Studien berichteten von einer erheblich variierenden Prävalenz und Inzidenz männlicher LUTS. Publizierte Daten aus den größten epidemiologischen Untersuchungen wie beispielsweise der „Olmsted County Survey" (Donovan JL et al. 1996, 1999), Datenbanken aus den Niederlanden (IPCI, „Integrated-Primary-Care-Information" [Verhamme KL et al. 2002, 2005]) und Großbritannien (GPRD, „General Practice Research Database" [Logie J et al. 2005]) verwendeten unterschiedliche Definitionen für das BPS, was diese Unterschiede erklären.

Die retrospektive Analyse der IPCI-Datenbank mit 84.774 Individuen mit einem Follow-up von 141.035 Personenjahren beinhaltete 2181 inzidente und 5605 prävalente LUTS-Patienten. Die Inzidenz für LUTS/BPH betrug 15/1000 Männerjahre mit einem linearen Anstieg, beginnend bei den 45-Jährigen mit 3/1000 Männerjahre bis auf 38/1000 Männerjahre bei den 75-Jährigen ($r = 0,99$). Ebenso kletterte die Prävalenz von 2,7 % bei den 45-Jährigen auf 24 % bei den über 79-Jährigen. Insgesamt lag die Prävalenz bei 10 % (Verhamme KL et al. 2002, 2005).

- **Olmsted County Survey**

Im „Olmsted County Survey" zeigt sich ein ambivalenter Verlauf der Inzidenz von LUTS/BPH. Die altersspezifische Inzidenz beträgt in dieser Untersuchung bei 20- bis 39-Jährigen 34/100.000, steigt bei 60- bis 69-jährigen Männern auf 2567.8/100.000 und fällt auf 1108.6/100.000 bei ≥ 80-jährigen Männern ab (Chung WS et al. 2004;

Fitzpatrick JM, 2006; Sarma AV et al. 2003). Die jährliche Inzidenzrate zeigt eine deutliche Zunahme zu Beginn des Beobachtungszeitraums 1987 und ein Absinken der Inzidenz zum Ende 1997. Die Autoren machen die Einführung des PSA-Werts und die gestiegene Bekanntheit des Prostatakarzinoms für den Anstieg in den 1990er-Jahren verantwortlich, aber auch die gestiegenen Arztbesuche wegen LUTS nach Einführung medikamentöser und/oder minimalinvasiver Therapieverfahren. Gleichermaßen wurde der Rückgang der Inzidenz u. a. mit der genaueren Differenzierung zwischen dem eigentlichen BPS und LUTS anderer Ursache, aber auch mit dem Rückgang der TUR-P-Zahlen in den USA nach Einführung der medikamentösen Therapie erklärt (Chung WS et al. 2004; Fitzpatrick JM 2006; Sarma AV et al. 2003).

- **Globale Metaanalyse**

Lee et al. führten 2017 ein systematisches Review & Metaanalyse durch, um die globale Prävalenz von BPH/LUTS zu evaluieren. Problematisch an dieser Metaanalyse ist, dass in der inkludierten Literatur die Einschlusskriterien für BPH/LUTS erheblich variierten. Häufig fanden sich eine unscharfe Trennung zwischen der histologischen Diagnose BPH, LUTS (z. B. IPSS >7 / >14) sowie eine Betrachtung unterschiedlicher Alterskohorten (Lee SWH et al. 2017). Dennoch wurden 30 Studien aus Europa, Asien und Neuseeland in die Metaanalyse inkludiert. Die errechnete (kombinierte) Lebenszeitprävalenz für die BPH (oder das BPS) betrug 26,2 % bzw. 28,8 % (nur Studien mit IPSS/AUA-Score inkludiert). Wie erwartet, steigt die Prävalenz mit dem Alter mit der höchsten Prävalenz bei ≥70 Jährigen. Die gepoolte altersspezifische Prävalenz von LUTS/BPH betrug 14,8 %, 20 %, 29,1 %, 36,8 % und 38,4 % für die Alterskohorten 40–49, 50–59, 60–69, 70–79 Jahre und ≥80 Jahre. Daneben wurde die Prävalenz von LUTS/BPH über die Erhebungszeiträume der Studien untersucht: Die Prävalenz änderte sich nicht signifikant in den Studienzeiträumen 1990–1999, 2000–2009 und 2010–2017 und lag bei 26,6 %, 27,8 % und 22,8 % (Lee SWH et al. 2017).

Während Daten zur Prävalenz der BPH in Autopsiestudien erhoben wurden, ist die Prävalenz der Teilkomponenten des BPS im deutschsprachigen Raum in der „Herner LUTS/BPS-Studie" untersucht worden (Berges RR et al. 2001).

1.2 Natürlicher Verlauf und Risiken zur Progression

Epidemiologische Untersuchungen und Medikamentenstudien legen nahe, dass LUTS/BPS eine progrediente Erkrankung ist.

Risikoparameter für eine Progression sind (Berges R 2003, 2004; Lowe FC et al. 2005; Speakman M et al. 2005):
- Alter,
- Prostatavolumen (PV),
- Grad der Harnstrahlabschwächung,
- RH und
- Symptomstärke.

Daten zum natürlichen Verlauf stammen aus longitudinalen Kohortenstudien (Jacobsen SJ et al. 1993, 2003) oder aus placebokontrollierten Medikamentenstudien mit Beobachtungszeiträumen von bis zu 5 Jahren (Emberton M, 2006).

Unter den Kohortenstudien zählt der „Olmsted County Survey" (Jacobsen SJ et al. 1993) zu den größten Untersuchungen zum Thema mit initial 2115 Männern, die seit 1990 beobachtet werden. Analysen aus dem 9-Jahres-Follow-up zeigten eine Zunahme von LUTS bei 5,7 % der Betroffenen pro Jahr (IPSS-Zunahme ≥4 Punkte). Eine Progression zur akuten Harnverhaltung wurde bei 0,6 % der Betroffenen pro Jahr beobachtet (Jacobsen SJ et al. 2003; Lieber

MM et al. 2003). Männer mit höherem Alter und schlechtem Harnstrahl (Qmax) wiesen einen 8- bzw. 4-fachen Anstieg im Risiko auf, einen Harnverhalt zu erleiden (Jacobsen SJ et al. 2003). Männer mit einem IPSS > 7 und einem PV >30 ml hatten ein 3-fach erhöhtes Risiko.

- **Medikamentenstudien**

Die beiden größten Medikamentenstudien zum BPS, „Proscar Long-Term Efficacy and Safety Study" (PLESS) (Bruskewitz R et al. 1999) und die NIH-Studie „Medical Therapy of Prostatic Symptoms" (MTOPS; Mcconnell JD et al. 2003), wurden speziell auf die Kalkulation von Risikoparametern ausgerichtet: In PLESS wurden Männer mit LUTS/BPH und vergrößerter Prostata (mittleres PV: 55 ml; PSA: 2,8 ng/ml) über 4 Jahre beobachtet. Nach 4 Jahren hatten 7 % dieser Männer (Placeboarm) einen akuten Harnverhalt erlitten, der bei 4 % als spontan klassifiziert wurde und bei 3 % im Zusammenhang mit einem operativen Eingriff, bestimmten Medikamenten oder Harnwegsinfekten (HWI) auftrat. Im Beobachtungszeitraum wurden 10 % der Männer im Placeboarm an der Prostata operiert. Das Risiko einer Harnverhaltung oder einer Operation stieg mit dem PV oder PSA-Wert an. Den größten Vorhersagewert für das Auftreten eines Harnverhalts hatten die Faktoren PV >40 ml, PSA >2 ng/ml oder hoher IPSS. Ein hoher irritativer IPSS-Subscore war mit einer höheren Op.-Wahrscheinlichkeit assoziiert (Roehrborn CG et al. 1999).

In MTOPS wurden 3047 Männer mit LUTS/BPH (mittleres PV: 36 ml, PSA: 2,4 ng/ml) über 4–6 Jahre beobachtet. Der primäre Endpunkt der Untersuchung war eine „klinische Progression", definiert als symptomatischer Progress (IPSS-Anstieg ≥4), Auftreten eines akuten Harnverhalts, Inkontinenz (nicht näher definiert), rezidivierende HWI/Urosepsis oder dem Auftreten einer Niereninsuffizienz (Mcconnell JD et al. 2003). In MTOPS war der Verlauf bei 17 % der Probanden im Placeboarm innerhalb von 5 Jahren progredient, wobei 80 % einen symptomatischen Progress erlitten. Nach einem 4-Jahre-Follow-up erlitten 2,4 % der Patienten unter Placebotherapie einen spontanen Harnverhalt; 5 % wurden operiert. Ein großes PV, hoher PSA-Wert, niedriger Qmax und RH waren mit Harnverhalt oder Op.-Wahrscheinlichkeit assoziiert (Crawford ED et al. 2006).

1.3 BPS in Deutschland: Herner LUTS/BPS-Studie

In Deutschland wurden Daten zum BPS in der „Herner LUTS/BPS-Studie" zusammengefasst (Berges R et al. 2000), einer prospektiven Longitudinalbeobachtung einer altersstratifizierten Stichprobe ≥50-jähriger Männer, die einen Fragebogenteil zur subjektiven Einschätzung der Symptomatik und eine klinische Untersuchung zur Diagnostik des BPS beinhaltete. Die wichtigsten Kenngrößen für das BPS in Deutschland sind im Folgenden dargestellt:

- **LUTS**

Die Zunahme behandlungsbedürftiger LUTS (IPSS >7) in den unterschiedlichen Altersstufen zeigt ◘ Abb. 1.1: Bei über 70-jährigen Probanden sind bis zu 40 % betroffen. Diese IPSS-Score-Daten wurden im Interview bestätigt: 32,5 % der Männer gaben an, unter Miktionsbeschwerden zu leiden (Berges R et al. 2000, 2001a, b, 2002a, b). Nykturie ist das häufigste Einzelsymptom. Nur 33,3 % der Probanden gaben an, nachts nicht mindestens einmal die Toilette aufzusuchen. „Urgency" gaben 17,2 %, einen abgeschwächten Harnstrahl 54,7 % und Inkontinenz 7 % an (Berges R et al. 2000, 2001a, b, 2002a, b, Berges 2008).

Epidemiologie

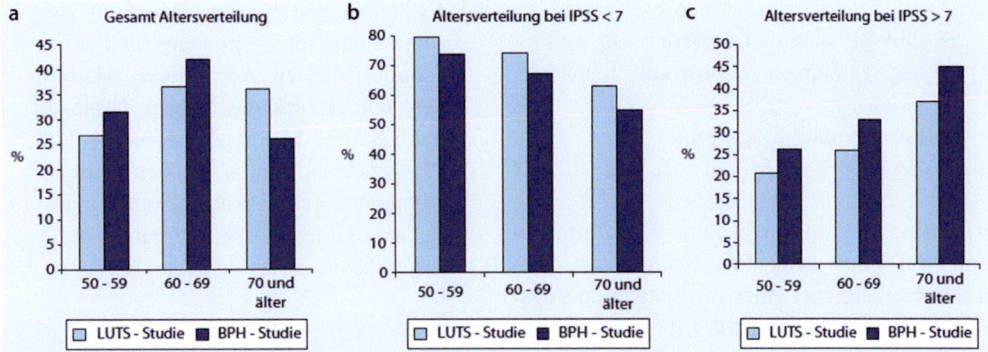

Abb. 1.1 **a** Altersverteilung zwischen den Probanden in der klinischen Untersuchung und denen aus der ursprünglichen LUTS-Studie. Wesentliche Verschiebungen ergaben sich nicht, sodass auch die Daten aus der klinischen Untersuchung als repräsentativ gewertet werden können. Altersverteilung von Probanden ohne **b** und mit **c** behandlungsbedürftiger LUTS aus beiden Untersuchungen

- **DRU, PV und PSA**

Bei 4,2 % fand sich ein abklärungsbedürftiger Tastbefund. Das PV wurde durch DRU bei 22,4 % als normal, bei 70,2 % als vergrößert und bei 5 % als stark vergrößert eingestuft. Das mittlere PV lag bei 30 ml und der PSA-Wert bei 2,39 ng/ml (Berges R et al. 2000, 2001a, b, 2002a, b; Berges 2008).

- **Miktionsparameter**

Der mittlere RH lag bei 35 ml und der maximale Harnstrahl (Qmax) bei 15,7 ± 10,1 ml/s. Qmax sowie RH waren zwischen symptomatischen (IPSS >7) bzw. asymptomatischen Männern (IPSS ≤7) signifikant verschieden (Berges R et al. 2000, 2001a, b, 2002a, b). Basierend auf den Bevölkerungszahlen im Jahr 2000 und den genannten Daten haben unter 11.674.900 deutschen Männern über 50 Jahren 3.230.000 eine BPE (PV >25 ml). 1.500.000 Männer mit behandlungsbedürftiger LUTS (IPSS >7) haben ein PV >40 ml, d. h. ein BPS mit hohem Progressionsrisiko. 2.080.000 Männer leiden wahrscheinlich unter einer Obstruktion (Qmax <10 ml/s) (Berges 2008).

- **BPS-Progression und Risiken**

Etwa 27 % (Gesamtprogression) der deutschen Männer ≥50 Jahren erfahren innerhalb der nächsten 5 Jahre eine LUTS-Verschlechterung ≥4 IPSS-Punkte (18,5 %), entwickeln einen akuten Harnverhalt (2,4 %) oder müssen an der Prostata (4,7 %) operiert werden (Berges 2008). Diese Daten bestätigen die Ergebnisse aus MTOPS: Der Verlauf war bei 72 % der Probanden aus Herne symptomatisch progredient (78 % in MTOPS), 9 % davon erlitten eine akute Harnverhaltung (12 % in MTOPS) (Berges 2008, Mcconnell JD et al. 2003). Das errechnete Progressionsrisiko (27 %) des BPS in Deutschland ist ähnlich zu dem anderer Länder (Jimenez-Cruz F 2003). Risikofaktoren für eine Krankheitsprogression (Werte der MTOPS-Studie) (McConnell JD et al. 2003) zeigt die folgende Übersicht.

Risikofaktoren für eine Krankheitsprogression
- Lebensalter (>62 Jahre)
- moderate bis starke Blasensymptomatik (IPSS >17)
- Prostatavergrößerung (>31 ml)

- PSA-Konzentration im Serum >1,6 µg/l
- abgeschwächter Harnstrahl (Qmax <10,6 ml/s)
- Restharnbildung (>39 ml).

Allerdings ist unklar, welche Kombination von Befunden eine Progression am besten voraussagt. In einer multivariaten Analyse (Alter, PV, RH, Qmax, PSA) der Herner-LUTS-Studie korrelierte für das Risiko einer operativen Intervention nur das Alter. Mit dem Risiko einer symptomatischen Progression korrelierten signifikant Alter, RH und Qmax. Im Unterschied zu MTOPS zeigte sich weder für PV noch PSA eine signifikante Korrelation. Dies wird den unterschiedlichen Populationen zugeschrieben (Berges R et al. 2006; Berges 2008).

Des Weiteren zeigte die Herner LUTS-Studie, dass Männer ≥50 Jahre in 40,5 % LUTS, in 26,9 % eine BPE und in 17,3 % einen Qmax aufweisen, der verdächtig auf eine BPO ist. Zwischen dem 50. und 80. Lebensjahr steigt das mittlere PV (24 vs. 38 ml) und der Qmax (22,1 vs. 13,7 ml/s) sinkt signifikant (Berges und Oelke 2011).

- **Inanspruchnahme des Gesundheitssystems**

Zu Beginn der Untersuchung im Jahr 2000 hatten von 5103 befragten Männern 12,4 % einen Arzt wegen LUTS aufgesucht. Hochgerechnet auf ganz Deutschland entspricht dies 1.400.988 Männer/Quartal oder 5.603.952/Jahr. Davon besuchten 2/3 oder 3.735.968 einen Urologen. 45 % der Probanden berichteten, es habe ihnen ein Arzt schon einmal gesagt, dass die Prostata vergrößert sei. Extrapoliert auf Deutschland erhielten 688.819 Männer deswegen eine medikamentöse Therapie von ihrem Hausarzt, 817.234 wurden deswegen vom Hausarzt zum Urologen überwiesen, 490.346 vom Hausarzt deswegen ins Krankenhaus eingewiesen (Berges R et al. 2001, 2002a, b; Berges 2008).

> Es besteht eine deutliche Beziehung zwischen Symptomausprägung und Konsultation beider Arztgruppen (Urologen und Hausärzte), wobei Urologen bei stärkeren LUTS und stärkerem Leidensdruck häufiger konsultiert wurden. Demographische Entwicklungen lassen eine Zunahme der BPS-Patienten für Deutschland erwarten (Berges R 2008).

▶ **Fazit**

- Das BPS bezeichnet Miktionsbeschwerden auf dem Boden einer BPH mit einer großen Variationsbreite von Symptomausprägung, Prostatavergrößerung und Blasenentleerungsparametern.
- Die Lebenszeitprävalenz für die BPH (oder das BPS) liegt weltweit zwischen 25 und 30 % und steigt mit dem Alter.
- Die Herner LUTS-Studie zeigte für Deutschland, dass Männer über 50 Jahre in 40,5 % LUTS, in 26,9 % eine BPE und in 17,3 % einen deutlich abgeschwächten Qmax haben, der verdächtig auf eine BPO ist.
- Etwa 27 % (Gesamtprogression) der deutschen Männer im Alter ≥50 Jahren erfahren innerhalb der nächsten 5 Jahre eine LUTS-Verschlechterung ≥4 IPSS-Punkte (18,5 %), entwickeln einen akuten Harnverhalt (2,4 %) oder müssen an der Prostata (4,7 %) operiert werden.
- Die epidemiologischen Kennzahlen zeigen, dass das BPS und dessen Folgen als Volkskrankheit eingestuft werden muss.

◀

Literatur

Berges R (2003) Impact of therapy used in clinical practice on lower urinary tract symptoms/benign prostatic hyperplasia (LUTS/BPH) disease progression. Eur Urol Suppl 2:19–24

Berges R (2004) The impact of treatment on lower urinary tract symptoms suggestive of benign prostatic hyperplasia (LUTS/BPH) progression. Eur Urol Suppl 3:12–17

Epidemiologie

Berges R (2008) Epidemiologie des benignen Prostatasyndroms. Assoziierte Risiken und Versorgungsdaten bei deutschen Männern über 50. Urologe A 47:141–148

Berges R, Pientka L, Höfner K et al (2000) Herne LUTS study: health care seeking behaviour among men aged 50 to 80 with Lower Urinary Tract Symptoms (LUTS) in Germany. J Urol 163:251

Berges RR, Pientka L, Hofner K et al (2001a) Male lower urinary tract symptoms and related health care seeking in Germany. Eur Urol 39:682–687

Berges R, Kühne K, Cubick G et al (2001b) Prevalence of lower urinary tract symptoms (LUTS) related to benign prostatic enlargement (BPE) and their impact on health care seeking. J Urol 165:266

Berges R, Kühne K, Cubick G et al (2002a) Prävalenz von prostatabedingten Miktionsbeschwerden bei Deutschen Männern im Alter über 50 Lebensjahren. Die Herner LUTS-Studie. Urologe A Suppl 1:47A

Berges R, Spiegel T, Senge T (2002b) Gesundheitsbezogene Lebensqualität nach radikaler Prostatektomie und Behandlungszufriedenheit in der Langzeitnachsorge. Urologe B 42:106–108

Berges R, Oelke M (2011) Age-stratified normal values for prostate volume, PSA, maximum urinary flowrate, IPSS, and other LUTS/BPH indicators in the German male community-dwelling population aged 50years or older. World J Urol 29:171–178

Berry SJ, Coffey DS, Walsh PC et al (1984) The development of human benign prostatic hyperplasia with age. J Urol 132:474–479

Bruskewitz R, Girman CJ, Fowler J et al (1999) Effect of finasteride on bother and other health-related quality of life aspects associated with benign prostatic hyperplasia. PLESS study group. Proscar long-term efficacy and safety study. Urology 54:670–678

Chung WS, Nehra A, Jacobson DJ et al (2004) Lower urinary tract symptoms and sexual dysfunction in community-dwelling men. Mayo Clin Proc 79:745–749

Crawford ED, Wilson SS, Mcconnell JD et al (2006) Baseline factors as predictors of clinical progression of benign prostatic hyperplasia in men treated with placebo. J Urol 175:1422–1426; discussion 1426–1427

Donovan JL, Abrams P, Peters TJ et al (1996) The ICS-'BPH' Study: the psychometric validity and re-liability of the ICSmale questionnaire. Br J Urol 77:554–562

Donovan JL, Brookes ST, De La Rosette JJ et al (1999) The responsiveness of the ICSmale questionnaire to outcome: evidence from the ICS-'BPH' study. BJU Int 83:243–248

Emberton M (2006) Definition of at-risk patients: dynamic variables. BJU Int (Suppl 2) 97:12–15; discussion 21–22

Fitzpatrick JM (2006) The natural history of benign prostatic hyperplasia. BJU Int (Suppl 2) 97:3–6; discussion 21–22

Hutchison A, Farmer R, Chapple C et al (2006) Characteristics of patients presenting LUTS/BPH in six European countries. Eur Urol 50:555–562

Issa MM, Fenter TC, Black L et al (2006) An assessment of the diagnosed prevalence of diseases in men 50 years of age or older. Am J Manag Care 12:S83–S89

Jacobsen SJ, Guess HA, Panser L et al (1993) A population-based study of health care-seeking behavior for treatment of urinary symptoms. The Olmsted county study of urinary symptoms and health status among men. Arch Fam Med 2:729–735

Jacobsen SJ, Jacobsen DJ, Girman CJ et al (2003) Acute urinary retention in community-dwelling men: 9-year follow-up of the Olmsted county study of urinary symptoms and health status among men. J Urol Suppl 169:365 (Abstr. 1364)

Jimenez-Cruz F (2003) Identifying patients with lower urinary tract symptoms/benign prostatic hyperplasia (LUTS/BPH) at risk for progression. Eur Urol Suppl 2:6–12

Kok E, Groeneveld F, Gouweloos J et al (2006) Determinants of seeking of primary care for lower urinary tract symptoms: the Krimpen study in community-dwelling men. Eur Urol 50:811–817

Lee SWH, Chan EMC, Lai Y (2017) The global burden of lower urinary tract symptoms suggestive of benign prostatic hyperplasia: a systematic review and meta-analysis. Sci Rep 7:7984. ▶ https://doi.org/10.1038/s41598-017-06628-8

Lieber MM, Jacobsen DJ, Girman CJ et al (2003) Incidence of lower urinary tract symptom progression in community-dwelling men: 9-year follow-up of the Olmsted county study of urinary symptoms and health status among men. J Urol Suppl 169:366 (Abstr. 1369)

Logie J, Clifford GM, Farmer RD (2005) Incidence, prevalence and management of lower urinary tract symptoms in men in the UK. BJU Int 95:557–562

Lowe FC, Batista J, Berges R et al (2005) Risk factors for disease progression in patients with lower urinary tract symptoms/benign prostatic hyperplasia (LUTS/BPH): a systematic analysis of expert opinion. Prostate Cancer Prostatic Dis 8:206–209

Mcconnell JD, Roehrborn CG, Bautista OM et al (2003) The long-term effect of doxazosin, finasteride, and combination therapy on the clinical pro-gression of benign prostatic hyperplasia. N Engl J Med 349:2387–2398

Roehrborn CG, Mcconnell JD, Lieber MM et al (1999) Serum prostate-specific antigen concentration is a powerful predictor of acute urinary retention and need for surgery in men with clinical benign prostatic hyperplasia. PLESS Study Group Urology 53:473–480

Sarma AV, Wei JT, Jacobson DJ et al (2003) Comparison of lower urinary tract symptom severity and associated bother between community-dwelling black and white men: the Olmsted county study of urinary symptoms and health status and the flint men's health study. Urology 61:1086–1091

Speakman M, Batista J, Berges R et al (2005) Integrating risk profiles for disease progression in the treatment choice for patients with lower urina-ry tract symptoms/benign prostatic hyperplasia: a combined analysis of external evidence and clinical expertise. Prostate Cancer Prostatic Dis 8:369–374

Van Exel NJ, Koopmanschap MA, McDonnell J et al (2006) Medical consumption and costs during a one-year follow-up of patients with LUTS suggestive of BPH in six european countries: report of the TRIUMPH study. Eur Urol 49:92–102

Verhamme KM, Dieleman JP, Bleumink GS et al (2002) Incidence and prevalence of lower urinary tract symptoms suggestive of benign prostatic hyperplasia in primary care–the triumph project. Eur Urol 42:323–328

Verhamme KM, Dieleman JP, Van Wijk MA et al (2005) Low incidence of acute urinary retention in the general male population: the triumph project. Eur Urol 47:494–498

Anatomie der Prostata

Andreas J. Gross

Inhaltsverzeichnis

2.1   **Einleitung** – 10

2.2   **Aufbau** – 10

         Literatur – 13

© Der/die Autor(en), exklusiv lizenziert an Springer-Verlag GmbH, DE, ein Teil von Springer Nature 2022
C. Netsch und A. J. Gross (Hrsg.), *Benignes Prostatasyndrom*,
https://doi.org/10.1007/978-3-662-64334-1_2

2.1 Einleitung

Es ist erstaunlich, wie wenig die **Anatomie** und **Funktion** der Prostata in Lehrbüchern Berücksichtigung findet. Außer der groben anatomischen Lage und durchschnittlichen Größe gibt es selten weitergehende Informationen. Medizinhistorisch gesehen kann man Vesal (1514–1564) als Begründer der morphologischen Anatomie bezeichnen. Bis dahin beherrschte das Werk von Galen (ca. 128–200 n. Chr.) über die Anatomie und Physiologie des menschlichen Körpers die gesamte Heilkunst. Im Gegensatz zu seinem „Vorgänger" in diesem Bereich hat Vesal Studien an menschlichen Kadavern vorgenommen, weil er der Auffassung war, dass man nur durch Studien am menschlichen Körper Verständnis für die Heilkunde am Menschen erwerben könne (1,2).

Es gab über die lange Zeit hinweg immer weitere Erkenntnisse zu der Prostata, so z. B. durch den Berliner Physiologen und Anatom Johannes Müller (1801–1858). Das moderne Verständnis zu diesem Organ basiert jedoch im Wesentlichen auf Arbeiten des amerikanischen Pathologen John McNeal (1930–2005). Und hier war die treibende Kraft die zunehmende Diagnostik und Therapie im Bereich des Prostatakarzinoms. Einige relevante Aspekte sind in diesem Zusammenhang jedoch erarbeitet worden, die auch für das Verständnis des BPS und dessen Behandlung relevant sind.

2.2 Aufbau

Die Prostata hat keine einheitliche **Binnenstruktur** im Sinne einer gleichförmigen Drüse, sondern sie besteht aus drei verschiedenen Zonen, die sich konzentrisch um die Harnröhre anordnen, die zentrale und die periphere Zone und dazwischen die Übergangszone. Diese **Zonen** umschließen die Harnröhre nicht zwiebelschalenartig. Die zentrale Zone, die ca. 5–10 % der Prostata ausmacht, ummantelt die Harnröhre lediglich zwischen dem Colliculus seminalis und dem Blasenhals. Die Innenzone hat am Blasenhals einen deutlich weiteren Saum, der sich bis zum Colliculus seminalis hin verjüngt und ca. 20–25 % der Prostata darstellt. Den Rest stellt die Außenzone mit ca. 70 % der Gesamtdrüse dar. Im Gegensatz zum früheren Verständnis hat die Prostata keine dicke Kapsel, sondern eine **Kapsel** von lediglich 0,5 mm Dicke, die aus derbem Bindegewebe besteht (3). Die Nachbarstrukturen der Prostata sind in der Betrachtung des BPS, insbesondere vor einer eventuellen Operation, nur von nachgeordneter Relevanz. Zum Rektum hin liegt noch die Denenonvillier'sche Faszie. Das dorsale Venenbündel kann bei einem transurethralen Eingriff eigentlich nicht erreicht werden, und das neurovaskuläre Bündel liegt ebenso deutlich jenseits der Kapsel.

Wenngleich die Prostata eines jungen gesunden Mannes gerne als kastaniengroß beschrieben wird, ist diese Beschreibung irreführend, was die Größe anbelangt, da es deutlich unterschiedlich große Kastanien gibt. Gleichwohl kommt die Beschreibung der Prostata als **kastanienförmig** sehr nahe, nämlich herzförmig mit konkaver dorsaler Fläche (4). Bei der Geburt eines Knaben wiegt die Prostata ca. 2 g und bei einem 20-jährigen Mann ca. 19 g, wobei es hier bereits eine erhebliche Schwankungsbreite gibt. Rein histopathologisch gesehen zeigt die Drüse eines 20-Jährigen bereits eine gewisse Hyperplasie, die jedoch nicht im Sinne eines BPS klinisch auffällt. Testosteron und Östrogen spielen dann eine Rolle bei dem weiteren Wachstum, und zwar vor allem im Bereich der lateralen Übergangszone. Es gehört zum Allgemeinwissen eines Urologen, dass das Wachstum nicht automatisch mit einer Blasenentleerungsstörung (BOO) einhergeht (5).

Der **Verlauf der Harnröhre** durch die Prostata kann sehr variabel sein und geht

Anatomie der Prostata

nicht in gerader Linie durch die Prostata hindurch. Sie ist der anterioren Oberfläche näher als der posterioren. Die Kurve der prostatischen Urethra vom Colliculus seminalis kann in unterschiedlichen Winkeln sein. In den meisten Fällen beträgt dieser Winkel ca. 35°, er kann aber weit variieren, nämlich von 0–90°. Mehr aus onkologischen als aus funktionellen Gründen ist es wichtig zu erwähnen, dass auch die prostatische Harnröhre mit einer dünnen Schicht von Urothel ausgekleidet ist.

Lee et al. haben am Beispiel von 156 Patienten folgende vier Gruppen unterteilt, wobei für den operativ tätigen Urologen zunächst einmal besonders die anatomische Situation am Apex relevant ist:

1. Der Apex überlappt den membranösen Anteil der Prostata sowohl anterior als auch posterior. Dies wurde bei 38 % der untersuchten Patienten gefunden.

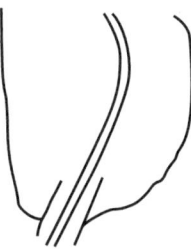

2. Der Apex überlappt den membranösen Anteil der Prostata nur anterior. Dies wurde bei 25 % der untersuchten Patienten gefunden.

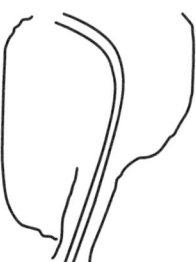

3. Der Apex überlappt den membranösen Anteil der Prostata nur posterior. Dies wurde bei 15 % der untersuchten Patienten gefunden.

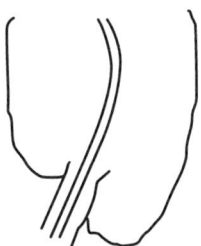

4. Es gibt keine Überlappung des Apex an dem membranösen Anteil der Prostata. Dies wurde bei 22 % der untersuchten Patienten gefunden.

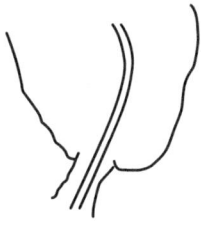

Für den **Kontinenzmechanismus** ist der **Sphinkterkomplex** relevant, der mehr ist als ein Schließmuskel. Er besteht aus dem inneren **Lissosphinkter** aus glatter Muskulatur und einem äußeren **Rhabdosphinkter** aus quergestreifter Muskulatur. Ein relevanter Teil besteht also aus einer Muskelart, die weder bewusst trainiert werden noch ermüden kann. Der Sphinkterkomplex legt sich zylindrisch vom Blasenhals bis zur perinealen Membran um die Harnröhre (◘ Abb. 2.1). Der Rhabdosphinkter ist um den membranösen Anteil herum am stärksten ausgeprägt und wird zum Blasenhals hin immer dünner. Umgekehrt ist der Lissosphinkter am Blasenhals am stärksten ausgeprägt und wird dann im Verlauf der Urethra dünner. Der Lissosphinkter ist im Wesentlichen für den Kontinenzmechanismus in Ruhe zuständig. Der Rhabdosphinkter hat zwei Funktionen, nämlich

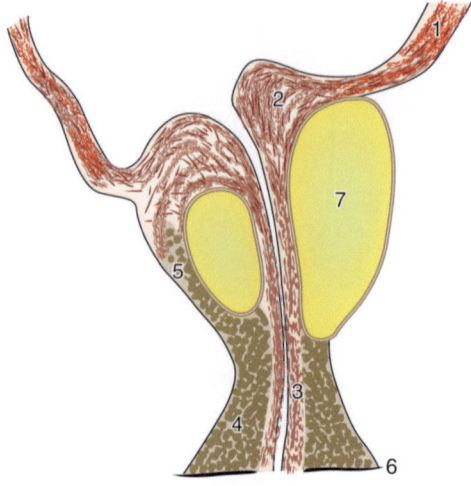

Abb. 2.1 Sphinkterkomplex der männlichen Harnröhre. Blasenmuskulatur (1), proximaler Anteil des Lissosphinkters (2), distaler Anteil des Lissosphinkters (3), Rhabdosphinkter (4), prostatischer Anteil des Rhabdosphinkters (5), perineale Membran (6), Prostata (7). (Nach 6)

Kontinenz bei Erhöhung des intraabdominellen Druckes und Unterstützung der antegraden **Ejakulation** (6).

Die **Blutversorgung der Prostata** speist sich in den meisten Fällen aus der A. vesicalis inferior, die sich vor dem Eintritt in die Prostata in je zwei Äste aufteilt, wovon ein äußerer die Prostatakapsel und ein innerer die Drüse an sich versorgen. Diese treten im Bereich des Blasenhalses bei 1, 5, 7 bzw. 11 Uhr ein. Die größten Äste liegen posterior und verlaufen dann parallel zur Harnröhre nach caudal. Diese Arterien versorgen auch den Teil der hyperplastischen Prostata (7). Bei einer transurethralen Resektion bzw. Enukleation begegnet man genau diesen Arterien, eher am Blasenhals und dort bevorzugt bei 4 und 8 Uhr. Wichtig ist, dass die **Kapselarterien** im rechten Winkel in die Prostata eindringen und sich dann erst in der Drüse verzweigen. Dies erklärt den wesentlichen Unterschied zwischen der Blutungssituation bei einer Prostataenukleation im Gegensatz zu einer Resektion (Abb. 2.2).

Die **Nervenversorgung** folgt aus dem **Plexus pelvicus** kommend den Kapselarterien. Parasympathische Nerven enden an den Drüsen und sind für Sekretion zuständig. Wichtig aus der Sicht der Therapie sind die sympathischen Nerven, die für die Kontraktion der glatten Muskulatur im Bereich der Kapsel und des Stromas zuständig sind. Hier ist der Ansatz der α-Blocker, die auch für eine Entspannung im Bereich des

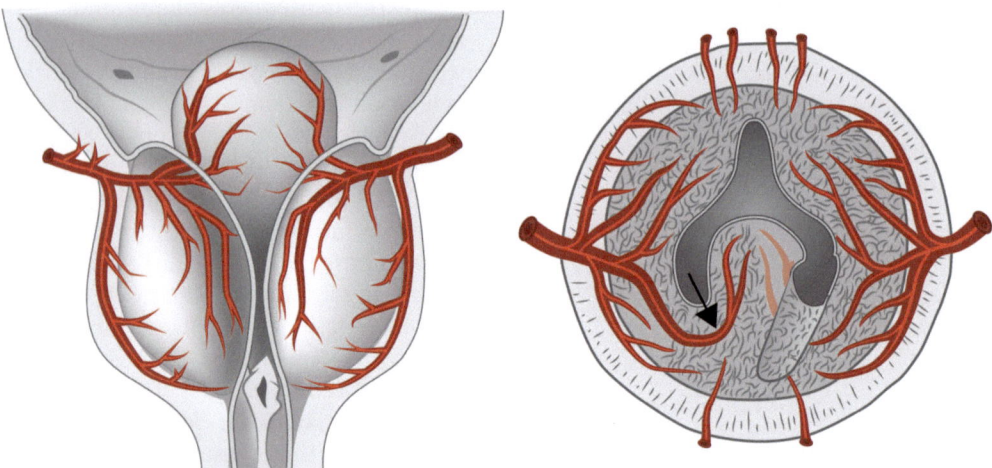

Abb. 2.2 Arterielle Versorgung der Prostata. (Nach Flocks 1937)

präprostatischen Sphinkters sind. Afferente Neurone ziehen über den Plexus pelvicus zu den thoracolumbalen Zentren im Rückenmark. Möglicherweise läge hier der therapeutische Ansatz bei Patienten mit chronischer Prostatitis, bei denen man mit lokalen Maßnahmen nicht erfolgreich ist.

Der membranöse Teil der Urethra erstreckt sich vom Apex der Prostata hin zur perinealen Membran und ist zwischen 2 und 2,5 cm lang. Um diese Struktur schlingt sich der M. sphincter urethrae externus, und zwar nicht komplett zirkulär, sondern eher hufeisenförmig mit der Öffnung nach posterior. Lediglich die innere Lage dieses Muskels umschlingt die Urethra zirkulär. Daraus erklärt sich, weswegen bei transurethralen Operationen an der Prostata der anteriore Anteil des Sphinkters der vulnerable Part ist und deswegen bei 12 Uhr in Steinschnittlage besondere Vorsicht geboten ist.

Der M. sphincter urethrae externus ist ein quergestreifter Muskel, womit er willentlich zu beeinflussen ist und die Kontinenz bei aktiver Anspannung unterstützt. Da es aber ein quergestreifter Muskel ist, ist er der Ermüdung unterlegen, woraus sich erklärt, dass für den kontinuierlichen Verschluss der Harnröhre andere Mechanismen gelten müssen.

Myers et al. haben eine ausführliche Übersichtsarbeit zur Anatomie der Prostata publiziert, die bei vertiefendem Interesse ausdrücklich empfehlenswert ist (8).

Literatur

Brooks JD (2007) Anatomy of the lower urinary tract and male genitalia. Campbell-Walsh, Urol 1(9):61 ff

Flocks RH (1937) The arterial distribution within the prostate gland: its role in transurethral resection. J Urol 37:524–548

Mamdouh MK (2008) The male urethral sphincter complex revisited: an anatomical concept and its physiological correlate. J Urol 179(5):1683–1689

Myers RP, Cheville JC, Pawlina W (2010) Making anatomic terminology of the prostate and contiguous structures clinically useful: historical review and suggestions for revision in the 21st. Anat 23(1):18–29

Oelke M, Bschleipfer T, Höfner K (2019) Hartnäckige Mythen zum Thema BPS – und was davon wirklich stimmt. Urologe A 58(3):271–283

Rosier PF, De La Rosette JJ (1995) Is there a correlation between prostate size and bladder-outlet obstruction? World J Urol 13:9–13

Vesalius A: Scholae Medicorum Patauinae Professoris, De humani corporis fabrica libri septem

von Kühn KG (1821–1833) Claudii Galeni Opera omnia. 20 Bände. Leipzig

Pathophysiologie

Stephan Madersbacher

Inhaltsverzeichnis

3.1　Einleitung – 16

3.2　Histologie – 16

3.3　Endokrinologie – 16

3.4　Konzept einer altersassoziierten Gewebemodellierung – 19

3.5　Lebensstilfaktoren – 19

3.6　Metabolisches Syndrom – 20

3.7　Blasenfunktionsstörung – 20

　　　Literatur – 23

© Der/die Autor(en), exklusiv lizenziert an Springer-Verlag GmbH, DE, ein Teil von Springer Nature 2022
C. Netsch und A. J. Gross (Hrsg.), *Benignes Prostatasyndrom*,
https://doi.org/10.1007/978-3-662-64334-1_3

3.1 Einleitung

Die Pathophysiologie der benignen Prostatahyperplasie (BPH) und der benignen Prostatavergrößerung (BPE) ist nach wie vor nicht vollständig geklärt. Die dominante Rolle des Androgenhaushalts sowie des Androgenrezeptors ist jedoch seit Jahrzehnten bekannt (Madersbacher et al. 2019). Neben dem Androgenhaushalt spielen lokale auto- und parakrine Faktoren, die lokale Inflammation, das Mikrobiom, Arteriosklerose, aber auch modifizierbare Lebensstilfaktoren wie das metabolische Syndrom eine Rolle (Madersbacher et al. 2019). Die drei wesentlichen urodynamischen Aspekte der unteren Harntraktsymptomatik (LUTS) bei BPH/BPE sind die Blasenauslassobstruktion (BOO)/benigne Prostataobstruktion (BPO), die Detrusorüberaktivität (DÜ) sowie die Detrusorunterfunktion (DU), welche isoliert oder in verschiedenen Kombinationen auftreten können. Der Begriff „benignes Prostatasyndrom" wurde in Deutschland vom Arbeitskreis BPS entwickelt und beschreibt das Zusammenspiel zwischen LUTS, BPE und BPO.

Dieses Kapitel versucht den gegenwärtigen Stand des Wissens hinsichtlich der Pathophysiologie von BPH/BPE (mit einem Fokus auf klinisch relevante Aspekte) und den damit assoziierten Blasenfunktionsstörungen zusammenzufassen. Eine Darstellung genetischer und molekularbiologischer Aspekte würde den Rahmen dieses Kapitels sprengen (Cartwright et al. 2014; Hellwege et al. 2019; Middleton et al. 2019).

3.2 Histologie

Die adulte Prostata wird in 5 anatomische Kompartments bzw. Zonen unterteilt, welche nicht nur für die Organogenese, sondern auch für die Entwicklung verschiedener prostatischer Pathologien wichtig sind:

- anteriores fibromuskuläres Stroma,
- periurethrales Drüsengewebe,
- Transitionszone,
- zentrale Zone,
- periphere Zone (Helpap 2000).

Die parenchymatöse Komponente besteht aus basalen, luminalen und neuroendokrinen Zellen, das fibromuskuläre Stroma umgibt die epithelialen Acini. Die Epithel-Stroma-Interaktion ist für das normale und pathologische Wachstum der Prostata verantwortlich. Der interessierte Leser sei an das sehr ausführliche und exzellente Kapitel zu diesem Thema von Helpap (2000) verwiesen. Klinisch relevante neue Aspekte wurden auf dem Gebiet der Histologie in den letzten Jahren nicht publiziert.

3.3 Endokrinologie

Die Prostata ist in ihrer Entwicklung und Funktion von einem intakten Androgenhaushalt/Metabolismus abhängig. Bei Jungen ist die Prostata klein und zwei Gramm schwer. Während der Pubertät zeigt diese ein exponentielles Wachstum auf etwa 20 g, dies korreliert mit dem Anstieg des Serumtestosteron-Spiegels. Nach der Pubertät bleibt das Gewicht der Prostata für zwei Dekaden durch eine steady-state von Proliferation und Zelltod (Apoptose) relativ stabil. Erst danach beginnt sich eine BPH/BPE zu entwickeln, primär durch ein Wachstum der periurethralen Zone. Um das 40. Lebensjahr beginnt das Größenwachstum der Transitionszone um etwa 1,6 % pro Jahr, wobei die Wachstumsgeschwindigkeit mit dem Alter zunimmt.

■ **Androgenhaushalt**

Der Zusammenhang zwischen BPH/BPE und dem Androgenhaushalt ist seit Jahrzehnten bekannt, basierend auf der Beobachtung, dass Männer, die um die Pubertät oder im jüngeren Erwachsenenalter

Pathophysiologie

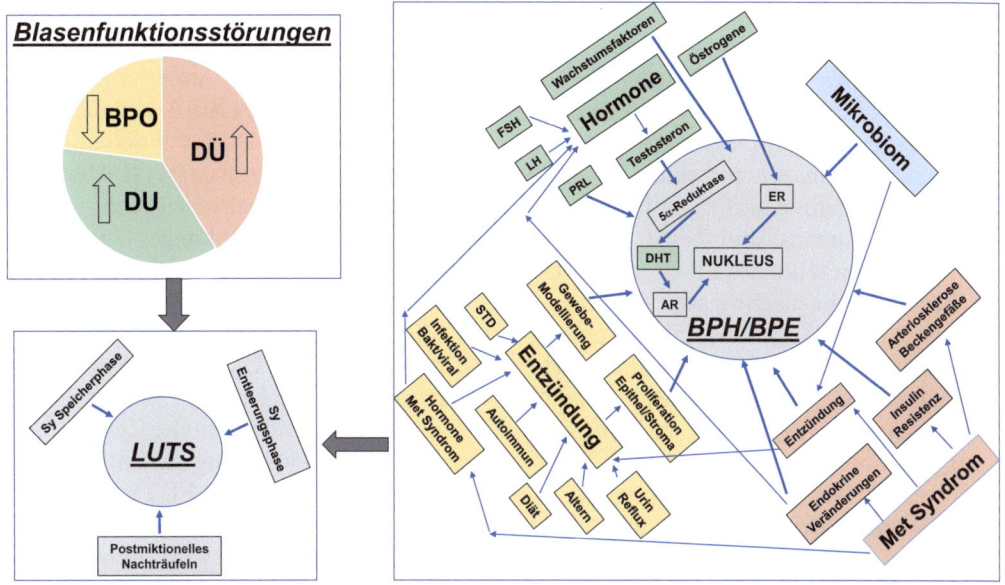

Abb. 3.1 Übersicht Zusammenhang Blasenfunktionsstörungen – BPH/BPE – LUTS. *Blasenfunktionsstörung:* Verteilung von DÜ, DU und BOO/BPO nach Jeong et al. (2012), die Pfeile neben BPO, DU und DÜ zeigen den altersassoziierten Trend an (Jeong et al. 2012; Rodrigues et al. 2009)
BPH/BPE: dieses Schema zeigt das komplexe Zusammenspiel der in diesem Kapitel präsentierten Faktoren, die in die Pathophysiologie der BPH/BPE eingreifen

kastriert wurden, nur eine rudimentäre Prostata entwickeln (Madersbacher et al. 2019) (Abb. 3.1). Darüber hinaus entwickeln Männer mit einem kongenitalen 5-α-Reduktase Typ II Mangel ebenfalls nur eine rudimentäre Prostata (Madersbacher et al. 2019). Paradoxerweise besteht aber keine Korrelation zwischen dem Serumtestosteron-Spiegel in der Adoleszenz bzw. der zweiten Lebenshälfte und dem Auftreten einer BPH/BPE, welche sich ja in einer Lebensphase entwickeln, die durch sinkende Serumtestosteron-Spiegel gekennzeichnet ist (Schatzl et al. 2000). Es besteht auch keine Korrelation zwischen Serumtestosteron-Spiegel und Prostatavolumen bzw. der klinischen Symptomatik (Schatzl et al. 2000). Da sich im Alter die DHT-Spiegel nicht ändern, wird suspiziert, dass der 5α-Reduktase und dem Androgenrezeptor (AR) eine wichtige Rolle in der Pathogenese zukommen. Die Bedeutung von DHT wird durch die Tatsache unterstrichen, dass beim kastrierten Hund mittels DHT eine BPH induziert werden kann.

Im Prostatagewebe wird das Serumtestosteron durch drei 5α-Reduktase Isoenzyme (exprimiert von den SRD5A1-, SRD5A2- und SRD5A3-Genen) zur DHT reduziert, welches 2- bis 5-mal stärker an den AR bindet als Testosteron und zu einer 10-fach stärkeren AR-Aktivität führt. Das dominante 5α-Reduktase Isoenzym in der humanen Prostata ist der Typ II, wobei dieses Enzym sowohl in Epithel und Stroma exprimiert wird (Madersbacher et al. 2019). Der AR zählt zur großen Familie nukleärer Rezeptoren. Am karboxyterminalen Ende des Rezeptors befindet sich die steroid- oder ligandenbindende Domäne (sog. Zinkfinger). Hier erfolgt die spezifische Bindung der Androgene. Vorhandensein von Androgenen, 5α-Reduktase-Aktivität und AR-Expression sind unverzichtbare Voraussetzungen für die Entwicklung einer BPH/BPE (Madersbacher et al. 2019).

Östrogenspiegel

Neben den Androgenen wird aber auch den Östrogenen bei der Entstehung der BPH/BPE eine wichtige Rolle zugeschrieben (◘ Abb. 3.1). Im Gegensatz zu Androgenen steigen mit zunehmendem Lebensalter der Serumöstrogen-Spiegel beim Mann an, darüber hinaus sind beide Isoformen des Östrogenrezeptors (ER-α und ER-ß) im BPH-Gewebe nachweisbar (Madersbacher et al. 2019). Experimentelle Daten suggerieren, dass die Androgen-mediierte Homöostase in der adulten Prostata vor allem durch AR in Stromazellen kontrolliert wird. Via auto- und parakriner Mechanismen werden Wachstum und Apoptose von Epithel- und Stromazellen reguliert (Madersbacher et al. 2019).

Wachstumsfaktoren

In der Prostata sind auch eine Reihe von Wachstumsfaktoren wie der Insulin-like Growth Faktor (IGF-I//IGF-II), der Epidermal Growth Faktor (EGF), der Fibroblast-Growth Faktor (FGF) und der Transforming Growth Faktor-ß (TGF-ß) nachweisbar (◘ Abb. 3.1). Diese Wachstumsfaktoren regulieren das Zellwachstum, wobei deren Produktion durch Androgene/Östrogene reguliert wird. Es wurde deshalb auch postuliert, dass die BPH/BPE als Folge eines Ungleichgewichts dieser Faktoren entsteht. Die Rolle neuroendokriner Zellen ist nach wie vor unklar.

Intraprostatische Entzündung

Die hohe Rate an histologisch nachweisbarer Entzündung bei BPH/BPE führte zu der Hypothese, dass eine chronische Inflammation einer Rolle in der Pathophysiologie spielt. Diese lokale Inflammation ist möglicherweise durch Viren oder Bakterien getriggert und führt zur Sekretion von Zytokinen, Chemokinen und Wachstumsfaktoren. Diese Faktoren unterhalten die lokale Entzündung und induzieren das Wachstum epithelialer und stromaler Prostatazellen.

Es wurde postuliert, dass dieser Entzündungsprozess durch die Freisetzung prostatischer Autoantigene unterhalten wird. Nach de Nunzio et al. (2020) wird diese intraprostatische Inflammation durch folgende Faktoren induziert/propagiert (◘ Abb. 3.1): (i) Infektionen (bakteriell/viral, sexuell übertragbare Erkrankungen), (ii) Hormone, (iii) metabolisches Syndrom/Diät (iv) autoimmune Vorgänge/Erkrankungen, (v) Alterungsprozesse und (vi) intraprostatischen Urinreflux. Diese intraprostatische Inflammation induziert über eine Proliferation epithelialer und stromaler Zellen sowie einer Gewebemodellierung die Entwicklung und Progression von BPH/LUTS.

Die klinische Relevanz der intraprostatischen Entzündung wird unter anderem durch zwei große klinische Studien dokumentiert. Die **REDUCE-Studie** war eine Placebo-kontrollierte Prostatakarzinom-Präventionsstudie mit Dutasterid. In dieser Studie wurden über 8000 Patienten initial biopsiert und für 4 Jahre nachkontrolliert. In einer sekundären Analyse korrelierten Nickel et al. (2016) im Placebo-Arm (n = 4109) Vorhandensein und Ausmaß einer intraprostatischen Entzündung (auf der Basis der Prostatabiopsie zu Studieneintritt) zum klinischen Verlauf. Die Autoren konnten zeigen, dass eine chronische Entzündung in der initialen Biopsie mit einem erhöhten Risiko einer akuten Harnverhaltung assoziiert war (HR 1,6–1,8, p < 0,001). Zu einem ähnlichen Schluss kamen auch Torkko et al. (2015), welche 859 Männer der **MTOPS-Studie** analysierten. Patienten mit einer ausgeprägten intraprostatischen Entzündung hatten ein etwa zweifach erhöhtes Risiko für eine Krankheitsprogression (HR 2,03, p = 0,001), verglichen mit denen mit der geringsten intraprostatischen Inflammation. Es konnte nachgewiesen werden, dass Finasterid das Progressionsrisiko auch bei Männern mit intraprostatischer Inflammation senken konnte. Diese Beobachtung spricht für einen

Zusammenhang zwischen der intraprostatischen Entzündung und der AR-Aktivität.

- **Mikrobiom**

Thematisch eng mit der Rolle der intraprostatischen Entzündung verbunden ist jene des Mikrobioms in der Pathogenese von BPH/LUTS (◘ Abb. 3.1). Basierend auf der Entwicklung neuer Hochdurchsatzsequenzierungstechniken wurde der Grundstein zur Erforschung des Mikrobioms gelegt, wodurch neue Perspektiven auf eine bisher nicht vorstellbare Komplexität und Diversität einer Vielzahl von Ökosystemen des menschlichen Körpers eröffnet wurden (Magistro et al. 2020). Eine der Haupterkenntnisse war, dass das seit Jahrzehnten bestehende Dogma eines sterilen Harntraktes nicht mehr haltbar ist. Wie für alle Nischen des menschlichen Körpers ist auch hier ein ausgeglichenes Mikrobiom wichtiger Bestandteil für die physiologische Funktionsweise des Harntraktes. Die Dysbalance des Mikrobioms wird mittlerweile als wichtiger Einflussfaktor für die Entstehung von Krankheiten, auch im unteren Harntrakt, angesehen (Magistro et al. 2020).

Magistro et al. (2020) fassten den gegenwärtigen Wissensstand zusammen (2). Ihr Fazit für die Praxis war:
- der Harntrakt ist nicht steril;
- der Terminus Mikrobiom umfasst alle Faktoren sowohl der mikrobiellen Mikroorganismen als auch des Wirtsorganismus in einer speziellen Nische,
- eine Dysbalance des Mikrobioms kann erwiesenermaßen zu funktionellen Beschwerden des unteren Harntrakts beitragen und
- die Mikrobiomforschung zum BPS befindet sich noch im Anfangsstadium.

Inwieweit das Mikrobiom an der Pathogenese und Progression des BPS beteiligt ist, kann gegenwärtig noch nicht beantwortet werden.

3.4 Konzept einer altersassoziierten Gewebemodellierung

Die altersassoziierte Gewebemodellierung als pathogenetisches Konzept der BPH/BPE wurde u. a. von Untergasser et al. (2005) zusammengefasst (◘ Abb. 3.1). Die Gewebemodellierung der Transitionszone der Prostata ist durch folgende Veränderungen charakterisiert:
- hypertrophe Basalzellen
- veränderte Sekretion der luminalen Zellen, dies führt zu Kalzifikationen, verschlossenen Ausführungsgängen und einer lokalen Entzündung
- lymphozytäre Infiltration mit der Produktion proinflammatorischer Zytokine
- erhöhte ROS-Produktion, welche zur Schädigung von epithelialen und stromalen Zellen führt
- erhöhte Zytokinproduktion, dies induziert eine stromale Proliferation, eine Transdifferenzierung und eine Produktion der extrazellulären Matrix
- veränderte autonome Innervation, welche die Relaxation vermindert und den adrenergen Tonus erhöht
- veränderte neuroendokrine Zellfunktion und Sekretion neuroendokriner Peptide

3.5 Lebensstilfaktoren

BPS-Patienten werden häufig über eine Modifikation des Lebensstils zur Besserung der Miktionsbeschwerden beraten. Um die wissenschaftliche Grundlage für diese Empfehlungen zu untersuchen, führten Bradley et al. (2017) eine aussagekräftige Metaanalyse durch, um den Einfluss von Diät (28 Studien), Flüssigkeitszufuhr (21 Studien), Koffein (21 Studien), Alkohol (26 Studien) und Nikotin (44 Studien) auf die untere Harntraktsymptomatik bei BPH/LUTS zu untersuchen. Die Autoren schlussfolgerten, dass ein Zusammenhang zwischen den oben angeführten Lebensstilfaktoren und LUTS/BPE weitgehend unklar ist. Ein Vergleich der verschiedenen Studien ist aufgrund unterschiedlicher Studiendesigns, Definitionen und Endpunkten erschwert. Diese systematische Übersichtsarbeit wies allerdings auf einen Zusammenhang zwischen erhöhter Flüssigkeits- und Koffeinaufnahme und Miktionsfrequenz und Harndrangsymptomatik hin. Ein moderater Alkoholkonsum scheint das Risiko für eine Symptomatik des unteren Harntraktes geringfügig zu senken (Bradley et al. 2017). Die Autoren schlossen, dass die Evidenz über den Zusammenhang von Lebensstil und verschiedenen Aspekten des BPS relativ schwach ist und vor allem auf Observationsstudien beruht (Bradley et al. 2017). Weitere qualitativ hochwertige Studien sind erforderlich, um den Einfluss des Lebensstils auf das BPS definitiv beurteilen zu können.

3.6 Metabolisches Syndrom

In zahlreichen klinischen Untersuchungen und Metaanalysen konnte gezeigt werden, dass eine Reihe metabolischer Veränderungen (Diabetes mellitus, arterielle Hypertension, chronische Inflammation, kardiovaskuläre Komorbiditäten, arteriosklerotische Plaque) mit der Entwicklung und Progression von BPH/LUTS assoziiert sind (◘ Abb. 3.1) (Gacci et al. 2015; Sebastianelli und Gacci 2018). Gacci et al. (2015) schlussfolgerten auf der Basis eines systematischen Reviews, dass das metabolische Syndrom eine relevante Rolle in der Entwicklung einer BPE spielt, insbesondere bei dem Prostatavolumen, Serum PSA-Spiegel und der Rate an BPE/LUTS-Therapie. In der Baltimore Longitudinal Study of Aging – um nur eine Studie herauszugreifen – konnte gezeigt werden, dass jede Erhöhung des Body-Mass-Index um 1 kg/m^2 einer Zunahme des Prostatavolumens um 0,4 mL entspricht. Adipöse Männer (BMI > 35 kg/m^2) hatten ein 3,5-fach erhöhtes Risiko für eine vergrößerte Prostata, verglichen mit jenen mit einem BMI < 25 kg/m^2 (Madersbacher et al. 2019). Das Vorhandensein eines metabolischen Syndroms korreliert mit einer höheren Prostatawachstumsrate, erhöhten Aktivität des Sympathikotonus und LUTS. Die diesen Beobachtungen zugrundeliegenden Pathomechanismen für BPH/BPE/LUTS/BPS sind nicht vollständig geklärt. Vier scheinen aber eine wesentliche Rolle zu spielen:
1. Insulin-Resistenz, welche zu einer Aktivierung des sympathischen Nervensystems führt und damit den Tonus der glatten Muskulatur in der Prostata erhöht
2. endokrine Veränderungen
3. Arteriosklerose der Beckengefäße und damit eine Ischämie der Harnblase und der Prostata
4. Inflammation, welche zu einer Zytokinerhöhung führt (Madersbacher et al. 2019; De Nunzio et al. 2020)

Möglicherweise spielt auch der Hypoandrogenismus, sekundär durch das metabolische Syndrom, eine Rolle in der Pathogenese der BPE. Rezente Untersuchungen weisen auf die Rolle des oxidierten LDL (möglicherweise via verschiedener MikroRNAs) als Trigger für ein Prostatawachstum hin.

Es bleibt unklar, ob eine Modifikation des Lebensstils (auch sportliche Aktivität) hinsichtlich des metabolischen Syndroms kurz/mittel/langfristig auch einen positiven, protektiven Effekt auf BPE/LUTS hat.

3.7 Blasenfunktionsstörung

Die klinischen Hauptaspekte des klassischen BPH/LUTS-Patienten lassen sich in drei Aspekte – BPE, LUTS und BPO – unterteilen. In Deutschland wurde hierfür der

Begriff benignes Prostatasyndrom (BPS) geprägt. In zahlreichen Studien konnte gezeigt werden, dass – wenn überhaupt – nur eine geringe Korrelation zwischen BPE, LUTS und BPO besteht. Für den individuellen Patienten bedeutet dies, dass jeder der drei Aspekte isoliert, aber auch kombiniert auftreten kann und deshalb alle drei Aspekte im Zuge der Diagnostik abgeklärt werden müssen.

Auch wenn BPH/BPE eine zentrale Rolle in der Entwicklung von Blasenfunktionsstörungen beim Mann in der zweiten Lebenshälfte spielen, so muss man sich bewusst sein, dass bei Frauen durchaus vergleichbare altersassoziierte Veränderungen, wie z. B. Abnahme des Miktionsvolumen, Abnahme des Qmax, Zunahme des Restharns, Abnahme der Detrusorkontraktilität, beobachtet wurden (Madersbacher et al. 1998). Dies spricht für die Hypothese, dass die urodynamischen Veränderungen beim alternden Mann zum Teil Folge des Alterungsprozesses des unteren Harntrakts *per se* sind und sich unabhängig von der Pathologie der Prostata entwickeln können.

Die Blasenauslassobstruktion (auch wenn ein zentraler Aspekt in der Definition eines BPS) ist nur ein möglicher urodynamischer Befund bei LUTS/BPE, ebenso relevant sind die Detrusorunterfunktion (DU) sowie die Detrusorüberaktivität (DÜ), wobei diese urodynamischen Entitäten isoliert oder in verschiedenen Kombinationen auftreten können. Oelke et al. (2008) untersuchten die urodynamischen Befundmuster bei 1418 Patienten mit LUTS. Dabei zeigte sich, dass eine BOO nur bei einem Drittel der Patienten nachweisbar war, während DÜ deutlich häufiger (61 %) war. Es bestand eine enge Korrelation zwischen BOO und DÜ: Während bei nichtobstruktiven Patienten sich eine DÜ bei etwa 50 % der Patienten fand, stieg dieser Prozentsatz auf 83 % bei den ausgeprägt obstruktiven Patienten an. Jeong et al. (2012) untersuchten 632 Männer, die älter als 65 Jahre waren, dabei zeigten sich eine DÜ bei 45,9 %, eine DU bei 40,2 % und eine BOO bei 25,8 % (◘ Abb. 3.1). Die Verteilung BOO/DÜ/DU zeigt auch eine Abhängigkeit zum Alter: je älter der Patient, desto wahrscheinlicher liegt eine DÜ bzw. DU vor und desto seltener eine BPO (Jeong et al. 2012). In einer großen Untersuchung an über 3900 Männern konnte gezeigt werden, dass der Prozentsatz der Männer mit BOO von 50 % bei den 60- bis 65-Jährigen auf unter 25 % bei den über 80-Jährigen sank (Rodrigues et al. 2009). Dies ist bei der Indikationsstellung hochbetagter Patienten für eine invasive Therapie zu berücksichtigen.

- **Blasenauslassobstruktion (BOO)**

Die Pathogenese der BOO kann in eine mechanische und funktionelle infravesikale Obstruktion unterteilt werden. Die mechanische Obstruktion ist durch die Kompression der prostatischen Urethra durch die vergrößerte Prostata bedingt, daneben spielen aber auch die Prostatakonfiguration (wie die intravesikale prostatische Protrusion) oder der Verlauf der prostatischen Urethra eine Rolle (in diesem Fall spricht man von BPO für benign prostatic obstruction) (Grünewald und Jonas 2000). Die funktionelle Obstruktion wiederum wird durch die wechselnde Aktivität glatter und quergestreifter Muskulatur im Bereich/Verlauf der Urethra (Blasenhals, Beckenboden, M. sphinkter urethrae) verursacht. Beim Vorliegen einer BOO/BPO ist der Detrusor in der Regel nicht mehr in der Lage, ausreichend zusätzlichen Druck zu generieren, um einen normalen Uroflow aufrechtzuerhalten (Grünewald und Jonas 2000). Die Genese des Restharns bei BPO ist am ehesten durch sekundär-strukturelle Veränderungen bedingt, dadurch kann sich die glatte Detrusormuskulatur nicht mehr suffizient verkürzen, um eine komplette Blasenentleerung zu erzielen. Das Auftreten einer akuten Retention wiederum ist meist nicht Folge eines schleichend-progredienten Prozesses, sondern ein plötzlich durch provozierende Faktoren (erhöhter Sympathikotonus, Prostatainfarkte/Entzündung) begünstigtes Ereignis. Zum Zusammenhang zwischen BOO und Schädigung des oberen Harntrakts liegen nur sehr wenige Studien vor. In einer rezenten Studie mit über 1596 Patienten konnten Sinha und Matai (2020) zeigen, dass eine isolierte BOO/BPO kein Risikofaktor für eine Hydronephrose darstellt. Hauptrisikofaktoren für eine Schädigung des oberen Harntrakts sind nach dieser Untersuchung konstant hohe Drücke, eine extreme Dehnung der Harnblasenwand und eine verminderte Compliance.

BPO induziert in der Harnblase eine Reihe morphologischer Veränderungen der Harnblasenwand (Verdickung der Harnblasenwand, erhöhte Kollagenkonzentration, neuronale Hypertrophie, Veränderungen im Androgenrezeptor) und funktionelle Veränderungen der Harnblasenwand (Ischämie, partielle Denervierung, erhöhte Sensitivität der Muskarinrezeptoren für Acetylcholin, Imbalance von Neurotransmittern und Reorganisationen im spinalen Miktionszentrum).

- **Detrusorunterfunktion (DU)**

Detrusorakontraktilität findet sich bei etwa 30–50 % der Patienten mit BPH/LUTS und die Häufigkeit steigt in der hochbetagten Alterskohorte deutlich an (Osman et al. 2014). Die klinische Relevanz von DU bzw. Akontraktilität liegt vor allem in einem schlechteren Ergebnis nach invasiver BPS-Therapie (z. B. TURP). Als Ursachen einer primären DU kommen neben metabolischen Faktoren Veränderungen im Bereich von Neurotransmittern und Modulatoren oder Abnormitäten in der Zusammensetzung und Struktur der kontraktilen Proteine in Betracht. Sekundäre, nicht obstruktionsbedingte Einschränkungen der Detrusorfunktion finden sich bei metabolischen Systemerkrankungen (z. B. Diabetes mellitus, Hypothyreose).

In tierexperimentellen Studien konnte gezeigt werden, dass eine mechanische infravesikale Obstruktion initial zu einer Blasendistension führt. Dies führt einer Hypertrophie des Detrusormuskels, und bleibt die Obstruktion bestehen, so dekompensiert in weiterer Folge der Detrusor. Dies führt zu DU bzw. Detrusorakontraktilität. Obgleich dieser Pathomechanismus wiederholt tierexperimentell nachgewiesen werden konnte, so ist es bis dato unklar, ob dieser Pathomechanismus auch beim BPS-Patienten aktiv ist (Grünewald und Jonas 2000). Im Gegenteil, es gibt bis dato keinen schlüssigen klinischen Beweis, dass eine BOO/BPO zu einer DU oder Detrusorakontraktilität führt. Rezente Daten mit dem penilen-cuff Test suggerieren allerdings, auf einer Datenbasis von über 50.000 Untersuchungen, dass sich eine DU als Folge einer altersbedingten Sequenz aus Normalsituation zu high-flow high pressure-Situation über eine BOO/BPO zu einer low flow low pressure entwickelt (Kaplan et al. 2020).

- **Detrusorüberaktivität (DÜ)**

Die Inzidenz der DÜ steigt bei beiden Geschlechtern mit zunehmendem Lebensalter an, jedoch scheint eine infravesikale Obstruktion die Inzidenz weiter zu erhöhen (◘ Abb. 3.1). Wie oben erwähnt, konnte von Oelke et al. (2008) eine enge Korrelation zwischen dem Grad der infravesikalen Obstruktion und der Inzidenz einer DÜ aufgezeigt werden. Die Genese der obstruktionsbedingten DÜ scheint primär durch neuronale Veränderungen auf Detrusorebene im Sinne der Denervierungshypersensitivität bei Verminderung cholinerger Nervenfasern sowie myogene Ursachen verursacht zu sein.

Literatur

Bradley CS, Erickson BA, Messersmith EE et al (2017) Evidence of the impact of diet, fluid intake, caffeine, alcohol and tobacco on lower urinary tract symptoms: a systematic review. J Urol 198:1010–1020

Cartwright R, Mangera A, Tikkinen KA et al (2014) Systematic review and meta-analysis of candidate gene association studies of lower urinary tract symptoms in men. Eur Urol 66:752–768

De Nunzio C, Salonia A, Gacci M et al (2020) Inflammation is a target of medical treatment for lower urinary tract symptoms associated with benign prostatic hyperplasia. World J Urol 38:2771–2779

Gacci M, Corona G, Vignozzi L et al (2015) Metabolic syndrome and benign prostatic enlargement: a systematic review and meta-analysis. BJU Int 115:24–31

Grünewald V, Jonas U (2000) Blasenentleerungsstörung. In Höfner K, Stief CG, Jonas U (Hrsg) Benigne Prostatahyperplasie – Ein Leitfaden für die Praxis. Springer, Berlin, S 110–136

Hellwege JN, Stallings S, Torstenson ES et al (2019) Heritability and genome-wide association study of benign prostatic hyperplasia (BPH) in the eMERGE network. Sci Rep 9:6077

Helpap P (2000) Histopathologie. In Höfner K, Stief CG, Jonas U (Hrsg) Benigne Prostatahyperplasie – Ein Leitfaden für die Praxis. Springer, Berlin, S 64–93

Jeong SS, Kim HJ, Lee YJ et al (2012) Prevalence and clinical features of detrusor underactivity among elderly with lower urinary tract symptoms: a comparison between men and women. Korean J Urol 53:342–348

Kaplan SA, Kohler TS, Kausik SJ (2020) Non-invasive pressure flow studies in the evaluation of men with lower urinary tract symptoms secondary to benign prostatic hyperplasia: a review of 50,000 patients. J Urol 204:1296–1304

Madersbacher S, Pycha A, Schatzl G et al (1998) The aging lower urinary tract: a comparative urodynamic study of men and women. Urol 51:206–212

Madersbacher S, Sampson N, Culig Z (2019) Pathophysiology of benign prostatic hyperplasia and benign prostatic enlargement: a mini-review. Gerontology 65:458–464

Magistro G, Füllhase C, Stief CG et al (2020) The microbiome in benign prostatic hyperplasia. Urologe 59:1204–1207

Middleton LW, Shen Z, Varma S et al (2019) Genomic analysis of benign prostatic hyperplasia implicates cellular relandscaping in disease pathogenesis. JCI Insight. 4:e129749

Nickel JC, Roehrborn CG, Castro-Santamaria R et al (2016) Chronic prostate inflammation is associated with severity and progression of benign prostatic hyperplasia, lower urinary tract symptoms and risk of acute urinary retention. J Urol 196:1493–1498

Oelke M, Baard J, Wijkstra H et al (2008) Age and bladder outlet obstruction are independently associated with detrusor overactivity in patients with benign prostatic hyperplasia. Eur Urol 54:419–426

Osman NI, Chapple CR, Abrams P et al (2014) Detrusor underactivity and the underactive bladder: a new clinical entity? A review of current terminology, definitions, epidemiology, aetiology, and diagnosis. Eur Urol 65:389–398

Rodrigues P, Hering F, Meller A et al (2009) Outline of 3,830 male patients referred to urodynamic evaluation for lower urinary tract symptoms: how common is infravesical outlet obstruction? Urol Int 83:404–409

Schatzl G, Brössner C, Schmid S et al (2000) Endocrine status in elderly men with lower urinary tract symptoms: correlation of age, hormonal status, and lower urinary tract function. The prostate study group of the Austrian society of urology. Urol 55:397–402

Sebastianelli A, Gacci M (2018) Current status of the relationship between metabolic syndrome and lower urinary tract symptoms. Eur Urol Focus 4:25–27

Sinha S, Matai L (2020) Is isolated bladder outlet obstruction associated with hydronephrosis? A database analysis. Neurourol Urodyn 39:2361–2367

Torkko KC, Wilson RS, Smith EE et al (2015) Prostate biopsy markers of inflammation are associated with risk of clinical progression of benign prostatic hyperplasia: findings from the MTOPS study. J Urol 194:454–461

Untergasser G, Madersbacher S, Berger P (2005) Benign prostatic hyperplasia: age-related tissue-remodeling. Exp Gerontol 40:121–128

Symptomatologie

Benedikt Becker

Inhaltsverzeichnis

4.1 Komplikationen und Spätfolgen – 27

4.2 Einteilung des benignen Prostatasyndroms – 28

4.3 Symptomenscores – 28

Literatur – 31

© Der/die Autor(en), exklusiv lizenziert an Springer-Verlag GmbH, DE, ein Teil von Springer Nature 2022
C. Netsch und A. J. Gross (Hrsg.), *Benignes Prostatasyndrom*,
https://doi.org/10.1007/978-3-662-64334-1_4

Die Schwere der Symptome bei der benignen Prostatahyperplasie (BPH) bestimmt die Indikation zur Therapie. Durch die Zusammenschau der jeweiligen Symptome mit dessen Schweregrad und Verlauf sowie den erhobenen Untersuchungsbefunden können eine BPH gegenüber anderen Erkrankungen abgegrenzt und verschiedene therapeutische Herangehensweisen ermöglicht werden. Für die Wahl des Therapiekonzeptes muss die Erwartungshaltung des Patienten mit dem Wunsch einer Symptomreduzierung und die Risikoabwägung desselben betrachtet werden.

Die Symptome bei Patienten mit einem benignen Prostatasyndrom (BPS) können vielfältig sein und müssen dabei nicht mit den patho-anatomischen Veränderungen in Verbindung stehen. Erste Symptome sind häufig ein verzögerter Miktionsbeginn mit einem schwachen Harnstrahl und einer verlängerten Miktionszeit. Die Unterscheidung in obstruktive und irritative Blasenentleerungsstörungen hat seit vielen Jahren Bestand für die Beschreibung von Miktionsstörungen (◘ Tab. 4.1).

Die irritativen Symptome bzw. Speichersymptome treten während der Speicherphase auf. Hierzu zählen die Pollakisurie, Nykturie, ein imperativer Harndrang sowie die Drang-, Stress- oder Überlauf-Inkontinenz (Lepor 2005). Die Ursachen für diese Symptomatik sind primär durch die erhöhte Restharnbildung bedingt, die die Harnblase schneller wieder voll werden lässt. Eine zunehmende Restharnbildung mit Volumenbelastung der Harnblase kann über lange Sicht zu einer eingeschränkten Kompensationsfähigkeit mit Überlaufinkontinenz und rezidivierendem Urinabgang bei maximal gefüllter Harnblase führen.

Die obstruktiven Miktionsbeschwerden bzw. Miktionssymptome treten während der Entleerungsphase auf und beinhalten die Startverzögerung, einen schwachen und/oder unterbrochenen Harnstrahl, den Einsatz der Bauchpresse, die Verlängerung der Miktion und ein postmiktionelles Nachträufeln (Lepor 2005). Ursächlich hierfür ist die Kompression der prostatischen Harnröhre durch die BPH bei erhöhtem Blasenauslasswiderstand. Auch hier kann sich durch die Maximalausprägung der obstruktiven Miktionssymptome ein akuter Harnverhalt entwickeln.

Insgesamt ist die Prävalenz obstruktiver Miktionssymptome höher im Vergleich zu irritativen Beschwerden, jedoch schränken die irritativen Miktionsbeschwerden die Lebensqualität der Patienten stärker ein (A comparison of quality of life with patient reported symptoms und objective findings in men with benign prostatic hyperplasia. The Department of Veterans Affairs Cooperative Study of transurethral resection for benign prostatic hyperplasia 1993).

◘ Tab. 4.1 Prävalenz der zehn häufigsten Symptome eines benignen Prostatasyndroms. (nach Peters et al. 1997)

Speichersymptome	Prävalenz (%)	Miktionssymptome	Prävalenz (%)
Terminales Träufeln	94	Imperativer Harndrang	75
Schwacher Harnstrahl	93	Nykturie > 1x	74
Unterbrochener Strahl	88	Pollakisurie > 8x	70
Startverzögerung	83		
Unvollständige Entleerung	81		
Mehrfachmiktion	71		
Miktion mit Bauchpresse	69		

Symptomatologie

◘ Tab. 4.1 zeigt die Ergebnisse einer Umfrage mit 1271 eingeschlossenen Männern aus 12 Ländern, die an LUTS aufgrund eines BPS leiden (Peters et al. 1997).

Die aktuellen Leitlinien der europäischen Gesellschaft für Urologie (EAU) verwenden den Begriff der „Lower Urinary Tract Symptoms" (LUTS) zur Kategorisierung des BPS (Miernik und Gratzke 2020). Dieser Begriff erfasst sowohl die Speicher- als auch Miktionssymptome, weshalb sich der Begriff der LUTS auch im Deutschen zur Beschreibung der Beschwerden bei Patienten mit einem BPS durchgesetzt hat.

4.1 Komplikationen und Spätfolgen

Unbehandelt kann ein BPS aufgrund einer BPH zu schwerwiegenden Komplikationen führen (Chughtai et al. 2016). Hierzu gehören der Harnverhalt bzw. eine Überlaufblase, Harnwegsinfektionen, Blasensteine, Makrohämaturie und die Entwicklung einer Niereninsuffizienz (McConnell et al. 2003; Oelke et al. 2012).

1. Harnverhalt: Epidemiologische Studien zeigen, dass Alter, Prostatavolumen, PSA-Konzentration, Qmax, LUTS und Restharn Risikofaktoren sind, einen Harnverhalt zu entwickeln. Da alle genannten Faktoren auch signifikant mit einem BPS assoziiert sind, liegt es nahe, dass dies die Hauptursache für die Harnverhaltung ist (McConnell et al. 2003; Jacobsen et al. 1997).
2. Harnwegsinfektionen: Eine BPH-induzierte Harnstauung und begleitende Blasensteine oder Divertikel stellen prädisponierende Faktoren für die Entwicklung einer Harnwegsinfektion dar. Das Vorherrschen von Symptomen wie Dysurie, Strangurie oder anderen irritativen Entleerungssymptomen verzögert häufig die Berücksichtigung der Rolle von BPH-induzierten Anomalien bei der Entwicklung der Harnwegsinfektion. Rezidivierende oder chronische Harnwegsinfektionen sind ebenfalls als Hinweis für eine notwendige Intervention anzusehen (McVary 2003).
3. Blasensteine: Es gibt wenige Studien, die die Korrelation von Blasensteinen zu einem BPS untersuchen. In den vorhandenen Analysen wurde gezeigt, dass der Großteil der Patienten mit Blasensteinen ebenfalls Symptome einer Blasenentleerung aufwies. Die Daten legen nahe, dass Blasensteine aufgrund einer unvollständigen Blasenentleerung in der Blase liegen bleiben und somit jeder Patient mit Restharn dem Risiko der Entwicklung von Blasensteinen ausgesetzt ist (Douenias et al. 1991; Millán-Rodríguez et al. 2004).
4. Makrohämaturie: BPH ist die häufigste Ursache für eine Makrohämaturie bei Männern über 60 Jahren (McVary 2003). Normalerweise ist die BPH-assoziierte Hämaturie „initial" oder „terminal", kann jedoch auch erhebliche Blutungskomplikationen zur Folge haben, welche die Platzierung eines Katheters oder eine akute Intervention erfordert.
5. Niereninsuffizienz: Durch die Maximalausprägung der BPH kann es zu einer progredient verlaufenden Niereninsuffizienz kommen, welche sekundär durch eine meist beidseitige Hydronephrose entsteht. In der Olmsted-County Studie konnte gezeigt werden, dass bei symptomatischen Männern (IPSS > 7) mit niedriger maximaler Harnflussrate (Qmax < 15 mL/s) und Restharn > 100 mL eine Verschlechterung der Nierenfunktion vorhanden ist (Rule et al. 2005).

Weitere Symptome können sich auf die Kontinenz sowie die erektile Dysfunktion auswirken. Diese Symptomenkomplexe sind jedoch nicht BPH-spezifisch und auch bei anderen Pathologien des unteren Harntrakts vorhanden (z. B. Infektion, postoperativ, traumatisch) oder durch neurologische Blasenfunktionsstörungen bedingt (z. B. Multiple Sklerose, Morbus Parkinson oder stattgehabter Apoplex). Bei Vorhandensein einer Polyurie und/oder einer Nykturie sollten weitere Krankheitsbilder, wie ein Diabetes mellitus und eine Rechtsherzinsuffizienz, ausgeschlossen werden.

4.2 Einteilung des benignen Prostatasyndroms

Im Jahre 1955 erfolgte eine Einteilung verschiedener BPS-Stadien durch Alken und Staehler, um die Indikationsstellung für die Behandlung eines BPS standardisiert zu evaluieren (◘ Tab. 4.2) (Alken und Staeler 1973). Im Reizstadium (Stadium 1) geben die Patienten obstruktive und/oder irritative Miktionsbeschwerden an, ohne Nachweis von Restharn. In diesem Stadium werden die Patienten meist medikamentös behandelt. Im Stadium 2 weisen die Patienten Restharnmengen von 100–150 mL auf, mit einer häufig assoziierten Detrusorhypertrophie. Hier erfolgt die Behandlung meist auch medikamentös oder in besonderen Fällen operativ. Das Stadium 3 beschreibt eine Überlaufblase mit Harnverhalt. Durch den fehlenden Harnabfluss kann es zu einem Aufstau des oberen Harntrakts mit Entwicklung eines postrenalen Nierenversagens kommen. Hier sollte der Patient mit einem Harnblasenkatheter (transurethral oder suprapubisch) versorgt werden. Bei Erhöhung der Nierenretentionsparameter aufgrund des fehlenden oder verminderten Harnabflusses sollte bei Operationswunsch eine Normalisierung der Harnretentionsparameter abgewartet werden.

Eine weitere Einteilung der BPH wurde durch Vahlensieck und Vahlensieck im Jahre 1983 beschrieben (Vahlensieck und Vahlensieck 1983). Als Erweiterung werden in dieser Einteilung neben der reinen Kategorisierung der pathologischen Merkmale der Miktion noch funktionelle Veränderungen des Harnstrahls erfasst. Weiterhin werden die anatomischen Auswirkungen auf die Harnblase und auf den oberen Harntrakt beschrieben (siehe ◘ Tab. 4.3).

Diese veralteten Einteilungen haben in der heutigen Nomenklatur und in den aktuellen Leitlinien nur noch einen untergeordneten Stellenwert. Die Kritik an beiden Klassifikationssystemen gilt gleichermaßen, dass die Beschwerden zu allgemein formuliert sind und eine Objektivierbarkeit der Symptome nur schwer abzubilden ist. In vielen wissenschaftlichen Arbeiten haben diese Einteilungen noch Bestand, weshalb sie zur Komplettierung hier aufgeführt sind.

◘ **Tab. 4.2** Einteilung des benignen Prostatasyndroms. (nach Alken und Staeler 1973)

Stadium 1	
Reizstadium	Kompensierte Erkrankung mit verzögertem Miktionsbeginn, Pollakisurie und Nykturie, kein Restharn
Stadium 2	
Restharnstadium	Beginnende Dekompensation mit Zunahme der dysurischen Beschwerden (Pollakisurie) Restharn (100–150 mL)
Stadium 3	
Dekompensationsstadium	Dekompensierte Erkrankung mit Überlaufblase, Harnverhalt, Harnstauungsnieren, Niereninsuffizienz

4.3 Symptomenscores

Für eine objektivierbare Beurteilung der Symptomatologie bei einem BPS sollten deshalb validierte Fragebögen verwendet

Symptomatologie

◘ **Tab. 4.3** Einteilung des benignen Prostatasyndroms. (nach Vahlensieck und Vahlensieck (1983))

Stadium I
keine Miktionsstörungen
mehr oder weniger ausgeprägte BPH
Uroflow > 15 mL/s
kein Restharn
keine Trabekelblase
Stadium II
wechselnde Miktionsstörungen (Frequenz, Kaliber)
mehr oder weniger ausgeprägte BPH
Uroflow zwischen 10 und 15 mL/s
keine oder beginnende Trabekelblase
Stadium III
permanente Miktionsstörungen (Frequenz, Kaliber)
mehr oder weniger ausgeprägte BPH
Uroflow < 10 mL/s
Restharn > 50 mL
Trabekelblase
Stadium IV
Permanente Miktionsstörungen (Frequenz, Kaliber)
mehr oder weniger ausgeprägte BPH
Uroflow < 10 mL/s
Dilatationsblase
Harnstauung der oberen Harnwege

werden. Es gibt verschiedene Symptomenscores, die Miktionsveränderungen sensitiv erfassen und sich für Verlaufskontrollen der Erkrankung eignen (Barry et al. 1992; Donovan et al. 2000; Schou et al. 1993; Barqawi et al. 2011). Diese Fragebögen sind hilfreich bei der Quantifizierung von LUTS und bei der Identifizierung, welche Symptome den Patienten am stärksten beeinträchtigen. Allerdings sind diese weder krankheits-, geschlechts- noch altersspezifisch. Diese Art der Datenerfassung dient nicht nur dem Arzt und dem Patienten zur Qualitätskontrolle, sondern liefert auch wertvolle Informationen für die Bewertung unterschiedlicher Therapieverfahren bei gleicher Erkrankung. Dadurch kann ein Eindruck im Sinne einer Effizienz- und Qualitätsbewertung konkurrierender Therapieformen gewonnen werden. Die Vorteile dieser Symptomenscores sind eindeutig und führen zu einer Zeitersparnis, einer fehlenden Beeinflussungsmöglichkeit und ermöglichen den Patienten eine stressfreie Beantwortung intimer Themen.

Allerdings haben D'Silva et al. in einer systematischen Übersichtsarbeit zeigen können, dass die diagnostische Genauigkeit einzelner Fragebögen im Vergleich zu den Ergebnissen aus urodynamischen Untersuchungen als Referenzstandard für die Diagnose einer Blasenauslassobstruktion bei Männern mit LUTS nicht signifikant miteinander assoziiert waren (D'Silva et al. 2014).

- **Internationaler Prostata-Symptomenscore (IPSS) und Lebensqualitätsindex (L)**

Der IPSS (◘ Abb. 4.1) entstand 1991 aus dem American Urological Association (AUA-) Symptom Index, nachdem die WHO den Fragenbogen um eine Frage zur Lebensqualität erweitert hat. Der IPSS ist ein Fragebogen mit acht Unterpunkten, der aus sieben Fragen zu der Symptomatik und einer Frage zu der Lebensqualität besteht (Barry et al. 1992). Bei jeder der sieben Fragen kreuzt der Patient seine entsprechende Antwort auf einer Punkteskala mit 0 bis 5 Punkten an. Zusätzlich zum IPSS gibt der Patient seine Einschränkung der Lebensqualität auf einer Punkteskala von 0 bis 6 an. Abhängig vom Ergebnis wird der IPSS-Wert in „asymptomatisch" (0 Punkte), „leicht symptomatisch" (1–7 Punkte), „mäßig symptomatisch" (8–19 Punkte) und „stark symptomatisch" (20–35 Punkte) eingeteilt.

Patient: ______________________

Geb.: ______________ Nr.: ______________

Erstuntersuchung ☐ Verlaufskontrolle ☐

(__) ohne Bhdlg.

(__) unter Bhdlg. mit ______________

(__) nach Bhdlg. mit ______________

(__) nach Operation

Praxis/Krankenhaus (Stempel)

Untersuchungsdatum ______________

I-PSS (S)						
Alle Angaben beziehen sich auf die letzten 4 Wochen Bitte ankreuzen:	**niemals**	**seltener als in einem von fünf Fällen (<20 %)**	**seltener als in der Hälfte aller Fälle**	**ungefähr in der Hälfte aller Fälle (ca. 50 %)**	**in mehr als der Hälfte aller Fälle**	**fast immer**
1. Wie oft hatten Sie das Gefühl, daß Ihre Blase nach dem Wasserlassen nicht ganz entleert war?	0	1	2	3	4	5
2. Wie oft mußten Sie innerhalb von 2 Stunden ein zweites Mal Wasser lassen?	0	1	2	3	4	5
3. Wie oft mußten Sie beim Wasserlassen mehrmals aufhören und wieder neu beginnen (Harnstottern)?	0	1	2	3	4	5
4. Wie oft hatten Sie Schwierigkeiten, das Wasserlassen hinauszuzögern?	0	1	2	3	4	5
5. Wie oft hatten Sie einen schwachen Strahl beim Wasserlassen?	0	1	2	3	4	5
6. Wie oft mußten Sie pressen oder sich anstrengen, um mit dem Wasserlassen zu beginnen?	0	1	2	3	4	5
7. Wie oft sind Sie im Durchschnitt nachts aufgestanden, um Wasser zu lassen? Maßgebend ist der Zeitraum vom Zubettgehen bis zum Aufstehen am Morgen.	niemals (0)	einmal (1)	zweimal (2)	dreimal (3)	viermal (4)	fünfmal oder mehr (5)
S =						

Lebensqualitätsindex (L)							
Wie würden Sie sich fühlen, wenn sich Ihre jetzigen Symptome beim Wasserlassen künftig nicht mehr ändern würden? Bitte ankreuzen:	**ausgezeichnet** (0)	**zufrieden** (1)	**überwiegend zufrieden** (2)	**gemischt, teils zufrieden, teils unzufrieden** (3)	**überwiegend unzufrieden** (4)	**unglücklich** (5)	**sehr schlecht** (6)
L =							

Abb. 4.1 Internationaler Prostata-Symptomenscore zur Erhebung der Miktionsbeschwerden

Kritik an dem IPSS besteht aufgrund seiner fehlenden Beurteilung der Inkontinenz sowie der fehlenden Erfassung der post-miktionellen Symptome und die dadurch entstehenden Probleme.

- **International Consultation on Incontinence Questionnaire Male Lower Urinary Tract Symptoms Long Form Module (ICIQ-MLUTS LF)**

Der ICIQ-MLUTS-LF ist ein Fragebogen zur detaillierten Bewertung von LUTS und ihrer Auswirkungen auf die Lebensqualität. Der ICIQ-MLUTS-LF basiert auf dem vollständig validierten „ICSmale"-Fragebogen und liefert eine genauere Bewertung der Symptome als der kürzere ICIQ-MLUTS-Fragebogen. Er besteht aus 24 Fragen, bei denen 20 Fragen einen zweiteiligen Charakter haben. Aber auch der ICIQ-MLUTS ist ein weit verbreiteter und validierter Fragebogen, der zur Erfassung von Problemen bei der Miktion, der Nykturie und der Harninkontinenz dient. Diese Kurzform des ICIQ-MLUTS-LF besteht aus 14 zweiteiligen Fragen, in denen auf die Symptome und die Beeinflussung der Lebensqualität eingegangen wird. Im klinischen Alltag und in Studien konnte für den ICIQ-MLUTS eine gute Validität, Reliabilität und Sensitivität nachgewiesen werden (Donovan et al. 2000).

- **Dänischer Prostata-Symptom-Score (DAN-PSS)**

Der DAN-PSS ist ein weiterer Symptomen-Score, der hauptsächlich in den skandinavischen Ländern angewandt wird. Er besteht aus insgesamt 15 Fragen. 12 Fragen beziehen sich auf Miktionsprobleme und 3 weitere Fragen werden zur sexuellen Problematik mit Angabe der jeweiligen Beeinträchtigung gestellt (Schou et al. 1993).

> ▶ Fazit
>
> Bei beiden letztgenannten Fragebögen muss die Praktikabilität im klinischen Alltag aufgrund des Umfangs kritisch hinterfragt werden. Ein ähnlich langer Fragebogen (ICSmale) wurde im Rahmen der ICS-„BPH"-Studie vorgestellt. Hier müssen 34 Fragen beantwortet werden, wobei 26 Fragen ebenfalls zweigeteilt sind (Donovan et al. 1996).
> Aufgrund der umfangreichen und komplizierten Befragungstechnik eignet sich der IPSS-Fragebogen im klinischen Alltag vermutlich besser, ungeachtet der erwiesenen hohen Validität und Zuverlässigkeit der weiteren Symptomenscores. Zusammenfassend empfehlen die EAU-Leitlinien die Verwendung eines validierten Fragebogens zur Beurteilung der männlichen LUTS, einschließlich der Lebensqualität (Gratzke et al. 2015). Die Symptomenscores sollen hierbei sowohl präoperativ zur regelmäßigen Neubewertung als auch postoperativ zur Verlaufsbeobachtung eingesetzt werden. ◀

Literatur

A comparison of quality of life with patient reported symptoms and objective findings in men with benign prostatic hyperplasia. The Department of Veterans Affairs Cooperative Study of transurethral resection for benign prostatic hyperplasia. [No authors listed] J Urol. 1993 Nov; 150(5 Pt 2):1696–700. ▶ https://doi.org/10.1016/s0022-5347(17)35870-6. PMID: 7692104

Alken CE, Staeler W (1973) Klinische Urologie. Georg Thieme

Barqawi AB, Sullivan KF, Crawford ED et al (2011) Methods of developing UWIN, the modified American Urological Association symptom score. J Urol 186:940–944. ▶ https://doi.org/10.1016/j.juro.2011.04.057

Barry MJ, Fowler FJ, O'Leary MP et al (1992) The American Urological Association symptom index for benign prostatic hyperplasia. The Measurement Committee of the American Urological Association. J Urol 148:1549–1557; discussion 1564. ▶ https://doi.org/10.1016/s0022-5347(17)36966-5

Chughtai B, Forde JC, Thomas DDM et al (2016) Benign prostatic hyperplasia. Nat Rev Dis Primers 2:16031. ▶ https://doi.org/10.1038/nrdp.2016.31

D'Silva KA, Dahm P, Wong CL (2014) Does this man with lower urinary tract symptoms have bladder outlet obstruction?: The Rational Clinical Examination: a systematic review. JAMA 312:535–542. ▶ https://doi.org/10.1001/jama.2014.5555

Donovan JL, Abrams P, Peters TJ et al (1996) The ICS-'BPH' Study: the psychometric validity and reliability of the ICSmale questionnaire. Br J Urol 77:554–562. ▶ https://doi.org/10.1046/j.1464-410x.1996.93013.x

Donovan JL, Peters TJ, Abrams P et al (2000) Scoring the short form ICSmaleSF questionnaire. International Continence Society. J Urol 164:1948–1955

Douenias R, Rich M, Badlani G et al (1991) Predisposing factors in bladder calculi. Review of 100 cases. Urology 37:240–243. ▶ https://doi.org/10.1016/0090-4295(91)80293-g

Gratzke C, Bachmann A, Descazeaud A et al (2015) EAU guidelines on the assessment of non-neurogenic male lower urinary tract symptoms including Benign prostatic obstruction. Eur Urol 67:1099–1109. ▶ https://doi.org/10.1016/j.eururo.2014.12.038

Jacobsen SJ, Jacobson DJ, Girman CJ et al (1997) Natural history of prostatism: risk factors for acute urinary retention. J Urol 158:481–487. ▶ https://doi.org/10.1016/s0022-5347(01)64508-7

Lepor H (2005) Pathophysiology of lower urinary tract symptoms in the aging male population. Rev Urol 7(Suppl 7):S3–S11

McConnell JD, Roehrborn CG, Bautista OM et al (2003) The long-term effect of doxazosin, finasteride, and combination therapy on the clinical progression of benign prostatic hyperplasia. N Engl J Med 349:2387–2398. ▶ https://doi.org/10.1056/NEJMoa56

McVary KT (2003) Clinical evaluation of benign prostatic hyperplasia. Rev Urol 5(Suppl 4):S3–S11

Miernik A, Gratzke C (2020) Current Treatment for Benign Prostatic Hyperplasia. Dtsch Arztebl Int 117:843–854. ▶ https://doi.org/10.3238/arztebl.2020.0843

Millán-Rodríguez F, Errando-Smet C, Rousaud-Barón F et al (2004) Urodynamic findings before and after noninvasive management of bladder calculi. BJU Int 93:1267–1270. ▶ https://doi.org/10.1111/j.1464-410X.2004.04815.x

Oelke M, Kirschner-Hermanns R, Thiruchelvam N, Heesakkers J (2012) Can we identify men who will have complications from benign prostatic obstruction (BPO)?: ICI-RS 2011. Neurourol Urodyn 31:322–326. ▶ https://doi.org/10.1002/nau.22222

Peters TJ, Donovan JL, Kay HE et al (1997) The International Continence Society "Benign Prostatic Hyperplasia" study: the botherosomeness of urinary symptoms. J Urol 157:885–889

Rule AD, Jacobson DJ, Roberts RO et al (2005) The association between benign prostatic hyperplasia and chronic kidney disease in community-dwelling men. Kidney Int 67:2376–2382. ▶ https://doi.org/10.1111/j.1523-1755.2005.00344.x

Schou J, Poulsen AL, Nordling J (1993) The value of a new symptom score (DAN-PSS) in diagnosing uro-dynamic infravesical obstruction in BPH. Scand J Urol Nephrol 27:489–492. ▶ https://doi.org/10.3109/00365599309182282

Vahlensieck W Vahlensieck W (1983) Epidemiologie der Prostatahyperplasie. In: Helpap B, Senge Th, Vahlensieck W (Hrsg) Die Prostata, Bd I, pmi-Verlag, Frankfurt a. M., S 1–8

Klinische Diagnostik

Benedikt Becker

Inhaltsverzeichnis

5.1 Anamnese – 34

5.2 Beurteilung des oberen Harntraktes – 34

5.3 Körperliche Untersuchung – 35

5.4 Urinanalyse – 35

5.5 Prostata-spezifisches Antigen – 35

5.6 Nierenfunktionsmessung – 36

5.7 Fakultative Diagnostik – 36

Literatur – 37

© Der/die Autor(en), exklusiv lizenziert an Springer-Verlag GmbH, DE, ein Teil von Springer Nature 2022
C. Netsch und A. J. Gross (Hrsg.), *Benignes Prostatasyndrom*,
https://doi.org/10.1007/978-3-662-64334-1_5

Durch die Diagnostik bei Patienten mit bestehendem BPS sollte geklärt werden, wie die Beschwerden des Patienten zuzuordnen sind, wie das Ausmaß derselben ist und ob ein Behandlungsbedarf besteht. Es wird zwischen Basis- und fakultativen Untersuchungen unterschieden. ◘ Tab. 5.1 zeigt die Untersuchungen, welche als Basisdiagnostika bei Patienten mit dem Verdacht auf ein BPS durchgeführt werden sollten (◘ Tab. 5.1).

5.1 Anamnese

Zur allgemeinen Anamnese gehört bei Patienten mit LUTS auch die Miktionsanamnese unter spezieller Fragestellung einer Makrohämaturie, Harnwegsinfektionen, Harnblasensteinen und Nebenerkrankungen (besonders Herzinsuffizienz, Diabetes mellitus und neurogene Blasenfunktionsstörungen). Weiterhin sollten Patienten nach stattgehabten Voroperationen am Harntrakt gefragt und eine ausführliche Medikamentenanamnese durchgeführt werden. Anticholinergika, Anti-Parkinson-Mittel und Psychopharmaka können zu einer Detrusorhypokontraktilität führen, während Cholinergika die Kontraktilität des Detrusors steigern. Alpha-Blocker führen zu einem verminderten urethralen Widerstand, wohingegen der Widerstand durch die Einnahme von α-Adrenergika oder Antidepressiva erhöht wird (Chandiramani et al. 1997; Griffiths et al. 1994).

Die Quantifizierung von Symptomen und die Lebensqualität bzw. der Leidensdruck der Patienten wird durch unterschiedliche Fragebögen ermittelt. Der in Deutschland am häufigsten verwendete Fragebogen ist der „Internationale Prostatasymptomenscore" (IPSS). Dieser und weitere Instrumente zur Abschätzung der Miktionssymptomatik dienen jedoch nur der Symptomenquantifizierung und nicht zur Diagnosestellung (Kaplan und Reis 1996; Madersbacher et al. 1997).

5.2 Beurteilung des oberen Harntraktes

Die sonographische Beurteilung des oberen Harntraktes dient dem Ausschluss einer BPH-bedingten Harnstauung (Koch et al. 1996). Bei Auffälligkeiten in der Sonographie oder bei Hinweisen auf eine Nierenerkrankung werden die Bestimmung des Serum-Kreatinins sowie eine bildgebende Diagnostik des oberen Harntrakts mit Kontrastmittel empfohlen (Schleicher et al. 1997). Patienten, die eine eingeschränkte Nierenfunktion haben, sollten bereits präoperativ über eine statistisch nachgewiesene höhere postoperative Komplikationsrate aufgeklärt werden (Barry et al. 1992).

◘ **Tab. 5.1** Basisdiagnostik bei Patienten mit einem benignen Prostatasyndrom

Basisdiagnostik
Anamnese (einschließlich Medikamentenanamnese)
Quantifizierung von Symptomen und Leidensdruck durch validierte Fragebögen (z. B. IPSS)
Körperliche Untersuchung mit digital-rektaler Untersuchung (DRU)
Urinstatus (Urin-Stix/Mikroskopie)
Uroflowmetrie
Sonographie von Blase (inklusive Restharnbestimmung) und Prostata (vorzugsweise TRUS)
Labor mit Prostata-spezifischem Antigen (PSA) und Serum-Kreatinin
Beurteilung des oberen Harntraktes (Sonographie der Nieren)

5.3 Körperliche Untersuchung

Eine körperliche Untersuchung muss in allen Fällen bei Patienten mit Verdacht auf ein BPS durchgeführt werden. Die Untersuchung fokussiert sich auf den suprapubischen Bereich, die äußeren Genitalien und das Perineum. Harnröhrenausfluss, Meatusstenosen, Phimosen und Peniskarzinome sollten präoperativ ausgeschlossen werden. Ebenso ist ein orientierender neurologischer Status zu erheben, mit Überprüfung des Bulbo-cavernosus-Reflexes, Analsphinktertonus sowie die Einschätzung des motorischen und sensorischen Status der unteren Extremitäten.

- **Digital-rektale Untersuchung**

Die DRU ist der einfachste Weg, um das Prostatavolumen, die Dolenz und die Konsistenz zu bestimmen. Insgesamt ist die Korrelation der DRU zu dem tatsächlichen Prostatavolumen jedoch niedrig und mit zunehmendem Prostatavolumen weiter abnehmend (Roehrborn 1998). Der transrektale Ultraschall der Prostata (TRUS) eignet sich für die Bestimmung des Prostatavolumens besser als die DRU. Für die Karzinomfrüherkennung hat die DRU in einigen Studien eine Sensitivität von <30 % und nur bei einem Drittel der Patienten mit suspektem Tastbefund konnte durch eine Stanzbiopsie auch ein Prostatakarzinom histologisch gesichert werden (Gratzke et al. 2015).

Da die DRU aber schnell und einfach durchzuführen ist und zeitgleich der Sphinktertonus, Bulbo-cavernosus-Reflex und das Rektum untersucht werden können, ist diese Untersuchung ein obligater Bestandteil der klinischen Untersuchung.

5.4 Urinanalyse

Die Urinanalyse mithilfe eines Urin-Stix oder mittels Urinsediment sollte bei jedem Patienten bei Vorstellung mit LUTS durchgeführt werden, um Harnwegsinfektionen, Mikrohämaturie oder einen Diabetes mellitus zu identifizieren (Ezz el Din et al. 1996). Abhängig vom Testergebnis werden weitere Untersuchungen angeschlossen.

5.5 Prostata-spezifisches Antigen

Die PSA-Bestimmung wird einerseits für den differenzialdiagnostischen Ausschluss eines Prostatakarzinoms und andererseits für die Beurteilung des Progressionsrisikos des BPS bestimmt (Roehrborn et al. 1999). Für die Beurteilung des Progressionsrisikos wird das PSA als Surrogatparameter für das Prostatavolumen verwendet (Roehrborn et al. 2000). Durch die Einnahme von 5a-Reduktasehemmern wird der PSA-Wert um bis zu 50 % gesenkt, was in der Beurteilung berücksichtigt werden muss.

Eine gepoolte Analyse von Placebo-kontrollierten Studien mit Männern mit LUTS und vermutetem BPS zeigte, dass der PSA-Wert ein guter Vorhersagewert für die Beurteilung des Prostatavolumens ist. Die Fläche unter der Kurve (AUC) lag bei 0,76 bis 0,78 für die Schwellenwerte eines Prostatavolumens von 30 ml, 40 ml und 50 ml. Um eine Spezifität von 70 % bei einer Sensitivität zwischen 65 und 70 % zu erreichen, sind PSA-Werte > 1,6 ng/mL, > 2,0 ng/mL und > 2,3 ng/mL ungefähre altersspezifische Werte für den Nachweis von Prostatadrüsen über 40 ml für Männer mit einer BPH in den 50er-, 60er- und 70er-Jahren (Roehrborn et al. 1999).

Eine niederländische Studie konnte ebenfalls eine starke Assoziation zwischen PSA und Prostatavolumen nachweisen (Bohnen et al. 2007). Ein PSA-Schwellenwert von 1,5 ng/ml konnte in dieser Studie am besten ein Prostatavolumen von > 30 mL mit einem positiven Vorhersagewert von 78 % angeben. Der Vorhersagewert des Prostatavolumens kann auch auf dem gesamten und freien PSA basieren.

Beide PSA-Formen sagen in > 90 % der Fälle das im TRUS gemessene Prostatavolumen mit ± 20 % voraus (Kayikci et al. 2012).

- **PSA und Vorhersagewert von Komplikationen**

Serum-PSA ist ein stärkerer Prädiktor für das Prostatawachstum als das Prostatavolumen selbst (Roehrborn et al. 2000). Roehrborn et al. haben in einer Studie zeigen können, dass das PSA nicht nur mit dem Prostatavolumen korreliert, sondern darüber hinaus auch Veränderungen der Symptome, der Lebensqualität und der maximalen Harnflussrate (Qmax) vorhersagte (Roehrborn et al. 1999). In einer Längsschnittstudie mit konservativ behandelten Männern war das PSA ein hochsignifikanter Prädiktor für das klinische Fortschreiten der Erkrankung (Patel et al. 2018). In anderen Placebo-kontrollierten Doppelblindstudien prognostizierte das PSA das Risiko einer akuten Harnretention und einer notwendigen BPS-bezogenen Operation (McConnell et al. 2003). Ein gleichwertiger Zusammenhang wurde auch durch die „Olmsted County"-Studie bestätigt. Die Wahrscheinlichkeit für eine notwendige Therapie war hierbei bei Männern mit einem PSA-Ausgangswert von > 1,4 ng/mL höher im Vergleich zu den Männern mit geringerem PSA (Jacobsen et al. 1999).

5.6 Nierenfunktionsmessung

Die Nierenfunktion kann entweder durch das Serumkreatinin oder durch die errechnete glomeruläre Filtrationsrate (eGFR) beurteilt werden. Eine beidseitige Hydronephrose, Niereninsuffizienz oder eine akute Harnverhaltung treten bei Patienten mit Symptomen eines BPS insgesamt häufiger auf (Gerber et al. 1997).

Gerber et al. berichteten in ihrer Studie, dass 11 % der Männer mit LUTS zeitgleich eine Niereninsuffizienz aufwiesen. Allerdings konnte hierbei keine Korrelation der Symptomatologie und/oder Lebensqualität mit einem erhöhten Serum-Kreatininspiegel assoziiert werden. Bei diesen 11 % der Männer waren ein Diabetes mellitus oder Bluthochdruck die wahrscheinlichsten Ursachen für die erhöhte Kreatininkonzentration, und nicht primär eine BPH (Gerber et al. 1997).

In der „Olmsted County"-Querschnittstudie wurde ein Zusammenhang bei Patienten mit LUTS und chronischer Nierenerkrankung gesehen (Rule et al. 2005). Mebust et al. beschrieben, dass Patienten mit Niereninsuffizienz ein erhöhtes Risiko haben, postoperative Komplikationen zu entwickeln (Mebust et al. 1989).

5.7 Fakultative Diagnostik

Sollten nach der Basisdiagnostik noch Fragestellungen offen sein, kann ein Miktionsprotokoll durchgeführt werden. Das Protokoll sollte über mindestens 2 Tage, besser über 3 Tage (EAU-Leitlinien) durchgeführt werden. Letztendlich sollte die Dauer der Durchführung lang genug sein, um Stichprobenfehler zu vermeiden, aber kurz genug, um eine „Noncompliance" zu vermeiden (Bright et al. 2011). Hierbei werden die Trinkmenge, die Miktionsfrequenz und das Miktionsvolumen vom Patienten gemessen und notiert. Das Miktionsprotokoll kann bei unklarer Miktionsanamnese zwischen einer Pollakisurie und einer Polyurie Aufschluss bringen. Endoskopische Untersuchungen und die Urethrozystographie beschränken sich auf spezielle Fragestellungen, z. B. zur Abklärung einer Mikro- oder Makrohämaturie, zum Ausschluss eines Blasentumors oder einer Harnröhrenstriktur.

Literatur

Barry MJ, Fowler FJ, O'Leary MP et al (1992) The American Urological Association symptom index for benign prostatic hyperplasia. The Measurement Committee of the American Urological Association. J Urol 148:1549–1557; discussion 1564. ▶ https://doi.org/10.1016/s0022-5347(17)36966-5

Bright E, Drake MJ, Abrams P (2011) Urinary diaries: evidence for the development and validation of diary content, format, and duration. Neurourol Urodyn 30:348–352. ▶ https://doi.org/10.1002/nau.20994

Bohnen AM, Groeneveld FP, Bosch JLHR (2007) Serum prostate-specific antigen as a predictor of prostate volume in the community: the Krimpen study. Eur Urol 51:1645–1652; discussion 1652–1653. ▶ https://doi.org/10.1016/j.eururo.2007.01.084

Chandiramani VA, Palace J, Fowler CJ (1997) How to recognize patients with parkinsonism who should not have urological surgery. Br J Urol 80:100–104. ▶ https://doi.org/10.1046/j.1464-410x.1997.00249.x

Ezz el Din K, Koch WF, de Wildt MJ et al (1996) The predictive value of microscopic haematuria in patients with lower urinary tract symptoms and benign prostatic hyperplasia. Eur Urol 30:409–413. ▶ https://doi.org/10.1159/000474207

Gerber GS, Goldfischer ER, Karrison TG, Bales GT (1997) Serum creatinine measurements in men with lower urinary tract symptoms secondary to benign prostatic hyperplasia. Urology 49:697–702. ▶ https://doi.org/10.1016/S0090-4295(97)00069-1

Gratzke C, Bachmann A, Descazeaud A et al (2015) EAU guidelines on the assessment of non-neurogenic male lower urinary tract symptoms including Benign prostatic obstruction. Eur Urol 67:1099–1109. ▶ https://doi.org/10.1016/j.eururo.2014.12.038

Griffiths D, Harrison G, Moore K, McCracken P (1994) Long-term changes in urodynamic studies of voiding in the elderly. Urol Res 22:235–238. ▶ https://doi.org/10.1007/BF00541899

Jacobsen SJ, Jacobson DJ, Girman CJ et al (1999) Treatment for benign prostatic hyperplasia among community dwelling men: the Olmsted County study of urinary symptoms and health status. J Urol 162:1301–1306

Kaplan SA, Reis RB (1996) Significant correlation of the American Urological Association symptom score and a novel urodynamic parameter: detrusor contraction duration. J Urol 156:1668–1672

Kayikci A, Cam K, Kacagan C et al (2012) Free prostate-specific antigen is a better tool than total prostate-specific antigen at predicting prostate volume in patients with lower urinary tract symptoms. Urology 80:1088–1092. ▶ https://doi.org/10.1016/j.urology.2012.08.004

Koch WF, Ezz el Din K, de Wildt MJ et al (1996) The outcome of renal ultrasound in the assessment of 556 consecutive patients with benign prostatic hyperplasia. J Urol 155:186–189

Madersbacher S, Klingler HC, Djavan B et al (1997) Is obstruction predictable by clinical evaluation in patients with lower urinary tract symptoms? Br J Urol 80:72–77. ▶ https://doi.org/10.1046/j.1464-410x.1997.00220.x

McConnell JD, Roehrborn CG, Bautista OM et al (2003) The long-term effect of doxazosin, finasteride, and combination therapy on the clinical progression of benign prostatic hyperplasia. N Engl J Med 349:2387–2398. ▶ https://doi.org/10.1056/NEJMoa56

Mebust WK, Holtgrewe HL, Cockett AT, Peters PC (1989) Transurethral prostatectomy: immediate and postoperative complications. A cooperative study of 13 participating institutions evaluating 3,885 patients. J Urol 141:243–247. ▶ https://doi.org/10.1016/s0022-5347(17)40731-2

Patel DN, Feng T, Simon RM et al (2018) PSA predicts development of incident lower urinary tract symptoms: results from the REDUCE study. Prostate Cancer Prostatic Dis 21:238–244. ▶ https://doi.org/10.1038/s41391-018-0044-y

Roehrborn CG (1998) Accurate determination of prostate size via digital rectal examination and transrectal ultrasound. Urology 51:19–22. ▶ https://doi.org/10.1016/s0090-4295(98)00051-x

Roehrborn CG, Boyle P, Gould AL, Waldstreicher J (1999) Serum prostate-specific antigen as a predictor of prostate volume in men with benign prostatic hyperplasia. Urology 53:581–589. ▶ https://doi.org/10.1016/s0090-4295(98)00655-4

Roehrborn CG, McConnell J, Bonilla J et al (2000) Serum prostate specific antigen is a strong predictor of future prostate growth in men with benign prostatic hyperplasia. PROSCAR long-term efficacy and safety study. J Urol 163:13–20

Rule AD, Jacobson DJ, Roberts RO et al (2005) The association between benign prostatic hyperplasia and chronic kidney disease in community-dwelling men. Kidney Int 67:2376–2382. ▶ https://doi.org/10.1111/j.1523-1755.2005.00344.x

Schleicher C, Neumann R, Kaiser WA, Stein G (1997) Indications for intravenous urography. Med Klin (Munich) 92:79–82. ▶ https://doi.org/10.1007/BF03042289

Bildgebende Verfahren beim benignen Prostatasyndrom

Matthias Oelke

Inhaltsverzeichnis

6.1　**Einleitung – 40**

6.2　**Ultraschall – 40**

6.3　**Andere Verfahren – 49**

　　　Literatur – 50

© Der/die Autor(en), exklusiv lizenziert an Springer-Verlag GmbH, DE, ein Teil von Springer Nature 2022
C. Netsch und A. J. Gross (Hrsg.), *Benignes Prostatasyndrom*,
https://doi.org/10.1007/978-3-662-64334-1_6

6.1 Einleitung

Mit bildgebenden Verfahren sollen die Lage, Form und Größe der Nieren, Harnblase und Prostata beurteilt und auch das Vorhandensein oder die Abwesenheit einer Blasenauslassobstruktion non-invasiv detektiert werden (Berges et al. 2009). Bei der Darstellung der Nieren kann gleichzeitig auch das benachbarte Retroperitoneum untersucht werden. Alle Fragestellungen bei Patienten mit benignem Prostatasyndrom (BPS) lassen sich prinzipiell mit Ultraschalluntersuchungen beantworten. Nur in seltenen Fällen sind röntgenologische Untersuchungen (konventionelles Röntgen, Computertomographie) oder die Kernspintomographie notwendig, um das BPS von anderen Erkrankungen abzugrenzen (Differenzialdiagnostik). Bei röntgenologischen Untersuchungen sollte immer der Nutzen der Untersuchung der Strahlenbelastung gegenübergestellt und daher immer die Indikation kritisch gestellt werden.

6.2 Ultraschall

Ultraschallgeräte mit unterschiedlichen perkutanen oder intrakavitären Schallköpfen sollten in allen deutschen urologischen Praxen und Kliniken vorhanden sein. Der Ultraschall gehört aufgrund der einfachen Durchführung und der nicht- oder nur minimal-invasiven Technik ohne Strahlenbelastung zur Basisuntersuchung aller Patienten mit BPS (Berges et al. 2009). Da Funktionsstörungen des unteren Harntrakts auch morphologische und funktionelle Veränderungen des oberen Harntrakts nach sich ziehen können (z. B. Hydronephrose bei hoher Restharnbildung oder Low-Compliance Blase), sollten bei jedem Patienten mit BPS auch immer die Nieren mit Ultraschall untersucht werden.

Die orientierende sonographische Untersuchung des oberen und unteren Harntrakts erfolgt mit einem Sektor- oder Konvex-Schallkopf mit einer Frequenz von 3,5–5 MHz am liegenden Patienten. Demgegenüber erfolgt die transrektale Ultraschalluntersuchung (TRUS) der Prostata mit einem Stabschallkopf mit einer Ultraschallfrequenz $\geq 7{,}5$ MHz in der Seiten- oder Steinschnittlage. Alle Befunde, inklusive der jeweiligen Position des Schallkopfes in Relation zum untersuchten Patienten als Piktogramm, sind nicht zuletzt aus forensischen Gründen zu dokumentieren. Es ist darauf zu achten, dass die von Fachgesellschaften empfohlene Orientierung der Ultraschallbilder befolgt wird: Bei der vertikalen Darstellung einer Struktur (z. B. Längsachse der Niere) sollten die kranialen Anteile des Patienten links und die kaudalen Anteile rechts auf dem Ultraschallbild erscheinen. Bei der horizontalen Darstellung einer Struktur (z. B. Querachse der Niere) sollten alle rechtsseitigen Anteile des Patienten links auf dem Ultraschallbild und alle linksseitigen Anteile des Patienten rechts erscheinen. Neben den untersuchten Organen sollten auch das Datum der Untersuchung, der Name, Vorname und das Geburtsdatum des Patienten sowie der Name des Untersuchers vermerkt werden. Darüber hinaus müssen alle Messungen von Abständen, Flächen oder Volumina nachvollziehbar im Ultraschallbild dokumentiert werden, damit die Untersuchungsergebnisse Untersucher-unabhängig überprüfbar und vergleichbar sind.

6.2.1 Niere, Harnleiter und Retroperitoneum

Die retroperitoneale Lage der Nieren im perirenalem Fettgewebe ermöglicht deren hochauflösende und detailgetreue Ultraschalluntersuchung. Die ventrale Überlagerung durch Darm und Luft kann durch die dorsale Schallkopfposition umgangen werden, bei der die Nieren in der mittleren bis hinteren Axillarlinie auf Höhe der 11. und 12. Rippe zur Darstellung kommen. Häufig gelingt die gute Darstellung der Nieren, wenn die Ultraschallwellen durch parenchymatöse Organe geleitet werden (rechts die Leber, links die Milz). Die Überlagerung durch den Rippenschatten kann durch tiefe Inspiration, ipsilaterale Armhochlagerung, Streckung des Rumpfes und ggf. Drehen des Patienten zur Gegenseite vermieden werden. Gemäß den Empfehlungen der Deutschen Gesellschaft für Ultraschall in der Medizin (DEGUM) sollten die Nieren immer in zwei Ebenen dargestellt werden. Dementsprechend werden die Nieren zunächst in der Längsachse dargestellt und von ventral nach dorsal durchgemustert. Anschließend werden die Nieren in der Querachse dargestellt und von kaudal nach kranial untersucht. Pathologische Befunde sollten in mindestens zwei Ebenen dokumentiert werden.

Das Nierenparenchym stellt sich als bohnenförmige, hypoechogene Struktur dar und ist isoechogen im Vergleich zum gesunden Leber- oder Milzgewebe. Grob orientierend hat die Niere eine Größe von 12 × 6 × 3 cm (Länge x Breite x Tiefe). Gelegentlich sind die etwas weniger hypoechogenen, dreieckigen Markpyramiden im Nierenparenchym sichtbar. Die Dicke des Nierenparenchyms (15–20 mm) korreliert beim Gesunden mit der Nierenfunktion. Das Fettgewebe im Nierenhilus erscheint dagegen hyperechogen. Das Nierenbecken-Kelchsystem ist im Normalzustand zart, im Fettgewebe des Nierenhilus verborgen und daher nicht sichtbar (◘ Abb. 6.1, **links**).

Neben der morphologischen Beurteilung des Harntrakts ist gelegentlich auch die Beurteilung der Nierendurchblutung mittels farbkodierter Doppler- bzw. Duplexsonographie relevant (z. B. Darstellung der renalen Perfusion). Bei diesem Verfahren werden die Flussrichtung und Flussgeschwindigkeit des Blutes farbkodiert dargestellt, während ortskonstante Punkte grau bleiben. Die Farbzuordnung kann prinzipiell vom Untersucher festgelegt werden, jedoch wird gewöhnlich ein Fluss vom Schallkopf weg in roter

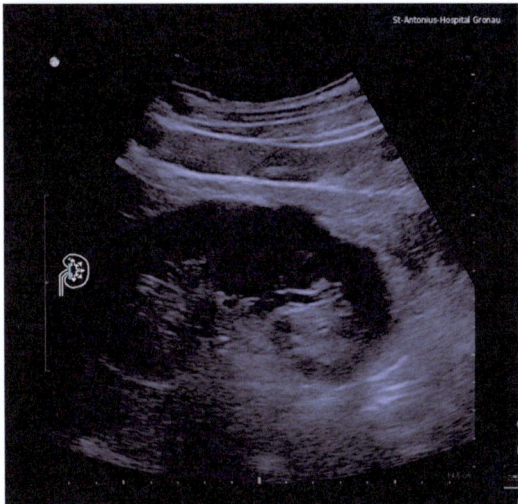
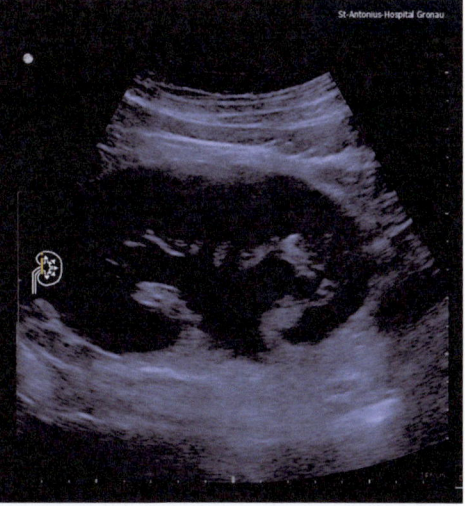

◘ **Abb. 6.1** Sonographische Darstellung einer unauffälligen Niere (linke Bildhälfte) und einer Niere mit Dilatation des Nierenbecken-Kelchsystems (Hydronephrose, rechte Bildhälfte). Nierenkelche, Kelchhälse, Nierenbecken und proximaler Harnleiter sind bei einer unauffälligen Niere üblicherweise nicht sichtbar, erscheinen aber hypoechogen bei Hydronephrose. (Quelle: Private Bildersammlung M. Oelke, Klinik für Urologie, St. Antonius-Hospital Gronau)

Farbe und ein Fluss in Richtung Schallkopf in blauer Farbe dargestellt.

Bei der systematischen Untersuchung des oberen Harntrakts werden beim Patienten mit BPS häufig pathologische Nierenbefunde sichtbar, die primär oder sekundär durch die Blasenauslassobstruktion verursacht werden. Bei BPS-Patienten mit hohen Restharnmengen und/oder Low-Compliance Blase – aber auch bei Männern mit Harnleitersteinen, neurogener Dysfunktion des unteren Harntraktes, einem Blasentumor am Harnleiterostium, Prostatakarzinom oder vesiko-ureteralem Reflux – kommt es häufig zur Dilatation des Nierenbeckenkelchsystems (Hydronephrose). Bei einer Hydronephrose wird das Nierenbeckenkelchsystem als hypoechogene, baumartige Struktur im hyperechogenen Nierenhilusfettgewebe sichtbar (◘ Abb. 6.1, **rechts**). Es werden je nach Klassifikationssystem verschiedene Dilatationsgrade unterschieden (z. B. Emmett Grad 1–5) (Emmett und Witten 1971). Eine Dilatation des oberen Harntrakts ist jedoch nicht in jedem Fall gleichbedeutend mit einer Harnstauungsniere, da bei einer Dilatation nicht immer eine Stauung mit Drucksteigerung im Nierenbeckenhohlsystem vorliegen muss (z. B. bei vesiko-ureteralem Reflux); diese Unterscheidung gelingt erst mit der Nierenszintigraphie nach intravenöser Injektion des Diuretikums Furosemid (Lasix®). Typisch beim Patienten mit BPS ist die bilaterale Dilatation des oberen Harntraktes bei primärer Dysfunktion des unteren Harntrakts. Demgegenüber spricht die unilaterale Dilatation für eine einseitige, ipsilaterale Pathologie, z. B. Harnleiterstein, Blasentumor am Harnleiterostium oder Prostatakarzinom. Liegt eine Hydronephrose vor, sollte auch der Harnleiter so weit wie möglich sonographisch verfolgt und beurteilt werden, da die Hydronephrose für die Beurteilung oder als Ausgangspunkt einer therapeutischen Maßnahme am unteren Harntrakt von Bedeutung sein kann.

6.2.2 Harnblase

Die sonographische Untersuchung der Harnblase sollte immer mit Urinfüllung erfolgen, alternativ nach retrograder Füllung mit Kochsalzlösung über einen transurethralen oder antegrader Füllung über einen suprapubischen Katheter. Das Augenmerk ist auf die Berandung und intraluminale Veränderungen zu richten. Üblicherweise wird ein suprapubisch platzierter Sektor- oder Konvex-Schallkopf mit 3,5 MHz verwendet. Bei großkapazitären Blasen oder Pathologien an der Blasenhinterwand kann auch ein transrektal positionierter Stabschallkopf mit einer Frequenz $\geq$ 7,5 MHz nützlich sein.

Das Blasenlumen erscheint homogen hypoechogen, am Blasenboden ist typischerweise eine dorsale Schallverstärkung zu sehen. Die Berandung der Harnblasenwand ist glatt. Gelegentlich sind Blasentrabekel zu sehen, die aus Ablagerungen von kollagenen und elastischen Fasern in der Blasenmukosa bestehen. Mit Ultraschall kann unmittelbar nach der Miktion (nach bis zu 60 s) auch die Restharnmenge gemessen werden (◘ Abb. 6.2). Hierfür muss die Harnblase über das suprapubische Schallfenster in der Sagittal- und in der Transversalebene dargestellt werden. Durch das Ausmessen des Harnblasenvolumens kann durch eine Näherungsformel das Harnblasenfüllvolumen oder die Restharnmenge über die Volumenellipsoid-Formel bestimmt werden:

$$\text{Blasenvolumen [cm}^3\text{]} = (\text{Breite [cm]} \times \text{Höhe [cm]} \times \text{Tiefe [cm]}) \times \pi/6 \ (=0{,}52)$$

Bei der systematischen Untersuchung der Harnblase können gelegentlich pathologische Befunde erhoben werden, die der differenzialdiagnostischen Abgrenzung von LUTS oder Restharn dienen, z. B. Blasentumore oder Blasendivertikel. Bei Blasentumoren handelt

Bildgebende Verfahren beim Benignen Prostatasyndrom

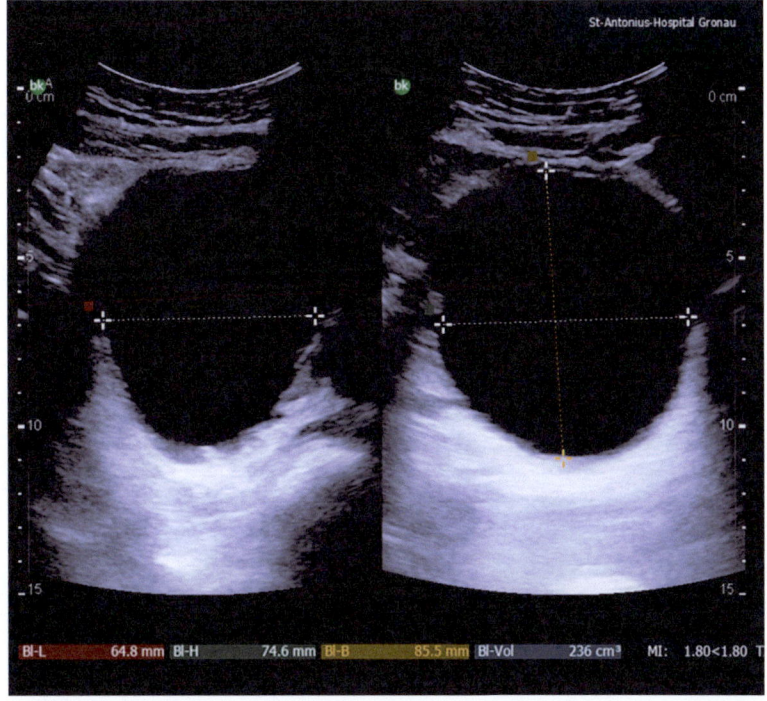

◘ **Abb. 6.2** Sonographische Darstellung der Harnblase zur Restharnmessung (links Längsdarstellung, rechts Querdarstellung). Das Restharnvolumen wurde in 3 Ebenen ausgemessen und beträgt bei diesem Mann 236 cm³ (mL). (Quelle: Private Bildersammlung M. Oelke, Klinik für Urologie, St. Antonius-Hospital Gronau)

es sich meistens um Karzinome, die im Ultraschallbild hyperechogen erscheinen, immer Kontakt zur Harnblasenwand haben, ortskonstant sind und je nach Wachstumstyp als glatte oder papilläre Raumforderung im hypoechogenem Urin liegen. Bei Blasendivertikeln handelt es sich um Ausstülpungen aus der Harnblasenwand, üblicherweise am Blasenboden oder den dorsalen Seitenwänden (◘ Abb. 6.3). Blasendivertikel deuten auf eine Blasenauslassobstruktion hin (Oelke et al. 2012). Erworbene Divertikel sind Pseudodivertikel, die nur aus Mukosa und Adventitia aufgebaut sind (Oelke et al. 2019). In den Divertikeln sammelt sich in der Harnspeicherphase Urin an, und zusätzlich wird bei der Miktion Urin in das Divertikel gepresst. Nach dem Ende der Miktion fließt der im Divertikel gesammelte Urin wieder in die Harnblase zurück (Pendelurin) und kann so Restharn verursachen oder verstärken (s. a.

◘ Abb. 6.9). Bei der Ultraschalluntersuchung der Harnblase lässt sich häufig die Verbindung des Divertikels zur Harnblase darstellen, der sog. Divertikelhals.

- **Messung der Detrusordicke (DWT) zum non-invasiven Nachweis einer Blasenauslassobstruktion**

Die Blasenwandhypertrophie ist die physiologische Antwort der Harnblase auf eine Blasenauslassobstruktion (Kato et al. 1990; Levin et al. 2000), um die Detrusorkraft zu steigern, um so die Miktion in Anwesenheit eines erhöhten Blasenauslasswiderstandes weiter zu ermöglichen (Oelke et al. 2002; Oelke und Wijkstra 2006). Je länger die Blasenauslassobstruktion besteht und je höher der Blasenauslasswiderstand ist, desto dicker wird die Harnblasenwand durch Detrusorverdickung (Levin et al. 2000). Die ventrale Blasenwand (Blasenvorderwand)

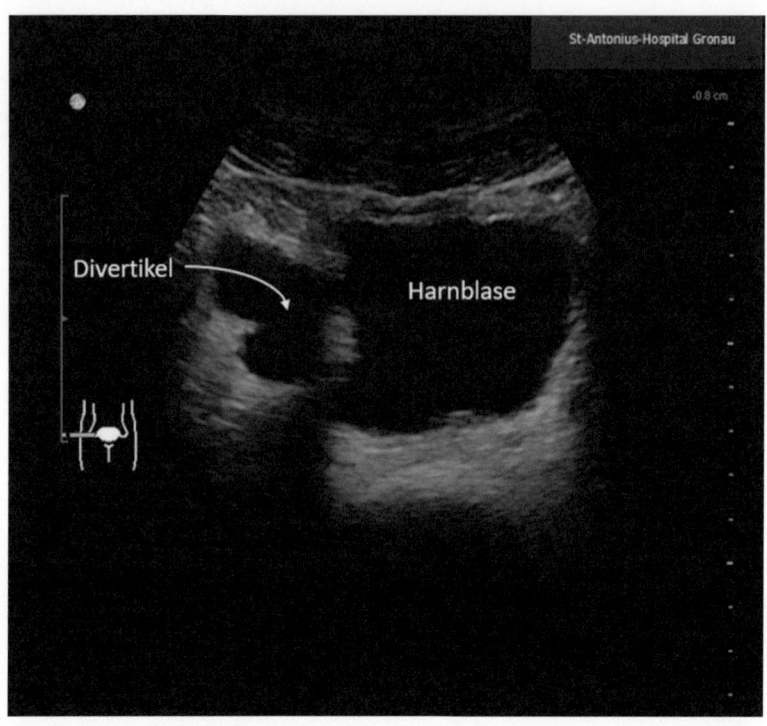

◘ Abb. 6.3 Blasendivertikel (Pseudodivertikel) an der rechten Blasenwand, welches als hypoechogene Ausstülpung aus der Blasenwand imponiert. (Quelle: Private Bildersammlung M. Oelke, Klinik für Urologie, St. Antonius-Hospital Gronau)

eignet sich am besten, um non-invasiv den Detrusor mit Ultraschall darzustellen. Um eine gute Auflösung des Ultraschallbildes, eine detaillierte Darstellung der Zielregion und eine genaue Messung der DWT zu gewährleisten, müssen hochfrequente Ultraschallköpfe ($\geq$ 7,5 MHz) verwendet werden, die zwar weniger tief das Gewebe penetrieren, aber ein hohes Ortsauflösungsvermögen von < 0,13 mm haben (Oelke und Wijkstra 2006; Oelke et al. 2006). Eine Blasenwandhypertrophie kann durch die Darstellung des Detrusors sichtbar und durch Messung der Detrusordicke (Detrusor Wall Thickness, DWT) quantifiziert werden (◘ Abb. 6.4) (Gabuev und Oelke 2011). Der Detrusor erscheint als ein hypoechogener Bereich, der zwischen der hyperechogenen Blasenschleimhaut und hyperechogenen Adventitia liegt (Kojima et al.

1996). Die Variabilität von DWT-Messungen eines Untersuchers beträgt < 5,1 % und die Variabilität zwischen zwei verschiedenen Untersuchern < 12 % (Manieri et al. 1998). Mit zunehmender Blasenfüllung kommt es bei allen Männern zur DWT-Verminderung, aber nur bis zur Blasenfüllung von ca. 250 mL oder 50 % der Blasenkapazität (Oelke et al. 2006). Bei höherer Blasenfüllung kommt es zwar zu einer weiteren Ausdünnung von DWT, aber nur noch geringfügig. Die Messunterschiede bleiben im Rahmen des Messfehlers der Ultraschallfrequenz, d. h. < 0,13 mm bei Verwendung eines 7,5 MHz-Schallkopfes. Somit sollte die DWT-Messung immer bei einer Blasenfüllung von $\geq$ 250 mL oder 50 % der Kapazität erfolgen.

Bei gesunden, jungen, männlichen Probanden beträgt das mediane DWT 1,4 mm

Bildgebende Verfahren beim Benignen Prostatasyndrom

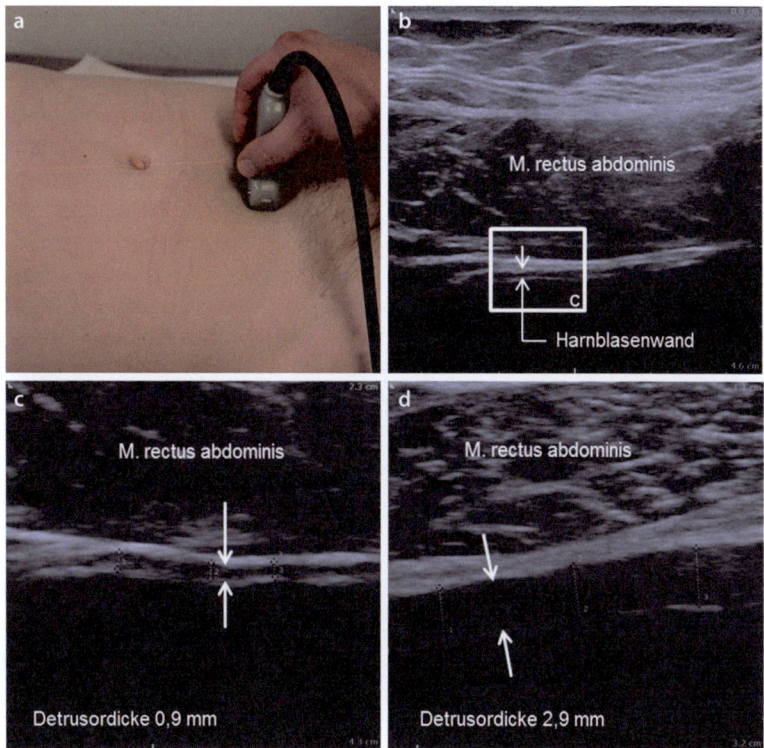

Abb. 6.4 Technik der sonographischen Messung der Detrusordicke (DWT). Zur Orientierung werden zunächst die vordere Bauchwand und ventral gelegene Teile des kleinen Beckens über einen suprapubisch aufgesetzten 3,5 MHz-Konvexschallkopf dargestellt (**A**). Bei niedriger Vergrößerung ist die Anatomie der vorderen Bauchwand und Blasenvorderwand sichtbar (**B**). Die Blasenvorderwand liegt dorsal des M. rectus abdominis und der Faszia transversalis. Über einen suprapubischen, auf die Haut aufgesetzten 7,5 MHz-Linearschallkopf kann anschließend bei höherer Vergrößerung des Ultraschallbildes (in diesem Beispiel 8-fache Vergrößerung) die Blasenvorderwand detailliert dargestellt werden (**C**). Die Dicke der ventralen Harnblasenwand bzw. des Detrusors korreliert mit dem Blasenauslasswiderstand und ist bei einer Blasenauslassobstruktion vergrößert (**D**). (Quelle: modifiziert nach Gabuev und Oelke [2011])

(minimal 1,2 mm bis maximal 1,6 mm). Sowohl eine konstriktive als auch kompressive Blasenauslassobstruktion führt zur Detrusorverdickung (Oelke et al. 2002). Ein Grenzwert von 2 mm eignet sich am besten, um Patienten ohne gegen solche mit Blasenauslassobstruktion abzugrenzen (Oelke et al. 2002, 2007). Der positive prädiktive Wert von DWT ≥ 2 mm zum Nachweis einer BOO beträgt 94 %, der negative prädiktive Wert bei DWT < 2 mm 86 %. (Oelke et al. 2007). Zur relevanten DWT-Reduktion kommt es nach operativer Deobstruktion, z. B. mittels transvesikaler Prostata-Adenomenukleation (Lee et al. 2014; Tubaro et al. 2001). Bereits eine Woche nach der Operation ist eine signifikante Reduktion von DWT sichtbar; nach ca. 6 Wochen erreicht DWT einen stabilen Tiefpunkt, mit Messwerten vergleichbar mit Männern ohne Blasenauslassobstruktion (Tubaro et al. 2001).

DWT-Messungen eignen sich auch zur Detektion einer Detrusorunteraktivität (Hypokontraktilität). Alle Männer mit DWT ≤ 1,2 mm und einer Blasenkapazität > 445 mL (dokumentiert bei der Uroflowmetrie oder im Blasentagebuch) haben eine

Detrusorunteraktivität (positiver prädiktiver Wert und Spezifität jeweils 100 %) (Rademakers et al. 2017).

DWT-Messungen mit Ultraschall eignen sich somit zur sicheren Differenzierung von Männern mit Detrusorunteraktivität, Normalzustand oder Blasenauslassobstruktion:

DWT ≤ 1,2 mm – Detrusorunteraktivität (Hypokontraktilität)
DWT 1,2–1,9 mm – Normal
DWT ≥ 2 mm – Blasenauslassobstruktion

6.2.3 Prostata

Die Ultraschalluntersuchung der Prostata ist eine Ergänzung zur digito-rektalen Untersuchung und dient der genauen Größenbestimmung und Beurteilung des Prostataparenchyms sowie der dorsal anliegenden Samenblasen (Singer et al. 2006). Die Prostata kann transvesikal, d. h. durch suprapubische Platzierung eines Sektor- oder Konvex-Schallkopfes, aber insbesondere transrektal mit einem hochfrequenten Stabschallkopf in Nahfeldtechnik beurteilt werden (◘ Abb. 6.5 und 6.6). TRUS ist von der Erfahrung und Interpretation des Untersuchers abhängig; pathologische Veränderungen lassen sich oft schlecht reproduzieren (Frauscher et al. 2002). Allerdings ist der Unterschied bei der TRUS-Messung des Prostatavolumens zwischen zwei verschiedenen Untersuchern sehr gering (Sech et al. 2001). Die Messungen des Prostatavolumens bei Wiederholungsuntersuchungen durch einen Arzt ergab eine Übereinstimmung der Ergebnisse bei 99 %, zwischen verschiedenen Untersuchern 96 % (Tong et al. 1998).

Die Prostata hat die Form eines Herzens und liegt mit der Rückfläche in unmittelbarer Nähe zum Rektum, wodurch das Prostataparenchym mit hochfrequenten Stabschallköpfen (≥ 7,5 MHz) transrektal hochqualitativ und detailgetreu dargestellt werden kann. Die Messung des Prostatavolumens durch TRUS ist genauer als die transvesikale Volumetrie. Die Beurteilung der zonalen Anatomie ist nur mit dem TRUS möglich. Die periphere und zentrale Zone sowie das anteriore fibro-muskuläre Stroma der Prostata haben ein hyperechogenes Erscheinungsbild, die Transitionalzone ist demgegenüber deutlich weniger hyperechogen und kann daher gut von den anderen Zonen abgegrenzt werden (◘ Abb. 6.5). Zur Volumenbestimmung wird die Prostata in der größten Quer- und Längsachse dargestellt und in 3 Ebenen vermessen. Die Berechnung des Prostatavolumens beruht – wie die Berechnung des Restharnvolumens – auf der Kalkulation eines sphärischen Ellipsoids. Die Prostata eines jungen, gesunden Mannes hat ein durchschnittliches Volumen von ca. 20–25 cm^3, kann aber beim Einzelnen zwischen 10 und 40 cm^3 schwanken (Berry et al. 1984; Swyer 1944).

Durch die Entwicklung einer benignen Prostatahyperplasie (BPH) kommt es primär zum Wachstum der Transitionalzone und sekundär zur Vergrößerung der gesamten Prostata. Somit sind bei Patienten mit BPH das Volumen der Transitionalzone und auch das Volumen der gesamten Prostata vergrößert (◘ Abb. 6.6). Das Prostataparenchym bei BPH ist durch ein heterogenes Mischbild mit hyper- und hypoechogenen Arealen gekennzeichnet. Im Prostataparenchym sind häufig hyperplastische Knoten sichtbar. Beim Wachstum der Transitionalzone können Drüsenausführungsgänge der peripheren und zentralen Zone komprimiert werden, wodurch Prostatasekret eindickt und kalzifiziert. Diese Verkalkungen sind häufig am Rand der Transitionalzone, gelegentlich auch zirkulär um die Transitionalzone herum lokalisiert. Gelegentlich lässt sich auch ein Teil der Prostata in der Harnblase nachweisen (siehe IPP-Messung unten).

Die differenzialdiagnostische Abgrenzung einer benignen (BPH) von einer

Bildgebende Verfahren beim Benignen Prostatasyndrom

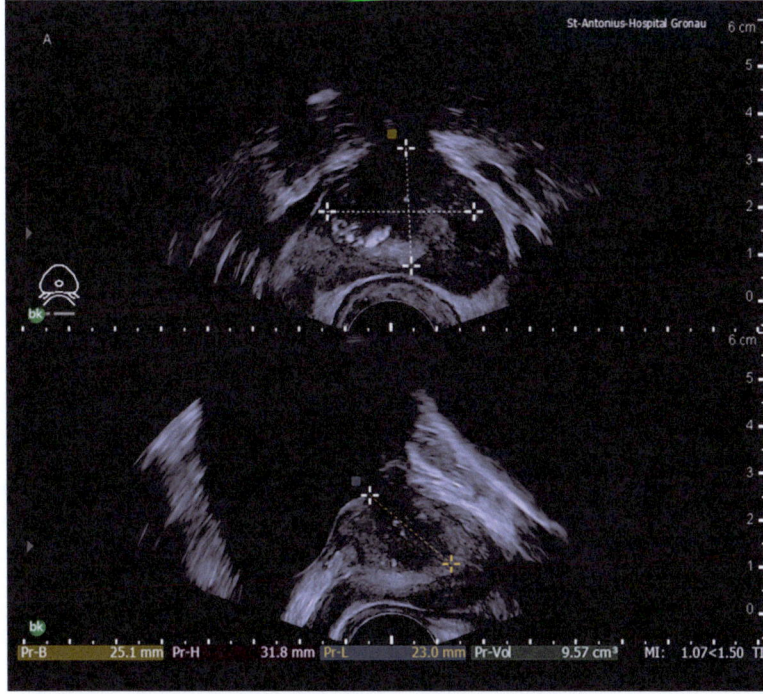

Abb. 6.5 Transrektale Sonographie der Prostata (TRUS) bei einem Mann mit normal großer Prostata, oben Querdarstellung, unten Längsdarstellung. Die etwas weniger hyperechogene Transitionalzone ist gut sichtbar (Messungen), das Transitionalzonenvolumen dieses Patienten beträgt 9,6 cm³. Nebenbefundlich befinden sich Verkalkungen am Rand der Transitionalzone rechts (obere Abbildungen). (Quelle: Private Bildersammlung M. Oelke, Klinik für Urologie, St. Antonius-Hospital Gronau)

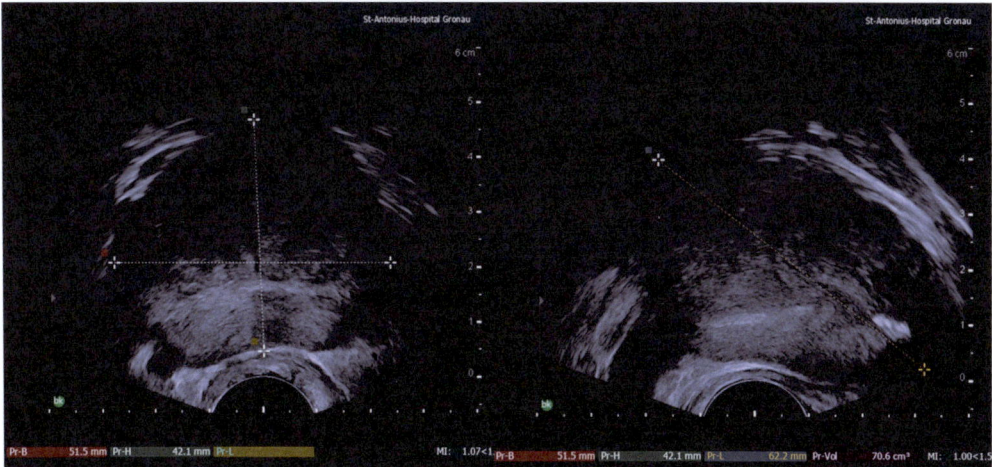

Abb. 6.6 Transrektale Sonographie der Prostata (TRUS) bei einem Patienten mit benigner Prostatavergrößerung, links Querdarstellung und rechts Längsdarstellung (Prostatavolumen bei diesem Patienten 70,6 cm³). In der Transitionalzone sind teils hypoechogene, teils hyperechogene Knoten zu sehen. (Quelle: Private Bildersammlung M. Oelke, Klinik für Urologie, St. Antonius-Hospital Gronau)

malignen Prostatavergrößerung (Prostatakarzinom) mit TRUS ist limitiert (Littrup et al. 1991). Ein Teil der hypoechogenen, karzinomverdächtigen Läsionen hat eine benigne Histologie. Die Sensitivität des TRUS bei der Prostatakarzinomdiagnostik wird mit 74 % und die Spezifität mit 79 % angegeben (Rodriguez-Rodriguez et al. 1997).

- Messung der intravesikalen Prostata-Protrusion (IPP) zum non-invasiven Nachweis einer benignen Prostataobstruktion

Das durch BPH verursachte Wachstum der Übergangszone kann in Richtung des Harnblasenlumens erfolgen. Die Teile der Prostata, die von der Blasenbasis ins Blasenlumen hineinwachsen, können mittels Ultraschall dargestellt und gemessen werden. Der in die Blase wachsende Prostataanteil wird als intravesikale Prostata-Protrusion (IPP) bezeichnet (Chia et al. 2003). Für die IPP-Messung wird bei einer Blasenfüllung von 100–300 mL der Konvexschallkopf suprapubisch positioniert und der Abstand zwischen Blasenbasis (Blasenhals) und der Prostataspitze im Blasenlumen in der mittleren Sagittalebene gemessen (◘ Abb. 6.7) (Yuen et al. 2002). Die IPP-Messabstände lassen sich in 3 Grade einteilen: Grad I=0–4,9 mm, Grad II=5–10 mm und Grad III=mehr als 10 mm (Chia et al. 2003).

Druck-Fluss-Analysen zeigten, dass 94 % der Patienten mit IPP-Grad III eine BPO haben, während 70 % der Patienten

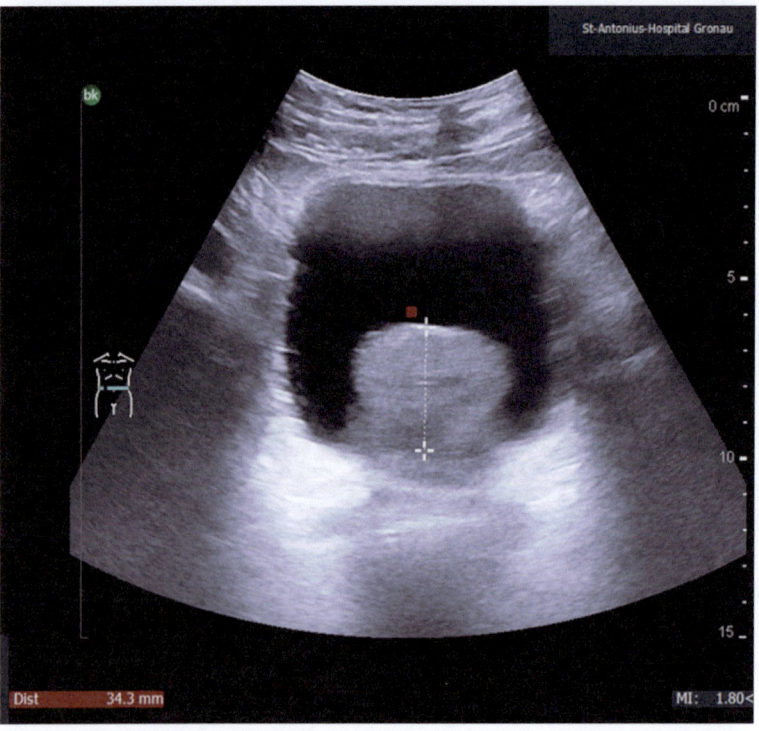

◘ Abb. 6.7 Messtechnik zur Bestimmung der intravesikalen prostatischen Protrusion (IPP). Der Konvexschallkopf wurde auf die Haut des Unterbauches horizontal aufgesetzt und die Harnblase dargestellt. Der Abstand zwischen Blasenbasis (Blasenhals) und der Spitze der intravesikal gelegenen Prostata ist der IPP, der bei diesem Patienten 34,3 mm beträgt und somit auf eine benigne Prostataobstruktion (BPO) hinweist. (Quelle: Private Bildersammlung M. Oelke, Klinik für Urologie, St. Antonius-Hospital Gronau)

mit IPP-Graden I und II nicht obstruiert sind (Chia et al. 2003). Patienten mit einem IPP > 10 mm haben eine signifikant höhere Wahrscheinlichkeit für eine Krankheitsprogression (definiert als Restharn > 100 mL, akuter Harnverhalt oder IPSS-Verschlechterung ≥ 4 Punkte) (Lee et al. 2010). Männer mit Blasensteinen hatten signifikant höhere IPP-Werte (11,5 mm) als Männer ohne Blasensteine (3,4 mm) (Kim et al. 2014).

Ein Blasentumor am Blasenboden ist eine relevante Differenzialdiagnose der intravesikal wachsenden Prostata; beide Befunde sind in der Doppler-/Duplexsonographie gut durchblutet. Häufig gelingt es erst mit der Zystoskopie, beide Pathologien sicher voneinander abzugrenzen.

6.3 Andere Verfahren

6.3.1 Röntgenuntersuchungen

Röntgenuntersuchungen sind fakultative Untersuchungen bei Patienten mit BPS und werden nur zur differenzialdiagnostischen Abklärung im Einzelfall benötigt. Besteht der Verdacht auf ein Blasendivertikel oder einen vesiko-ureteralen Reflux, kann eine *Miktionszystourethrographie* wertvolle Hinweise hinsichtlich Lokalisation und Menge des Pendelurins liefern (◘ Abb. 6.8). Besteht hingegen der Verdacht auf eine Harnröhrenstriktur, kann die *retrograde Urethrographie* die Striktur, Strikturlokalisation und Strikturlänge klären (◘ Abb. 6.9).

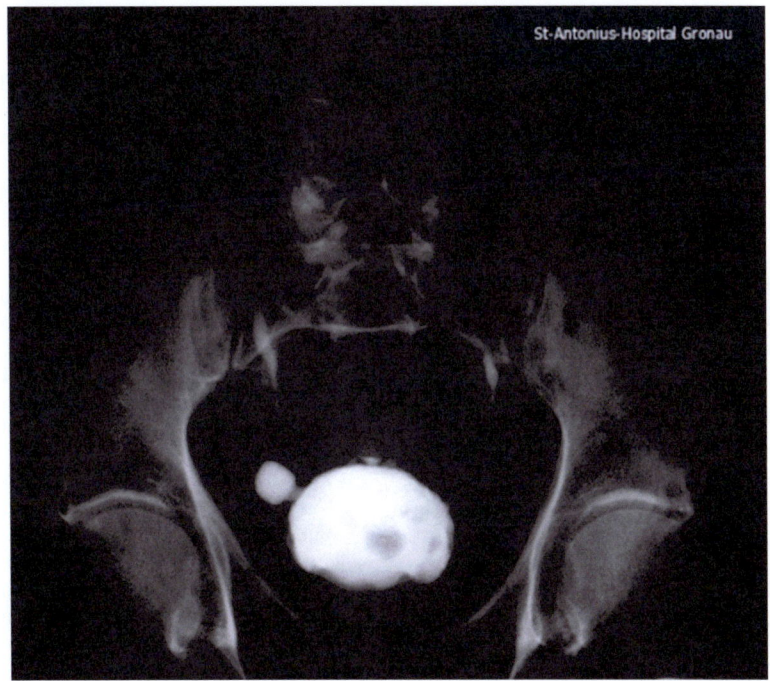

◘ **Abb. 6.8** Zystographie mit anteriorer-posteriorer Strahlenrichtung am Ende der Miktion zur Darstellung eines Blasendivertikels an der rechten Seitenwand. Nebenbefundlich besteht ein vesiko-ureteraler Reflux beidseits, der zusammen mit dem Divertikel zur Restharnbildung geführt hat. (Quelle: Private Bildersammlung M. Oelke, Klinik für Urologie, St. Antonius-Hospital Gronau)

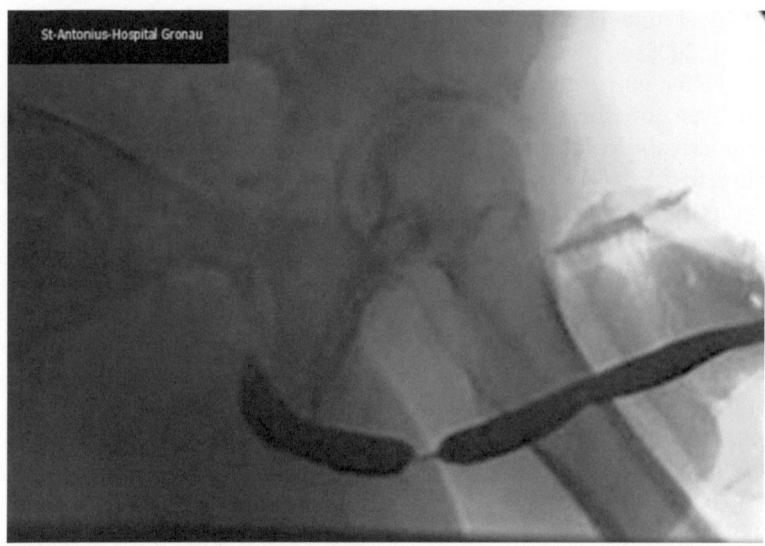

◘ Abb. 6.9 Retrograde Urethrographie zum Nachweis einer filiformen, kurzstreckigen, bulbären Harnröhrenstriktur. (Quelle: Private Bildersammlung M. Oelke, Klinik für Urologie, St. Antonius-Hospital Gronau)

6.3.2 Kernspintomographie

Die Kernspintomographie (= Magnetresonanztomographie, MRT) gehört ebenfalls zu den fakultativen Untersuchungen bei Patienten mit BPS und wird nur zur Abklärung des Prostataparenchyms und somit zur Abklärung eines Prostatakarzinoms verwendet. Das Prostatavolumen kann zwar auch mit MRT sehr genau ausgemessen werden, ist aber in dieser Auflösung für Patienten mit BPS gar nicht notwendig. Mittels T2-Gewichtung, diffusionsgewichteter und dynamischer Kontrastmittel-gestützter Bildgebung sowie MR-Spektroskopie können tumorsuspekte Areale identifiziert und für die histopathologische Untersuchung punktiert werden.

Literatur

Berges R, Dreikorn K, Höfner K et al (2009) Leitlinien der deutschen Urologen zur Diagnostik und Differentialdiagnostik des benignen Prostatasyndroms (BPS). Urologe A 48:1356–1364

Berry SJ, Coffey DS, Walsh PC, Ewing LL (1984) The development of benign prostatic hyperplasia with age. J Urol 132:474–479

Chia SJ, Heng CT, Chan SP, Foo KT (2003) Correlation of intravesical prostatic protrusion with bladder outlet obstruction. BJU Int 91:371–374

Emmett JL, Witten DM (1971) Urinary stasis: the obstructive uropathics, atony, vesicoureteral reflux, and neuromuscular dysfunction of the urinary tract. In: Emmett JL, Witten DM (Hrsg) Clinical urography. An atlas and textbook of roentgenological diagnosis, Bd 1, 3 Aufl. WB Saunders, Philadelphia, S 369

Frauscher F, Klauser A, Halpern EJ (2002) Advances in ultrasound for the detection of prostate cancer. Ultrasound Q 18:135–142

Gabuev A, Oelke M (2011) Latest trends and recommendations on epidemiology, assessment, and treatment of benign prostatic hyperplasia (BPH). Akt Urol. 42:167–178

Kato K, Monson FC, Longhurst PA et al (1990) The functional effects of long-term outlet obstruction on rabbit urinary bladder. J Urol 143:600–606

Kojima M, Inui E, Ochiai A et al (1996) Ultrasonic estimation of bladder weight as a measure of bladder hypertrophy in men with infravesical obstruction: a preliminary report. Urology 47:942–947

Kim JW, Oh MM, Park HS et al (2014) Intravesical prostatic protrusion is a risk factor for bladder stone in patients with benign prostatic hyperplasia. Urology 84:1026–1029

Lee H, Choo M, Kim M et al (2014) Changes in bladder wall thickness and detrusor wall thickness after surgical treatment of benign prostatic enlargement in patients with lower urinary tract symptoms: a preliminary report. Korean J Urol 55:47–51

Lee LS, Sim HG, Lim KB et al (2010) Intravesical prostatic protrusion predicts clinical progression of benign prostatic enlargement in patients receiving medical treatment. Int J Urol 17:69–74

Levin RM, Haugaard N, O'Connor L et al (2000) Obstructive response of human bladder to BPH vs. rabbit bladder response to partial outlet obstruction: a direct comparison. Neurourol Urodyn. 19:609–629

Littrup PJ, Williams CR, Egglin TK (1991) Determination of prostate volume with transrectal ultrasonography for cancer screening: the accuracy of in vitro and in vive techniques. Radiology 179:48–53

Manieri C, Carter SS, Romano G et al (1998) The diagnosis of bladder outlet obstruction in men by ultrasound measurement of bladder wall thickness. J Urol 159:761–765

Oelke M, Höfner K, Wiese B, Grünewald V, Jonas U (2002) Increase in detrusor wall thickness indicates bladder outlet obstruction (BOO) in men. World J Urol 19:443–452

Oelke M, Wijkstra H (2006) Ultrasound detrusor wall thickness measurements to diagnose bladder outlet obstruction in men. Urodinamica 16:343–352

Oelke M, Höfner K, Jonas U et al (2006) Ultrasound measurement of detrusor wall thickness in healthy adults. Neururol Urodyn. 25:308–317

Oelke M, Höfner K, Jonas U et al (2007) Diagnostic accuracy of non-invasive tests to evaluate bladder outlet obstruction in men: detrusor wall thickness, uroflowmetry, post-void residual urine, and prostate volume. Eur Urol 52:827–835

Oelke M, Kirschner-Hermanns R, Thiruchelvam N, Heesakkers J (2012) Can we identify men who will have complications from benign prostatic obstruction (BPO)? ICI-RS 2011. Neurourol Urodyn 31:322–326

Oelke M, Bschleipfer T, Höfner K (2019) Hartnäckige Mythen zum Thema BPS – und was davon wirklich stimmt! Urologe A 58:271–283

Rademakers KL, van Koeveringe GA, Oelke M (2017) Ultrasound detrusor wall thickness measurement in combination with bladder capacity can safely detect detrusor underactivity in adult men. World J Urol 35:153–159

Rodriguez-Rodriguez R, Mayayo-Dehesa T, Galbis-Sanjuan F et al (1997) Clinical utility of available diagnostic tests in prostatic carcinoma. Results of 500 biopsies. II. Rectal palpation, PSA, and transrectal echography. Arch Esp Urol 50:339–345

Sech S, Montoya J, Girman CJ et al (2001) Interexaminer reliability of transrectal ultrasound for estimating prostate volume. J Urol 166:125–129

Singer EA, Golijanin DJ, Davis RS, Dogra V (2006) What's new in urologic ultrasound? Urol Clin North Am 33:279–286

Swyer GI (1944) Post-natal growth changes in the human prostate. J Anat 78:130–147

Tong S, Cardinal HN, McLoughlin RF et al (1998) Intra- and inter-observer variability and reliability of prostate volume measurement via two-dimensional and three-dimensional ultrasound imaging. Ultrasound Med Biol 24:673–681

Tubaro A, Carter S, Hind A et al (2001) A prospective study of the safety and efficacy of suprapubic transvesical prostatectomy in patients with benign prostatic hyperplasia. J Urol 166:172–176

Yuen JS, Ngiap JT, Cheng CW, Foo KT (2002) Effect of bladder volume on transabdominal ultrasound measurements of intravesical prostatic protrusion and volume. Int J Urol 9:225–229

Endoskopie

Benedikt Becker

Inhaltsverzeichnis

7.1 Indikation – 54

7.2 Zystoskope – 54

7.3 Durchführung – 54

7.4 Diagnostische Leistungsfähigkeit bei BPH – 55

7.5 Schlussfolgerungen – 59

Literatur – 59

© Der/die Autor(en), exklusiv lizenziert an Springer-Verlag GmbH, DE, ein Teil von Springer Nature 2022
C. Netsch und A. J. Gross (Hrsg.), *Benignes Prostatasyndrom*,
https://doi.org/10.1007/978-3-662-64334-1_7

In den Anfängen der Endoskopie bei Patienten mit BPS wurde angenommen, dass die Obstruktion der Harnröhre durch die Prostata ein Maß für die Objektivierbarkeit der Symptomatologie ist. Allerdings existieren hierzu wenige valide Daten, die einen hohen prädiktiven Wert vorhersagen bzw. eine hohe Sensitivität und Spezifität der Urethrozystoskopie bei Vorliegen einer BPH beschreiben. Daten von Roehrborn et al. untermauern diese Aussage, dass die Korrelation zwischen der Urethrozystoskopie und dem klinischen Erscheinungsbild des BPS niedrig ist (Roehrborn 1998).

7.1 Indikation

Aufgrund der Invasivität und dem niedrigen prädiktiven Vorhersagewert muss die Indikation zur Urethrozystoskopie kritisch überprüft und gegenüber potenziellen Nebenwirkungen abgewogen werden. Die Durchführung der Endoskopie dient der Objektivierung folgender Kriterien:
1. Ausmaß der Seitenlappenobstruktion und Beurteilung eines möglichen Mittellappenadenoms
2. Ausmaß einer Obstruktion im Bereich des Blasenhalses (häufig als Querbarre oder Blasenhalsbarre beschrieben)
3. Beurteilung des Detrusors, Grad der Trabekulierung
4. Vorhandensein von Divertikeln und Pseudodivertikeln
5. Nachweis von Harnblasensteinen
6. Abklärung einer Mikro- oder Makrohämaturie

Trotz der minimal-invasiven Technik kann die Endoskopie auch zu Nebenwirkungen führen. Die am häufigsten vorkommenden Nebenwirkungen sind Harnwegsinfektionen, Blutungen, Miktionsstörungen bis zum akuten Harnverhalt, Untersuchungsschmerz und Risiken der Anästhesie, falls der Eingriff unter Narkose stattfindet (Stav et al. 2004).

7.2 Zystoskope

Für die Urethrozystoskopie wird ein starres oder flexibles Endoskop eingesetzt, mit den jeweiligen Vor- und Nachteilen. Das starre Endoskop besteht aus einem Zystoskopschaft, einer Optik und einem Arbeitskanal. Hierdurch können Drähte, Zangen oder andere Hilfsmittel durchgeführt werden. Die Optiken sind mit unterschiedlichen Blickwinkeln vorhanden. Für die Spiegelung der Harnröhre bietet die 0°-Optik die beste Beurteilung. Für die Beurteilung der Harnblase wird meist eine 30°- oder 70°-Optik eingesetzt.

Bei der flexiblen Endoskopie werden meist Schaftdicken von 16–20 Charrière verwendet. Durch Vorhandensein flexibler Glasfasern werden Licht und Bild weitergeleitet. Deshalb ist die Qualität der Lichtleistung und der Bildstärke etwas schlechter im Vergleich zu der starren Zystoskopie. Auch hier wird ein Arbeitskanal (bis 8 CH) für das Einführen von Instrumenten genutzt. Die Vorteile des flexiblen Endoskops sind eine häufig bessere Tolerierbarkeit der Patienten. Die Urethrozystoskopie kann in normaler Rückenlage stattfinden. An Engstellen der Harnröhre kann einfacher vorbei gespiegelt werden und bei größeren Flexionswinkeln kann die Blasenvorderwand bzw. der Blasenhals besser begutachtet werden.

7.3 Durchführung

Die Untersuchung sollte zumindest unter semi-sterilen Bedingungen stattfinden, um das Risiko der Entwicklung eines Harnwegsinfektes zu reduzieren. Aufgrund der Schmerzhaftigkeit der Untersuchung sollte die Harnröhre vorher mit einem Lokalanästhetikum in Form eines Gleitmittels befüllt werden. Eine Vollnarkose ist für diese Untersuchung nicht notwendig.

Unabhängig von dem Gebrauch des Instruments werden erst die penile Harnröhre, der Sphinkterbereich und die prostatische Harnröhre mit Beurteilung der Prostatalappen inspiziert. Mit Sicht auf den Blasenhals und Beschreibung der Querbarre sowie des inneren Sphinkters wird die Harnröhrenspiegelung beendet. Die Zystoskopie kann mit einer 30°-Optik stattfinden. Bei blasenhalsnahen Befunden und bei Harnblasendivertikeln hilft die 70°-Optik für die Beurteilung. Zur weiteren Therapieplanung sollte der Abstand zwischen Blasenhals und Colliculus seminalis gemessen werden. Der Sphinkter wird sowohl passiv als auch bei aktiver Kontraktion des Patienten beurteilt. Hierfür wird das Zystoskop im Bereich des Bulbus urethrae positioniert und der Spülstrom wird intermittierend abgeklemmt (auch bekannt als „Sphinkterspiel"). Bei Abklemmen des Spülstroms sollte es im Bereich des externen Sphinkters zu einem Verschluss der Harnröhre kommen. Ebenso sollte der Harnröhrenverschluss durch aktives Zusammenkneifen des externen Sphinkters durch den Patienten visualisiert werden.

7.4 Diagnostische Leistungsfähigkeit bei BPH

Seit jeher stellt sich die Frage, ob die Blasenspiegelung geeignet ist, um eine klinisch relevante Obstruktion der Prostatalappen zu detektieren. Es liegen verschiedene Studien vor, die indirekte Zeichen einer Obstruktion im Sinne von anatomischen Veränderungen untersucht haben: Hierzu zählen ausgeprägte Seiten- oder Mittellappen, eine hohe Blasenhalsbarre, der Trabekulierungsgrad der Harnblase, Pseudodivertikel oder Divertikel der Harnblase.

El Din et al. publizierten hierzu bereits im Jahre 1996 eine umfangreiche Studie mit einer urodynamischen Korrelation zur Aussagekraft der Urethrozystoskopie (Anikwe 1976). Insgesamt wurden 492 Patienten eingeschlossen, die neben einer flexiblen Urethrozystoskopie auch eine urodynamische Untersuchung zur Evaluation des objektiv gemessenen Obstruktionsgrades erhielten. In dieser Studie wurde die Harnblasentrabekulierung in die Grade 0–3 und die Seitenlappenobstruktion im Bereich der prostatischen Harnröhre in die Grade 1–3 eingeteilt (◘ Abb. 7.1).

Hierbei zeigte sich keine Korrelation zu dem errechneten IPSS-Score, jedoch bestanden bei drittgradiger Trabekulierung ein verminderter Uroflow sowie erhöhte Restharnmengen (◘ Abb. 7.2).

Zusätzlich zeigte sich in dieser Studie auch eine Korrelation des Trabekulierungsgrades zu dem gemessenen Prostatavolumen bei den eingeschlossenen Patienten. In der ◘ Abb. 7.3 wird der steigende Prozentsatz der Patienten gezeigt, die mit zunehmender prostatischer Obstruktion auch einen höheren Trabekulierungsgrad aufweisen. (◘ Abb. 7.3).

◘ Abb. 7.4 zeigt eine statistisch signifikante Korrelation zwischen dem Trabekulierungsgrad und den urodynamisch

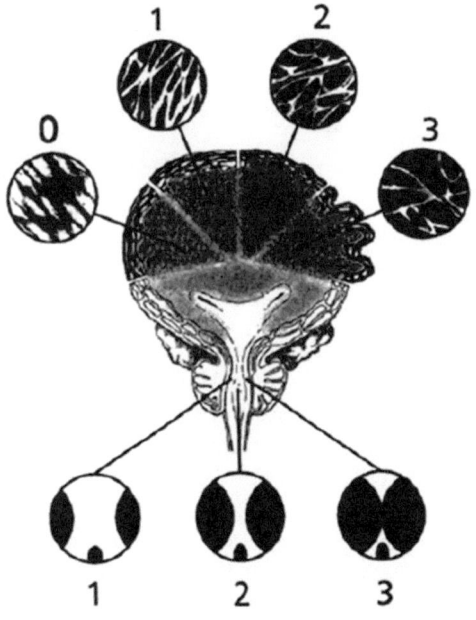

◘ **Abb. 7.1** Grad der Harnblasentrabekulierung (0–3) und Grad der Einengung im Bereich der prostatischen Harnröhre (1–3) (Din et al. 1996)

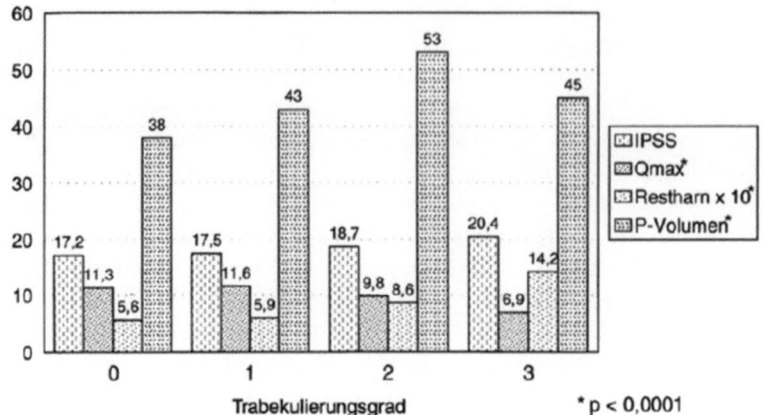

Abb. 7.2 Darstellung des IPSS, Qmax (mL/s), Restharn und Prostatavolumen in Bezug auf den Trabekulierungsgrad (Ezz el Din et al. 1996)

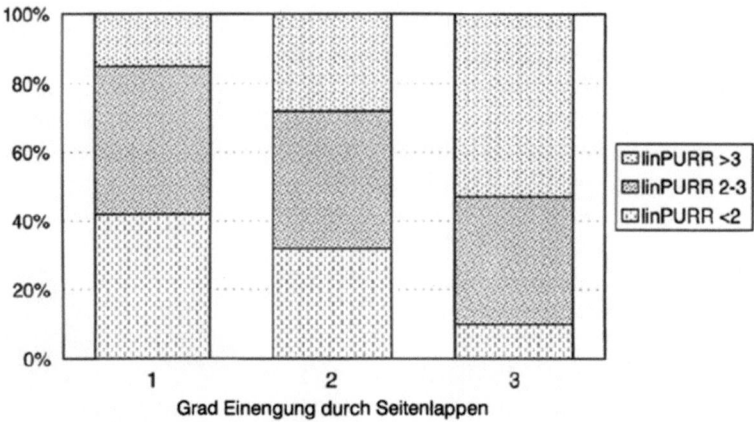

Abb. 7.3 Prozentuale Verteilung der Patienten ohne Obstruktion (linPURR < 2), mit mittelgradiger (linPURR 2–3) und hochgradiger (linPURR > 3) Obstruktion in Abhängigkeit zum Grad der Einengung im Bereich der prostatischen Harnröhre (Din et al. 1996)

gemessenen Parametern des Detrusordrucks bei maximalem Harnfluss ($p_{detqmax}$), dem minimalen urethralen Öffnungsdruck (p_{muo}) und dem „urethral resistance algorithm" (URA) (◘ Abb. 7.4).

(p_{muo}, cm H_2O) und URA (urethral resistance algorithm, cm H_2O) in Bezug auf den Trabekulierungsgrad (Din et al. 1996)

In einer weiteren Arbeit wurde bei 122 Patienten mit klinisch relevantem BPS der Zusammenhang zwischen Trabekulierung und vermindertem Harnfluss untersucht (◘ Abb. 7.5) (Shoukry et al. 1975). 25 % der Patienten mit vermindertem Uroflow wiesen keine Trabekulierung auf. 73 Patienten zeigten eine milde Trabekulierung, und bei 21 % aus dieser Gruppe zeigte sich ein normaler Harnstrahl. In der Gruppe mit einer ausgeprägten Trabekulierung zeigten noch 12 % eine normale Harnflussrate in der Uroflowmetrie (Shoukry et al. 1975).

Anikwe et al. konnten keine Korrelation zwischen Trabekulierungsgrad und Uroflow

Endoskopie

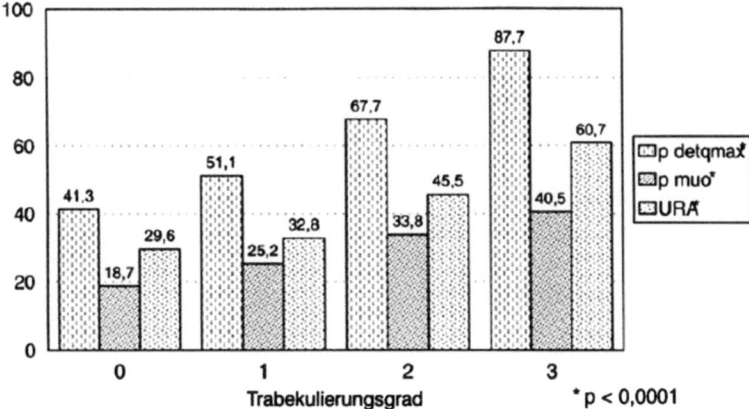

Abb. 7.4 Angabe des Detrusordrucks bei maximalem Uroflow ($p_{detqmax}$) (cm H_2O), minimalem urethralen Öffnungsdruck

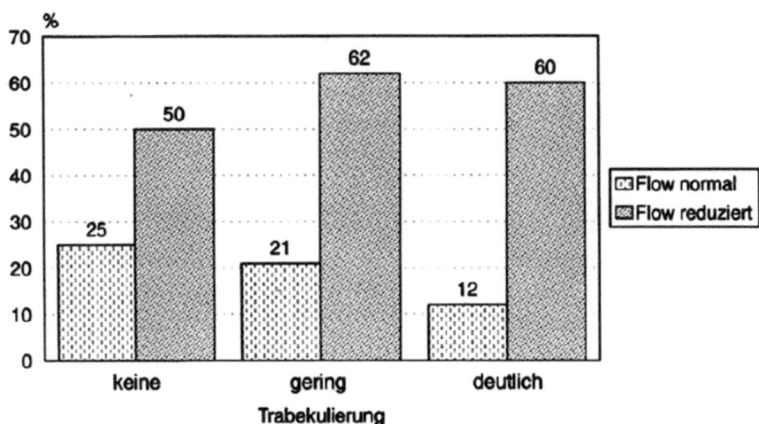

Abb. 7.5 Prozentuale Verteilung der Patienten mit normalem und reduziertem Uroflow in Abhängigkeit der Harnblasentrabekulierung (Shoukry et al. 1975)

nachweisen (Anikwe 1976). Andersen und Nordling untersuchten den Zusammenhang zwischen dem Trabekulierungsgrad und Obstruktionsgrad, ohne eine Korrelation festzustellen (Andersen und Nordling 1980). Untermauert werden diese Ergebnisse von Turner-Warwick, der zwar eine zunehmende Blasenwanddicke bei ausgeprägterer Trabekulierung beschreibt, aber dies keine Vorhersage für die Diagnose einer Obstruktion zulässt (Turner-Warwick et al. 1973).

In einer Untersuchung zum Zusammenhang zwischen einer Harnblasentrabekulierung und Symptomatologie konnten Simonsen und Kollegen lediglich eine Korrelation des Trabekulierungsgrades zu irritativen Miktionssymptomen feststellen, jedoch nicht zu obstruktiven Miktionsbeschwerden (Simonsen et al. 1987). In einer weiteren Arbeit von Barry et al. wurde bei 195 Patienten das Ergebnis des AUA-Symptomen-Scores in Zusammenhang mit der Blasentrabekulierung, maximalem Uroflow,

Restharn und Prostatagröße untersucht (Barry et al. 1993). In der ◘ Abb. 7.6 ist zu sehen, dass keine Korrelation zwischen Trabekulierungsgrad und Symptomatologie, jedoch zwischen mittel- bis hochgradiger Trabekulierung und Prostatagröße bzw. hochgradiger Trabekulierung und Einschränkung der maximalen Flussrate bzw. Erhöhung des Restharns besteht. Eine Objektivierung dieser Ergebnisse war aufgrund fehlender urodynamischer Untersuchungen nicht möglich (Barry et al. 1993) (◘ Abb. 7.6).

Auf der anderen Seite haben Kojima et al. in ihrer Studie einen Zusammenhang zwischen sonographisch bestimmter Blasenwanddicke und urodynamisch nachgewiesenem Obstruktionsgrad publiziert. Allerdings sind die Ergebnisse aufgrund einer fehlenden Endoskopie schlecht mit den bereits genannten Studien vergleichbar (Kojima et al. 1997).

El Din et al. analysierten die Ausprägung des Mittellappens in Bezug auf die Seitenlappenobstruktion und konnten hierfür eine positive Korrelation nachweisen. Aber auch in dieser Studie waren 15 % der Patienten obstruktiv, die einen normalen urethrozystoskopischen Befund hatten, und 8 % der Patienten zeigten keinerlei obstruktive Miktionsbeschwerden bei einer ausgeprägten Trabekulierung des Detrusors (Din et al. 1996). Kritiker geben deshalb zurecht an, dass für den Nachweis einer Mittellappenhyperplasie keine Urethrozystoskopie notwendig ist, sondern die transabdominelle bzw. transrektale Ultraschalluntersuchung hierfür gleichermaßen geeignet ist, mit einer genaueren Größenbestimmung des Mittellappens.

Madsen et al. sehen ebenfalls den Mehrwert der Blasenspiegelung in der Diagnostik von BPS-Patienten als untergeordnet und beschreiben lediglich den guten prädiktiven Wert im Nachweis des Trabekulierungsgrades für das potenzielle Ergebnis einer operativen Therapie (Madsen und Bruskewitz 1995). Die Autoren teilen den allgemeinen Standpunkt, dass die Indikation zur Urethrozystoskopie zur Abklärung einer Hämaturie, zum Ausschluss eines Blasentumors und bei dem Verdacht auf eine Urethrastriktur limitiert bleibt (Madsen und Bruskewitz 1995).

Auch für den Nachweis von Blasendivertikeln ist die Endoskopie zwar möglich, aber aufgrund des Vorhandenseins von Sonographie oder einer Zystographie nicht notwendig. Ebenso verhält es sich mit dem endoskopischen Nachweis von

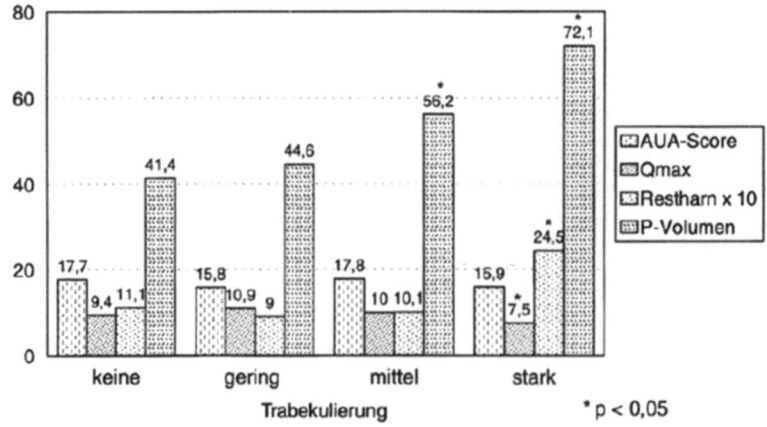

◘ Abb. 7.6 AUA-Score, Qmax, Restharn und Prostatavolumen in Abhängigkeit der Harnblasentrabekulierung (Barry et al. 1993)

Harnblasensteinen, die mit nicht-invasiven Methoden, wie der Sonographie und/oder Röntgen, nachweisbar sind. Abhängig von der nachgewiesenen Größe kann hier das therapeutische Vorgehen festgelegt werden.

7.5 Schlussfolgerungen

Zusammenfassend sollte die Urethrozystoskopie für die Bestätigung bzw. Ausschluss einer mechanischen Prostataobstruktion mit Vorsicht bewertet werden, da der resultierende prädiktive Wert nicht ausreichend erscheint. In zahlreichen Arbeiten wurde gezeigt, dass der Ausprägungsgrad der zystoskopisch nachgewiesenen Obstruktion nicht mit der Schwere der BPS-Symptomatik korreliert (Anikwe 1976; Andersen und Nordling 1980; Turner-Warwick et al. 1973; Simonsen et al. 1987; Barry et al. 1993). Allerdings wurde auch gezeigt, dass der Grad der Trabekulierung teilweise mit dem Grad der Blasenauslassobstruktion einhergeht (Kojima et al. 1997).

Obgleich die Endoskopie seit vielen Jahren als Diagnostikum in der Urologie eingesetzt wird, bleibt ihr Ergebnis stark von der Expertise des Urologen abhängig sowie von der Auswahl des Zystoskops (starr oder flexibel), Stärke des Spülstroms und der Toleranz des Patienten, weshalb die Urethrozystoskopie nicht als standardmäßige Untersuchung durchgeführt werden sollte. Als additive Untersuchung verbleibt sie jedoch im Repertoire der Diagnostika, obwohl die endoskopisch nachgewiesene Obstruktion, wie bereits mehrfach erwähnt, nicht mit der klinischen Symptomatik korreliert (Bosch et al. 1995; Ko et al. 1995).

Bei Patienten mit Mikro- oder Makrohämaturie in der Vorgeschichte, Harnröhrenstriktur oder Blasenkrebs, die an LUTS leiden, sollte während der diagnostischen Untersuchung eine Urethrozystoskopie durchgeführt werden. Außerdem sollte die Beurteilung eines Prostata-Mittellappens mittels Urethrozystoskopie durchgeführt werden, wenn interventionelle Behandlungen in Betracht gezogen werden, bei denen das Vorhandensein eines Mittellappens eine Kontraindikation darstellt (Magistro et al. 2018). Eine weitere Indikation besteht zur Abklärung einer Harnröhrenstriktur, jedoch wird hier häufig der Urethrographie der Vorzug gegeben, da diese bei richtiger Durchführung eine genauere Bestimmung der Striktur voraussagt und weniger invasiv ist.

Die Endoskopie kann also je nach geplanten Operationsverfahren nützlich sein, wird jedoch nicht zur ausschließlichen Indikationsstellung angewandt, da die Größe der Prostatalappen nicht mit dem Ausmaß der Obstruktion korreliert.

Literatur

Andersen JT, Nordling J (1980) Prostatism. II. The correlation between cysto-urethroscopic, cystometric and urodynamic findings. Scand J Urol Nephrol 14:23–27. ▶ https://doi.org/10.3109/00365598009181185

Anikwe RM (1976) Correlations between clinical findings and urinary flow rate in benign prostatic hypertrophy. Int Surg 61:392–394

Barry MJ, Cockett AT, Holtgrewe HL et al (1993) Relationship of symptoms of prostatism to commonly used physiological and anatomical measures of the severity of benign prostatic hyperplasia. J Urol 150:351–358. ▶ https://doi.org/10.1016/s0022-5347(17)35482-4

Bosch JL, Kranse R, van Mastrigt R, Schröder FH (1995) Reasons for the weak correlation between prostate volume and urethral resistance parameters in patients with prostatism. J Urol 153:689–693. ▶ https://doi.org/10.1097/00005392-199503000-00039

Din KE el, de Wildt MJ de, Rosier PF et al (1996) The correlation between urodynamic and cystoscopic findings in elderly men with voiding complaints. J Urol 155:1018–1022. ▶ https://doi.org/10.1097/00005392-199603000-00061

Ezz el Din K, Koch WF, de Wildt MJ et al (1996) The predictive value of microscopic haematuria in patients with lower urinary tract symptoms and benign prostatic hyperplasia. Eur Urol 30:409–413. ▶ https://doi.org/10.1159/000474207

Ko DS, Fenster HN, Chambers K et al (1995) The correlation of multichannel urodynamic pressure-flow studies and American Urological Association symptom index in the evaluation of benign prostatic hyperplasia. J Urol 154:396–398. ▶ https://doi.org/10.1097/00005392-199508000-00019

Kojima M, Inui E, Ochiai A et al (1997) Noninvasive quantitative estimation of infravesical obstruction using ultrasonic measurement of bladder weight. J Urol 157:476–479

Madsen FA, Bruskewitz RC (1995) Cystoscopy in the evaluation of benign prostatic hyperplasia. World J Urol 13:14–16. ▶ https://doi.org/10.1007/BF00182659

Magistro G, Westhofen T, Stief C, Gratzke C (2018) Novel minimally invasive treatment options for male lower urinary tract symptoms. Aktuelle Urol 49:339–345. ▶ https://doi.org/10.1055/a-0636-3798

Roehrborn CG (1998) Accurate determination of prostate size via digital rectal examination and transrectal ultrasound. Urology 51:19–22. ▶ https://doi.org/10.1016/s0090-4295(98)00051-x

Shoukry I, Susset JG, Elhilali MM, Dutartre D (1975) Role of uroflowmetry in the assessment of lower urinary tract obstruction in adult males. Br J Urol 47:559–566. ▶ https://doi.org/10.1111/j.1464-410x.1975.tb06261.x

Simonsen O, Møller-Madsen B, Dørflinger T et al (1987) The significance of age on symptoms and urodynamic- and cystoscopic findings in benign prostatic hypertrophy. Urol Res 15:355–358. ▶ https://doi.org/10.1007/BF00265667

Stav K, Leibovici D, Goren E et al (2004) Adverse effects of cystoscopy and its impact on patients' quality of life and sexual performance. Isr Med Assoc J 6:474–478

Turner-Warwick R, Whiteside CG, Worth PH et al (1973) A urodynamic view of the clinical problems associated with bladder neck dysfunction and its treatment by endoscopic incision and trans-trigonal posterior prostatectomy. Br J Urol 45:44–59

Uroflow und Restharn

Clemens Mathias Rosenbaum

Inhaltsverzeichnis

8.1 Uroflowmetrie – 62

8.2 Restharn – 65

Literatur – 66

© Der/die Autor(en), exklusiv lizenziert an Springer-Verlag GmbH, DE, ein Teil von Springer Nature 2022
C. Netsch und A. J. Gross (Hrsg.), *Benignes Prostatasyndrom*,
https://doi.org/10.1007/978-3-662-64334-1_8

8.1 Uroflowmetrie

Mithilfe der Uroflowmetrie werden Veränderungen des Harnflusses beschrieben, ohne Rückschlüsse auf die zugrundeliegende Erkrankung zu erlauben. Die Uroflowmetrie hat heute als nichtinvasive Untersuchungsmethode einen festen Stellenwert in der Diagnostik und in der Verlaufskontrolle bei BPH-Patienten. Eine Uroflowmetrie sollte immer vor eventuellen, weiteren, invasiveren Untersuchungen und vor einer Therapie erfolgen. Für die bessere Reproduzierbarkeit sollte die Untersuchung mindestens zweimal erfolgen (Gravas et al. 2021; Dreikorn et al. 1999).

Die Auswertung der Parameter der Uroflowmetrie erfolgt standardisiert, es werden Flussrate und Flussmuster sowie die entsprechenden Einheiten definiert.

> **Parameter der Uroflowmetrie**
> - Flusszeit: Die Zeitspanne, während der messbare Urinfluss registriert wird (s)
> - Zeit bis zum Maximalfluss: Die Zeit vom Beginn des Flusses bis zum Maximalfluss (s)
> - Miktions-/Entleerungszeit: Die Dauer der Miktion bei intermittierender Miktion (s)
> - Maximalfluss (Q_{max}): Maximal gemessener Wert der Flussrate (ml/s)
> - Durchschnittsfluss (Q_{ave}): Entleertes Volumen dividiert durch die Flusszeit (ml/s)
> - Miktionsvolumen: Gesamtes, entleertes Volumen (ml)

Diese Werte werden in der Regel durch das Uroflowmetrie-Gerät bestimmt und zusammen mit der Kurve ausgegeben (s. ◘ Abb. 8.1). Dabei sind Artefakte zu berücksichtigen. Es empfiehlt sich, die angegebenen Werte anhand der Uroflowmetrie-Kurve zu überprüfen, v. a. wenn deutliche Abweichungen von erwarteten Werten vorliegen (s. ◘ Abb. 8.2).

Die Reproduzierbarkeit der Uroflowmetrie konnte nachgewiesen werden (Christmas et al. 1989; Golomb et al. 1992). Bei Mehrfachmessungen sind intraindividuelle Schwankungen beschrieben worden (Barry et al. 1995; Reynard et al. 1996). Die Variabilität liegt bei BPH-Patienten im Vergleich zu einer gesunden Probandengruppe höher.

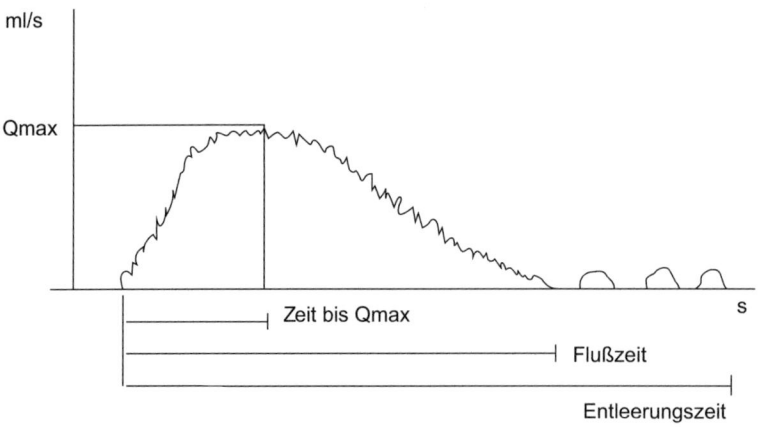

◘ Abb. 8.1 Harnflusskurve mit den relevantesten Parametern

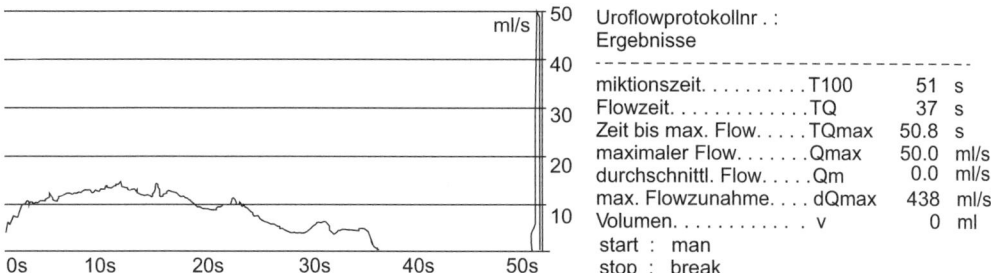

Abb. 8.2 Die vom Gerät angegebenen Werte (v. a. Qmax 50 mL/s) weichen deutlich von den erwarteten Werten ab. Es zeigt sich ein Artefakt am Ende der Messung

- **Klinische Bedeutung und Interpretation**

Die Uroflowmetrie gibt wertvolle Informationen über Miktionsvolumen, die Flusszeit bzw. die Miktions-/Entleerungszeit sowie maximalen (Qmax) und durchschnittlichen (Qave) Harnfluss. Vor allem Qmax und Qave finden in der BPS-Diagnostik am meisten Beachtung. Von Relevanz ist aber auch der eigentliche Verlauf der Harnflusskurve. Es können Hinweise auf das Vorliegen einer obstruktiven Blasenentleerungsstörung wie bei BPS oder bei einer Harnröhrenstriktur gesehen werden. Auch kann man anhand der Flusskurve den Einsatz der Bauchpresse erkennen. Eine normale Uroflowmetrie schließt eine Obstruktion allerdings nicht aus (sog. Highflow-Obstruktion).

> Bei der Interpretation der Parameter muss deren Abhängigkeit vor allem von Alter und Miktionsvolumen berücksichtigt werden.

Mit zunehmendem Alter zeigt sich eine Harnstrahlverminderung. Diese kann durch eine Verringerung des Miktionsvolumens, durch eine Obstruktion, z. B. bei BPH oder auch durch Altersveränderungen des Detrusors bedingt sein. Mit zunehmendem Alter zeigt sich bei einem unselektionierten Patientengut eine Verminderung der maximalen Harnflussrate (Qmax) von 18,5 mL/s im Alter von 50 Jahren auf 6,5 mL/s mit 80 Jahren (Jorgensen et al.

1986). Auch zeigte eine Abnahme der maximalen Harnflussrate um 2,1 mL/s pro 10 Jahre bei gesunden Probanden (Drach et al. 1979).

Die maximale Harnflussrate hängt neben dem Alter auch vom Miktionsvolumen ab. Bei Miktionsvolumina zwischen 125 mL und 525 mL zeigt sich in Abhängigkeit vom Volumen ein nichtlinearer Anstieg des Qmax (Drach et al. 1979; Poulsen und Kirkeby 1988). Über 500 mL zeigt sich erneut eine Verminderung, was auf eine Überdehnung des Detrusors zurückgeführt wird (Drach et al. 1979). Bei einem gesunden Probanden wurden darüber hinaus intraindividuelle Qmax-Schwankungen zwischen 10 und 32 mL/s nachgewiesen (Drach et al. 1979; Poulsen und Kirkeby 1988).

> Mit zunehmendem Alter kommt es zu einer Abnahme des Miktionsvolumens, was ebenfalls zu einer Verminderung der durchschnittlichen Harnflussrate führt. Die meisten Autoren sowie nationale und internationale Leitlinien fordern ein Mindestvolumen von 150 mL (Gravas et al. 2021; Dreikorn et al. 1999; Rosier und de la Rosette 1995).

Um eine volumenunabhängige Interpretation der Uroflowkurven zu erreichen, wurden verschiedene Nomogramme und Indizes entwickelt. Drake entwickelte als Erster eine „corrected peak flow rate" (Qmax/[Wurzel aus Miktionsvolumen]) (Drake 1948). Das Siroky-Nomogramm basiert auf

Untersuchungen von 300 Harnstrahlmessungen bei gesunden Probanden. Hierbei zeigen nichtobstruktive Patienten eine Abweichung des Qmax-Wertes vom Mittelwert von kleiner als 2 Standardabweichungen, bei 89 % der Patienten mit Obstruktion lag die Abweichung über 2 Standardabweichungen (Siroky et al. 1979). Später konnte allerdings bei nur 75 % der nach dem Siroky-Nomogramm obstruktiven Patienten urodynamisch tatsächlich eine Obstruktion nachweisen werden (Siroky et al. 1980). Des Weiteren wurde versucht, dreidimensionale Nomogramme zur volumen- und altersunabhängigen Qmax-Bestimmung zu entwickeln (Drach et al. 1979).

▶ **Fazit**

Alle genannten Nomogramme und Indizes fanden allerdings keinen Eingang in den klinischen Alltag und werden auch in Studien nicht verwendet. Bleibt also festzuhalten, dass die gegebenen Uroflow-Werte immer im Zusammenhang mit den weiteren Befunden und den Beschwerden des Patienten zu bewerten sind. ◀

- **Uroflowmetrie bei BPS**

Im Rahmen einer BPS kommt es zu einer statistisch signifikanten Verschlechterung der Miktionsvolumina, der Flusszeit, des Qmax und der Zeit bis zum Qmax. Zudem nimmt die Variabilität zwischen den Qmax-Werten zu (Golomb et al. 1992). Während die Uroflowmetrie diese Veränderungen im Rahmen einer BPH-Erkrankung dokumentiert, ist ihr diagnostischer Wert bezüglich der Symptomatik der Patienten, der Prostatagröße, dem individuellen Obstruktionsgrad sowie einem eventuellen Operationserfolg gering (Jensen 1995; Nielsen et al. 1994). Die historische Annahme, dass eine Größenzunahme der Prostata zu einer Harnstrahlabschwächung führt, ist widerlegt worden (Rosier und de la Rosette 1995; Barry et al. 1993; Girman et al. 1995). Eine Korrelation zwischen der Prostatagröße im transrektalen Ultraschall und dem Qmax konnte ebenfalls widerlegt werden (Rosier und de la Rosette 1995). Auch zeigen die Symptome der Patienten keine Korrelation zu den Werten der Uroflowmetrie (Barry et al. 1993; McLoughlin et al. 1990; Poulsen et al. 1994).

Urodynamische Messungen beim BPS relativieren die Aussagekraft der Uroflowmetrie weiter. So konnten bei Patienten mit normalen Qmax-Werten pathologische Veränderungen nachgewiesen werden, beispielsweise bei einer mechanischen Obstruktion mit einer kompensatorischen Detrusorhypertrophie und hohen intravesikalen Drücken (Reynard et al. 1998).

> Eine Verminderung des Qmax gilt hingegen als ein sicheres Zeichen einer pathologischen Veränderung des unteren Harntraktes. Sie kann durch eine mechanische Obstruktion wie z. B. bei BPS oder einer Harnröhrenstriktur vorliegen. Differenzialdiagnostisch kann bei einer Harnstrahlabschwächung ursächlich aber auch ein hypotoner Detrusor mit konsekutiv verminderten intravesikalen Drücken vorliegen (Siroky et al. 1979).

Basierend auf der Uroflowmetrie allein kann also kein Rückschluss auf eine eventuell vorliegende Obstruktion gezogen werden. Somit kann allein aus dem Uroflow keine Therapieindikation abgeleitet werden. Dennoch stellt die Uroflowmetrie eine international standardisierte, reproduzierbare Untersuchungsmethode zur Beschreibung des Harnstrahles dar. Anders als die Urodynamik ist die Uroflowmetrie nichtinvasiv, einfach durchzuführen und lässt sich problemlos wiederholen. Somit stellt die Untersuchung sowohl in der alltäglichen, klinischen Situation als auch in Studien einen unumgänglichen Standard in der Diagnostik dar.

8.2 Restharn

Die Restharnbestimmung hat durch ihre einfache sonographische Messung einen festen Stellenwert in der Diagnostik der BPH. Bei der Interpretation von Restharn müssen methodische und differenzialdiagnostische Überlegungen sowie pathophysiologische Grundlagen berücksichtigt werden. Restharn ist definiert als in der Harnblase verbliebendes Flüssigkeitsvolumen, direkt im Anschluss an das Beenden der Miktion (Abrams et al. 2003). Eine Restharnbildung kann sich akut oder chronisch entwickeln und durch Blasendivertikel oder einen ureterovesikalen Reflux vorgetäuscht werden.

Bei der Messung biologischer Systeme wie der Miktion muss die Situation des Patienten mitberücksichtigt werden. Die Untersuchungsergebnisse können z. B. durch Stress beeinflusst werden. Ein falscher Zeitpunkt (nicht repräsentative Blasenvolumina) oder zu frühes Beenden der Miktion können pathologische Ergebnisse vortäuschen. Es sollte, ähnlich wie bei der Uroflowmetrie, durch Befragung sichergestellt werden, dass zur Auswertung eine repräsentative Miktion vorliegt. Die Restharnbestimmung muss definitionsgemäß direkt im Anschluss an das Beenden der Miktion erfolgen.

- **Restharnbestimmung invasiv oder nichtinvasiv**

Die Restharnbestimmung kann invasiv (Katheterisierung, endoskopisch, radiologisch) oder nichtinvasiv mittels transabdomineller Sonographie erfolgen. Die invasive Katheterisierung der Blase galt lange Zeit als Standard. Jedoch ist auch die Katheterisierung von der Erfahrung des Untersuchers abhängig; auch nach der Optimierung der Technik bleibt eine Fehlerquote (Stoller und Millard 1989). Vor allem wegen ihrer Invasivität wurden Methoden wie die endoskopische Restharnbestimmung, Kontrastmittel- oder Radioisotopenbestimmungen wieder verlassen, die sonographische Restharnbestimmung setzte sich letztendlich aufgrund der einfachen Handhabung, der fehlenden Invasivität und der geringen Kosten durch. Die sonographische Berechnung des Restharns als sphärischer oder elliptischer Körper kann durch verschiedene Formeln erfolgen. Annäherungsweise kann die Formel $0,5 \times d1 \times d2 \times d3$ den Restharn bestimmen. Meist erfolgt die Errechnung des Volumens bereits durch die Ultraschallgeräte.

Für Normalpersonen wurde das durchschnittliche Restharnvolumen unter 12 mL, in 78 % der Fälle unter 5 mL bestimmt (Hinman und Cox 1966). Die Restharnmenge unterliegt hierbei, wie erwähnt, intraindividuellen Schwankungen (Birch et al. 1988; Jensen et al. 1988). Birch fand bei BPH-Patienten in 66 % der Fälle signifikant unterschiedliche Restharnmengen bei Mehrfachmessungen an einem Tag (Birch et al. 1988). Als Ursache hierfür wurden sowohl Messungenauigkeiten als auch zirkardiane Schwankungen diskutiert. Dies verdeutlicht einerseits die Notwendigkeit von Mehrfachmessungen und andererseits die Einordnung der Restharnwerte in den klinischen Kontext bzw. die Zuordnung zu den anderen erhobenen Befunden.

- **Klinische Bedeutung und Interpretation**

Bei BPH-Patienten kann es im Laufe der Erkrankung zu einer Zunahme der Restharnmenge kommen (Golomb et al. 1992). Die Restharnbildung ist jedoch nicht BPH-spezifisch. Differenzialdiagnostisch müssen Obstruktionen anderer Genese, verminderte Detrusorfunktion, eine sensible oder motorische Innervationsstörung der Harnblase sowie medikamentös bedingte Restharnbildungen (vor allem Substanzen aus der Gruppe der Antihistaminika, der Antidepressiva, der Anticholinergika und der Sympathomimetika) als Ursachen abgegrenzt werden. Die Blase reagiert auf eine Obstruktion mit einem Anstieg des intravesikalen Druckes.

> Die intravesikale Druckerhöhung resultiert hierbei gemäß der Hill-Gleichung aus einer verringerten Harnflußrate und nicht – wie häufig angenommen – durch eine kompensatorisch ansteigende Kontraktionskraft (Ruud Bosch 1995; Griffiths 1973; Williams et al. 1993).

Als Ursache einer Restharnbildung bei BPH werden morphologische Veränderungen des unteren Harntraktes mit einem Anstieg der kontraktilen Elemente, einer Atrophie der glatten Muskulatur und einer axonalen Degeneration diskutiert.

Literatur

Abrams P, Cardozo L, Fall M, Griffiths D, Rosier P, Ulmsten U, Van Kerrebroeck P, Victor A, Wein A (2003) Standardisation Sub-Committee of the International Continence S. The standardisation of terminology in lower urinary tract function: report from the standardisation sub-committee of the International Continence Society. Urology 61(1):37–49

Barry MJ, Cockett AT, Holtgrewe HL, McConnell JD, Sihelnik SA, Winfield HN (1993) Relationship of symptoms of prostatism to commonly used physiological and anatomical measures of the severity of benign prostatic hyperplasia. J Urol 150(2 Pt 1):351–358

Barry MJ, Girman CJ, O'Leary MP, Walker-Corkery ES, Binkowitz BS, Cockett AT, Guess HA (1995) Using repeated measures of symptom score, uroflowmetry and prostate specific antigen in the clinical management of prostate disease. Benign Prostatic Hyperplasia Treatment Outcomes Study Group. J Urol 153(1):99–103

Birch NC, Hurst G, Doyle PT (1988) Serial residual volumes in men with prostatic hypertrophy. Br J Urol 62(6):571–575

Christmas TJ, Chapple CR, Rickards D, Milroy EJ, Turner-Warwick RT (1989) Contemporary flow meters: an assessment of their accuracy and reliability. Br J Urol 63(5):460–461

Drach GW, Layton TN, Binard WJ (1979) Male peak urinary flow rate: relationships to volume voided and age. J Urol 122(2):210–214

Drake WM Jr (1948) The uroflometer; an aid to the study of the lower urinary tract. J Urol 59(4):650–658

Dreikorn K, Berges R, Höfner K, Madersbacher S, Michel MC, Muschter R, Oelke M, Reich O, Rulf W, Tschuschke C, Tunn U (1999) s2 Leitlinie Diagnostik und Differenzialdiagnostik des benignen Prostatasyndroms (BPS) [Available from: ▶ https://www.awmf.org/uploads/tx_szleitlinien/043-034l_S2e_Benignes_Prostatasyndrom_Diagnostik_Differenzialdiagnostik_abgelaufen.pdf]

Gravas S, Cornu JN, Gacci M, Gratzke C, Herrmann TRW, Mamoulakis C, Rieken M, Speakman MJ, Tikkinen KAO (2021) EAU Guidelines on management of non-neurogenic male lower urinary tract symptoms (LUTS), incl. benign prostatic obstruction (BPO) 2021 [cited 2021]. ▶ https://uroweb.org/wp-content/uploads/EAU-Guidelines-on-Management-of-Non-Neurogenic-Male-LUTS-2021.pdf

Girman CJ, Jacobsen SJ, Guess HA, Oesterling JE, Chute CG, Panser LA, Lieber MM (1995) Natural history of prostatism: relationship among symptoms, prostate volume and peak urinary flow rate. J Urol 153(5):1510–1515

Golomb J, Lindner A, Siegel Y, Korczak D (1992) Variability and circadian changes in home uroflowmetry in patients with benign prostatic hyperplasia compared to normal controls. J Urol 147(4):1044–1047

Griffiths DJ (1973) The mechanics of the urethra and of micturition. Br J Urol 45(5):497–507

Hinman F Jr, Cox CE (1966) Residual urine volume in normal male subjects. Trans Am Assoc Genitourin Surg 58:82–89

Jensen KM (1995) Uroflowmetry in elderly men. World J Urol 13(1):21–23

Jensen KM, Jorgensen JB, Mogensen P (1988) Urodynamics in prostatism. II. Prognostic value of pressure-flow study combined with stop-flow test. Scand J Urol Nephrol Suppl. 114:72–77

Jorgensen JB, Jensen KM, Bille-Brahe NE, Morgensen P (1986) Uroflowmetry in asymptomatic elderly males. Br J Urol 58(4):390–395

McLoughlin J, Gill KP, Abel PD, Williams G (1990) Symptoms versus flow rates versus urodynamics in the selection of patients for prostatectomy. Br J Urol 66(3):303–305

Nielsen KK, Nordling J, Hald T (1994) Critical review of the diagnosis of prostatic obstruction. Neurourol Urodyn 13(3):201–217

Poulsen EU, Kirkeby HJ (1988) Home-monitoring of uroflow in normal male adolescents. Relation between flow-curve, voided volume and time of day. Scand J Urol Nephrol Suppl. 114:58–62

Poulsen AL, Schou J, Puggaard L, Torp-Pedersen S, Nordling J (1994) Prostatic enlargement, symptomatology and pressure/flow evaluation: interrelations in patients with symptomatic BPH. Scand J Urol Nephrol Suppl 157:67–73

Reynard JM, Peters TJ, Lim C, Abrams P (1996) The value of multiple free-flow studies in men with lower urinary tract symptoms. Br J Urol 77(6):813–818

Reynard JM, Yang Q, Donovan JL, Peters TJ, Schafer W, de la Rosette JJ, Dabhoiwala NF, Osawa D, Lim AT, Abrams P (1998) The ICS-'BPH' Study: uroflowmetry, lower urinary tract symptoms and bladder outlet obstruction. Br J Urol 82(5):619–623

Rosier PF, de la Rosette JJ (1995) Is there a correlation between prostate size and bladder-outlet obstruction? World J Urol 13(1):9–13

Ruud Bosch JL (1995) Postvoid residual urine in the evaluation of men with benign prostatic hyperplasia. World J Urol 13(1):17–20

Siroky MB, Olsson CA, Krane RJ (1979) The flow rate nomogram: I Development. J Urol 122(5): 665–668

Siroky MB, Olsson CA, Krane RJ (1980) The flow rate nomogram: II Clinical correlation. J Urol 123(2):208–210

Stoller ML, Millard RJ (1989) The accuracy of a catheterized residual urine. J Urol 141(1):15–16

Williams JH, Turner WH, Sainsbury GM, Brading AF (1993) Experimental model of bladder outflow tract obstruction in the guinea-pig. Br J Urol 71(5):543–554

Urodynamik

Clemens Mathias Rosenbaum

Inhaltsverzeichnis

9.1 **Einführung** – 70

9.2 **Durchführung** – 71

9.3 **Zystometrie** – 72

9.4 **Druck-Fluss-Messung** – 73

9.5 **Andere Untersuchungstechniken** – 77

Literatur – 77

Ein Erratum ist verfügbar unter
▶ https://doi.org/10.1007/978-3-662-64334-1_24

© Der/die Autor(en), exklusiv lizenziert an Springer-Verlag GmbH, DE, ein Teil von Springer Nature 2022
C. Netsch und A. J. Gross (Hrsg.), *Benignes Prostatasyndrom*,
https://doi.org/10.1007/978-3-662-64334-1_9

9.1 Einführung

Unter dem benignen Prostatasyndrom (BPS) versteht man die subjektiven Beschwerden und objektiven Veränderungen, die entstehen, wenn die Blasenentleerung durch die Prostata behindert wird. Es kann sich durch obstruktive Symptome, wie verzögerten Miktionsbeginn, schwachen Harnstrahl, Nachträufeln, unvollständige Entleerung bis hin zum akuten Harnverhalt, sowie durch irritative Symptome, wie Pollakisurie, imperativen Harndrang bis hin zur Dranginkontinenz und Nykturie, zeigen. Sowohl Harnspeicher- als auch Entleerungsstörungen können dabei auf eine Fehlfunktion des Detrusors oder des Blasenauslasses zurückzuführen sein. Als Mischformen kommen detrusor- und auslassbedingte Störungen von Speicher- und Entleerungsfunktion in allen denkbaren Kombinationen vor (Gravas et al. 2021; Oelke et al. 2008; Oh et al. 2011). Störungen bei der Harnspeicherung lassen sich mit der Messung des Detrusordruckes in der Füllphase (Zystomanometrie) und Störungen bei der Blasenentleerung mit der Messung des Detrusordruckes und des Harnstrahls während der Entleerungsphase (Druckflussmessung) diagnostizieren.

Bei der urodynamischen Untersuchung von Männern mit Funktionsstörungen des unteren Harntraktes lassen sich drei prinzipiell voneinander unabhängige Hauptbefunde abgrenzen:
- Blasenauslassobstruktion
- Detrusorhypokontraktilität
- Detrusorüberaktivität

Diese Befunde können isoliert oder in unterschiedlicher Kombination nachweisbar sein (Oelke et al. 2008; Oh et al. 2011). Hinzuzufügen sind auch noch die Blasenhypersensitivität und Blasenhyposensitivität, die über ein vermehrtes bzw. vermindertes Blasenfüllungsgefühl Symptome verursachen können. Diese urodynamischen Befunde können sowohl auf eine mechanische Blasenauslassobstruktion als auch auf andere Ursachen wie altersbedingte viszerale oder neurogene Veränderungen zurückzuführen sein, ohne dass im Einzelfall mit den diagnostischen Verfahren eine sichere Abgrenzung möglich ist (Oelke und Höfner 2012).

Es gibt aktuell keine Daten, die die Standarduntersuchungen beim BPS (Uroflow, Restharnmessung) mit der Urodynamik hinsichtlich einer chirurgischen Therapie und dem Erfolg dieser vergleicht. Eine Meta-Analyse von Clement et al. zeigt, dass eine Urodynamik die Wahrscheinlichkeit einer chirurgischen Therapie reduziert. Allerdings konnte diese Meta-Analyse keine Evidenz für die Veränderung von Beschwerden durch eine eventuell präzisere Diagnostik durch die Urodynamik im Rahmen der BPS-Abklärung erbringen (Clement et al. 2015). Die Ergebnisse des UPSTREAM-Trials werden diese Lücke füllen, die Daten wurden jedoch noch nicht publiziert (Urodynamics for Prostate Surgery Trial 2021).

Die Urodynamik stellt somit zum gegenwärtigen Zeitpunkt eine fakultative Diagnostik beim BPS dar und sollte nur nach frustraner medikamentöser Therapie erfolgen (Gravas et al. 2021).

> **Die Indikation sollte jedoch bei folgenden Befunden gestellt werden (1)**
> - Reproduzierbares Miktionsvolumen < 150 mL
> - Reproduzierbare maximale Harnflussrate (Qmax) > 10 mL/s bei Männern mit vorwiegend obstruktiven Miktionsbeschwerden
> - Spontanmiktion mit reproduzierbarem Restharnvolumen > 300 mL
> - bei Männern, die jünger als 50 Jahre oder älter als 80 Jahre sind

Urodynamik

- nach Radikaloperation (z. B. Rektumresektion) oder Bestrahlung im kleinen Becken
- bei evidenter neurologischer Erkrankung oder neurologischen Ausfällen
- bei Persistenz von Miktionssymptomen trotz bereits stattgefundener invasiver Therapie

9.2 Durchführung

Für die urodynamische Diagnostik des BPS sind vor allem zwei Untersuchungsmethoden relevant: Die **Füllungszystometrie** und die **Druck-Fluss-Messung**. Sinnvollerweise erfolgen beide Messungen in einer Untersuchung. Die Messtechnik ist heute standardisiert und sollte entsprechend der Empfehlungen der International Continence Society (ICS) durchgeführt werden (Abrams et al. 2003).

Für die Diagnostik der mechanischen Obstruktion werden Absolutwerte von Druck und Fluss verwendet. Daher sind Kontrollen der Plausibilität der gemessenen Werte vor und während der Untersuchung notwendig. Während der ganzen Untersuchung, also sowohl während der Füllungszystometrie als auch während der Druck-Fluss-Messung, werden Uroflow (Q), Blasendruck (pves) und Abdominaldruck (pabd) registriert. Der Detrusordruck (pdet) ergibt sich aus der Subtraktion von Blasendruck minus Abdominaldruck. Der Detrusordruck ist der Referenzwert für alle Druck-Fluss-Analysen und die Quantifizierung der mechanischen Obstruktion. Eine genaue Kalibrierung und störungsfreie Aufzeichnungen von Blasendruck und Abdominaldruck sind deshalb unbedingt erforderlich.

Vor der Urodynamik sollten daher folgende Voraussetzungen geprüft werden
- Die Referenzhöhe für die Drucktransducer sollte der Höhe der Blase entsprechen.
- Blasendruck und Abdominaldruck sollten Null sein, wenn die externen Druckwandler gegenüber dem atmosphärischen Druck geöffnet sind. Blasendruck und Abdominaldruck liegen in Ruhe (leere Blase, keine Bauchpresse) zwischen 10 und 40 cm Wassersäule und sollten gleich sein. Der Detrusordruck sollte dann Null betragen.
- Nach Einlage der Katheter (vesikal und abdominell) sollte der Patient husten. Die entstehenden Hustenspikes sollten in Blase und Abdomen die gleiche Höhe aufweisen. So sollte der angezeigte Detrusordruck keine Spikes mehr aufweisen (Abb. 9.1).
- Hustentests (Abb. 9.1) sollten regelmäßig (z. B. nach jeweils 100 mL Füllungsvolumen) durchgeführt werden. So kann gewährleistet werden, dass die Druckmesser nach wie vor richtig arbeiten und keine Katheterdislokation bei laufender Messung eingetreten ist.
- Während der Messung weisen Blasendruck-, Abdominaldruck- und Detrusordruckkurven eine typische Feinstruktur auf. Diese Feinstruktur ist durch minimale Druckveränderungen, z. B. durch Bewegung des Patienten, bedingt (Abb 9.1).

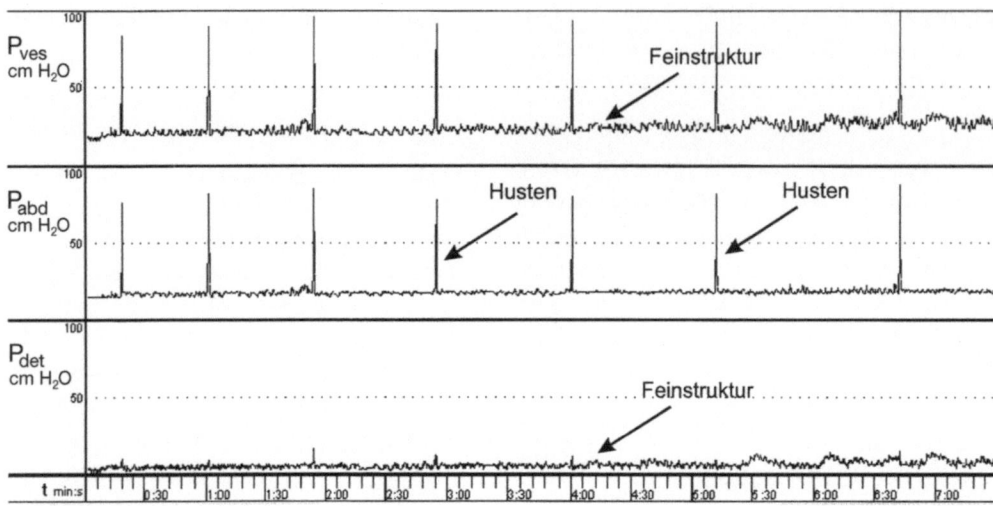

◘ Abb. 9.1 Feinstruktur während der urodynamischen Messung. Zudem sind Hustenspikes in der vesikalen und abdominellen Ableitung erkennbar, nicht jedoch in der Detrusordruckkurve, was als Zeichen für korrekt liegende Messsonden zu werten ist

9.3 Zystometrie

Die Zystometrie ist die simultane Registrierung von vesikalem und abdominalem Druck bei kontinuierlicher Blasenfüllung. Der Detrusordruck wird aus der Differenz dieser beiden Drücke errechnet und dargestellt. In der Zystometrie werden die Speicherfunktion der Blase (Blasensensitivität, Blasenkapazität, Detrusorinstabilität) und Detrusordehnbarkeit (Compliance) erfasst. Die Zystometrie liefert dabei lediglich ein Zustandsbild der Blasenfunktion und nicht deren Ursache. Für die Diagnose der Detrusorüberaktivität ist die Zystometrie die relevante Untersuchung. Blasenauslassobstruktionen können nur mittels einer Druck-Fluss-Messung diagnostiziert werden.

- **Relevante Parameter der Zystometrie sind**
- **Sensitivität**: Harndrang muss vorhanden sein. Fehlender Harndrang und/oder das Auftreten vegetativer Reaktionen bei zunehmender Füllung wie Schwitzen, Blutdruckveränderungen etc. sprechen für das Vorliegen einer neurogenen Komponente.
- **Kapazität**: Die maximale Blasenkapazität ergibt sich aus Miktionsvolumen und Restharn. Dabei kann die maximale Kapazität das Füllungsvolumen z. T. deutlich übersteigen, was an der Eigendiurese des Patienten liegt. Die effektive Blasenkapazität errechnet sich aus der maximalen Blasenkapazität minus Restharn.
- **Stabilität:** Eine Druckerhöhung im Detrusordruck während der Füllung ist unabhängig von Dauer und Höhe der Amplitude als Detrusorinstabilität zu definieren. Eine Korrelation von Detrusorinstabilität und symptomatischer BPH ist bekannt (Oelke et al. 2008; Abrams et al. 1979; Ameda et al. 1994; Koyanagi et al. 1995; Nitti et al. 1994) und wird regelmäßig gefunden (Oelke et al. 2008; Abrams et al. 1979; Andersen 1982). Allerdings zeigt sich auch bei gesunden älteren Männern die Detrusorinstabilität mit einer Prävalenz von 13 %. Die Detrusorinstabilität ist also nicht spezifisch für

eine Blasenauslassobstruktion (Andersen et al. 1978; Andersen 1976). Nach Desobstruktion zeigt sich die Detrusorinstabilität in 54–69 % beseitigt (Abrams et al. 1979; Andersen 1976; Cote et al. 1981; Rao et al. 1979). Eine Vorhersage, inwieweit eine geplante Therapie die Detrusorinstabilität bessern kann, kann allerdings nicht getroffen werden (Abrams et al. 1979; Andersen 1982; Kim et al. 2019).

— **Dehnbarkeit:** Die Dehnbarkeit des Detrusors definiert seine Fähigkeit, auf eine physiologische Füllung ohne wesentlichen Druckanstieg zu reagieren. In der Zystometrie wird der Wert als Compliance angegeben. Die Berechnung erfolgt durch Bildung des Quotienten aus Volumenänderung pro Druckänderung. Dabei ist vor allem die reduzierte Compliance von Relevanz. Die Einschränkung der Dehnbarkeit ist für die Ausbildung eines vesikalen Hochdrucksystems und konsekutiv für die Schädigung des oberen Harntraktes ursächlich. Der Zusammenhang zwischen reduzierter Compliance bei Blasenauslassobstruktion und chronischer Harnretention ist nachgewiesen (Abrams et al. 1978; Styles et al. 1991; Sullivan und Yalla 1996). Nach Desobstruktion zeigt sich die Compliance und die daraus resultierende Schädigung des oberen Harntraktes verbessert (Styles et al. 1988, 1991).

9.4 Druck-Fluss-Messung

Mit der Druck-Fluss-Messung kann gegenüber der freien Uroflowmetrie auch die Kontraktilität des Detrusors und der Grad einer Obstruktion beurteilt werden (Gravas et al. 2021; Parsons et al. 2011). Die herkömmliche Art der Kurvendarstellung ist die parallele Aufzeichnung von Druckwerten (vesikal, abdominell, Detrusor) und Uroflow in einer Zeitachse. Aus der simultanen Darstellung von Druck und Fluss sind klassische korrespondierende Druck-Fluss-Werte ablesbar, die für die weitere Druck-Fluss-Auswertung von Relevanz sind. Voraussetzung für die Erfassung korrespondierender Druck-Fluss-Werte ist die simultane Erfassung von Druck und Fluss. Bei jeder Miktion ist, abhängig vom urethralen Widerstand, ein gewisser Detrusordruck erforderlich, um die Urethra zu öffnen (Popen). An diesem Punkt beginnt die Registrierung des Uroflows. Physiologischerweise steigen Detrusordruck und Flusskurve gleichzeitig an, bis der Detrusordruck bei maximalem Fluss erreicht wird (Pqmax). Der Detrusordruck fällt anschließend bei gleichzeitig sinkendem Fluss ab, bis die Miktion beendet ist und sich die Urethra wieder verschließt (Pclos) (◘ Abb. 9.2).

Durch die parallele Darstellung von Druckwerten (vesikal, abdominell, Detrusor) und Harnstrahl in einer Zeitachse kann in den meisten Fällen eine Unterscheidung zwischen Blasenauslassobstruktion und Detrusorhypokontraktilität getroffen werden.

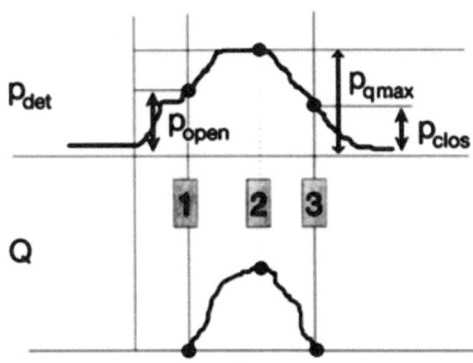

◘ **Abb. 9.2** Schema einer Druck-Fluss-Messung. Beim Druck Popen (Gravas et al. 2021) öffnet sich die Urethra und der Urinfluss beginnt. Die Miktion erreicht bei ansteigender Flussrate und steigendem Detrusordruck den Druck Pqmax (Oelke et al. 2008). Bei simultanem Abfall von Detrusordruck und Harnstrahl schließt sich die Urethra am Punkt Pclos (Oh et al. 2011), wo auch die Miktion endet

- **Urethrale Widerstandsrelation**

Voraussetzung für die noch genauere Diagnostik von Qualität und Quantität einer mechanischen Obstruktion ist die Darstellung von Druck und Fluss in einem Diagramm (◘ Abb. 9.3). In dieser Darstellung korrespondierender Druck-Fluss-Werte entsteht eine Miktionsschleife ohne Zeitachse. Die charakteristischen, korrespondierenden Druck-Fluss-Werte (Popen, Pqmax, und Pclos) sind jedoch erkennbar und zeigen die Richtung der Entwicklung der Schleife während der Miktion an (◘ Abb. 9.3). Der Druck-Fluss-Plot wird auch als urethrale Widerstandsrelation (Urethral Resistance Relation, URR). bezeichnet, da sich Veränderungen des urethralen Widerstandes während der Miktion im Druck-Fluss-Plot zeigen. Der Druck-Fluss-Plot ist die Basis jeder weiteren Druck-Fluss-Analyse zur Quantifizierung des urethralen Widerstandes und der Detrusorkontraktilität. Bei Patienten mit BPS ist die Bestimmung des urethralen Widerstandes und der Detrusorkontraktilität das eigentliche Ziel der Druck-Fluss-Messung.

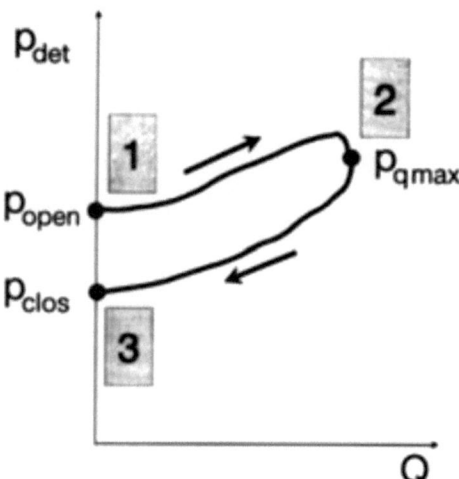

◘ Abb. 9.3 Druck-Fluss-Kurve als Diagramm aus Uroflow und Detrusordruck. Die identifizierten korrespondierenden Werte von Druck und Fluss (Gravas et al. 2021) bis (Oh et al. 2011) sind erkennbar

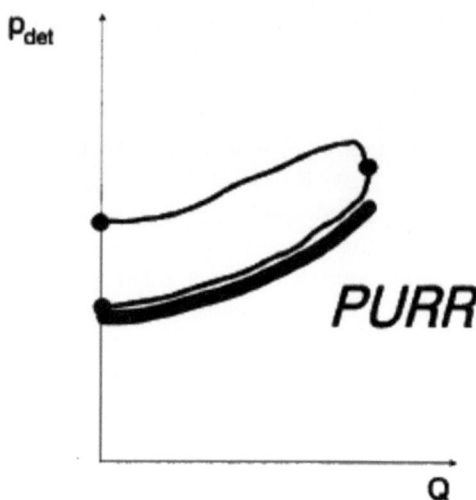

◘ Abb. 9.4 Markierung der Niedrig-Druck-Flanke durch die PURR (Passive Urethrale Widerstandsrelation) als Graphik für den mechanischen Widerstand

- **Passive urethrale Widerstandsrelation**

Da der mechanische Widerstand dem Restwiderstand nach voller Relaxation des Verschlusses entspricht, erreicht der Detrusordruck in Relation zum Harnstrahl (also die Miktionsschleife) seinen niedrigsten Wert. Im Druck-Fluss-Plot entspricht dieser Bereich der sogenannten Niedrig-Druck-Flanke der Miktionsschleife. Um die Niedrig-Druck-Flanke des Druck-Fluss-Plots als Kriterium für die mechanische Obstruktion zu markieren, wird eine Kurve verwendet, die als passive urethrale Widerstandsrelation (Passive Urethral Resistance Relation, PURR) bezeichnet wird (◘ Abb. 9.4). Die PURR entspricht einer grafischen Darstellung des mechanischen Widerstandes der Miktion. Auf der PURR als grafische Darstellung des mechanischen Widerstandes basieren mehr oder weniger alle existierenden Konzepte zur urodynamischen Diagnostik bzw. Klassifikation von Obstruktion und Kontraktilität.

Ausgangspunkt für die Klassifikation ist eine numerische Quantifizierung der PURR: Die PURR-Kurve ist durch einen spezifischen Fußpunkt (Schnittpunkt mit

Urodynamik

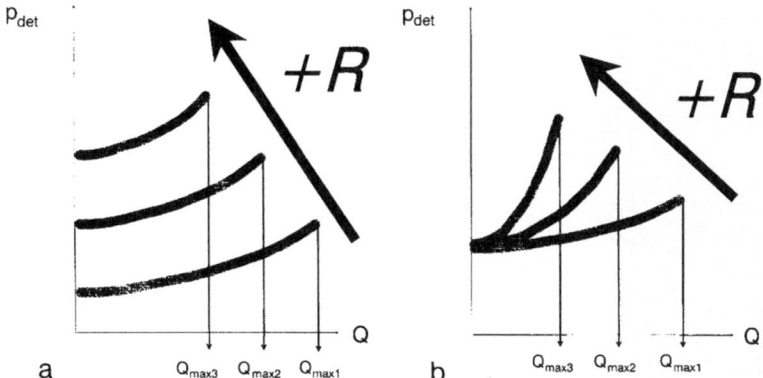

Abb. 9.5 PURR-Formen bei Zunahme des urethralen Widerstandes. (a) ansteigender Fußpunkt, (b) abfallende Steigung. In beiden Fällen resultiert eine Reduktion des maximalen Harnflusses (Qmax Gravas et al. 2021; Oelke et al. 2008; Oh et al. 2011)

der Druckachse) und einen Kurvenanstieg definiert. Der PURR-Fußpunkt ist für den Verschluss der Urethra, der Anstieg für die Urethraeigenschaften während der Miktion repräsentativ. Die Länge der PURR-Kurve ist ein Parameter zur Beschreibung der Detrusorkontraktilität. Bei verschiedenen Obstruktionsarten können sowohl Fußpunkt als auch Anstieg der PURR-Kurve unabhängig voneinander verändert sein. Ein höherer urethraler Widerstand besteht sowohl bei Verschiebung der gesamten PURR-Kurve in einen höheren Druckbereich (ansteigender Fußpunkt, konstanter Anstieg) (◘ Abb. 9.5a) oder einer Abnahme der Steilheit der PURR-Kurve (konstanter Fußpunkt, Abnahme des Anstiegs) (◘ Abb. 9.5b). Bei verschiedenartigen Obstruktionen können Fußpunkt und Anstieg unabhängig voneinander verändert sein, wobei die Veränderung der globalen Lage der PURR (Fußpunktveränderung) über den Obstruktionsgrad, die Veränderung des Anstiegs für den Obstruktionstyp maßgebend sind.

Bei normaler Miktion ist die Kurve steil und liegt mit dem Fußpunkt im niedrigen Druckbereich (◘ Abb. 9.6). Bei der Harnröhrenstriktur ist der Fußpunkt wie bei normaler Miktion normal, die PURR ist jedoch flach (die Urethra öffnet sich bei

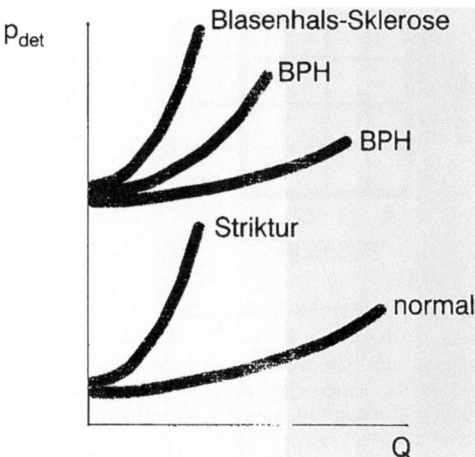

Abb. 9.6 PURR-Formen bei klassischen Miktionsstörungen

niedrigem Detrusordruck, während der Miktion steigt der Druck jedoch durch die Limitierung des maximalen Flusses auf die Durchflusskapazität der Striktur stark an). Die obstruktive BPH besitzt einen Fußpunkt im höheren Druckbereich und ist sehr variabel im Anstiegswinkel. Die Blasenhalssklerose zeigt einen hohen Fußpunkt mit stets flachem Anstieg.

- **ICS-Nomogramm**

Neben der PURR-Kurve gibt es noch einfachere Methoden, die eine Klassifikation

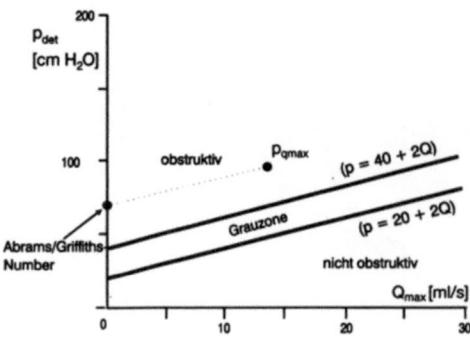

Abb. 9.7 ICS-Nomogramm mit Abrams/Griffiths-Nummer

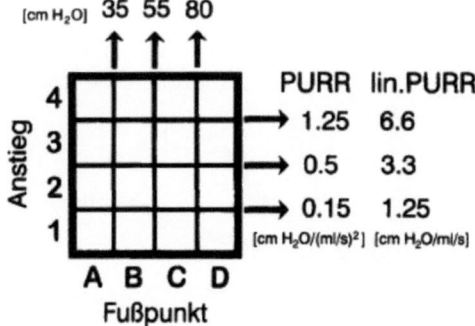

Abb. 9.8 CHESS-Klassifikation für quadratische (PURR) und lineare PURR (linPURR). Die angegebenen Grenzen für den Anstieg der linearen PURR entsprechen der ICS-Achsenorientierung (x-Achse = Flow, y-Achse = Detrusordruck)

der Obstruktion gestatten. Die Vereinfachung der Analyse geschieht durch Reduktion des Druck-Fluss-Plots auf einzelne Punkte, die aus der herkömmlichen Darstellung von Druck und Fluss in der Zeitachse zu ermitteln sind. Dabei wird der Detrusordruck beim maximalen Flow zur Klassifikation verwendet (s. Abb. 9.7 u. 9.8). Dieser Punkt wird in Nomogramme eingezeichnet (ICS-Nomogramm, Schäfer-Nomogramm) oder für die Definition von Zahlenwerten verwendet.

Die ICS empfiehlt eine Modifikation des Abrams-Griffiths-Nomogramms als Standard der ICS (Abrams et al. 2003). Im Abrams-Griffiths-Nomogramm wurden basierend auf Druck-Flug-Messungen an obstruktiven und nichtobstruktiven Probanden drei Zonen (obstruktiv, Grauzone, nicht obstruktiv) empirisch festgelegt (Abrams und Griffiths 1979). Die Klassifikation der Obstruktion ergibt sich durch Eintragung des Detrusordruckes bei maximalem Flow in das Nomogramm. Die Abrams-Griffiths-Nummer ist ein Druckwert (Lim und Abrams 1995). Er wird ermittelt, indem vom Detrusordruck bei maximalem Flow eine Linie parallel zur Grenzlinie zwischen obstruktiver Zone und Grauzone auf der Druckachse gezogen wird. Die Abrams-Griffiths-Nummer findet allerdings im Gegensatz zum ICS-Nomogramm in der klinischen Praxis wenig Verwendung.

Das Schäfer-Nomogramm enthält sieben Obstruktionsgrade (Schafer 1995). Über die Klassifikation der Obstruktion hinaus kann auch die Klassifikation der Kontraktilität des Detrusors erfolgen. Auch in das Schäfer-Nomogramm wird der Detrusordruck bei maximalem Flow eingetragen.

- **CHESS**

CHESS ist eine zweidimensionale, getrennte Klassifikation von Fußpunkt und Anstieg der quadratischen oder linearen PURR in jeweils vier Kategorien, sodass ein 4 × 4-Feld entsteht (Hofner et al. 1995). In Anlehnung an ein Schachbrett wurde der Fußpunkt mit den Buchstaben A–D und der Anstieg mit den Zahlen 1–4 klassifiziert, sodass insgesamt 16 Obstruktionsgrade definiert werden können. CHESS ist die einzige Klassifikation, die neben Obstruktionsgraden (Fußpunkt A–D) auch Obstruktionstypen (Klassifikation des Anstiegs 1–4) unterscheiden kann. Eine kompressive Obstruktion liegt vor, wenn der Anstieg mit 1–2, eine konstriktive Obstruktion, wenn der Anstieg mit 3 oder 4 klassifiziert wird.

- **Unterschiede der Klassifikationen**

Die Unterschiede der einzelnen Klassifikationen ergeben sich hauptsächlich aus der Genauigkeit der Klassifikation. Die Definition der Grenzen zwischen obstruktiv und nicht obstruktiv in den verschiedenen Konzepten ist nahezu gleich. Wird nur ein Punkt aus dem Druck-Fluss-Plot verwendet, so wird die Information über die Miktion des Patienten auch auf diesen Punkt reduziert. Der Punkt des Detrusordruckes bei Qmax entspricht annähernd dem Endpunkt der PURR. Das PURR-Konzept macht deutlich, dass mit dem Druck bei maximalem Fluss nur die Eigenschaften der Miktion nach Öffnung der Urethra erfasst werden. Die individuelle Miktion kann den Detrusordruck bei Qmax auf sehr unterschiedliche Weise erreichen, sodass eine Miktion bei Harnröhrenstriktur den gleichen Wert für den Detrusordruck bei Qmax aufweisen kann wie der bei der Miktion eines BPH-Patienten. Die für diese Differenzierung notwendige Erfassung des minimalen Miktionsdrucks geht verloren, sodass die Unterscheidung verschiedener Obstruktionstypen wie kompressiv und konstriktiv nicht möglich ist. Die Entscheidung, welches Konzept zur Anwendung gelangt, ist von verschiedenen Faktoren abhängig. Der wichtigste Faktor ist wahrscheinlich die klinische Erfahrung des Untersuchers mit dem einen oder dem anderen Nomogramm. Es ist mittlerweile zum Standard geworden, dass mehrere Möglichkeiten parallel vorhanden sind.

9.5 Andere Untersuchungstechniken

Die Ableitung des Urethradruckprofils ist eine statische Untersuchung und kann nicht zum Nachweis einer Obstruktion verwendet werden. Die Möglichkeit der Bestimmung der Prostatagröße aus der funktionellen Urethralänge (Kondo et al. 1979) besitzt durch den transrektalen Ultraschall nur noch historische Bedeutung.

Das Miktions-Urethradruckprofil wurde zuerst von Scott et al. beschrieben und von Yalla et al. für die BPH technisch modifiziert (Yalla et al. 1980; McConnell et al. 1994). Studien von Asklin et al. bestätigten, dass es mit dem Miktions-Urethradruckprofil möglich ist, die Lokalisation, den Typ und den Durchmesser der Obstruktion und den Widerstand des obstruierten urethralen Segmentes zu erfassen (Asklin et al. 1984). Im Vergleich zu anderen Konzepten zur Erfassung der mechanischen Obstruktion besteht eine gute Korrelation (DuBeau et al. 1995). Dennoch hat das Miktions-Urethradruckprofil keinen Eingang in die breite klinische Praxis gefunden.

Auch die Video-Urodynamik mit der simultanen Darstellung von urodynamischen Kurven und Röntgenbild ist in der Diagnostik der BPH kein Standard (Gravas et al. 2021).

Literatur

Abrams PH, Griffiths DJ (1979) The assessment of prostatic obstruction from urodynamic measurements and from residual urine. Br J Urol 51(2):129–134

Abrams PH, Dunn M, George N (1978) Urodynamic findings in chronic retention of urine and their relevance to results of surgery. Br Med J 2(6147):1258–1260

Abrams PH, Farrar DJ, Turner-Warwick RT, Whiteside CG, Feneley RC (1979) The results of prostatectomy: a symptomatic and urodynamic analysis of 152 patients. J Urol 121(5):640–642

Abrams P, Cardozo L, Fall M, Griffiths D, Rosier P, Ulmsten U, Van Kerrebroeck P, Victor A, Wein A (2003) Standardisation Sub-Committee of the International Continence S. The standardisation of terminology in lower urinary tract function: report from the standardisation sub-committee of the International Continence Society. Urology 61(1):37–49

Ameda K, Koyanagi T, Nantani M, Taniguchi K, Matsuno T (1994) The relevance of preoperative cystometrography in patients with benign prostatic hyperplasia: correlating the findings with clinical features and outcome after prostatectomy. J Urol 152(2 Pt 1):443–447

Andersen JT (1982) Prostatism. III. Detrusor hyperreflexia and residual urine. Clinical and urodynamic aspects and the influence of surgery on the prostate. Scand J Urol Nephrol 16(1):25–30

Andersen JT, Jacobsen O, Worm-Petersen J, Hald T (1978) Bladder function in healthy elderly males. Scand J Urol Nephrol 12(2):123–127

Andersen JT (1976) Detrusor hyperreflexia in benign infravesical obstruction. A cystometic study. J Urol 115(5):532–534

Asklin B, Erlandson BE, Johansson G, Pettersson S (1984) The micturitional urethral pressure profile. Scand J Urol Nephrol 18(4):269–276

Clement KD, Burden H, Warren K, Lapitan MC, Omar MI, Drake MJ (2015) Invasive urodynamic studies for the management of lower urinary tract symptoms (LUTS) in men with voiding dysfunction. Cochrane Database Syst Rev 2015(4):CD011179

Cote RJ, Burke H, Schoenberg HW (1981) Prediction of unusual postoperative results by urodynamic testing in benign prostatic hyperplasia. J Urol 125(5):690–692

DuBeau CE, Sullivan MP, Cravalho E, Resnick NM, Yalla SV (1995) Correlation between micturitional urethral pressure profile and pressure-flow criteria in bladder outlet obstruction. J Urol 154(2 Pt 1):498–503

Hofner K, Kramer AE, Tan HK, Krah H, Jonas U (1995) CHESS classification of bladder-outflow obstruction. A consequence in the discussion of current concepts. World J Urol 13(1):59–64

Kim M, Jeong CW, Oh SJ (2019) Effect of urodynamic preoperative detrusor overactivity on the outcomes of transurethral surgery in patients with male bladder outlet obstruction: a systematic review and meta-analysis. World J Urol 37(3):529–538

Kondo A, Narita H, Otani T, Takita T, Kobayashi M, Mitsuya H (1979) Weight estimation of benign prostatic adenoma with urethral pressure profile. Br J Urol 51(4):290–294

Koyanagi T, Ameda K, Nantani M, Taniguchi K, Matsuno T, Shinno Y (1995) Preoperative cystometrography in patients with clinical benign prostatic hypertrophy. World J Urol 13(1):24–29

Lim CS, Abrams P (1995) The Abrams-Griffiths nomogram. World J Urol 13(1):34–39

McConnell JD, Barry MJ, Bruskewitz RC (1994) Benign prostatic hyperplasia: diagnosis and treatment. Agency for health care policy and research. Clin Pract Guidel Quick Ref Guide Clin 1994(8):1–17

Nitti VW, Kim Y, Combs AJ (1994) Correlation of the AUA symptom index with urodynamics in patients with suspected benign prostatic hyperplasia. Neurourol Urodyn 13(5):521–527; discussion 7–9

Oelke M, Baard J, Wijkstra H, de la Rosette JJ, Jonas U, Hofner K (2008) Age and bladder outlet obstruction are independently associated with detrusor overactivity in patients with benign prostatic hyperplasia. Eur Urol 54(2):419–426

Oelke M K-HR, Höfner K (2012) Spezielle Urodynamik des Mannes. In: Schultz-Lampel D GM, Haferkamp A (Hrsg.) Urodynamik. Springer, Berlin, Heidelberg.

Oh MM, Choi H, Park MG, Kang SH, Cheon J, Bae JH, du Moon G, Kim JJ, Lee JG (2011) Is there a correlation between the presence of idiopathic detrusor overactivity and the degree of bladder outlet obstruction? Urology 77(1):167–170

Parsons BA, Bright E, Shaban AM, Whitehouse A, Drake MJ (2011) The role of invasive and non-invasive urodynamics in male voiding lower urinary tract symptoms. World J Urol 29(2):191–197

Rao MM, Ryall R, Evans C, Marshall VR (1979) The effect of prostatectomy on urodynamic parameters. Br J Urol 51(4):295–299

Gravas S, Cornu JN, Gacci M, Gratzke C, Herrmann TRW, Mamoulakis C, Rieken M, Speakman MJ, Tikkinen KAO (2021) EAU guidelines on management of non-neurogenic male lower urinary tract symptoms (LUTS), incl. benign prostatic obstruction (BPO). [cited 2021]. ▶ https://uroweb.org/wp-content/uploads/EAU-Guidelines-on-Management-of-Non-Neurogenic-Male-LUTS-2021.pdf

Schafer W (1995) Analysis of bladder-outlet function with the linearized passive urethral resistance relation, linPURR, and a disease-specific approach for grading obstruction: from complex to simple. World J Urol 13(1):47–58

Styles RA, Neal DE, Griffiths CJ, Ramsden PD (1988) Long-term monitoring of bladder pressure in chronic retention of urine: the relationship between detrusor activity and upper tract dilatation. J Urol 140(2):330–334

Styles RA, Ramsden PD, Neal DE (1991) The outcome of prostatectomy on chronic retention of urine. J Urol 146(4):1029–1033

Sullivan MP, Yalla SV (1996) Detrusor contractility and compliance characteristics in adult male patients with obstructive and nonobstructive voiding dysfunction. J Urol 155(6):1995–2000

Urodynamics for Prostate Surgery Trial; Randomised Evaluation of Assessment Methods (UPSTREAM) (2021) ▶ https://clinicaltrials.gov/ct2/show/NCT02193451

Yalla SV, Sharma GV, Barsamian EM (1980) Micturitional static urethral pressure profile: a method of recording urethral pressure profile during voiding and the implications. J Urol 124(5):649–656

Kontrolliertes Zuwarten

Andreas J. Gross

Inhaltsverzeichnis

10.1 Prinzip – 80

10.2 Indikation – 80

10.3 Risikofaktoren – 80

10.4 Wertung – 83

Literatur – 83

© Der/die Autor(en), exklusiv lizenziert an Springer-Verlag GmbH, DE, ein Teil von Springer Nature 2022
C. Netsch und A. J. Gross (Hrsg.), *Benignes Prostatasyndrom*,
https://doi.org/10.1007/978-3-662-64334-1_10

10.1 Prinzip

Die Ausdrücke „**Watchful Waiting (WW)**" bzw. „**Active Surveillance** (AS)" sind auf dem Gebiet des Prostatakarzinoms gebräuchlicher als beim BPS. Gleichwohl macht es auch hier Sinn, diese beiden Gruppen zu unterscheiden.

Salopp gesagt heißt WW, dass man so lange gar nichts tut, bis man Probleme bekommt, während man bei der AS durch regelmäßige Untersuchungen kontrolliert, ob Dynamik in das Geschehen kommt, aus der man weitere diagnostische oder therapeutische Maßnahmen ableiten kann oder muss. In beide Gruppen fallen Patienten mit leichten oder lediglich moderaten Beschwerden. Solche Patienten sind schon oft dadurch beruhigt, dass man ihnen nach entsprechender Anamnese und Untersuchung sagt, dass sie sich mit ihren Beschwerden in einer alterstypischen und nicht besorgniserregenden Situation befinden.

Je nachdem kann man den Patienten dann beide Wege anbieten, nämlich WW und AS. Dabei gibt der Patient die Richtung vor. In beiden Gruppen entwickelt sich ein BPS je nach individuellem Risiko weiter. Während man bei AS schneller Veränderungen erkennen kann, werden die Patienten, die sich für ein WW entschieden haben, erst auffällig, wenn sich die relevanten Symptome bemerkbar machen.

auf die Entwicklung eines BPS haben (Parsons 2010). Die meisten alternden Männer haben mindestens ein (n = 1) Symptom des BPS, das allerdings über sehr lange Zeit stabil sein und sich sogar wieder zurückentwickeln kann (Société Internationale d'Urologie, SIU 2013).

Man sollte dem Patienten jedoch nicht vorenthalten, dass ein länger bestehendes, unbehandeltes BPS durchaus zu erheblichen und irreversiblen organischen Schäden führen kann. Dies wiederum spricht eher für eine AS, wobei es lediglich vage Anhaltspunkte dafür gibt, in welchen Intervallen ein Patient sich vorstellen sollte. Die Literatur, aus der hervorgeht, dass bei milden Symptomen binnen eines Jahres in der Regel nicht viel passiert, ist immerhin schon über 20 Jahre alt (Netto et al. 1999). Die immer wieder mahnend erwähnten Endpunkte wie akuter **Harnverhalt**, **Nierenschädigungen** und/oder **Steinbildung** sind in dieser Gruppe allerdings erstaunlich selten (Kirby 2000).

In der Gesamtpopulation der über 70-Jährigen wird die Gefahr, binnen fünf Jahren einen Harnverhalt zu entwickeln, mit 10 % angegeben. Bei den über 80-Jährigen liegt diese Quote sogar bei über 30 %. Hier ist aber differenzialdiagnostisch zu berücksichtigen, dass in dieser Altersgruppe auch neurogene Ursachen hinzukommen (Dougherty und Aeddula 2020).

10.2 Indikation

Es gibt erstaunlich wenige Daten zum WW und welche Parameter man einfließen lassen kann, bevor man einen Patienten darin bestärken kann, diesen Weg zu gehen. Sicherlich spielen gewisse äußere Faktoren eine Rolle, wie zum Beispiel das **Patientenalter, familiäre Prädisposition, genetische Herkunft, geographische Lage, Ernährung, Body-Mass-Index** usw. Von allen diesen Faktoren ist beschrieben, dass sie Einfluss

10.3 Risikofaktoren

Durch die Risikofaktoren werden die negativ prädiktiven Einflüsse erfasst, Parameter also, die einen Progress der Erkrankung oder eine Komplikation begünstigen. Lediglich wenn diese nicht vorliegen, kann man dem Patienten guten Gewissens ein abwartendes Verhalten empfehlen. Unter den Risikofaktoren gibt es solche, auf die man Einfluss nehmen kann, und solche, die man hinnehmen muss.

Seine genetische Herkunft kann man nicht verändern, und selten ist eine geographische Veränderung in der entsprechenden Altersgruppe möglich oder sinnvoll. Bei Verwandten ersten Grades von BPS-Patienten ist in Kohortenstudien nachgewiesen worden, dass sie ein vierfaches Risiko haben, selbst ein BPS zu entwickeln. Noch deutlicher wird dies bei Zwillingen, wo bei eineiigen Zwillingen eine höhere gemeinsame Inzidenz von LUTS festgestellt wurde. Der Einfluss der Umgebung auf die Entwicklung eines BPS ist in dieser Studie mit 10 % notiert worden (Gasperi et al. 2019). Durch genetische Tests kann man auch nachweisen, dass es erhebliche Unterschiede zwischen Europäern, Afrikanern oder Asiaten gibt (Su et al. 2017).

Ein weltweit zunehmendes Problem sind der **Ernährungszustand** der Menschen und in dessen Folge die rasant anwachsende Zahl von Patienten mit einem **metabolischen Syndrom** (MetS).

> **Zum metabolischen Syndrom gehört das gleichzeitige Auftreten von**
> - Übergewicht (besonders bei bauchbetonter Adipositas)
> - Fettstoffwechselstörung (erhöhte Triglyzeride; geringes HDL-Cholesterin)
> - Erhöhter Blutzucker bzw. Zuckerstoffwechselstörung (Glukosetoleranzstörung, Insulinresistenz)
> - Bluthochdruck.

In einer robusten Studie aus Südkorea, in der die Daten von über 130.000 Patienten aufgearbeitet worden sind, wurde festgestellt, dass die Prävalenz eines behandlungsbedürftigen BPS bei Männern mit einem MetS signifikant erhöht ist, sofern sie älter als 50 Jahre alt sind (Sangjun et al. 2019). Davor führt das MetS allerdings auch schon zu einer höheren Prävalenz des BPS insgesamt. Die gleiche Beobachtung wird bei regelmäßigem **Alkoholkonsum** festgestellt. Die deutlichste Korrelation zwischen MetS und behandlungsbedürftigem BPS bestand allerdings bei niedrigem **HDL-Cholesterin**, und zwar in allen untersuchten Altersgruppen.

Interessant ist auch die umgekehrte Beobachtung: Insgesamt 26,5 % der Männer mit einem BPS haben ein MetS, wobei in einer Matched-paired-Analyse herauskam, dass auch 20,9 % der Männer ohne BPS ein MetS hat. Die absolute Differenz mit 5,6 % sieht zwar gering aus, ist jedoch statistisch signifikant ($P < 0{,}001$) (Julia et al. 2016).

Die Situation für Patienten mit MetS ist bezüglich der Prostata in vielen Parametern schlechter als bei der Vergleichsgruppe: Die Prostata wächst jährlich schneller und hat insgesamt ein größeres Volumen. Die Patienten haben einen schlechteren Qmax und mehr Restharn. Allerdings gibt es keine signifikanten Unterschiede bei einigen Parametern des IPSS, beim PSA-Wert und bezüglich der Lebensqualität (Li et al. 2020).

Übergewicht ist ein dramatisch zunehmendes Problem nicht nur in Deutschland, sondern weltweit. Laut WHO werden die **Gewichtsgruppen (Body-Mass-Index (BMI)** wie folgt klassifiziert:
- BMI $< 18{,}5$ kg/m^2: untergewichtig
- BMI $> 18{,}5$ und < 25 kg/m^2: normalgewichtig
- BMI > 25 bis < 30 kg/m^2: übergewichtig
- BMI > 30 kg/m^2: adipös

In die Gruppe der Männer mit einem BMI > 25 fallen in Deutschland deutlich mehr als 50 %. Nach dem vorher zum MetS gesagten ist es nicht überraschend, dass auch diese Gruppe der Übergewichtigen ein höheres Risiko für ein BPS hat (Wang et al. 2012). Interessant aber ist es zu sehen, welchen Einfluss eine Änderung des BMI auf das BPS haben kann.

Dazu sind zwei Gruppen verglichen worden, eine, deren Mitglieder zeitlebens übergewichtig waren, und eine, deren Mitglieder erst später zugenommen haben.

Dabei kam – bei relativ kleinen Zahlen – heraus, dass es eigentlich keinen Unterschied macht, ob man immer übergewichtig war oder es später erst wurde. Jedoch wird postuliert, dass die Reduzierung des Gewichts einen positiven Einfluss auf das BPS und eine **Nykturie** haben kann (Khan et al. 2021).

> Übergewichtigen und Männern mit MetS kann man bei gleichzeitig bestehendem BPS also guten Gewissens zur AS raten, wenn sie bereit sind, an den grundlegenden Problemen etwas zu ändern.

- **Placebo**

In der sogenannten CONDUCT-Studie ist zunächst aufgefallen, dass Patienten, die sich für ein WW entschieden haben, eine ebenso gute Verbesserung ihrer Lebensqualität und im IPSS haben wie Patienten, die sich sofort einer Medikamententherapie unterzogen haben. Dies wurde zunächst als Placeboeffekt interpretiert. Da aber die Patienten, deren IPSS oder BII (BPH Impact Index) im Beobachtungszeitraum sich verschlechtert haben, in einen weiteren Therapiearm umgeleitet wurden, musste die WW-Gruppe anders bewertet werden, und das Argument des **Placeboeffekts** lässt sich hier nicht aufrechterhalten (Roehrborn et al. 2017).

Gleichwohl haben Hamburger Wissenschaftler festgestellt, dass auch Placebos – in diesem Falle Schmerzmittel – sowohl einen biochemisch als auch einen anatomisch verifizierbaren Effekt haben (Zunhammer et al. 2021). Im MRT wurden dabei drei Hirnregionen als besonders aktiv identifiziert: die Amygdala, das periaquäduktale Grau und das rostrale anteriore Cingulum. Es ist bekannt, dass diese drei Regionen an der Schmerzverarbeitung beteiligt sind. Hier wirken die morphiumartige Substanzen der Endorphine, die vom Körper selbst produziert werden. Auf dem gleichen Wege wirken morphiumhaltige Medikamente. Daher kann man vermuten, dass Placebos durchaus eine biochemische Reaktion hervorrufen, die dann auch an einer entsprechenden Stelle im Hirn anatomisch nachweisbar wird.

Die Daten zu Patienten, mit denen man WW vs. AS vs. Therapiebeginn verglich, sind mit Vorsicht zu genießen, weil sie aus unterschiedlichen Quellen stammen. Teilweise kommen sie aus Studien von Hausärzten, teilweise von Urologen, und die wahrscheinlich größte Gruppe bilden Betroffene, die gar nicht ärztlich betreut werden. Der Ansatz der Befunderhebung ist bei den beiden Arztgruppen wahrscheinlich sehr unterschiedlich. Ebenso sind es die Konsequenzen, die daraus gezogen werden.

Rosenberg und seine Mitarbeiter aus dem Department für Familienmedizin in Michigan setzen sich mit der Frage auseinander, inwieweit der Nicht-Urologe bei der Diagnostik und Behandlung aktiv werden kann und darf (Rosenberg et al. 2013). Sie nennen dies STEP (Simplified Treatment of the Enlarged Prostate). Zunächst wird mit einfachen Fragen die überaktive Blase (ÜAB) von der Prostataproblematik differenziert.

> **Übersicht**
>
> a) **Haben Sie überfallartigen Harndrang?**
> Wie oft müssen Sie zur Toilette?
> Müssen Sie nachts raus? → weiter Richtung ÜAB
>
> b) **Wie ist Ihr Harnstrahl?**
> Haben Sie Startschwierigkeiten?
> Spüren Sie Restharn? → weiter Richtung benignes Prostatasyndrom (BPS).

Wenn ein BPS diagnostiziert worden ist, greift ein Stufenplan, bei dem erst auf der sechsten – und letzten – Stufe der Urologe ins Spiel kommt. Alle Maßnahmen bis hierhin sind konservativer/medikamentöser Natur.

Ein Urologe wird in dem Erstkontakt natürlich umfassendere Untersuchungen machen, BPS von dem Verdacht auf ein Prostatakarzinom abgrenzen, aber auch ggf. früher interventionell aktiv werden, weil hier durchaus wirtschaftliche Eigeninteressen relevant werden.

Betroffene können sich heutzutage allumfassend in den modernen Medien nach Diagnosen und Therapien erkundigen. Wenn man ohne ärztlichen Rat versucht, sich mit seinen Problemen zu arrangieren, ist man sicherlich am schlechtesten beraten. So zeigt eine Meta-Analyse von acht Studien zum „**Self-Management**" bei Männern mit LUTS, dass in sieben davon ein Bias vorhanden ist, was die Wertigkeit dieses Weges wiederum erheblich infrage stellt (Albarqouni et al. 2021). Notabene kann man noch deutlicher werden, wenn es um Informationen z. B. bei YouTube zur chirurgischen Behandlung der gutartigen Prostatavergrößerung geht. In einer Arbeit aus St. Gallen wird über 159 Videos berichtet, die immerhin bis zu über zwei Millionen Views hatten. Hier wurde in lediglich 21 Videos (13,2 %) keine Misinformation verbreitet (Betschart et al. 2020).

10.4 Wertung

Die Sorge der Männer, sich der Diagnose bzw. Therapie eines BPS zu unterziehen, ist sowohl emotional als auch sachlich begründet. Der emotionale Teil ist durch die geradezu mystifizierte Einstellung zu dem betroffenen Organ zu erklären, das auch als „G-Punkt des Mannes" bezeichnet wird, wobei die meisten Männer kaum oder nur eine vage Vorstellung davon haben, wo die Drüse überhaupt sitzt bzw. was ihre Aufgabe ist.

Der sachlich begründete Aspekt ist in der Geschichte der operativen Behandlung des BPS zu finden. So war von Anbeginn der **transurethralen Resektionen** vor 90 Jahren bis weit zu Beginn dieses Jahrhunderts diese Operation von erheblichen Risiken begleitet. Die Morbiditäts- und Mortalitätsraten waren hoch. Die Angst vor **Inkontinenz** und **Impotenz** ist weit verbreitet, weil viele Männer vor dem Hintergrund dieser so häufig durchgeführten Operation irgendjemanden kennen, der betroffen ist. Trotz deutlicher Verbesserung der Entwicklung der Instrumente, ebenso deutlicher Verbesserung der endoskopischen Operationstechniken sowie verbesserter operativer Ausbildung durch Videooperationen, Fortbildungen in den modernen Medien und Mentorenprogramme besteht nach wie vor ein großer Respekt vor einem Eingriff.

Auch wenn es einem Operateur schwerfällt das zuzugeben, so hat die deutliche Verbesserung des perioperativen Managements, insbesondere im Bereich der Anästhesie, ihren Beitrag zu einer geringeren Quote an schwerwiegenden Komplikationen beigetragen. Dies hat zur Folge, dass Patienten mit erhöhten Risikofaktoren, schlechterem ASA-Score und höherem Alter noch operiert werden, mithin die OP-Indikation ausgeweitet worden ist.

Vor diesem Hintergrund ist die Option eines WW bzw. AS in einem anderen Licht zu sehen. Einerseits muss man nicht bis zu einer zwingenden Operationsindikation warten, andererseits kann man vor dem Hintergrund der aufgeführten Überlegungen abwägen, wann eine Therapie begonnen werden sollte.

Literatur

Albarqouni L, Sanders S, Clark J, Tikkinen KAO, Glasziou P (2021) Self-management for men with lower urinary tract symptoms: a systematic review and meta-analysis. Ann Fam Med 19(2):157–167

Betschart P, Pratsinis M, Müllhaupt G, Rechner R, Herrmann TRW, Gratzke C, Schmid H-P, Zumstein V, Abt D (2020) Information on surgical treatment of benign prostatic hyperplasia on YouTube is highly biased and misleading. BJU Int 125(4):595–601

DiBello JR, Ioannou C, Rees J, Challacombe B, Maskell J, Choudhury N, Kastner C, Kirby M (2016)

Prevalence of metabolic syndrome and its components among men with and without clinical benign prostatic hyperplasia: a large, cross-sectional, UK epidemiological study. BJU Int 117(5):801–808

Dougherty JM, Aeddula NR (2020) Male urinary retention. In: StatPearls [Internet]. StatPearls Publishing, Treasure Island (FL)

Gasperi M, Krieger JN, Panizzon MS, Goldberg J, Buchwald D, Afari N (2019) Genetic and environmental influences on urinary conditions in men: a classical twin study. Urology 129:54–59

Khan S, Wolin KY, Pakpahan R, Grubb III RL, Colditz GA, Ragard L, Mabie J, Breyer BN, Andriole GL, Sutcliffe S (2021) Body size throughout the life-course and incident benign prostatic hyperplasia-related outcomes and nocturia. BMC Urol Vol 47:1–13

Kirby RS (2000) The natural history of benign prostatic hyperplasia: what have we learned in the last decade? Urology 56:3

Li J, Peng L, Cao D, Gou H, Li Y, Wei Q (2020) The association between metabolic syndrome and benign prostatic hyperplasia: a systematic review and meta-analysis. Aging Male 2:1–12

Netto NR Jr et al (1999) Evaluation of patients with bladder outlet obstruction and mild international prostate symptom score followed up by watchful waiting. Urology 53:314

Parsons JK (2010) Benign prostatic hyperplasia and male lower urinary tract symptoms: epidemiology and risk factors. Curr Bladder Dysfunct Rep 5(4):212–218

Roehrborn CG, Oyarzabal Perez I, Roos EPM, Calomfirescu N, Brotherton B, Palacios JM, Vasylyev V, Manyak MJ (2017) Can we use baseline characteristics to assess which men with moderately symptomatic benign prostatic hyperplasia at risk of progression will benefit from treatment? A post hoc analysis of data from the 2-year CONDUCT studyWorld. J Urol 35(3): 421–427

Rosenberg MT, Staskin D, Riley J, Sant G, Miner M (2013) The evaluation and treatment of prostate-related LUTS in the primary care setting: the next STEP. Curr Urol Rep 14(6):595–605

Société Internationale d'Urologie (SIU) (2013) In: Chapple C, Abrams P (eds.), Lower urinary tract symptoms (LUTS): An international consultation on male LUTS. ▶ https://www.siu-urology.org

Su XJ, Zeng X-T, Fang C, Liu T-Z, Wang X-H (2017) Genetic association between PSA-158G/A polymorphism and the susceptibility of benign prostatic hyperplasia: a meta-analysis. Oncotarget 8(20):33953–33960.

Wang S, Mao Q, Lin Y, Wu J, Wang X, Zheng X et al (2012) Body mass index and risk of BPH: a meta-analysis. Prostate Cancer Prostatic Dis 15(3):265–272

Yoo S, Oh S, Park J, Cho SY, Cho MC, Jeong H, Son H (2019) The impacts of metabolic syndrome and lifestyle on the prevalence of benign prostatic hyperplasia requiring treatment: historical cohort study of 130 454 men. BJU Int 123(1):140–148

Zunhammer M, Spisák T, Wager TD, Bingel U (2021) Meta-analysis of neural systems underlying placebo analgesia from individual participant fMRI data Placebo Imaging Consortium. Nat Commun 12(1):1391

Pharmakologische Therapie

Lukas Lusuardi

Inhaltsverzeichnis

11.1 Phytopharmaka – 86

11.2 Alpha-Blocker – 88

11.3 5-Alpha-Reduktase-Hemmer – 91

11.4 Phosphodiesterasehemmer – 93

11.5 Antimuskarinika – 94

11.6 Beta-3-Agonist Mirabegron – 94

11.7 Kombinationstherapien – 94

Literatur – 97

© Der/die Autor(en), exklusiv lizenziert an Springer-Verlag GmbH, DE, ein Teil von Springer Nature 2022
C. Netsch und A. Gross (Hrsg.), *Benignes Prostatasyndrom*,
https://doi.org/10.1007/978-3-662-64334-1_11

Bei fehlender Operationsnotwendigkeit ist die medikamentöse Therapie das Mittel der Wahl in der Behandlung des BPS.

Zugelassene Wirkstoffgruppen sind hierbei
- Alpha1-Adrenorezeptor-Antagonisten (Alpha-Blocker),
- Phosphodiesterase-Typ-5-Inhibitoren (PDE5-I),
- 5-alpha-Reduktase-Inhibitoren (5ARI),
- m-Cholinorezeptor-Antagonisten (Antimuskarinika),
- beta-3-Adrenorezeptor-Agonisten (beta-3-Agonisten) und
- Phytopharmaka.

Die Wahl des Wirkstoffes richtet sich nach den vorherrschenden Symptomen des Patienten. Es werden sowohl Monotherapien als auch Kombinationen von Wirkstoffgruppen verwendet.

Vor der Therapieentscheidung müssen mit dem Patienten die erhoffte Wirkweise und potenzielle Risiken besprochen werden.

11.1 Phytopharmaka

In den letzten Jahrzehnten hat die Therapie mit Pflanzenextrakten zugenommen. Dabei werden sowohl Präparate aus einzelnen Pflanzen als auch Kombipräparate aus verschiedenen Pflanzenextrakten verwendet. Bestandteile dieser Präparate sind Phytosterole, Pflanzenöle, pflanzliche Fettsäuren und Phytoöstrogene. Die exakte Wirkweise dieser Präparate konnte trotz einiger In-vitro-Studien und verschiedener Tiermodelle nicht geklärt werden. Vermutet werden unter anderem die Hemmung der 5-alpha-Reduktase, eine antiinflammatorische Wirkung, Hemmung von Wachstumsfaktoren sowie eine Förderung der Apoptose.

Es werden verschiedenste Substanzen mit großen Unterschieden in Zusammensetzung und Herstellungsweise vermarktet.

Die am meisten verwendeten Therapeutika werden aus Zwergpalme (Sabal serrulata), Sägepalme (Serenoa repens), afrikanischer Pflaume (Pygeum africanum), afrikanischen Gräsern (Hypoxis rooperi) sowie Roggen (Secale cereale) gewonnen.

In der medikamentösen Behandlung des BPS sind Phytopharmaka die am zweithäufigsten verschriebene Substanzgruppe nach Alpha-Blockern (Fourcade et al. 2008). Hierbei zeigen sich international große Unterschiede, welche auf unterschiedliche gesetzliche Rahmenbedingungen in der Vermarktung zurückgeführt werden. Die EAU-Leitlinien geben keine klare Empfehlung zur Verwendung von Phytopharmaka, da aufgrund der großen Unterschiede der vermarkteten Präparate keine eindeutigen Schlüsse über die Wirksamkeit getroffen werden kann.

▪ Seronea repens: Sägepalme

Unter den Phytopharmaka ist die Sägepalme (Serenoa repens) der am meisten untersuchte Wirkstoff. Verbreitet ist hier das Präparat Permixon® in einer Dosierung von 320 mg, täglich eingenommen zu den Mahlzeiten. Beschriebene Nebenwirkungen sind gastrointestinale Symptome sowie in einigen Fällen Interaktionen mit Antikoagulantien (speziell Warfarin).

Vermutete Wirkweise ist unter anderem eine Hemmung der 5-alpha-Reduktase Isoenzyme I und II, welche auf das Vorkommen freier Fettsäuren im Zwergpalmenextrakt zurückgeführt wird (Rhodes et al. 1993). Dieser Effekt konnte jedoch nur im Rahmen von In-vitro-Studien beobachtet und durch Untersuchungen von menschlichem Prostatagewebe bisher nicht bestätigt werden (Weisser et al. 1996). In einer Studie von Carraro et al. (1996) wurde Serenoa repens mit Finasterid verglichen, wobei sich kein Effekt auf den PSA-Wert nachweisen ließ (Carraro et al. 1996).

Eine weitere Problematik dieses Wirkstoffes liegt in den bereits zuvor erwähnten großen Unterschieden der Präparate. In einer Untersuchung von Booker et al. von 2014 wurden 57 verschiedene Serenoa-repens-Präparate aus verschiedenen Ländern analysiert und es zeigten sich Unterschiede im Anteil freier Fettsäuren von bis zu 460 % gegenüber dem auf der Packung angegebenen Anteil (Booker et al. 2014).

Langzeituntersuchungen zeigen bei einer Monotherapie keinen Einfluss auf IPSS-Score, Prostatavolumen oder Peak-Flow verglichen mit einem Placebo, jedoch konnte in Kombination mit Tamsulosin eine Verbesserung der Lebensqualität sowie des IPSS-Scores nachgewiesen werden (Barry et al. 2011; Bent et al. 2006; Alcaraz et al. 2020).

- **Pygeum Africanum: Afrikanische Pflaume**

In Europa wird der Extrakt der afrikanischen Pflaume seit den späten 1960er-Jahren in der Therapie des BPS eingesetzt. Vermutete Wirkweise ist hier eine Veränderung der Blasenkontraktion, die nur im Tierversuch beschrieben werden konnte (Levin et al. 1996). Die in den Studien am meisten verwendeten Dosierungen liegen zwischen 100 und 200 mg täglich und es zeigt sich ein moderater Effekt auf die Symptomatik der Patienten. Aufgrund mangelnder Standardisierung in der Beurteilung der Symptomatik sind diese Studien nur bedingt aussagekräftig. Pygeum Africanum kann dennoch als sicheres und wirksames Medikament in der Behandlung des BPS eingesetzt werden (Salinas-Casado et al. 2020).

- **Hypoxis rooperi: Afrikanische Gräser**

Ein weiteres pflanzliches Therapeutikum in der Behandlung des BPS ist beta-Sitosterol, welches aus afrikanischen Gräsern (Hypoxis rooperi) gewonnen wird. Die vermutete Wirkweise beruht auf entzündungshemmenden Effekten durch eine Hemmung des Prostaglandin-Stoffwechsels. Präparate werden unter den Namen Harzol® und Azuprostat® vermarktet.

In einer gepoolten Analyse von Wilt et al. aus dem Jahr 1999 zeigten sich eine Reduktion des IPSS-Scores um 4,9 Punkte sowie eine Zunahme des Peak-Flows um 3,91 ml/s mit signifikantem Unterschied zum Placebo mit deutlicher Reduktion des Restharns (28,6 ml). Gleichzeitig kommen aufgrund der hohen Wirksamkeit der Präparate in dieser Analyse Zweifel an der Verlässlichkeit der erhobenen Daten auf; es erfolgte nur ein kurzes Follow-up (4–26 Wochen) (Timothy J Wilt et al. 1999).

- **Weitere Phytopharmaka**

Zahlreiche weitere Substanzen werden als Phytopharmaka zur Behandlung des BPS vermarktet. Meist gibt es jedoch keine verlässlichen Daten, um die therapeutische Wirksamkeit ausreichend bewerten zu können.

Cernilton, welches aus dem Blütenstaub von Roggen gewonnen wird, zeigte im Vergleich mit einem Placebo eine Verbesserung der Symptomatik in der Selbsteinschätzung sowie bei nächtlicher Pollakisurie, hatte jedoch keine Auswirkung auf Peak-Flow und Harnfluss. Grundsätzlich mangelt es den Studien jedoch an ausreichend Follow-up und Qualität (Timothy J Wilt et al. 1999).

Leukopin, welches in hoher Konzentration in Tomaten vorkommt, zeigt antioxidative sowie entzündungshemmende Aktivität und moduliert über die Hemmung von 5-alpha-Reduktase und IL-6-Signalen das Zellwachstum in der Prostata.

In ähnlicher Weise wirkt sich Selen auf das Prostatawachstum aus (Holzapfel et al. 2013; Vinceti et al. 2014). Eine Kombination beider mit Serenoa repens wird unter dem Namen Profluss® vermarktet. In Kombination mit einem Alpha-Blocker konnten sich hierbei über einen zwölfmonatigen Zeitraum Verbesserungen in der Symptomatik sowie im Peak-Flow erzielen lassen (Morgia et al. 2014).

> **Fazit**
>
> Phytopharmaka beinhalten eine Vielzahl von Präparaten mit großen Unterschieden in Zusammensetzung und Herstellung. Es fehlen verlässliche Studien über Wirkweise, Effekte und Langzeitwirkung der Phytopharmaka. Vermutete Mechanismen sind unter anderem eine entzündungshemmende Wirkung, Hemmung der 5-alpha-Reduktase sowie Hemmung von Zellwachstum. Es gibt in den EAU-Leitlinien keine klare Handlungsempfehlung zu Phytopharmaka. ◄

11.2 Alpha-Blocker

In der medikamentösen Therapie des BPS sind Alpha-Blocker die Substanzgruppe der ersten Wahl.

In der Therapie des BPS wurden Alpha-Blocker erstmals in den 1970er-Jahren angewandt. Caine et al. konnten (1978) in einer Studie eine signifikante Verbesserung von Uroflowmetrie und Symptomen mit dem nicht-selektiven Alpha-Blocker Phenoxybenzamin nachweisen (Caine et al. 1978). Aufgrund der nicht-selektiven Alpha-Blockade kam es jedoch zu schwerwiegenden kardiovaskulären Zwischenfällen, weswegen Phenoxybenzamin nicht mehr zur Behandlung des BPS eingesetzt wurde.

Aufgrund der Dominanz der Alpha-1-Rezeptoren an Prostata und Urethra wurden Substanzen mit selektiver Bindung an ebendiese Rezeptoren entwickelt, um diese gezielter zu blockieren.

Als erster selektiver Alpha-1-Blocker wurde Prazosin mit gutem Wirkprofil und gleichzeitig geringeren Nebenwirkungen als Phenoxybenzamin entwickelt (C R Chapple et al. 1992; R S Kirby et al. 1987). Ein Nachteil von Prazosin war jedoch die schnelle Elimination aus dem Serum, welche eine Einnahme mindestens zweimal täglich notwendig machte.

Aufgrunddessen wurden Doxazosin und Terazosin entwickelt, bei welchen eine Einnahme einmal täglich ausreicht. Problematisch bei beiden Präparaten waren jedoch wieder schwerwiegende kardiovaskuläre Nebenwirkungen aufgrund der Relaxation der glatten Muskulatur der Gefäße. In weiterer Folge wurden uroselektive Präparate wie Tamsulosin, Alfuzosin, Silodosin und Naftodipil mit hoher Affinität zu Alpha-1-a- und Alpha-1-d-Rezeptoren entwickelt.

- **Wirkweise**

Die Kontraktion der glatten Muskulatur in Prostata und Urethra wird größtenteils durch Alpha-1-Adrenorezeptoren gesteuert. Alpha-1-AR lassen sich zudem in drei verschiedene Subtypen einteilen (Alpha-1a, Alpha-1b, Alpha-1d).

Der Alpha-1a-Subtyp ist in der Prostata am stärksten vertreten (ca. 70 %) (Andersson 2002). In einer Untersuchung von Moriyama et al. aus dem Jahr 1999 konnte gezeigt werden, dass die Expression aller drei Alpha-1-Rezeptor-Subgruppen im Gewebe mit BPH vermehrt war, der Alpha-1a-Subtyp hatte hierbei den größten Anteil (Moriyama et al. 1998). Ähnliches konnte auch für Urothelgewebe, speziell an Blasenhals und prostatischer Harnröhre, nachgewiesen werden (Andersson 2002).

Alpha-1-Adrenorezeptoren reagieren vor allem auf den Neurotransmitter Noradrenalin und sorgen für eine Kontraktion der glatten Muskulatur. Eine vermehrte Expression dieser Rezeptoren führt zu den typischen Beschwerden der Blasenentleerung. Die Blockade der Alpha-1-Rezeptoren resultiert in Relaxation der glatten Muskulatur an Prostata und Blasenhals.

- **Tamsulosin**

Tamsulosin ist ein uroselektiver Alpha-Blocker mit hoher Affinität zu Alpha-1-a- und Alpha-1-d-Rezeptoren. Die Wirksamkeit und Sicherheit von Tamsulosin wurde in verschiedenen randomisierten kontrollierten Studien untersucht. In einer Meta-Analyse dieser Studien von Wilt et al. aus dem

Jahr 2003 zeigte Tamsulosin eine Verbesserung der Symptom-Scores zwischen 20 und 48 % sowie eine Verbesserung des Peak-Flows zwischen 1,2 und 4 ml/s (T J Wilt, Mac Donald, and Rutks 2003). Der Effekt von Tamsulosin ist etwas besser mit höherer Dosierung (0,8 mg), jedoch auch mit einer Zunahme von Nebenwirkungen vergesellschaftet, weshalb die Dosierung von 0,4 mg täglich etabliert ist.

Patienten sollten über Nebenwirkungen wie Rhinitis, Schwindel und retrograde Ejakulation aufgeklärt werden. Auswirkungen auf den Blutdruck werden in den Studien sowohl bei hypertensiven als auch bei normotensiven Patienten als in etwa gleich mit dem Placebo beschrieben. Bereits 4–8 h nach der Einnahme ist eine Zunahme des Peak-Flows nachweisbar, eine Symptomverbesserung nach Einnahme von einer Woche (H Lepor 1998). Zudem zeigt sich unter Einnahme von Tamsulosin eine signifikante Reduktion der nächtlichen Pollakisurie sowie eine Verbesserung des Harnstrahls (Yoshida et al. 2010; Aikawa et al. 2015).

- **Alfuzosin**

Alfuzosin weist eine Präferenz für prostatisches Gewebe mit einer geringeren Wirkung auf vaskuläres Gewebe sowie einer geringen Diffusion im zentralen Nervensystem. Aufgrund dieser Eigenschaften zeigt sich eine hohe Wirksamkeit in der Behandlung des BPS bei gleichzeitig geringer Rate an Nebenwirkungen (Mottet et al. 2003; Rouquier et al. 1994). Initial wurde Alfuzosin in einer Dosierung von 2,5 mg 3-mal täglich vermarktet. Mittlerweile hat sich eine einmal tägliche Einnahme von 10 mg etabliert (Al Bawab et al. 2020). Eine einschleichende Dosierung ist nicht notwendig.

In einer Meta-Analyse konnte eine gute Wirksamkeit in Bezug auf Symptom-Scores sowie Uroflowmetrie nachgewiesen werden. Die am häufigsten beschriebene Nebenwirkung ist Schwindel und tritt bei 1,7 bis 11,8 % der Patienten auf. Andere Nebenwirkungen wie Hypotension, Synkopen oder Somnolenz werden bei weniger als 2 % der Patienten beschrieben (MacDonald und Wilt 2005).

- **Terazosin**

Angesichts seiner Wirkung auf den Blutdruck gilt Terazosin bei der Behandlung des BPS als Medikament der zweiten Wahl. Die höchste Wirksamkeit ist in einer 10-mg-Dosierung einmal täglich nachgewiesen. Aufgrund der erhöhten Absetzungsraten durch Nebenwirkungen sollte eine langsame Dosissteigerung erfolgen, beginnend mit 1 mg und wöchentlicher Steigerung auf 2, 5 und 10 mg (T.J. Wilt et al. 2002).

Die Wirksamkeit von Terazosin ist in verschiedenen Studien gut beschrieben worden. Es zeigen sich signifikante Verbesserung sowohl bei Uroflowmetrie als auch bei Symptom-Scores (H Lepor et al. 1996a, b; Fusco et al. 2016). Gleichzeitig treten Nebenwirkungen wie Schwindel und Schwäche sehr häufig auf; eine Absetzungsrate von fast 20 % wird beschrieben (Claus G Roehrborn et al. 1995).

In einer Untersuchung der Blutdruckveränderung unter Einnahme von Terazosin konnten Kirby et al. (1998) vor allem Auswirkungen bei Patienten mit unbehandeltem oder schlecht eingestelltem Blutdruck nachweisen. Patienten mit normotensiven und gut eingestellten Blutdruckwerten zeigten nicht signifikante bis gar keine Veränderungen des Blutdrucks (R S Kirby 1998).

- **Doxazosin**

Ähnlich wie Terazosin gehört Doxazosin aufgrund seiner Wirkung auf den Blutdruck zu Mitteln der zweiten Wahl. Empfohlen ist eine Dosissteigerung beginnend mit 1 mg pro Tag und wöchentlicher Steigerung auf 2, 5 und 10 mg. Analysen von Placebo-kontrollierten Studien zeigen das Auftreten von Schwindel bei ca. 11 % der Patienten und ein 2,7-fach erhöhtes Risiko für lagerungsbedingte Hypotension bei Einnahme von Doxazosin. Gleichzeitig wurde in verschiedenen Studien eine hohe Wirksamkeit in Bezug auf Symptom-Scores sowie Uroflowmetrie nachgewiesen (Fawzy et al. 1995; Andersen et al. 2000).

- **Silodosin**

Silodosin ist der Alpha-Blocker mit der höchsten Affinität für Alpha-1-a Rezeptoren. Bei einer Dosierung von 8 mg pro Tag konnte nach 12 Wochen eine IPSS-Reduktion von 6,4 Punkten nachgewiesen werden. Häufigste beschriebene Nebenwirkung ist die retrograde Ejakulation in ca. 28 % der Fälle, wobei lediglich 2,8 % der Patienten aufgrund dessen die Therapie abbrachen (Marks et al. 2009). Bei Auftreten einer Anejakulation war der Therapieerfolg, gemessen an IPSS-Score und Uroflometrie, höher (C G Roehrborn et al. 2011). Gleichzeitig konnte bei Patienten ohne Anejakulation eine Verbesserung der erektilen Funktion gezeigt werden (Cihan et al. 2020).

Im Vergleich zeigen Silodosin und Tamsulosin ähnliche Resultate bei etwas unterschiedlichem Nebenwirkungsprofil mit eher kardiovaskulären Nebenwirkungen bei Tamsulosin und Anejakulation bei Silodosin.

- **Alpha-Blocker im Vergleich bei verschiedenen Patientengruppen**

Im Hinblick auf die hämodynamischen Auswirkungen von Alpha-Blockern zeigt sich bei den nicht-uroselektiven Alpha-Blockern Terazosin und Doxazosin eine stärkere Verringerung des systolischen und diastolischen Blutdrucks. Dies ist auf die hohe Affinität zum Alpha-1b-Rezeptor zurückzuführen, die in den Blutgefäßen stark verbreitet sind. Klinisch macht sich dies durch Schwindel, Schwäche, Kopfschmerzen, Palpitationen und Synkopen bemerkbar. Schwindel und Schwäche werden als Hauptursache für einen Therapieabbruch bei Alpha-Blockern beschrieben (C G Roehrborn und Siegel 1996). Es ist davon auszugehen, dass hierbei nicht nur die periphere Blockade sondern auch eine Wirkung auf das zentrale Nervensystem eine Rolle spielt (Andersson und Gratzke 2007).

Da das Risiko für eine orthostatische Hypotension zu Beginn der Therapie am höchsten ist, wird bei Terazosin und Doxazosin grundsätzlich eine sorgfältige Dosistitration empfohlen (de Mey 1998). Bei den uroselektiven Alpha-Blockern wird Alfuzosin eine etwas höhere Wirkung auf den Blutdruck zugeschrieben. Bei Tamsulosin und Silodosin konnten weniger hämodynamische Effekte nachgewiesen werden, jedoch konnte auch hier ein Zusammenhang zum Auftreten von Synkopen, insbesondere bei Patienten ohne antihypertensive Medikation, gezeigt werden (Ding et al. 2013; Novara et al. 2013; Ohyama et al. 2019). Eine kombinierte Gabe zweier Alpha-Blocker wird nicht empfohlen.

> Grundsätzlich sind sowohl uroselektive als auch nicht-uroselektive Alphablocker mit dem Auftreten von Synkopen verknüpft.

Patienten mit kardiovaskulären Vorerkrankungen: Ursprünglich zur Therapie der arteriellen Hypertonie entwickelt, gehören Alpha-Blocker hier nicht mehr zur Therapie der ersten Wahl, da Beta-Blocker und ACE-Hemmer deutlich bessere Ergebnisse gezeigt haben.

Bei Patienten mit antihypertensiver Medikation sollte eine Therapie mit Alpha-Blockern mit Sorgfalt erwogen werden. Eine Einnahme von Alfuzosin bei diesen Patienten ist mit einem erhöhten Risiko für kardiovaskuläre Ereignisse verbunden (Lukacs et al. 2000). Analysen von Tamsulosin und Silodosin bei Patienten mit antihypertensiver Medikation konnten keine erhöhte Rate an kardiovaskulären Nebenwirkungen nachweisen (Lowe 1997; Michel et al. 1998; Novara et al. 2013).

Pharmakologische Therapie

Geriatrische Patienten: Für ältere Patienten sind Nebenwirkungen wie Schwindel und orthostatische Hypotension potentiell gravierender, da diese zu Stürzen und in der Folge zu Frakturen und Hospitalisierungen führen können (Welk et al. 2015). Zudem sollten speziell ältere Patienten vor Therapiebeginn über die First-Dose-Hypotension bei Alpha-Blockern aufgeklärt werden (Bird et al. 2013).

Sexuelle Funktion: LUTS sind ein Risikofaktor für sexuelle Dysfunktion und beeinträchtigen die Lebensqualität der Patienten (Rosen et al. 2003). Ein positiver Effekt von Alpha-Blockern darauf wird vielfach beschrieben und vor allem auf die Verbesserung der LUTS-Symptomatik und dadurch verbesserte Lebensqualität zurückgeführt (Gacci et al. 2011; Dijk et al. 2006).

Gleichzeitig werden Alpha-Blocker aber auch mit Ejakulationsproblemen verknüpft, hierbei ist besonders die retrograde Ejakulation zu erwähnen. Als Hauptursache wurde zunächst eine Entspannung der glatten Muskulatur des Blasenhalses vermutet, jedoch werden auch Effekte von Alpha-Blockern auf die Samenbläschen diskutiert (Andersson und Gratzke 2007). Zudem wird ein zentraler Effekt auf die Ejakulation über Dopamin-2-like- und Serotonin-Rezeptoren in Erwägung gezogen (Rosen et al. 2003).

Die Wahrscheinlichkeit für Ejakulationsstörungen ist unter Silodosintherapie höher als unter Tamsulosin (Gacci et al. 2014). Die nichtselektiven Alpha-Blocker Doxazosin und Terazosin stehen nicht im Verdacht Auswirkungen auf die Ejakulation zu haben.

Floppy Iris Syndrome: Das intraoperative Floppy-Iris-Syndrom (IFIS) ist eine mögliche Komplikation bei Kataraktoperationen und eng mit der Einnahme von Alpha-Blockern verknüpft. Patienten mit geplanten Kataraktoperationen sollten präoperativ keine Therapie mit Alpha-Blockern beginnen bzw. eine bereits bestehende Therapie pausieren. Zudem könnte eine Dosisreduktion zu einer geringeren Inzidenz des IFIS führen, wie Daten aus Japan zeigen konnten, da gemäß der dortigen Empfehlung Tamsulosin in reduzierter Dosierung verabreicht wird. Nach aktuellen Erkenntnissen ist das IFIS irreversibel und kann auch nach seit Jahren beendeter Alphablockertherapie noch auftreten (Lunacek et al. 2018; Yang et al. 2020).

▶ Fazit

Alpha-Blocker sind das Mittel der ersten Wahl in der Behandlung von Miktionsbeschwerden bei BPS. Wirkmechanismus ist eine Entspannung der glatten Muskulatur an Prostata und Blasenhals.
Aufgrund des Sicherheitsprofils sind Tamsulosin und Silodosin die am häufigsten angewendeten Präparate. Doxazosin, Terazosin und Alfuzosin gelten aufgrund verstärkter kardiovaskulärer Nebenwirkungen als Mittel der zweiten Wahl.
Bekannte Nebenwirkungen einer Therapie mit Alpha-Blockern umfassen Hypotension (und damit verbundene Effekte wie Schwindel, Schwäche, Synkopen und Stürze) sowie retrograde Ejakulation. ◀

11.3 5-Alpha-Reduktase-Hemmer

In der hormonellen Therapie der BPH haben sich 5-Alpha-Reduktase-Hemmer etabliert. Vorteil dieser Therapie, im Gegensatz zu anderen hormonellen Therapeutika wie z. B. GnRH-Analoga, ist die fehlende Interaktion mit der Hypothalamus-Hypophysen-Achse. 5-ARI unterdrücken die Konversion von Testosteron zum stärker wirkenden Metaboliten Dihydrotestosteron (DHT). Diese wird durch das Enzym 5-Alpha-Reduktase vermittelt, von welchem es zwei Isoenzyme gibt. Das Typ-I-Isoenzym wird neben der Prostata in verschiedenen Gewebetypen wie Leber und Haut gebildet, das Typ-II-Isoenzym wird fast ausschließlich in Prostata und genitalem Gewebe gebildet. Eine Behandlung mit den 5-ARI Finasterid und Dutasterid sollte über mindestens 6 Monate erfolgen. Patienten mit größerer Prostata scheinen ein besseres Ansprechen zu haben. Der PSA-Wert verringert sich im Durchschnitt um 50%. Patienten sollten über Nebenwirkungen wie sexuelle Dysfunktion und Depressionen aufgeklärt werden. *Untersuchungen zeigen eine geringere Inzidenz von neu diagnostizierten Prostatakarzinomen, jedoch bei gleichzeitig erhöhter Inzidenz von High-grade-Karzinomen, weswegen 5-ARIs nicht zur Prävention von Prostatakarzinomen geeignet sind* (Thompson et al. 2003).

- **Finasterid**

Finasterid inhibiert vorrangig das Typ-II-Isoenzym der 5-Alpha-Reduktase. Durch das ungehemmte Typ-I-Enzym wird dabei eine Kastration vermieden. Die Standarddosierung beträgt 5 mg pro Tag und muss für mindestens 6 Monate eingenommen werden. Studien konnten eine Abnahme des Prostatavolumens, eine Verringerung des PSA-Werts um ca. 50% sowie eine Verbesserung der Symptom-Scores nachweisen. Zudem kommt es zu einer geringeren Rate von Harnverhalten und das Risiko, eine chirurgische Behandlung zu benötigen, sinkt (Gormley et al. 1992; J D McConnell et al. 1998). Der Therapieerfolg ist höher bei Patienten mit einem größeren Prostatavolumen (>40 ml) (Tacklind et al. 2010). Bekannte Nebenwirkungen von Finasterid sind sexuelle Dysfunktion (bei Langzeiteinnahme teilweise auch dauerhaft), Libidoverlust und Gynäkomastie.

Vor Therapiebeginn sollte der PSA-Wert kontrolliert werden, um diesen bei der Früherkennung von Prostatakarzinomen einordnen zu können. *In Langzeitstudien zeigte sich unter Finasterid-Einnahme eine geringere Inzidenz von Prostatakarzinomen, gleichzeitig aber eine erhöhte Rate an High-grade-Prostatakarzinomen.* Zudem gibt es Hinweise auf eine mögliche Reduktion von Blasenkrebs, bei welcher jedoch auch eine ethnische Komponente relevant zu sein scheint (Zhu et al. 2021).

- **Dutasterid**

Dutasterid hemmt sowohl das Typ-I- als auch das Typ-II-Isoenzym der 5-Alpha-Reduktase. Dadurch kommt es zu einer ca. 90-prozentigen Senkung der Serum-DHT-Konzentration (Clark et al. 2004). Die Dosierung beträgt 0,5 mg einmal täglich und sollte über mindestens 6 Monate verabreicht werden.

Die Nebenwirkungen von Dutasterid sind vergleichbar mit Finasterid (sexuelle Dysfunktion, Libidoverlust und Gynäkomastie). Im zweiten Jahr der Einnahme wird eine Verringerung der Nebenwirkungen berichtet (Claus G Roehrborn et al. 2002; Clark et al. 2004; Na et al. 2012).

Im Vergleich mit Finasterid zeigen sich nach einem Jahr ähnliche Ergebnisse in Bezug auf Symptom-Scores, Peak-Flow, PSA-Abnahme und Verringerung des Prostatavolumens (Clark et al. 2004; Nickel et al. 2011).

Auffällig ist zusätzlich eine Verbesserung der nächtlichen Pollakisurie, die allerdings nicht mit einer Verbesserung der Schlafqualität einhergeht (Kuhlmann et al. 2021). *Genau wie unter Finasterid-Therapie kommt es unter Dutasterid-Therapie zu einer Abnahme von Prostatakarzinomen, jedoch wird auch hier eine Zunahme an High-grade-Prostatakarzinomen beschrieben (Gleason Score 8 oder mehr). Aus diesem Grund besteht auch keine Empfehlung für Dutasterid zur Prostatakarzinomprophylaxe.*

- **Nebenwirkungsprofil von 5-Alpha-Reduktase-Inhibitoren**

Insgesamt haben sowohl Finasterid als auch Dutasterid nur eine geringe Rate an Nebenwirkungen. Am häufigsten berichtet wird über sexuelle Nebenwirkungen wie erektile Dysfunktion, Libidoverlust und Ejakulationsbeschwerden (geringeres Ejakulatvolumen). Die genauen Mechanismen sind unklar, vermutet wird eine Verringerung von Stickoxid und Stickoxid-Synthase durch eine geringere DHT-Konzentration im Corpus cavernosum. Unter Langzeittherapie können diese Beschwerden bei einigen Patienten auch dauerhaft sein. Das relative Risiko hierfür wird mit 1,55 beschrieben (Corona et al. 2017; Liu et al. 2016). Umstritten ist noch, ob die Beschwerden bei einer Langzeittherapie abnehmen (Moinpour et al. 2007; Liu et al. 2016).

Des Weiteren scheinen 5-ARIs das Risiko für Depressionen zu erhöhen; es zeigt sich eine höhere Inzidenz von Suiziden unter 5-ARI-Therapie vor allem bei jüngeren Patienten (Nguyen et al. 2021). Patienten sollten daher genau über das Risiko, an einer Depression zu erkranken, aufgeklärt werden.

In verschiedenen Publikationen gab es außerdem Berichte über ein erhöhtes Risiko für Diabetes, Abnahme der Knochendichte und erhöhte Inzidenz von Herzversagen und Myokardinfarkten, welche sich bei genaueren Analysen alle als nicht signifikant herausgestellt haben (Unger et al. 2016; Matsumoto et al. 2002; Skeldon et al. 2017).

> ▶ Fazit
>
> 5-Alpha-Reduktase-Inhibitoren bewirken im Schnitt eine 20%ige Reduktion des Prostatavolumens sowie eine mäßige Verbesserung bei Symptomen und Uroflowmetrie. Ein Therapieerfolg tritt erst bei Langzeiteinnahme (mindestens 6 Monate) ein. Der Therapieerfolg ist bei Patienten mit größerer Prostata höher. Nebenwirkungen von 5-Alpha-Reduktase sind sexuelle Beschwerden und ein erhöhtes Risiko für Depressionen. Die Einnahme zur Prävention von Prostatakarzinomen wird nicht empfohlen. ◀

11.4 Phosphodiesterasehemmer

Die glatte Muskulatur der unteren Harnwege bildet auch das Enzym Phosphodiesterase vom Typ 5. Diese hat die Aufgabe, cGMP abzubauen, welches wiederum eine Rolle bei der Vasodilatation spielt. Eine Hemmung der Phosphodiesterase-5 resultiert also in einer Gefäßerweiterung. Ursprünglich zur Behandlung der erektilen Dysfunktion eingesetzt, hat sich inzwischen aber auch eine Wirkung bei der Behandlung von LUTS gezeigt. Der genaue Mechanismus ist dabei nicht abschließend verstanden, vermutet werden eine verstärkte Oxygenierung von Prostata- und Blasengewebe und eine entzündungshemmende Wirkung (Morelli et al. 2013; Vignozzi et al. 2013). Aufgrund des günstigen Profils (lange Halbwertszeit) ist derzeit Tadalafil der einzige zugelassene Phosphodiesterasehemmer in der Behandlung des BPS bei Patienten mit oder ohne erektile Dysfunktion. Empfohlen wird eine Einnahme von 5 mg pro Tag.

Auswertungen zeigen eine Verringerung von IPSS und QoL-Score sowie eine Verbesserung bei nächtlicher Pollakisurie. Gleichzeitig zeigt sich keine Auswirkung auf die Uroflowmetrie (Hatzimouratidis et al. 2014; Dmochowski et al. 2010; Dong et al. 2013). Tadalafil ist gut verträglich; Nebenwirkungen wie Dyspepsie, Rücken- und Kopfschmerz treten bei ca. 2% der Patienten auf (Gacci et al. 2015; McVary et al. 2007). Im Vergleich mit Alpha-Blockern zeigt sich eine ähnliche Wirksamkeit in Bezug auf IPSS-Scores, Lebensqualität, Uroflow und Restharnmengen (Dahm et al. 2017).

Eine Behandlung mit Tadalafil wird daher als gute Alternative bei Patienten mit moderaten Symptomen und begleitender erektiler Dysfunktion gesehen und zeigt sich hier gegenüber Tamsulosin überlegen (Oelke et al. 2013; Guo et al. 2020).

11.5 Antimuskarinika

Antimuskarinika gehören zur Standardtherapie der überaktiven Blase und blockieren die M2- und M3-Rezeptoren der Blase. Dies resultiert in einer Reduktion unfreiwilliger Blasenkontraktionen, weniger Harndrang und einem erhöhten Blasenvolumen (Christopher R Chapple et al. 2002). In der Behandlung von Blasenentleerungsstörungen beim BPS kann die Therapie mit Antimuskarinika bei bestimmten Patientengruppen zu einer Verbesserung der Symptomatik beitragen. Kontraindikation für eine Therapie mit Antimuskarinika beim BPS sind ein bereits aufgetretener Harnverhalt und erhöhtes Restharnvolumen (>200 ml), da Antimuskarinika mit einem erhöhten Risiko für ebendiese verknüpft sind.

Die Monotherapie mit Antimuskarinika bei BPS ist umstritten. In einigen Studien konnte eine Verbesserung bei IPSS-Scores, insbesondere im Hinblick auf irritative Beschwerden gezeigt werden (Liao et al. 2013; Kaplan et al. 2006). Nebenwirkungen von Antimuskarinika umfassen Mundtrockenheit, Verstopfungen, Nasopharyngitis, Schwindel und ZNS-Beeinträchtigungen.

11.6 Beta-3-Agonist Mirabegron

Mirabegron ist ein relativ neu zugelassener Beta-3-Agonist der zur Behandlung bei überaktiver Blase eingesetzt wird. Neuere Daten zeigen einen Nutzen in der Behandlung von Harnabflussstörungen bei Patienten mit BPH. Die empfohlene Dosis beträgt initial 25 mg pro Tag und kann auf 50 mg gesteigert werden.

Die Wirkung von Mirabegron tritt über eine Stimulation von Beta-3-Rezeptoren, welche die dominierenden Beta-Rezeptoren an der Blase sind, ein. Dies resultiert in einer Entspannung der glatten Muskulatur des Detrusors und in weiterer Folge zu einer Erhöhung der Blasenkapazität ohne Auswirkungen auf Restharnmengen oder Entleerungsdruck (Leon et al. 2008; Yamaguchi und Chapple 2007). Placebostudien zeigen eine Verringerung der Miktionsfrequenz sowie der Häufigkeit von Blasenkontraktionen (Nitti et al. 2013). Des Weiteren gibt es Berichte über eine Wirkung auf die glatte Muskulatur von Urethra und Prostata (Alexandre et al. 2016).

Bekannte Nebenwirkungen von Mirabegron umfassen Kopfschmerz und Nasopharyngitis, zudem wird eine Verabreichung bei Patienten mit unkontrollierter Hypertension nicht empfohlen (Tubaro et al. 2017; Malik et al. 2012).

11.7 Kombinationstherapien

- **Kombination von Alpha-Blockern und 5-Alpha-Reduktase-Hemmern**

Die Kombination eines Alpha-Blockers und eines 5-Alpha-Reduktase-Hemmers hat den Vorteil einer schnellen Symptomverbesserung durch den Alpha-Blocker und einer langfristigen Verkleinerung der Prostata mit Vermeidung eines Harnverhaltes durch den 5-ARI. Nach 6 Monaten kann bei gutem Ansprechen der Therapie ein Absetzen des Alpha-Blockers in Erwägung gezogen werden, ohne eine Verschlechterung der Symptomatik befürchten zu müssen (Barkin et al. 2003).

In randomisiert-kontrollierten Studien konnte zunächst kein Vorteil einer Kombinationstherapie gegenüber einer Monotherapie mit Alpha-Blockern nachgewiesen werden. Allerdings hatten alle Studien eine maximale Laufzeit von einem Jahr (Herbert Lepor et al. 1996a, b; Debruyne et al. 1998; Roger S Kirby et al. 2003).

Im MTOPS Trial (Medical Therapy of Prostatic Symptoms Trial) von McConnell et al. aus dem Jahr 2003 wurde die Kombinationstherapie von Doxazosin und Finasterid bei über 3000 Patienten über einen Zeitraum von vier Jahren untersucht (John

Pharmakologische Therapie

D McConnell et al. 2003): Die Patienten wurden in vier Gruppen randomisiert und erhielten entweder zwei Placebos, eine Monotherapie aus Finasterid oder Doxazosin mit einem Placebo und Kombinationstherapie aus Finasterid mit Doxazosin. Nach Beendigung der Studie zeigte die Gruppe, die die Kombinationstherapie erhalten hatte, den geringsten Progress des BPS. Patienten mit Finasteridmono- und Kombinationstherapie wiesen ein geringeres Risiko für einen Harnverhalt und chirurgische Eingriffe auf.

In Bezug auf Symptom-Scores, Peak-Flow, PSA-Reduktion und Prostatavolumen war die Kombinationstherapie sowohl der Doxazosin- als auch Finasterid-Monotherapie überlegen. Das Risiko eines Fortschreitens war bei Patienten mit initial hohem PSA-Wert und Prostatavolumen in der Kombinationstherapie am geringsten.

Im Hinblick auf Nebenwirkungen waren die Patienten mit Kombinationstherapie am stärksten betroffen. Bei Analyse der medikamentenspezifischen Nebenwirkungen zeigten sich ähnliche Zahlen wie bei der jeweiligen Monotherapie. Die Nebenwirkungen waren im ersten Jahr der Therapie am höchsten und nahmen in den Folgejahren ab.

Die über vier Jahre abgehaltene CombAT Studie von Roehrborn et al. aus dem Jahr 2008 verglich die Kombination von Dutasterid und Tamsulosin. Hierfür wurden über 4800 Patienten in drei Gruppen randomisiert und erhielten Dutasterid mit einem Placebo, Tamsulosin mit einem Placebo oder Dutasterid und Tamsulosin. Es wurden im Gegensatz zur MTOPS-Studie nur Patienten mit einem Prostatavolumen von über 30 ml und PSA-Werten von mehr als 1,5 ng/ml inkludiert (Claus G Roehrborn et al. 2010).

Ähnlich wie in der MTOPS-Studie wiesen Patienten mit Kombinationstherapie oder Dutasterid-Monotherapie ein geringeres Risiko für einen Harnverhalt oder chirurgische Eingriffe auf. In Bezug auf den Krankheitsprogress sowie Symptomverbesserung war die Kombinationstherapie beiden Monotherapien überlegen. Das Auftreten von Nebenwirkungen war bei der Kombinationstherapie am höchsten, allerdings zeigten sich auch hier ähnliche Zahlen von Studienabbrechern bei den Monotherapien.

- **Kombination von Alpha-Blockern und Antimuskarinika**

Eine Kombinationstherapie von Alpha-Blockern mit Antimuskarinika bietet sich bei Patienten mit persistierenden irritativen Miktionsbeschwerden nach vorangegangener Alpha-Blocker-Therapie an. Eine Dosisanpassung ist dabei nicht erforderlich.

Es gibt verschiedene randomisierte kontrollierte Studien, welche sich mit der Kombination von unterschiedlichen Antimuskarinika mit Alpha-Blockern befasst haben.

Kaplan et al. untersuchten (2006) die Kombination von Tolterodin und Tamsulosin bei Patienten mit einem IPSS von über 12 und irritativer Symptomatik. Diese war in der Kombination sowohl dem Placebo als auch beiden Substanzen als Monotherapie im Hinblick auf IPSS-Reduktion, Miktionsfrequenz und generelles Empfinden des Behandlungserfolges durch die Patienten überlegen (Kaplan et al. 2006).

Ähnliche Resultate konnte in einer anderen Studie für die Kombination von Doxazosin 4 mg und Propiverin 20 mg gezeigt werden. Erwähnenswert ist hierbei, dass es zu einem Anstieg des Restharnvolumens um ca. 20 ml ohne Harnverhalt und zu einer erhöhten Rate an Nebenwirkungen kam (Lee et al. 2005).

Da im klinischen Alltag bei BPH meist eine initiale Therapie mit Alpha-Blockern erfolgt, wurden verschiedene Studien durchgeführt, bei denen die Patienten zunächst für mindestens einen Monat eine Monotherapie mit Alpha-Blockern und anschließend eine Kombinationstherapie aus Alpha-Blocker und Antimuskarinikum erhielten. Hierbei zeigten sich in den Kombinationen von Oxybutinin und Tamsulosin

(MacDiarmid et al. 2008), Tolterodin und Alpha-Blocker (C. Chapple et al. 2009), Solifenacin und Tamsulosin signifikante Verbesserungen von Symptom-Scores und Lebensqualität (Drake et al. 2015).

- **Kombination von Alpha-Blockern und Mirabegron**

Die Kombination von Alpha-Blockern mit dem Beta-3-Agonisten Mirabegron ist in wenigen klinischen Studien untersucht worden. Patienten mit BPH und überaktiver Blase könnten hierbei profitieren. In den Studien wurde eine signifikante Reduktion von den Symptom-Scores und Verbesserung der Lebensqualität ohne Veränderungen der Restharnmengen gezeigt. Es gibt nur eine randomisierte kontrollierte Studie mit 94 Patienten aus dem Jahr 2015 in der die Kombinationstherapie von Mirabegron und Tamsulosin mit einer Tamsulosin Monotherapie verglichen wurde. Hier konnte ein Vorteil der Kombinationstherapie gegenüber der Monotherapie in Bezug auf Symptomverbesserungen dargestellt werden. Speziell bei irritativen Miktionsbeschwerden zeigten sich Verbesserungen durch die Kombinationstherapie.

Beachtenswert ist jedoch, dass es zu einer signifikanten Zunahme des Restharns kam, wobei nur ein Fall von Harnverhalt beschrieben wurde (Ichihara et al. 2015; Matsuo et al. 2016; Wada et al. 2016).

- Die medikamentöse Therapie ist die Therapie der Wahl bei Patienten mit moderaten Symptomen ohne Operationsindikation.
- Die Wahl der Medikamentengruppe richtet sich nach den vorherrschenden Symptomen des Patienten.
- Phytopharmaka können bei Patienten mit milder Symptomatik eingesetzt werden, wenn Nebenwirkungen der Pharmakotherapie befürchtet werden.
- Es gibt wenig Literatur, die den Effekt von Phytopharmaka belegen konnte.
- Alpha-Blocker sind Medikamente mit schnellem Wirkeintritt und verbessern die Symptomatik der Patienten (IPSS) sowie die Uroflowmetrie.
- 5-Alpha-Reduktase-Hemmer sind besonders effektiv bei Patienten mit moderater Symptomatik und erhöhtem Risiko für ein Fortschreiten der BPH.
- 5-Alpha-Reduktase-Hemmer benötigen ca. 6 Monate bis zum Wirkeintritt und zählen daher zur Langzeitbehandlung.
- Phosphodiesterasehemmer werden insbesondere bei Patienten mit LUTS und begleitender erektiler Dysfunktion empfohlen.
- Antimuskarinika werden eigentlich in der Behandlung der überaktiven Blase eingesetzt, können aber auch bei Patienten mit irritativer Symptomatik eingesetzt werden. Kontraindikation für eine Therapie mit Antimuskarinika bei BPS sind ein bereits aufgetretener Harnverhalt und erhöhtes Restharnvolumen (>200 ml).
- Mirabegron zeigt vor allem einen Nutzen bei Patienten mit Harnabflussstörungen bei BPH.

Kombinationstherapien
- Die Kombination von Alpha-Blockern mit 5-Alpha-Reduktase-Hemmern hat den Vorteil einer schnellen Symptomverbesserung und einer langfristigen Verkleinerung der Prostata. Nach 6 Monaten kann bei gutem Ansprechen der Alpha-Blocker abgesetzt werden.
- Die Kombination von Alpha-Blockern mit Antimuskarinika ist insbesondere bei Patienten effektiv, bei denen eine Monotherapie bisher keine Verbesserung erzielt hat.

Literatur

Aikawa K, Kataoka M, Ogawa S, Akaihata H, Sato Y, Yabe M, Hata J et al (2015) Elucidation of the pattern of the onset of male lower urinary tract symptoms using cluster analysis: efficacy of tamsulosin in each symptom group. Urology 86(2):349–353. ▶ https://doi.org/10.1016/j.urology.2015.04.036

Alcaraz A, Alfredo R-A, Joaquín C-R, David C-D, Manuel E-F, José MC-O, Vincenzo F et al (2020) Clinical benefit of tamsulosin and the hexanic extract of serenoa repens, in combination or as monotherapy, in patients with moderate/severe LUTS-BPH: a subset analysis of the QUALIPROST study. J Clin Med 9(9). ▶ https://doi.org/10.3390/jcm9092909

Alexandre EC, Kiguti LR, Calmasini FB, Silva FH, da Silva KP, Ferreira R, Ribeiro CA, Mónica FZ, Pupo AS, Antunes E (2016) Mirabegron relaxes urethral smooth muscle by a dual mechanism involving B3-Adrenoceptor activation and A1-Adrenoceptor blockade. Br J Pharmacol 173(3):415–428. ▶ https://doi.org/10.1111/bph.13367

Andersen M, Dahlstrand C, Hoye K (2000) Double-blind trial of the efficacy and tolerability of doxazosin in the gastrointestinal therapeutic system, doxazosin standard, and placebo in patients with benign prostatic hyperplasia. Eur Urol 38(4):400–409. ▶ https://doi.org/10.1159/000020315

Andersson K-E (2002) α-Adrenoceptors and benign prostatic hyperplasia: basic principles for treatment with α-Adrenoceptor antagonists. World J Urol 19(6):390–396. ▶ https://doi.org/10.1007/s00345-001-0237-0

Andersson K-E, Gratzke C (2007) Pharmacology of Alpha1-Adrenoceptor antagonists in the lower urinary tract and central nervous system. Nat Clin Pract Urol 4(7):368–378. ▶ https://doi.org/10.1038/ncpuro0836

Barkin J, Guimarães M, Jacobi G, Pushkar D, Taylor S, van Vierssen Trip OB (2003) Alpha-Blocker therapy can be withdrawn in the majority of men following initial combination therapy with the dual 5alpha-reductase inhibitor dutasteride. Eur Urol 44(4):461–466. ▶ https://doi.org/10.1016/s0302-2838(03)00367-1

Barry MJ, Meleth S, Lee JY, Kreder KJ, Avins AL, Curtis Nickel J, Roehrborn CG et al (2011) Effect of increasing doses of saw palmetto extract on lower urinary tract symptoms: a randomized trial. JAMA 306(12):1344–1351. ▶ https://doi.org/10.1001/jama.2011.1364

Bawab AQAl, Alkhalidi BA, Albarahmieh E, Qassim SMA, Al-Saifi MAD, Al-Saifi B, Ling J, Al-Qerem W (2020) Pharmacokinetics and bioequivalence estimation of two formulations of Alfuzosin extended-release tablets. Clin Pharmacol Drug Develop 9(7):780–784. ▶ https://doi.org/10.1002/cpdd.860

Bent S, Kane C, Shinohara K, Neuhaus J, Hudes ES, Goldberg H, Avins AL (2006) Saw palmetto for benign prostatic hyperplasia. N Engl J Med 354(6):557–566. ▶ https://doi.org/10.1056/NEJMoa053085

Bird ST, Delaney JAC, Brophy JM, Etminan M, Skeldon SC, Hartzema AG (2013) Tamsulosin treatment for benign prostatic hyperplasia and risk of severe hypotension in men aged 40–85 years in the United States: risk window analyses using between and within patient methodology. BMJ (Clinical Research Ed.) 347(November):f6320. ▶ https://doi.org/10.1136/bmj.f6320

Booker A, Suter A, Krnjic A, Strassel B, Zloh M, Said M, Heinrich M (2014) A phytochemical comparison of saw palmetto products using gas chromatography and 1H nuclear magnetic resonance spectroscopy metabolomic profiling. J Pharm Pharmacol 66(6):811–822. ▶ https://doi.org/10.1111/jphp.12198

Caine M, Perlberg S, Meretyk S (1978) A placebo-controlled double-blind study of the effect of phenoxybenzamine in benign prostatic obstruction. Br J Urol 50(7):551–554. ▶ https://doi.org/10.1111/j.1464-410X.1978.tb06210.x

Carraro J-C, Raynaud J-P, Koch G, Chisholm GD, Di Silverio F, Teillac P, Silva FCD et al (1996) Comparison of phytotherapy (Permixon®) with finasteride in the treatment of benign prostate hyperplasia: a randomized international study of 1,098 patients. Prostate 29(4):231–240. ▶ https://doi.org/10.1002/(SICI)1097-0045(199610)29:4%3c231::AID-PROS4%3e3.0.CO;2-E

Chapple CR, Stott M, Abrams PH, Christmas TJ, Milroy EJ (1992) A 12-Week placebo-controlled double-blind study of prazosin in the treatment of prostatic obstruction due to benign prostatic hyperplasia. Br J Urol 70(3):285–294. ▶ https://doi.org/10.1111/j.1464-410x.1992.tb15733.x

Chapple C, Herschorn S, Abrams P, Sun F, Brodsky M, Guan Z (2009) Tolterodine treatment improves storage symptoms suggestive of overactive bladder in men treated with alpha-blockers. Eur Urol 56(3):534–541. ▶ https://doi.org/10.1016/j.eururo.2008.11.026

Chapple CR, Tomonori Y, Chess-Williams R (2002) Muscarinic receptor subtypes and management of the overactive bladder. Urology 60(5 Suppl 1):82–88; discussion 88–9. ▶ https://doi.org/10.1016/s0090-4295(02)01803-4

Cihan A, Kazaz İO, Yıldırım Ö, Deliktaş H, Öngün Ş, Gül Ü, Şahin B, Üre İ, Özkara H (2020) Changing aspects of male sexual functions accompanying treatment of benign prostatic hyperplasia with silodosin 8 Mg Per Day. J Sex Med 17(6):1094–1100. ▶ https://doi.org/10.1016/j.jsxm.2020.02.023

Clark RV, Hermann DJ, Cunningham GR, Wilson TH, Morrill BB, Hobbs S (2004) Marked Suppression of dihydrotestosterone in men with benign prostatic hyperplasia by dutasteride, a dual 5alpha-reductase inhibitor. J Clin Endocrinol Metab 89(5):2179–2184. ▶ https://doi.org/10.1210/jc.2003-030330

Corona G, Tirabassi G, Santi D, Maseroli E, Gacci M, Dicuio M, Sforza A, Mannucci E, Maggi M (2017) Sexual dysfunction in subjects treated with inhibitors of 5α-Reductase for benign prostatic hyperplasia: a comprehensive review and meta-analysis. Andrology 5(4):671–678. ▶ https://doi.org/10.1111/andr.12353

Dahm P, Brasure M, MacDonald R, Olson CM, Nelson VA, Fink HA, Rwabasonga B, Risk MC, Wilt TJ (2017) Comparative effectiveness of newer medications for lower urinary tract symptoms attributed to benign prostatic hyperplasia: a systematic review and meta-analysis. Eur Urol 71(4):570–581. ▶ https://doi.org/10.1016/j.eururo.2016.09.032

de Mey C (1998) Cardiovascular effects of alpha-blockers used for the treatment of symptomatic BPH: impact on safety and well-being. Eur Urol 34(Suppl. 2):18–28. ▶ https://doi.org/10.1159/000052284

Debruyne FMJ, Jardin A, Colloi D, Resel L, Witjes WPJ, Delauche-Cavallier MC, McCarthy C, Geffriaud-Ricouard C (1998) Sustained-release alfuzosin, finasteride and the combination of both in the treatment of benign prostatic hyperplasia. Eur Urol 34(3):169–175. ▶ https://doi.org/10.1159/000019706

Ding H, Du, Wan, Hou Z-Z, Wang H-Z, Wang Z-P (2013) Silodosin is effective for treatment of LUTS in men with BPH: a systematic review. Asian J Androl 15(1):121–128. ▶ https://doi.org/10.1038/aja.2012.102

Dmochowski R, Roehrborn C, Klise S, Xu, Lei, Kaminetsky J, Kraus S (2010) Urodynamic effects of once daily tadalafil in men with lower urinary tract symptoms secondary to clinical benign prostatic hyperplasia: a randomized, placebo controlled 12-Week clinical trial. J Urol 183(3):1092–1097. ▶ https://doi.org/10.1016/j.juro.2009.11.014

Dong Y, Hao L, Shi Z, Wang G, Zhang Z, Han C (2013) Efficacy and safety of tadalafil monotherapy for lower urinary tract symptoms secondary to benign prostatic hyperplasia: a meta-analysis. Urol Int 91(1):10–18. ▶ https://doi.org/10.1159/000351405

Drake, MJ, Chapple C, Sokol R, Oelke M, Traudtner K, Klaver M, Drogendijk T, Van Kerrebroeck P, NEPTUNE Study Group (2015) Long-term safety and efficacy of single-tablet combinations of solifenacin and tamsulosin oral controlled absorption system in men with storage and voiding lower urinary tract symptoms: results from the NEPTUNE Study and NEPTUNE II Open-Label Extension. Eur Urol 67(2):262–270. ▶ https://doi.org/10.1016/j.eururo.2014.07.013

Fawzy, Ahmed, Karl Braun, George P Lewis, Michael Gaffney, Kathleen Ice, K Braun, M Dykatra, et al. 1995. "DOXAZOSIN IN THE TREATMENT OF BENIGN PROSTATIC HYPERPLASIA IN NORMOTENSIVE PATIENTS: A MULTICENTER STUDY * Multicenter Study Grou P. Albertsen, Farmington, Connecti." By AMERICAN UROLOGICAL. ASSOCIATION, INC. Bd 0

Fourcade, RO, Theret N, Taieb C, BPH Usage Study Group (2008) Profile and management of patients treated for the first time for lower urinary tract symptoms/benign prostatic hyperplasia in four European countries. BJU Int 35(5):1111–1118. ▶ https://doi.org/10.1016/S1701-2163(15)30736-2

Fusco F, Palmieri A, Ficarra V, Giannarini G, Novara G, Longo N, Verze P, Creta M, Mirone V (2016) A1-Blockers improve benign prostatic obstruction in men with lower urinary tract symptoms: a systematic review and meta-analysis of urodynamic studies. Eur Urol 69(6):1091–1101. ▶ https://doi.org/10.1016/j.eururo.2015.12.034

Gacci M, Andersson K-E, Chapple C, Maggi M, Mirone V, Oelke M, Porst H, Roehrborn C, Stief C, Giuliano FO (2015) Benign prostatic enlargement latest evidence on the use of phosphodiesterase type 5 inhibitors for the treatment of lower urinary tract symptoms secondary to benign prostatic hyperplasia. Eur Urol. ▶ https://doi.org/10.1016/j.eururo.2015.12.048

Gacci M, Eardley I, Giuliano F, Hatzichristou D, Kaplan SA, Maggi M, McVary KT, Mirone V, Porst H, Roehrborn CG (2011) Critical analysis of the relationship between sexual dysfunctions and lower urinary tract symptoms due to benign prostatic hyperplasia. Eur Urol 60(4):809–825. ▶ https://doi.org/10.1016/j.eururo.2011.06.037

Gacci M, Ficarra V, Sebastianelli A, Corona G, Serni S, Shariat SF, Maggi M, Zattoni F, Carini M, Novara G (2014) Impact of medical treatments for male lower urinary tract symptoms due to benign prostatic hyperplasia on ejaculatory function: a systematic review and meta-analysis. J Sex Med 11(6):1554–1566. ▶ https://doi.org/10.1111/JSM.12525

Gormley GJ, Stoner E, Bruskewitz RC, Imperato-McGinley J, Walsh PC, McConnell JD, Andriole GL, Geller J, Bracken BR, Tenover JS (1992)

The effect of finasteride in men with benign prostatic hyperplasia. The finasteride study group. N Engl J Med 327(17):1185–1191. ► https://doi.org/10.1056/NEJM199210223271701

Guo B, Chen X, Wang M, Hou H, Zhang Z, Liu M (2020) Comparative effectiveness of tadalafil versus tamsulosin in treating lower urinary tract symptoms suggestive of benign prostate hyperplasia: a meta-analysis of randomized controlled trials. Medical Science Monitor: International Medical Journal of Experimental and Clinical Research 26 (April): e923179. ► https://doi.org/10.12659/MSM.923179

Hatzimouratidis K, Eardley I, Giuliano F, Hatzichristou D, Moncada I, Salonia A, Vardi Y, Wespes E (2014) Guidelines on male sexual dysfunction: erectile dysfunction and premature ejaculation. ► https://uroweb.org/wp-content/uploads/14-Male-Sexual-Dysfunction_LR.pdf

Holzapfel NP, Holzapfel BM, Champ S, Feldthusen J, Clements J, Hutmacher DW (2013) The potential role of lycopene for the prevention and therapy of prostate cancer: from molecular mechanisms to clinical evidence. Int J Mol Sci 14(7):14620–14646. ► https://doi.org/10.3390/ijms140714620

Ichihara K, Masumori N, Fukuta F, Tsukamoto T, Iwasawa A, Tanaka Y (2015) A randomized controlled study of the efficacy of tamsulosin monotherapy and its combination with mirabegron for overactive bladder induced by benign prostatic obstruction. J Urol 193(3):921–926. ► https://doi.org/10.1016/j.juro.2014.09.091

Kaplan SA, Roehrborn CG, Rovner ES, Carlsson M, Bavendam T, Guan Z (2006) Tolterodine and tamsulosin for treatment of men with lower urinary tract symptoms and overactive bladder: a randomized controlled trial. JAMA 296(19):2319–2328. ► https://doi.org/10.1001/jama.296.19.2319

Kirby RS (1998) Terazosin in benign prostatic hyperplasia: effects on blood pressure in normotensive and hypertensive men. Br J Urol 82(3):373–379. ► https://doi.org/10.1046/j.1464-410x.1998.00747.x

Kirby RS, Coppinger SW, Corcoran MO, Chapple CR, Flannigan M, Milroy EJ (1987) Prazosin in the treatment of prostatic obstruction. A placebo-controlled study. Br J Urol 60(2):136–142. ► https://doi.org/10.1111/j.1464-410x.1987.tb04950.x

Kirby RS, Roehrborn C, Boyle P, Bartsch G, Jardin A, Cary MM, Sweeney M, Grossman EB (2003) Efficacy and tolerability of doxazosin and finasteride, alone or in combination, in treatment of symptomatic benign prostatic hyperplasia: the Prospective European Doxazosin and Combination Therapy (PREDICT) Trial. Urology 61(1):119–126. ► https://doi.org/10.1016/S0090-4295(02)02114-3

Kuhlmann PK, Fischer SC, Howard LE, Moreira DM, Andriole GL, Hopp ML, Roehrborn CG, Bliwise DL, Freedland SJ (2021) Dutasteride improves nocturia but does not lead to better sleep: results from the REDUCE clinical trial. J Urology, February, 101097JU0000000000001640. ► https://doi.org/10.1097/JU.0000000000001640

Lee K-S, Choo M-S, Kim D-Y, Kim JC, Kim H-J, Min KS, Lee JB, Jeong HJ, Lee T, Park WH (2005) Combination treatment with propiverine hydrochloride plus doxazosin controlled release gastrointestinal therapeutic system formulation for overactive bladder and coexisting benign prostatic obstruction: a prospective, randomized, controlled multicenter st. J Urol 174(4 Part 1):1334–1338. ► https://doi.org/10.1097/01.ju.0000173630.94559.fd

Leon LA, Hoffman BE, Gardner SD, Laping NJ, Evans C, Lashinger ESR, Su X (2008) Effects of the Beta 3-Adrenergic Receptor Agonist Disodium 5-[(2R)-2-[[(2R)-2-(3-Chlorophenyl)-2-Hydroxyethyl]Amino]Propyl]-1,3-Benzodioxole-2,2-Dicarboxylate (CL-316243) on Bladder Micturition Reflex in Spontaneously Hypertensive Rats. J Pharmacol Exp Ther 326(1):178–185. ► https://doi.org/10.1124/jpet.108.138651

Lepor H (1998) Phase III multicenter placebo-controlled study of tamsulosin in benign prostatic hyperplasia. Tamsulosin investigator group. Urology 51(6):892–900. ► https://doi.org/10.1016/s0090-4295(98)00126-5

Lepor H, Williford WO, Barry MJ, Brawer MK, Dixon CM, Gormley G, Haakenson C, Machi M, Narayan P, Padley RJ (1996a) The efficacy of terazosin, finasteride, or both in benign prostatic hyperplasia. veterans affairs cooperative studies benign prostatic hyperplasia study group. N Engl J Med 335(8):533–539. ► https://doi.org/10.1056/NEJM199608223350801

Lepor H, Williford WO, Barry MJ, Brawer MK, Dixon CM, Gormley G, Haakenson C, Machi M, Narayan P, Padley RJ (1996b) The efficacy of terazosin, finasteride, or both in benign prostatic hyperplasia. N Engl J Med 335(8):533–540. ► https://doi.org/10.1056/NEJM199608223350801

Levin RM, Riffaud JP, Bellamy F, Rohrmann D, Habib M, Krasnopolsky L, Zhao Y, Wein AJ (1996) Protective effect of tadenan on bladder function secondary to partial outlet obstruction. J Urology 155(4):1466–1470. ► http://www.ncbi.nlm.nih.gov/pubmed/8632612

Liao C-H, Kuo Y-C, Kuo H-C (2013) Predictors of successful first-line antimuscarinic monotherapy in men with enlarged prostate and predominant storage symptoms. Urology 81(5):1030–1033. ► https://doi.org/10.1016/j.urology.2013.01.018

Liu L, Zhao S, Li F, Li E, Kang R, Luo L, Luo J, Wan S, Zhao Z (2016) Effect of 5α-reductase inhibitors on sexual function: a meta-analysis and systematic review of randomized controlled trials. J Sex Med 13(9):1297–1310. ► https://doi.org/10.1016/J.JSXM.2016.07.006

Lowe FC (1997) Coadministration of tamsulosin and three antihypertensive agents in patients with benign prostatic hyperplasia: pharmacodynamic effect. Clin Ther 19(4):730–742. ► https://doi.org/10.1016/s0149-2918(97)80097-5

Lukacs B, Grange JC, Comet D (2000) One-Year follow-up of 2829 patients with moderate to severe lower urinary tract symptoms treated with alfuzosin in general practice according to IPSS and a health-related quality-of-life questionnaire. Urology 55(4):540–546. ► https://doi.org/10.1016/S0090-4295(99)00539-7

Lunacek A, Al-Ali BM, Radmayr C, Weber M, Horninger W, Findl O, Plas E (2018) Ten years of intraoperative floppy iris syndrome in the era of α-blockers. Central European J Urology 71(1):98–104. ► https://doi.org/10.5173/ceju.2017.1234

MacDiarmid SA, Peters KM, Chen A, Armstrong RB, Orman C, Aquilina JW, Nitti VW (2008) Efficacy and safety of extended-release oxybutynin in combination with tamsulosin for treatment of lower urinary tract symptoms in men: randomized, double-blind, placebo-controlled study. Mayo Clin Proc 83(9):1002–1010. ► https://doi.org/10.4065/83.9.1002

MacDonald R, Wilt TJ (2005) Alfuzosin for treatment of lower urinary tract symptoms compatible with benign prostatic hyperplasia: a systematic review of efficacy and adverse effects. Urology 66(4):780–788. ► https://doi.org/10.1016/j.urology.2005.05.001

Malik M, Van Gelderen EM, Lee JH, Kowalski DL, Yen M, Goldwater R, Mujais SK et al (2012) Proarrhythmic safety of repeat doses of mirabegron in healthy subjects: a randomized, double-blind, placebo-, and active-controlled thorough QT study. Clin Pharmacol Ther 92(6):696–706. ► https://doi.org/10.1038/clpt.2012.181

Marks LS, Gittelman MC, Hill LA, Volinn W, Hoel G (2009) Rapid efficacy of the highly selective alpha1A-Adrenoceptor antagonist silodosin in men with signs and symptoms of benign prostatic hyperplasia: pooled results of 2 phase 3 studies. J Urol 181(6):2634–2640. ► https://doi.org/10.1016/j.juro.2009.02.034

Matsumoto AM, Tenover LISA, McClung M, Mobley D, Geller J, Michael S, John G et al (2002) The long-term effect of specific type II 5α-reductase inhibition with finasteride on bone mineral density in men: results of a 4-year placebo controlled trial. J Urol 167(5):2105–2108. ► https://doi.org/10.1016/S0022-5347(05)65095-1

Matsuo T, Miyata Y, Kakoki K, Yuzuriha M, Asai A, Ohba K, Sakai H (2016) The efficacy of mirabegron additional therapy for lower urinary tract symptoms after treatment with A1-Adrenergic receptor blocker monotherapy: prospective analysis of elderly men. BMC Urol 16(1):45. ► https://doi.org/10.1186/s12894-016-0165-3

McConnell JD, Bruskewitz R, Walsh P, Andriole G, Lieber M, Holtgrewe HL, Albertsen P et al (1998) The effect of finasteride on the risk of acute urinary retention and the need for surgical treatment among men with benign prostatic hyperplasia. Finasteride long-term efficacy and safety Study group. N Engl J Med 338(9):557–563. ► https://doi.org/10.1056/NEJM199802263380901

McConnell JD, Roehrborn CG, Bautista OM, Andriole GL, Dixon CM, Kusek JW, Lepor H et al (2003) The long-term effect of doxazosin, finasteride, and combination therapy on the clinical progression of benign prostatic hyperplasia. N Engl J Med 349(25):2387–2398. https://doi.org/10.1056/NEJMoä56

McVary KT, Monnig W, Camps JL, Young JM, Tseng L-J, van den Ende G (2007) Sildenafil citrate improves erectile function and urinary symptoms in men with erectile dysfunction and lower urinary tract symptoms associated with benign prostatic hyperplasia: a randomized, double-blind trial. J Urol 177(3):1071–1077. ► https://doi.org/10.1016/j.juro.2006.10.055

Michel MC, Mehlburger L, Bressel H-U, Goepel M (1998) Comparison of tamsulosin efficacy in subgroups of patients with lower urinary tract symptoms. Prostate Cancer Prostatic Dis 1(6):332–335. ► https://doi.org/10.1038/sj.pcan.4500267

Moinpour CM, Darke AK, Donaldson GW, Thompson IM, Langley C, Ankerst DP, Patrick DL et al (2007) Longitudinal analysis of sexual function reported by men in the prostate cancer prevention trial. JNCI J Nat Cancer Institute 99(13):1025–1035. ► https://doi.org/10.1093/jnci/djm023

Morelli A, Comeglio P, Filippi S, Sarchielli E, Vignozzi L, Maneschi E, Cellai I et al (2013) Mechanism of action of phosphodiesterase type 5 inhibition in metabolic syndrome-associated prostate alterations: an experimental study in the rabbit. Prostate 73(4):428–441. ► https://doi.org/10.1002/pros.22584

Morgia G, Russo GI, Voce S, Palmieri F, Gentile M, Giannantoni A, Blefari F et al (2014) Serenoa repens, lycopene and selenium versus tamsulosin for the treatment of LUTS/BPH. An Italian multicenter double-blinded randomized study between single or combination therapy (PROCOMB Trial). Prostate 74(15):1471–1480. ▶ https://doi.org/10.1002/pros.22866

Moriyama N, Yamaguchi T, Takeuchi T, Sakamoto E, Ueki T, Tsujimoto G, Kawabe K (1998) Semiquantitative evaluation of A1A-Adrenoceptor subtype MRNA in human hypertrophied and non-hypertrophied prostates: regional comparison. Life Sci 64(3):201–210. ▶ https://doi.org/10.1016/S0024-3205(98)00552-9

Mottet N, Bressolle F, Delmas V, Robert M, Costa P (2003) prostatic tissual distribution of alfuzosin in patients with benign prostatic hyperplasia following repeated oral administration. Eur Urol 44(1):101–105. ▶ https://doi.org/10.1016/S0302-2838(03)00154-4

Na Y, Ye Z, Zhang S (2012) Efficacy and safety of dutasteride in Chinese adults with symptomatic benign prostatic hyperplasia. Clin Drug Investig 32(1):29–39. ▶ https://doi.org/10.2165/11593750-000000000-00000

Nguyen D-D, Marchese M, Cone EB, Paciotti M, Basaria S, Bhojani N, Trinh Q-D (2021) Investigation of suicidality and psychological adverse events in patients treated with finasteride. JAMA Dermatol 157(1):35–42. ▶ https://doi.org/10.1001/jamadermatol.2020.3385

Nickel JC, Roehrborn C, Montorsi F, Wilson TH, Rittmaster RS (2011) Dutasteride reduces prostatitis symptoms compared with placebo in men enrolled in the REDUCE study. J Urol 186(4):1313–1318. ▶ https://doi.org/10.1016/j.juro.2011.05.071

Nitti VW, Rosenberg S, Mitcheson DH, He W, Fakhoury A, Martin NE (2013) Urodynamics and safety of the B_3-Adrenoceptor agonist mirabegron in males with lower urinary tract symptoms and bladder outlet obstruction. J Urol 190(4):1320–1327. ▶ https://doi.org/10.1016/j.juro.2013.05.062

Novara G, Tubaro A, Sanseverino R, Spatafora S, Artibani W, Zattoni F, Montorsi F, Chapple CR (2013) Systematic review and meta-analysis of randomized controlled trials evaluating silodosin in the treatment of non-Neurogenic male lower urinary tract symptoms suggestive of benign prostatic enlargement. World J Urol 31(4):997–1008. ▶ https://doi.org/10.1007/s00345-012-0944-8

Oelke M, Porst H, Goldfischer ER, Cox D, Watts S, Dey D, Viktrup L (2013) Efficacy and safety of tadalafil 5 Mg once daily for lower urinary tract symptoms suggestive of benign prostatic hyperplasia: subgroup analyses of pooled data from 4 multinational, randomized, placebo-controlled clinical studies. Urology 82(3):667–673. ▶ https://doi.org/10.1016/j.urology.2013.05.005

Ohyama K, Hori Y, Sugiura M (2019) evaluation of syncope association with A1-Adrenoceptor blockers in males using the FAERS database: impact of concomitant hypertension. Pharmazie 74(12):755–759. ▶ https://doi.org/10.1691/ph.2019.9706

Rhodes L, Primka RL, Berman C, Vergult G, Gabriel M, Pierre-Malice M, Gibelin B (1993) Comparison of finasteride (Proscar), a 5 alpha reductase inhibitor, and various commercial plant extracts in in vitro and in vivo 5 alpha reductase inhibition. Prostate 22(1):43–51. ▶ https://doi.org/10.1002/pros.2990220107

Roehrborn CG, Kaplan SA, Lepor H, Volinn W (2011) Symptomatic and urodynamic responses in patients with reduced or no seminal emission during silodosin treatment for LUTS and BPH. Prostate Cancer Prostatic Dis 14(2):143–148. ▶ https://doi.org/10.1038/pcan.2010.46

Roehrborn CG, Siegel RL (1996) Safety and efficacy of doxazosin in benign prostatic hyperplasia: a pooled analysis of three double-blind, placebo-controlled studies. Urology 48(3):406–415. ▶ https://doi.org/10.1016/S0090-4295(96)00208-7

Roehrborn, Claus G, Peter Boyle, J Curtis Nickel, Klaus Hoefner, Gerald Andriole, and ARIA3001 ARIA3002 and ARIA3003 Study Investigators (2002) Efficacy and safety of a dual inhibitor of 5-Alpha-reductase types 1 and 2 (Dutasteride) in men with benign prostatic hyperplasia. Urology 60(3):434–441. ▶ https://doi.org/10.1016/s0090-4295(02)01905-2

Roehrborn CG, Joseph EO, Stephen A, Stephen AK, L KL, Douglas EM, Robert JP, Claus GR (1995) The hytrin community assessment trial study: a one-year study of terazosin versus placebo in the treatment of men with symptomatic benign prostatic hyperplasia*. Bd 47. ▶ https://d1wqtxts1xzle7.cloudfront.net/48792983/s0090-4295_2899_2980409-920160913-15166-164ocat.pdf?1473754485=&response-content-disposition=inline%3B+filename%3DThe_hytrin_community_assessment_trial_st.pdf&Expires=1618680232&Signature=FMVE0UDRkROzeQdQ4~OqSWGVTnSTYnlVxawBDoSX9CNRiGVpsoiMZcs0VWG2S7PL2qe52hNWnhZr0BbZNoJVjqdkWDwfweYImh6o9TbEqO~nX0TDpc35tGv8oSDuly~AztrNVSWyqwQa~stpIjmkkpMgJs4a6ZohJU7T2Y5zAg63g0NJiqHgpyM3EmIcaFFwaAviSViu-uz1F9NuHrZmhSEP4fxNlAI0sv6uNV-kZiy7Vz~3NR-HbUA2vPC2IiphZyLl40gKd-cA3kksV7o1-RVPC5neeiVCCy~x9LJIKclumYYI4gTNWVTQXnDH6QUVi7bhr0R1ebRYWI6p3fgcrA__&Key-Pair-Id=APKAJLOHF5GGSLRBV4ZA

Roehrborn, Claus G, Paul Siami, Jack Barkin, Ronaldo Damião, Kim Major-Walker, Indrani

Nandy, Betsy B Morrill, R Paul Gagnier, Francesco Montorsi, and CombAT Study Group (2010) The effects of combination therapy with dutasteride and tamsulosin on clinical outcomes in men with symptomatic benign prostatic hyperplasia: 4-Year results from the CombAT study. Eur Urol 57(1):123–131. ▶ https://doi.org/10.1016/j.eururo.2009.09.035

Rosen R, Altwein J, Boyle P, Kirby RS, Lukacs B, Meuleman E, O'Leary MP, Puppo P, Robertson C, Giuliano F (2003) Lower urinary tract symptoms and male sexual dysfunction: the multinational survey of the aging male (MSAM-7). Eur Urol 44(6):637–649. ▶ https://doi.org/10.1016/j.eururo.2003.08.015

Rouquier L, Claustre Y, Benavides J (1994) A1-adrenoceptor antagonists differentially control serotonin release in the hippocampus and striatum: a microdialysis study. Eur J Pharmacol 261(1–2):59–64. ▶ https://doi.org/10.1016/0014-2999(94)90300-X

Salinas-Casado J, Esteban-Fuertes M, Carballido-Rodríguez J, Cozar-Olmo JM (2020) Review of the experience and evidence of pygeum africanum in urological practice. Actas Urol Esp 44(1):9–13. ▶ https://doi.org/10.1016/j.acuro.2019.08.002

Skeldon SC, Macdonald EM, Law MR, Anjie Huang J, Paterson M, Mamdani MM, Juurlink D (2017) The cardiovascular safety of dutasteride. J Urol 197(5):1309–1314. ▶ https://doi.org/10.1016/J.JURO.2016.11.082

Tacklind J, Howard AF, Macdonald R, Rutks I, Wilt TJ (2010) Finasteride for benign prostatic hyperplasia. The cochrane database of systematic reviews, no. 10 (October): CD006015. ▶ https://doi.org/10.1002/14651858.CD006015.pub3

Thompson IM, Goodman PJ, Tangen CM, Scott Lucia M, Miller GJ, Ford LG, Lieber MM et al (2003) The influence of finasteride on the development of prostate cancer. N Engl J Med 349(3):215–224. ▶ https://doi.org/10.1056/NEJMoa030660

Tubaro A, Batista JE, Nitti VW, Herschorn S, Chapple CR, Blauwet MB, Siddiqui E, Huang M, Oelke M (2017) Efficacy and safety of daily mirabegron 50 Mg in male patients with overactive bladder: a critical analysis of five phase III studies. Ther Adv Urol 9(6):137–154. ▶ https://doi.org/10.1177/1756287217702797

Unger JM, Cathee Till, Thompson IM, Tangen CM, Goodman PJ, Wright JD, Barlow WE, Ramsey SD, Minasian LM, Hershman DL (2016) Long-term consequences of finasteride vs placebo in the prostate cancer prevention trial. J National Cancer Institute 108(12):djw168. ▶ https://doi.org/10.1093/jnci/djw168

van Dijk MM, Jean JMCH de la Rosette, Michel MC (2006) Effects of Alpha(1)-Adrenoceptor antagonists on male sexual function. Drugs 66(3):287–301. ▶ https://doi.org/10.2165/00003495-200666030-00002

Vignozzi L, Gacci M, Cellai I, Santi R, Corona G, Morelli A, Rastrelli G et al (2013) Fat boosts, while androgen receptor activation counteracts, BPH-associated prostate inflammation. Prostate 73(8):789–800. ▶ https://doi.org/10.1002/pros.22623

Vinceti M, Dennert G, Crespi CM, Zwahlen M, Brinkman M, Zeegers MPA, Horneber M, D'Amico R, Giovane CD (2014) Selenium for preventing cancer. Cochra Data Syst Rev 2014 (3): CD005195. ▶ https://doi.org/10.1002/14651858.CD005195.pub3

Wada N, Hiromichi I, Masafumi K, Kazumi H, Seiji M, Hidehiro K (2016) Urodynamic efficacy and safety of mirabegron add-on treatment with tamsulosin for Japanese male patients with overactive bladder. LUTS: Lower Urinary Tract Symptoms 8(3):171–176. ▶ https://doi.org/10.1111/luts.12091

Weisser H, Tunn S, Behnke B, Krieg M (1996) Effects of the sabal serrulata extract IDS 89 and its subfractions on 5 alpha-reductase activity in human benign prostatic hyperplasia. Prostate 28(5):300–306. ▶ https://doi.org/10.1002/(SICI)1097-0045(199605)28:5%3c300::AID-PROS5%3e3.0.CO;2-F

Welk B, McArthur E, Fraser L-A, Hayward J, Stephanie Dixon Y, Hwang J, Ordon M (2015) The risk of fall and fracture with the initiation of a prostate-selective α antagonist: a population based cohort study. BMJ (Clinical Research Ed.) 351(October):h5398. ▶ https://doi.org/10.1136/bmj.h5398

Wilt TJ, Howe W, MacDonald R (2002) Terazosin for treating symptomatic benign prostatic obstruction: a systematic review of efficacy and adverse effects. BJU Int 89(3):214–225. ▶ https://doi.org/10.1046/j.1464-4096.2001.02537.x-i1

Wilt TJ, Mac Donald R, Rutks I (2003) Tamsulosin for benign prostatic hyperplasia. The Cochrane Database of Systematic Reviews, no. 1: CD002081. ▶ https://doi.org/10.1002/14651858.CD002081

Wilt TJ, Areef I, Rutks I, Macdonald R (1999) Phytotherapy for benign prostatic hyperplasia, 459–72. ▶ https://www.cambridge.org/core

Yamaguchi O, Chapple CR (2007) B3-Adrenoceptors in urinary bladder. Neurourol Urodyn 26(6):752–756. ▶ https://doi.org/10.1002/nau.20420

Yang X, Liu Z, ZFan Z, Grzybowski A, Wang N (2020) A narrative review of intraoperative floppy iris syndrome: an update 2020. Annals of Translational Medicine 8(22):1546–1546. ▶ https://doi.org/10.21037/atm-20-3214

Yoshida M, Inadome A, Masunaga K, Nagata T, Yoshiyasu T (2010) Effectiveness of tamsulosin hydrochloride and its mechanism in improving nocturia associated with lower urinary tract symptoms/benign prostatic hyperplasia. Neurourol Urodyn 29(7):1276–1281. ▶ https://doi.org/10.1002/nau.20872

Zhu D, Srivastava A, Agalliu I, Fram E, Kovac EZ, Aboumohamed A, Schoenberg MP, Sankin AI (2021) Finasteride use and risk of bladder cancer in a multiethnic population. J Urol, February, 101097JU0000000000001694. ▶ https://doi.org/10.1097/JU.0000000000001694

Operative Techniken: Grundlagen

Christopher Netsch

Inhaltsverzeichnis

12.1 **Operative Grundlagen** – 106

12.2 **Operationsprinzipien: Vaporisation, Enukleation, Resektion** – 106

12.3 **Laser: Basiswissen** – 107

12.4 **Laser in der Behandlung der Benignen Prostata Hyperplasie (BPH)** – 113

Literatur – 118

© Der/die Autor(en), exklusiv lizenziert an Springer-Verlag GmbH, DE, ein Teil von Springer Nature 2022
C. Netsch und A. J. Gross (Hrsg.), *Benignes Prostatasyndrom*,
https://doi.org/10.1007/978-3-662-64334-1_12

12.1 Operative Grundlagen

Als Ausgangspunkt einer Betrachtung aller relevanten etablierten alten und neuen operativen Verfahren zur Therapie des benignen Prostatasyndroms (BPS) sollte eine Unterscheidung in ablative und nicht-ablative Verfahren erfolgen.

Unter den (direkt) ablativen Verfahren summieren sich alle Eingriffe, die mit einer unmittelbaren Gewebsentfernung der Prostata einhergehen (Resektion, Vaporisation, Enukleation, Aquablation). Demgegenüber stehen sog. nicht- oder sekundär ablative Verfahren wie iTind®, Rezum®, Urolift® oder die Prostataarterienembolisation (PAE). Während bei iTind® über temporäres Stenting der prostatischen Harnröhre eine Drucknekrose in eben jener erzeugt wird, wird bei Urolift® mithilfe von kleinen Ankern eine Gewebsraffung der Prostata durchgeführt. Rezum® bzw. die Prostataarterienembolisation führen über Wasserdampfapplikation bzw. Arterienverschluss mittels Mikrocoils zu einer zeitverzögerten, sekundären Prostatavolumenreduktion.

Wenn man den PSA-Wert als Surrogatparameter für die Vollständigkeit der Entfernung des Prostataadenoms (Transitionalzellzone) zur Hilfe nimmt, so zeigen sich die genannten Verfahren unterschiedlich effektiv (◘ Abb. 12.1).

Selbstverständlich existieren weitere Verfahren mit unterschiedlichen Funktionsprinzipien. Allerdings sollen in diesem Buch nur relevante Verfahren abgehandelt werden, die tatsächlich in der Praxis aktuell Relevanz haben.

12.2 Operationsprinzipien: Vaporisation, Enukleation, Resektion

Im Allgemeinen kann jede Art der transurethralen Prostatektomie, ob mit dem Laser oder mit mono bzw.- bipolarem Strom durchgeführt, in drei grundlegende Operationsprinzipien eingeteilt werden:
– Vaporisation (Verdampfen des Prostatagewebes)

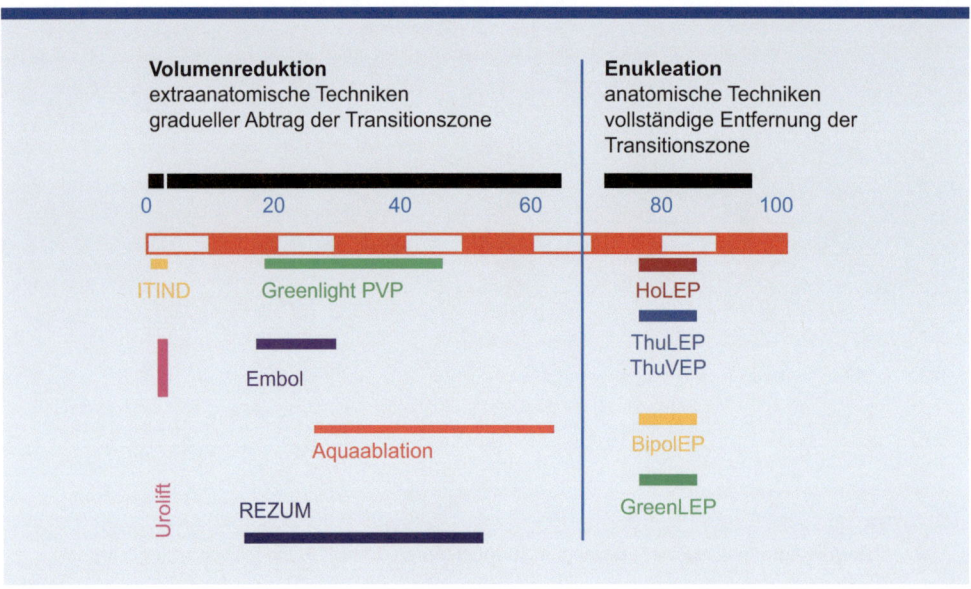

◘ Abb. 12.1 Verschiedene Therapien der benignen Prostatahyperplasie im Vergleich

Operative Techniken: Grundlagen

- Resektion (Ausschneiden kleiner Gewebechips, die anschließend mit der Spritze ausgeräumt werden)
- Enukleation (Entfernung des Adenoms durch Auslösen aus der chirurgischen Kapsel mit konsekutiver Morcellation des Gewebes in der Harnblase)

Die Domäne des monopolaren bzw. bipolaren Stroms ist die transurethrale Resektion der Prostata (TUR-P). Eine Vaporisation oder mono- bzw. bipolare Enukleation der Prostata ist ebenfalls möglich. Da das Kapitel auf Lasergrundlagen fokussiert, werden auf diese Möglichkeiten an dieser Stelle nicht weiter eingegangen.

Auf Basis der Laser-Gewebs-Wechselwirkung kann der entsprechende Laser bzw. die passende Laserfaser ausgewählt werden. Bei einer Vaporisation der Prostata ist beispielsweise eine Side-fire-Laserfaser vorteilhaft, weil hierbei die Energie direkt auf das Prostatagewebe appliziert werden kann.

Bei einer Enukleation wiederum scheint eine End-fire Laserfaser von Vorteil zu sein: Die Laserfaserspitze ahmt den Zeigefinger des Chirurgs bei der offenen Adenomenukleation nach. Die Wellenlänge ist ein weiterer wichtiger Faktor. Bei einer Laserenukleation bewegt sich der Operateur auf der Schicht der chirurgischen Pseudokapsel. Ein Laser mit einer oberflächlichen Eindringtiefe scheint von Vorteil, weil die anhängenden Strukturen (neurovaskuläre Bündel) respektiert werden können. Andererseits wird man bei Patienten mit einer Blutgerinnungsstörung oder blutverdünnenden Medikamenten einen Laser mit einer höheren Eindringtiefe auswählen (◘ Tab. 12.1). (Bach et al. 2012).

Prinzipiell sind Vaporisations-, Resektions-, und Enukleationstechniken mit jedem Laser, der für die Therapie des BPS eingesetzt wird, möglich. Dennoch haben sich bestimmte Laser für die jeweilige Operationstechnik im Laufe der letzten 20 Jahre durchgesetzt (◘ Tab. 12.2).

12.3 Laser: Basiswissen

In seiner Publikation zur Quantentheorie sagte Albert Einstein 1917 einen weiteren Emissionsprozess voraus, die stimulierte (oder indizierte) Emission, das Phänomen extrem fokussierter Lichtstrahlen (Einstein 2017). In der Realität dauerte es weitere 43 Jahre von Einsteins Theorie bis zu Maimans Publikation eines kommerziell erhältlichen Rubin-Lasers (Maiman 1960). Das Akronym LASER wurde von Gould 1957 postuliert und bedeutet **L**ight **A**mplication by **S**timulated **E**mission of **R**adiation, oder: Lichtverstärkung durch stimulierte Emission von Strahlung (Gross et al.

◘ Tab. 12.1 Wellenlänge und Eindringtiefe verschiedener Lasersysteme für die Behandlung des benignen Prostatasyndroms

	Wellenlänge, nm	Optische Eindringtiefe im Zielchromophor in mm
KTP/LBO	532	0.8
Diodenlaser	940, 980, 1318, 1470	0.5–5 mm
Nd:YAG	1064	10
Thulium:YAG, (supergepulster) Thulium-Faser-Laser	2013/1940	0.2
Holmium:YAG	2100	0.4

KTP = Kalium-Titanyl-Phosphat; LBO = Lithium-Triborat; Nd = Neodym; YAG = Yttrium–Aluminium-Granat

Tab. 12.2 Eignung verschiedener Laser für die Laserprostatektomie

Laser	Vaporisation	Resektion	Enukleation
GreenLight (KTP/LBO)	+ + +	+ +	+
Diodenlaser	+	+	+
Thulium:YAG, Thulium-Faser-Laser	+ +		+ + +
Holmium:YAG			+ + +

KTP = Kalium-Titanyl-Phosphat; LBO = Lithium-Triborat; YAG = Yttrium–Aluminium-Granat

2007). Unmittelbar nach der ersten Beschreibung wurden verschiedenste Laser entwickelt und fanden Anwendung in der Medizin. Der unkritische Einsatz der Laser in den 1980er-Jahren beschädigte allerdings den Ruf der Laser. Schließlich wurde klar, dass ein grundlegendes Verständnis der Laserprinzipien notwendig ist, um den entsprechenden Laser für die jeweilige medizinische Anwendung zu finden (Nazif et al. 2007; Teichmann et al. 2007; Marks et al. 2007). Der folgende Inhalt versucht, ein Verständnis dafür zu schaffen, wo die Vor- und Nachteile der aktuellen Laser in der Behandlung des BPS liegen. Wichtig ist hierbei die Optimierung des Absorptionsprozesses von Licht im Gewebe, da Laserstrahlung gerichtetes, paralleles Licht einer postulierten Wellenlänge darstellt oder eine einzelne Farbe, die für alle Regionen des unsichtbaren und sichtbaren elektromagnetischen Spektrums gilt (Gross 2012).

- **Erzeugung von Laserstrahlung**

Alle Laser bestehen aus 3 Komponenten: eine externe Pumpquelle, das aktive Lasermedium und ein Resonator. Laserlicht wird durch das Prinzip der Quantenmechanik der „Stimulierten Emission von Strahlung" eines Erregungszustandes erzeugt (aktive Medien: z. B. Gas, Kristalle, Glas, Farbstoff). Die Erregung des Lasermediums kann durch verschiedene Prinzipien erreicht werden (z. B. Erregung durch Photonen einer Blitzlampe, Halbleiter): Zunächst werden Atome im Lasermedium durch die eingespeiste Leistung von unteren Energieniveaus in energetisch höhere, d. h. angeregte Zustände versetzt. Dabei soll die mittlere Zerfallszeit der angeregten Zustände (in der Regel durch spontane Emission) möglichst lang sein. Somit bleibt die Pumpenergie dort „längere" Zeit gespeichert, sodass eine Besetzungsinversion aufgebaut werden kann. Nun genügt eine Stimulierung eines Atoms durch ein Photon mit der auszustrahlenden Energie, dass das angeregte Atom wieder in seinen Grundzustand zurückfällt und dabei ein Photon der identischen Energie, also identischer Wellenlänge und Frequenz, sowie identischer Phasenlage wie das stimulierende Photon aussendet. Beide Photonen bewegen sich in die gleiche Richtung. Durch diese Verdoppelung des stimulierenden Photons wirkt das Lasermedium wie ein Lichtverstärker. Das „frisch entstandene" zweite Photon kann dann seinerseits andere angeregte Atome zur Ausstrahlung stimulieren, und es kommt zu einer Kettenreaktion. Dies wird stimulierte Emission von Strahlung genannt (◘ Abb. 12.2) (Nazif et al. 2004; Teichmann et al. 2007; Marks und Teichman 2007; Bach et al. 2012). Die emittierte Wellenlänge ist charakteristisch für die optisch aktive Komponente des Lasermediums (Bach et al. 2012).

Für die gezielte Anregung des Lasermediums ist ein optischer Resonator ein wesentlicher Bestandteil jeden Lasers. Der Resonator besteht in der einfachsten Bauform aus zwei parallelen Spiegeln. Er dient der Festlegung der Richtung der induzierten Emission. Nur längs zum Resonator emittierte Photonen laufen mehrfach hin und her und stimulieren vorrangig in dieser

Operative Techniken: Grundlagen

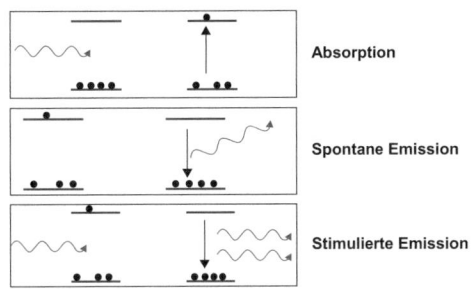

◘ Abb. 12.2 Spontane und stimulierte Emission von Strahlung. Mit freundlicher Genehmigung von Roland Sroka, München, Deutschland (Bach et al. 2012)

Richtung verlaufende weitere Emission. Daneben muss bei wenig verstärkenden aktiven Medien jedes Photon durch Mehrfachdurchlauf besser genutzt werden, um weitere Emission zu stimulieren. Aus wenigen Lichtwellen werden so unzählige „Kopien" erstellt. Dies geschieht mithilfe von Spiegeln. In ihnen fängt man die Lichtwellen ein – gerade so, dass die einzelnen Wellen aufeinander liegen und im Gleichtakt schwingen. Ein solches Gebilde wird stehende Welle genannt. Einer der Resonatorspiegel zeigt eine Reflexion der Laserwellenlänge von fast 100 % (hoher Reflektor) und der andere ist teils transparent, um die Laserstrahlung aus dem Resonator (Output coupler) zu lassen. Die Laserstrahlung wird aus dem Resonator als Dauerstrich (continuous wave [cw]) oder gepulst emittiert, abhängig von der Konstruktion des Lasers (z. B. abhängig von Exzitationsquelle, Charakteristika des Lasermediums) oder zusätzlichen optischen Elementen, wie beispielsweise einem Q-Switch (Güteschalter) (Bach et al. 2012).

Ein Güteschalter, auch Q-Switch, ist ein optoelektronisches Bauelement innerhalb des (Puls-)Laserresonators. Es erlaubt kurze hohe Pulsspitzenleistungen über eine Speicherung der Energie im Lasermedium bis zum Maximum. Der Güteschalter öffnet und schließt sich periodisch. Der Güteschalter erzeugt zunächst hohe Resonatorverluste, sodass das vom Medium ausgehende Licht nicht im Resonator verbleibt. Wenn der Güteschalter geschlossen ist, wird die Besetzungsinversion durch den anhaltenden Erregungsprozess gesteigert. Die im Lasermedium gespeicherte Energie wird bis zum Maximum gesteigert. Im Zustand maximaler Verstärkung wird schlagartig die Resonatorgüte erhöht. Die Strahlung wird am Endspiegel des Resonators reflektiert und läuft zurück zum aktiven Medium. Es folgt eine Kettenreaktion mit exponentiellem Anstieg der Photonenzahl und damit der Intensität des Lasers (Abbau der Besetzungsinversion). Auf diese Weise können hohe Pulse mit rascher Pulsfolge erzeugt werden (Bach et al. 2012).

Bei der Frequenzverdopplung, sog. second harmonic generation (SHG), wird bei der Bestrahlung einiger Materialien unter bestimmten Bedingungen Strahlung mit doppelter Frequenz erzeugt. Dies entspricht einer Halbierung der Wellenlänge. Zum Beispiel kann aus der infraroten Strahlung eines Nd:YAG-Lasers ($\lambda = 1064$ nm) grünes Licht („GreenLight") der Wellenlänge 532 nm (Kalium-Titanyl-Phosphat [KTP]-Laser) erzeugt werden.

Bei Diodenlasern wird eine Halbleiterlaserdiode verwendet, um Laserstrahlung zu erzeugen. Der verwendete Halbleiter definiert dabei die Wellenlänge. Elektrischer Stromfluss wird verwendet, um den Halbleiter zu stimulieren, der nach Überschreitung eines Schwellenwertes Laserstrahlung emittiert. Diodenlaser erreichen eine hohe (elektrische zu optischer) Energieumwandlungseffizienz (Bach et al. 2012).

In der Urologie häufig verwendete Lasersysteme (Holmium, Thulium, GreenLight) sind Festkörperlaser und verwenden einen Yttrium-Aluminium-Granat (YAG)-Kristall als Lasermedium. Durch Austausch eines Teils der Yttrium^{3+}-Ionen des YAG-Kristalls an der Kristallografischen C-Position (doping) durch dreiwertige seltene Erden wie Neodymium^{3+},

Holmium^{3+}, Thulium^{3+} oder Erbium^{3+}, die die eigentlichen Lasercharakteristika definieren, werden optisch aktive Festkörperlaser generiert. Der YAG-Kristall weist exzellente mechanische und thermische Eigenschaften auf. Um im aktiven Medium eine Energieaufnahme zu erreichen, müssen Elektronen auf ein höheres Energieniveau gehoben werden. Dieser Vorgang heißt Pumpen. Festkörperlaser werden immer optisch, d. h. durch Strahlung gepumpt. Aus der für die Dotierungsionen charakteristischen Energiedifferenz zwischen unterem und oberem Energieniveau ergibt sich die wirksame Pumplichtwellenlänge.

Optische Fasern übertragen schließlich die Laserstrahlung sicher und effizient auf das Ziel: Die Laserstrahlung muss vom Generator auf die Faser übertragen werden und in der Faser auf das gewünschte Ziel übertragen werden (Bach et al. 2012). Ein Laserfaser besteht aus einem zirkulären Quarzfaserkern, der die Laserstrahlung überträgt. Um den Verlust von Laserstrahlung zu unterdrücken, ist der Kern von einer optischen Schicht umgeben. Diese besteht aus einem transparenten Material mit einem geringeren Brechungsindex (Nazif et al. 2004). Die anderen anhängenden Schichten dienen dazu, die Laserstrahlung im Kern der Faser zu halten und für die Integrität der Faser zu sorgen (Teichmann et al. 2007). Standard Quarzfasern werden effektiv für sichtbares Licht genutzt, während die Übertragung von 2-µm Strahlung über flexible Quarzfasern erfolgt (Teichmann et al. 2007).

Um die Laserstrahlung in die optische Faser zu bekommen, wird eine fokussierte Linse (Faserkopplungslinse) benötigt. Der Faseranschluss am Lasergenerator ist ein kritischer Punkt der Leistungsübertragung (Nazif et al. 2004): Eine Abweichung des Fokus der Faserkopplungslinse führt zu einer Laserstrahlungsabsorption und zu einem Überhitzen des Anschlusses (Bach et al. 2012).

- **Laserfasertypen: Faserendigungen**

Unabhängig vom Fasertyp wird der Laserstrahl über den optischen Kern der Faser übertragen (Nazif et al. 2004; Teichmann et al. 2007; Marks und Teichmann 2007; Bach et al. 2012).

Bei **Side-fire-Laserfasern** wird der Laserstrahl an der Faserspitze über eine schräge Oberfläche reflektiert und in einem schrägen Winkel von ca. 70° auf das Gewebe gelenkt. Über die Bewegung des Strahls und wechselnden Abstand zwischen Faserspitze und Gewebeoberfläche kann eine Koagulation oder Vaporisation erreicht werden. Nachteil der Side-fire-Laserfaser ist die limitierte Lebensdauer an der Austrittstelle des Laserstrahls, die zu einer Faserbeschädigung und einem Verlust der Effizienz führt (Nazif et al. 2004). Eine mögliche Lösung besteht in einem kontinuierlichen Spülen der Faserspitze mit einer Irrigationslösung, wie beispielsweise bei der MoXy™ Faser des GreenLight-Laser realisiert wurde: Über eine Erhöhung des Durchmessers des optischen Kerns und die Einführung einer Flüssigkeitskühlung sowie einer Metallkappe an der Faserspitze kann die Lebensdauer der Faser erhöht werden (Bach et al. 2012).

Bei einer **End oder front-firing Laserfaser** wir die Laserstrahlung direkt von der Spitze auf das Gewebe übertragen und führt zu einer schnellen Erhitzung des Gewebes in einem kleinen Gewebsareal. Gewebseffekte wie Vaporisation und Zellschädigung können so erzielt werden.

Bei der sog. **Twister Faser** für die Kontaktvaporisation wird eine Dampfblase an der Faserspitze erzeugt und eine Vaporisation innerhalb der Dampfblase sowie sekundär über die erhitzte Faserspitze in Tastenform erzielt (Bach et al. 2012).

- **Gepulste und continuous wave (Dauerstrich) Laser**

Laserstrahlung wird vom Resonator als Dauerstrich (continuous wave [cw]) oder gepulst erzeugt und hängt ab von:
a) Lasergenerator (Erregungsquelle, Charakteristika des Lasermediums)
b) Anwesenheit weiterer optischer Elemente, wie beispielsweise der Güteschalter (Q-switch).

Holmium-Laser werden normalerweise von Blitzlampen erregt, was die Wiederholungsrate aufgrund von Wärmespeicherung im Laserkristall begrenzt, während Tm:YAG-Laser in einem cw-Modus arbeiten, wenn sie von einer Laserdiode erregt werden. Gepulste Holmium-Laser erzeugen große pulsierende Dampfblasen in der Spüllösung um die Laserfaserspitze, während die Dampfblasen bei cw-Lasern deutlich kleiner sind (◘ Abb. 12.3a, b). Beim Holmium-Laser entspricht eine Dampfblase der Dauer eines Laserpulses (~500 μs) (Gross 2012).

Die ausdehnende Gasblase wird bei der Holmium Laser Enukleation der Prostata (HoLEP) für das Abspreizen des Adenoms von der peripheren Zone genutzt. Eine Koagulation wird über die Hitze innerhalb der Gasblase erzielt. Bei cw Thulium-Lasern entsteht eine konstante Dampfblase zwischen Faserspitze und Gewebe. Diese Dampfblase liefert den optischen Kontakt für die Laserstrahlung in das Gewebe. Cw Thulium-Laser erlauben saubere glatte Schnitte, verglichen mit dem gepulsten Modus eines Holmium-Lasers (Gross 2012). Allerdings lässt sich der cw Modus des Thulium-Lasers aufgrund des fehlenden Pulsmodus nicht für die Lithotripsie nutzen (Rink et al. 1995; Gross 2012).

- **Licht-Gewebs-Interaktion**

Die Grundprinzipien der Licht-Gewebs-Interaktion bestehen aus Reflektion, Streuung, Remission und Absorption durch das Zielchromophor im Gewebe. Die Lichtverteilung und der Absorptionseffekt der optischen Penetration ist wellenlängenabhängig. Für thermische Laser-Gewebe-Effekte ist die Absorption der wichtigste Faktor (Teichmann et al. 2007).

Wenn der Laserstrahl auf Gewebe trifft wird ein Teil an der Grenzschicht reflektiert. Die reflektierte Strahlung geht nicht nur für chirurgische Anwendungen verloren, sondern stellt möglicherweise ein Risiko für das umliegende Gewebe dar. Die Reflektion hängt von den optischen Eigenschaften des Gewebes und der Spüllösung, die das Gewebe umgibt, ab, ist aber nicht unbedingt abhängig von der Wellenlänge und kann vernachlässigt werden, wenn die Wellenlänge für den chirurgischen Gebrauch evaluiert wird. Da Gewebe

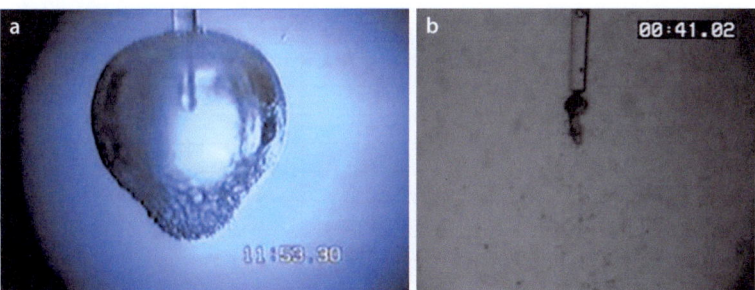

◘ **Abb. 12.3** (a) Große Dampfblase am Ende einer 550-μm-Laserfaser bei Aktivierung des Holmium-Lasers (Gross 2012). (b) Relativ konstante Gasblase am Ende einer 550-μm Laserfaser während der Aktivierung eines Tm:YAG-Lasers (Gross 2012)

nicht homogen ist, wird ein Teil des Laserstrahls gestreut und nimmt den angewendeten Laserstrahl aus der angestrebten Richtung. Der Grad der Streuung hängt von der Größe der Partikel, die der Laserstrahl aussendet, und somit von der Wellenlänge ab. Kürzere Wellenlängen werden zu einem höheren Grad gestreut als längere Wellenlängen: Blaue Laserstrahlung wird stärker als grüne, grüne stärker als rote und rote stärker als infrarote gestreut. Der Streuungsanteil der Laserenergie geht nicht nur für die intendierte Anwendung verloren, sondern erzeugt möglicherweise ungewollte Nebenwirkungen (Teichmann et al. 2007; Gross 2012).

Um eine Absorption zu erreichen wird ein Zielchromophor benötigt. Sinnvolle Körperchromophore sind Melanin, Blut, und Wasser (Nazif et al. 2004; Teichmann et al. 2007; Marks und Teichmann 2007; Lerner und Tyson 2009; Bach et al. 2012). Die Abhängigkeit der Absorption von der Wellenlänge bei Lasern wird in ◘ Abb. 12.4 dargestellt.

Die Absorptionslänge definiert den optischen Weg, bei dem 63 % der intendierten Laserenergie absorbiert wird. Die Extinktionslänge wiederum definiert die Tiefe, bei der 90 % des Laserstrahls absorbiert und in Hitze umgewandelt ist (Teichmann et al. 2007). Mit dem Wissen des Absorptionsprozesses ist die Laser-Gewebe-Wechselwirkung einfacher zu verstehen – beide, die beabsichtigte und die unbeabsichtigte. Bei Eintritt in das absorbierende Medium sinkt die Intensität des Laserstrahls exponentiell (Lambert–Beer's Gesetz).

Die absorbierte Laserenergie wird in Hitze umgewandelt und bewirkt einen Temperaturanstieg. Abhängig von der Dichte der absorbierten Hitze variiert der Einfluss auf das Gewebe zwischen Koagulation und Vaporization. Der Temperaturanstieg im Gewebe steigt mit der Dichte der Hitze pro Gewebevolumen. Daraus folgen die Möglichkeiten wie Vaporisation oder Vaporesektion bei der Behandlung der BPH (Bach et al. 2012; Teichmann et al. 2007).

Der Gewebeeffekt wird durch die Dichte der absorbierten Laserleistung definiert. Dieses Prinzip ist entscheidend für jede chirurgische Laseranwendung. Bei der gleichen Laserleistung wird eine Wellenlänge mit einer langen Absorption eine tiefe Nekrose erzeugen, während ein Laser mit einer kurzen Absorptionslänge die absorbierte Laserlänge auf ein viel kleineres

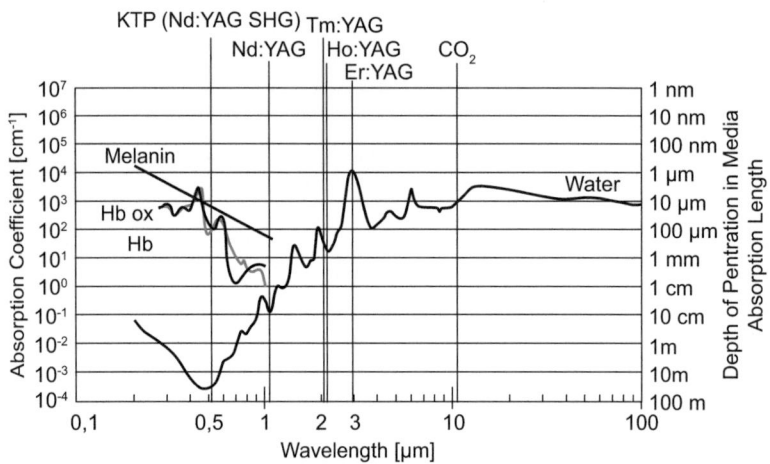

◘ Abb. 12.4 Absorptionsspektrum unterschiedlicher Zielchromophore im Körper bei den Wellenlängen verschiedener Laser (Teichmann et al. 2007; Bach et al. 2012)

Operative Techniken: Grundlagen

Gewebevolumen beschränkt: Daraus folgen ein Anstieg der Temperatur über den Siedepunkt und eine unmittelbare Vaporisation des Gewebes (Bach et al. 2012; Teichmann et al. 2007; Gross 2012).

12.4 Laser in der Behandlung der Benignen Prostata Hyperplasie (BPH)

12.4.1 Holmium-Laser

Der Holmium-Laser ist der am längsten genutzte Laser in der Behandlung der BPH. Durch Austausch eines Teils der Yttrium^{3+}-Ionen an der kristallografischen C-Position (Doping) des YAG-Kristalls mit Holmium^{3+-}-Ionen (aktives Laser-Medium) wird der optisch aktive Ho:YAG-Festkörperlaser hergestellt (Teichmann et al. 2007; Bach et al. 2012).

Die Blitzlampe (typischerweise Xenon oder Krypton) ist die Photonenquelle, die zur Anregung des Ho:YAG-Lasermediums benötigt wird. Die meiste Energie der Blitzlampe wird allerdings verschwendet und wird im Ho:YAG-Laser-Hohlraum in Hitze umgewandelt: Die Blitzlampe emittiert Strahlung in einer breiten Spektrum, während der Holmium-Laser Energie in einem engen Spektrum mit einer Überlappung des Spektrums von maximal 7–8 % absorbiert. Daher benötigen Holmium-Laser eine adäquate Wasserkühlung. Des Weiteren begrenzt der Ho:YAG-Kristall das Limit für die Leistung und Frequenz, bei der ein einzelner Ho:YAG-Hohlraum arbeiten kann (< 30-W, < 30 Hz). Daher wurden Holmium-Laser mit multiplen Hohlräumen entwickelt, um High-Power-Generatoren zu ermöglichen (>50-W). Eine weitere Limitation der Holmium-Laser-Architektur stellt das räumliche Laserstrahlprofil dar: Dieses ist multimodal oder nicht-uniform. Es ist schwieriger, das Laserstrahlprofil auf einen schmalen Brennpunkt zu fokussieren.

Das untere Limit von Laserfaserdurchmessern liegt daher bei Holmium-Lasern bei 200 μm (Traxer und Keller 2020).

Die Energieabgabe des Holmium-Laser erfolgt gepulst. Die Holmium-Laserstrahlung (Wellenlänge 2123 nm) wird vom Wasser als Zielchromophor absorbiert. Die Eindringtiefe im (wässrigen) Gewebe liegt aufgrund der hohen Absorption der Holmium-Laserstrahlung in Wasser bei 0.4 mm. Die Energieabsorption erfolgt über die Spüllösung und formt eine Gasblase um die Laserfaserspitze. Daraus folgt eine Mikroexplosion, die einen Presslufthammereffekt bedingt, der Gewebe schneiden kann. Aufgrund der Wellenlänge und den kurzen Laserpulsen mit hoher Pulsspitzenleistung, kann eine hohe Energiekonzentration mit jedem Puls erreicht werden, woraus eine kräftige, sich ausdehnende und zusammenbrechende Dampfblase für die Dauer des Laserpulses resultiert. Diese Dampfblasen können chirurgisch genutzt werden: Eine Koagulation erfolgt, wenn das Gewebe über 70 °C erhitzt wird, aber unter 100 °C bleibt, entweder über eine Abnahme des Energiepulses oder durch Zurückziehen der Faserspitze vom Gewebe (Defokussieren des Laserstrahls). Die Gewebetemperatur sinkt und eine Ablation tritt nicht auf. Eher wird die Hitze vom Gewebe absorbiert, woraus eine Koagulation resultiert. Beim Ablations- oder Schneideeffekt wird die Energie vom Wasser in den Prostatazellen absorbiert und das Gewebe auf mehr als 100 °C erhitzt (Gross 2012). Basierend auf seinen physikalischen Eigenschaften eignet sich der Holmium-Laser für verschiedene Techniken zur transurethralen BPH Behandlung: Inzision, Ablation, Resektion oder Enukleation der Prostata sind mit dem Holmium-Laser möglich (Bach et al. 2012).

Holmium-Laser-Generatoren mit Ausgangsleistungen zwischen 50 und 200 W wurden entwickelt. Der Trend zu High-power-Holmium-Laser-Geräten ist ungebrochen. Dennoch berichteten Rassweiler et al. bereits 2008 von der Machbarkeit,

Sicherheit und Effizienz der Low-power-HoLEP unter Verwendung eines 40-W-Ho:YAG-Lasers (Rassweiler et al. 2008). Für die Laserstrahlungsabgabe werden End-fire-Laserfasern verwendet, wobei bei der Prostatatherapie Faserdurchmesser zwischen 550 und 1000 μm zur Anwendung kommen.

- **Einstellbare Modifikationen des Holmium-Lasers**

Prinzipiell entstehen durch den Laserpuls des Holmium-Lasers im wässrigen Medium zwei Effekte: Erstens der fotoakustische Effekt (Vassar et al. 1999; Mullerad et al. 2017). Dieser entsteht durch eine Kavitationsblase an der Faserspitze, die eine Schockwelle bedingt. Dieser Effekt wird vornehmlich zur Harnsteintherapie genutzt, sorgt aber auch bei der HoLEP für ein Aufspreizen der Schicht zwischen Adenom und Pseudokapsel der Prostata (Razvi et al. 1996; Tracey et al. 2018). Zweitens entsteht durch die hohe Absorption im Wasser ein photothermaler Mechanismus, der zur Gewebsvaporisation (Koagulation) oder Vaporisation von Harnsteinen genutzt wird (Vassar et al. 1999; Mullerad et al. 2017; Teichman 2017).

Die Gesamtleistung (W) des Holmium-Lasers wird aus dem Produkt der Pulsenergie (PE, in J) und der Pulsfrequenz (PF, in Hertz [Hz]) berechnet. Eine Modifikation dieser Parameter wird bei der Harnstein- und BPH-Therapie durchgeführt. Die ersten Holmium-Laser waren Low-power-Laser (<20 W) mit limitierten Möglichkeiten, PE und PF zu variieren. Abhängig von der maximalen Ausgangsleistung des Holmium-Lasers sind Einstellungen der PE von 0.2–6 J möglich. Hohe PE führen bei Harnsteinen zu einer hohen Fragmentation aber auch zu einer Retropulsion der Harnsteine. Mit neueren High-power-Holmium-Lasern sind PF bis 80 Hz erreichbar, also niedrige PE und hohe PF einstellbar. Hierüber scheint ein besseres Zerstäuben der Konkremente möglich. Daneben führen hohe PF und niedrige PE zu einer geringeren Faserspitzendegradation, was möglicherweise auch weniger Kollateralschäden (Gewebsverletzung) verursacht (Razvi et al. 1996; Tracey et al. 2018).

Daneben besteht die Möglichkeit, die Pulsbreite (PB) des Laserimpulses zu verändern. Holmium-Laser der ersten Generation wiesen eine Pulsbreite von 300–350 μs auf. Bei aktuellen High-power-Holmium-Lasern kann die PB zwischen 700 und 1,500 μs variiert werden. Eine Änderung der PB bedeutet eine Übertragung derselben Energie in einer anderen Zeiteinheit: Die Pulsspitzenleistung steigt bei kurzer Pulsbreite und sinkt bei längerer Pulsbreite. Talso et al. verglichen die Kavitationsblasen bei unterschiedlichen Energieeinstellungen unter Verwendung einer Hochgeschwindigkeitskamera. Sie postulierten, dass Laserpulse mit kürzeren Pulslängen größere Dampfblasen bilden, die bei Harnsteinen das Ablationsvolumen aber auch die Retropulsion vergrößern. Die Größe der Dampfblase kann gerade bei der Verwendung feiner Instrumente eine entscheidende Rolle spielen und zu einer Zerstörung der Instrumentes führen (Talso et al. 2016).

Neben der Modifikation o.g. Parameter wurden Versuche gemacht, neue Pulsvariationen zu testen. Der sog. „burst effect" ist eine Einstellung mit 3 kurzen sukzessiven Laserpulsen. Bei jedem einzelnen Puls sinkt die PE mit einem simultanen Anstieg der PB, was möglicherweise die Effektivität der Harnsteinlithotripsie verbessert (Kronenberg und Traxer 2016).

Eine andere Eigenschaft wurde kürzlich von Lumenis® für den Lumenis Pulse P120H® Holmium Laser entwickelt, der die Energieübertragung von der Laserfaserspitze auf das Zielgewebe verbessern soll. Mit dieser Einstellung erstellt ein kontrollierter Teil der Energie eine Dampfblase, um das Wasser zu teilen, daher „Moses-Effekt", während die verbleibende Energie durch die Dampfblase auf das Zielgewebe geschickt wird. Theoretisch führt dies zu

Operative Techniken: Grundlagen

einem verminderten Energieverlust bei der Laserlithotripsie. Der Moses-Effekt hängt von der Pulseinstellung, speziellen Laserfasern und der Distanz zwischen Faserspitze und Gewebe ab. Abhängig vom Faser-Gewebe-Abstand können 2 Einstellungen gewählt werden: „Moses A" führt zu einer optimalen Energieübertragung im Kontaktmodus, während Moses B die höchste (Harnstein-)Ablation bei einem Abstand von 2 mm erzielt (Elhilali et al. 2017).

12.4.2 Thulium-Laser

Zwei Arten von Thulium-Lasern sind erhältlich: Tm:YAG Laser (Wellenlänge 2010, 2013 nm) sowie Tm-Faserlaser (TFL, Wellenlänge 1940 nm). Während bei Holmium-Lasern die Anregung über eine Blitzlampe erfolgt, werden bei TFL oder Tm:YAG-Lasern Thulium-Ionen direkt über Hochleistungs-Laserdioden angeregt. Die Energieabgabe erfolgt als Dauerstrich (continuous wave [cw]) oder neuerdings (super) gepulst. Die schmalbandige Anregung über Laserdioden verhindert eine ausgeprägte Hitzentwicklung der Chromium-Ionen wie sie bei Blitzlampen des Holmium-Lasers erfolgt. Diese technische Verbesserung erhöht die Energieeffizienz des Lasers und eliminiert die Notwendigkeit einer speziellen Kühlung (Fried und Murray 2005; Teichmann et al. 2007; Bach et al. 2012).

Tm:YAG und TFL werden von Wasser als Zielchromophor absorbiert, wobei TFL (Wellenlänge 1940 nm) genau das Absorptionsmaximum von Wasser im Gewebe treffen (◘ Abb. 12.5). Die Eindringtiefe im Gewebe liegt bei 0.2 mm (◘ Abb. 12.4, 12.5). Der Tm:YAG-Kristall ist das optisch aktive Medium bei Festkörperlasern. Der TFL besteht dagegen aus einer sehr dünnen, langen Quarzfaser (10–20 µm Kerndurchmesser, 10–30 m Länge), die mit Thulium-Ionen chemisch dotiert wurde. Dabei ist die Laserfaser selbst das Verstärkungsmedium und wird von einem Diodenlaser gepumpt (Teichmann et al. 2007; Lerner und Tyson 2009).

Für das Laserpumpen bei den neuen, supergepulsten TFL werden mehrere

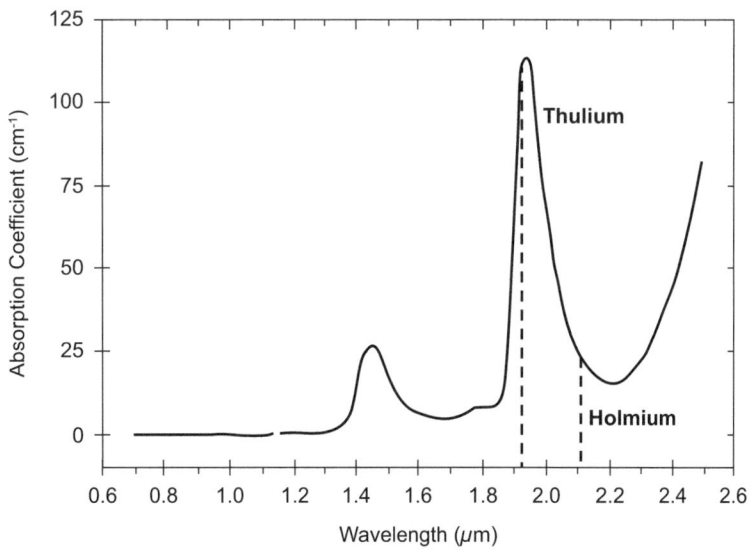

◘ Abb. 12.5 Absorptionskurven von Wasser bei der Wellenlänge des Thuliumfaserlaser und Holmiumlasers (Fried und Murray 2005)

Diodenlaser angewendet, um die Thulium-Ionen anzuregen. Der emittierte Laserstrahl hat eine Wellenlänge von 1940 nm und kann im cw-Modus oder (super)gepulst arbeiten. Daneben ist eine große Breite an Einstellungen möglich (Pulsenergie, Frequenz und Laserpulsform). Die Effektivität des Laserfaserdesigns ist deutlich höher als bei Blitzlampen-gepumpten Holmium-Festkörperlasern, da das Emissionsspektrum der Diodenlaser, die zum Laserpumpen eingesetzt werden, präzise mit der Absorption der Thulium-Ionen übereinstimmt. Daher verursacht der TFL deutlich weniger Hitze und arbeitet bei höheren Energieeinstellungen (>50 W) und hohen Frequenzen (bis 2000 Hz) mit Luftkühlung (einfacher Ventilator), verglichen mit wassergekühlten Holmium-Lasern. Des Weiteren ist die Architektur von Faserlasern unempfindlicher gegenüber Defekten, da bei TFL keine Spiegel im Laserfaserdesign, anders als Holmium-Laser-Generatoren, notwendig sind. Das räumliche Strahlungsprofil des Laserstrahls des TFL ist aufgrund des schmalen Faserdurchmessers deutlich einheitlicher und ein Fokussieren auf ein schmalen Brennpunkt gelingt deutlich einfacher durch ultra-dünne Laserfasern (50–100 μm) (Traxer und Keller 2020).

Thulium-Laser arbeiten mit einer Wellenlänge nahe (Tm:YAG) am oder am Absorptionsmaximum von Wasser (TFL) und benutzen Wasser als Zielchromophor. Obwohl die Absorptionscharakteristika sich dem Holmium-Laser ähneln, sind die Eigenschaften der cw-Energieabgabe im Weichteilgewebe überlegen. Durch eine leicht kürzere Wellenlänge gegenüber dem Holmium-Laser ist die Eindringtiefe ins Gewebe auf ¼ mm reduziert. Anstelle einer Zerreißung des Gewebes durch eine gepulste Energieabgabe erlaubt der cw-Modus saubere Inzisionen und eine Vaporisation des Gewebes mit einer exzellenten Hämostase aufgrund der relativ konstanten Dampfblase zwischen Laserspitze und Gewebe, verglichen mit der sich ausdehnenden Dampfblase des Holmium-Lasers (◘ Abb. 12.3a, b) (Bach et al. 2012). Diese Dampfblase sorgt für den Kontakt der Laserstrahlung in das Gewebe (Teichmann et al. 2007).

Ein Hauptvorteil wächst aus der hohen spezifischen Wärmekapazität des Wassermoleküls, was das Zielchromophor der Thulium-Laser darstellt. Wasser behält seine Absorptionseigenschaften bei Erhitzung durch den Laserstrahl bis zum Siedepunkt bei, was den Beginn der Vaporisation darstellt. Das Gewebe ist nach jedem Durchgang des Lasers von einem koagulierten Saum bedeckt, was für die Hämostase sorgt. Das Gewebe behält aber ausreichend Wasser für eine effektive Absorption eines weiteren Durchgang des Lasers. Daher bleibt der Laser-Gewebs-Effekt während der gesamten chirurgischen Prozedur unbeeinträchtigt und effektiv (Teichmann et al. 2017).

12.4.3 GreenLight-Laser

Vier GreenLight (GL)-Laser wurden produziert: 60-W Kalium-Titanyl-Phosphat-(KTP), 80-W KTP-Laser, 120-W Lithium-Triborat (LBO) HPS-Laser und der 180-W LBO XPS-Laser (Malek et al. 2011). Der KTP-Laser ist ein Abkömmling des Nd:YAG-Lasers: Ein zusätzlicher KTP-Kristall im Resonator halbiert über eine Frequenzverdopplung die Wellenlänge des Nd:YAG-Lasers (1064 nm) (Teichmann et al. 2007). Die Wellenlänge des KTP-Lasers reduziert die schlechte Effizienz des Nd:YAG Lasers. Allerdings benötigen die KTP-Laser, die für die PVP eingesetzt werden, eine aufwendige Technik (Starkstrom) und eine externe Wasserkühlung (Teichmann et al. 2007). Die Laserstrahlung wird kontinuierlich oder quasi kontinuierlich abgegeben (Teichmann et al. 2007; Malek et al. 2011).

Während in der ersten Generation der GL-Laser eine Bogenlampe als Photonenquelle verwendet wurde, ist die zweite Generation von GL-Lasern, 120-W LBO- und 180-W LBO XPS-Laser, diodengepumpt. Der 80-W GL-Laser wurde produziert, um die Vaporisationgeschwindigkeit gegenüber dem 60-W GL-Laser zu erhöhen. Der 120-W GL-Laser nutzt zur Frequenzverdopplung ein Lithiumtriborat (LBO)-Kristall. Das LBO-System erzeugt einen besser kollimierten Laserstrahl als der KTP-Laserstrahl. Der 180-W GL-Laser verwendet wiederum einen Leistungskontroll-Mechanismus und eine Hochleistungslaserfaser und verbessert die Vaporisationseffizienz des Systems. Diese kontinierlich gekühlte Side-Fire MoXy™ Faser Laserfaser hat einen dickeren inneren Kern und größeren Durchmesser (750 μm) und liefert eine eine breitere und effizientere Vaporisationszone. Ein um 50 % größeres Areal wird mit dem Laser bestrahlt (Malek et al. 2011). Noch dazu wurden Modifikationen am Koagulationsleistungsmodus vorgenommen. Dieser Koagulationsmodus arbeitet mit einer Variation von intermitterenden Pulsen. Die intermitterenden Pulse und der kontinuierliche Fluss von Spüllösung über die Laserfaserspitze helfen, um die Koagulationshitze des Lasers bei Gewebekontakt zu begrenzen (Zorn und Liberman 2011).

Die Wellenlänge des GL-Lasers (532 nm) wird stark von Hämoglobin absorbiert, gleichzeitig erreicht die Absorption in Wasser ein Minimum (◘ Abb. 12.4). Die Eindringtiefe des KTP/LBO-Lasers beträgt 0,8 mm in vaskularisiertem Gewebe, beispielsweise Prostatagewebe (Bach et al. 2012). In rotem, gut durchblutetem Gewebe ist die Dichte der absorbierten Leistung hoch und führt zu einem unmittelbaren Anstieg der Temperatur über den Siedepunkt. Die Hitze diffundiert dann in tiefere Schichten durch kontinuierliche Strahlung auf einen einzelnen Punkt. Dieses Phänomen produziert nicht genug Strahlung für die Vaporisation, aber für eine Koagulation durch Konvektion der Wärmeenergie, die wiederum Eiweiß denaturiert. Daher wurde für das Verfahren der Begriff „Photoselektive Vaporisation der Prostata" (PVP) geprägt (Malek et al. 2011). Als Folge wird das Gewebe vaporisiert und hinterlässt einen koagulierten Saum, wo ein Anstieg der Temperatur Hämostase und ein Ausbleichen des Hämoglobins, aber keine ausreichende Vaporisation erzeugt. Der nächste Laserstrahl wird durch den koagulierten Saum appliziert, wo der Laserstrahl hauptsächlich gestreut wird: Ohne Anwesenheit des Hämoglobinmoleküls (koaguliertes Gewebe) steigt die Extinktionslänge des GL-Lasers (durch mangelnde Absorption) dramatisch und die Strahlung kann tief in die Spüllösung oder das Gewebe eindringen. In diesem Falle erfolgt eine Absorption der Laserstrahlung ohne visuelle Kontrolle durch den Operateur. Die mangelnde Absorption in koaguliertem Gewebe beeinträchtigt nicht nur die Entfernung des Gewebes, sondern die Zerstreuung der GL-Wellenlänge reduziert die Intensität und beeinträchtigt den Vaporisationseffekt der nächsten Gewebeschicht (Teichmann et al. 2007).

Für den GL-Laser werden Side-fire-Laserfasern verwendet, um zum einen eine bessere visuelle Kontrolle des Laserstrahls bei der Behandlung der Prostatalappen zu erzielen sowie zum anderen den Laserstrahl zu kontrollieren, der aufgrund der mangelnden Absorption in Wasser sonst unkontrolliert auf die Harnblasenschleimhaut treffen könnte (Teichmann et al. 2007).

12.4.4 Diodenlaser

Diodenlaser sind eine heterogene Gruppe von Lasern, die Laserstrahlung mithilfe von Halbleitermaterialien erzeugen und elektrischen Strom als Anregungsquelle nutzen. Durch die Nutzung unterschiedlicher

Halbleiterelemente (GaAlAs [750–870 nm], InGaAs [900–1000 nm], InGaAsP [1300–1550 nm]) und Schichtstrukturen können verschiedene Wellenlängen erzeugt werden: Lasersysteme mit einer Wellenlänge von 940, 980, 1318, und 1470 nm. Bei der Bewertung der Laser-Gewebs-Wechselwirkung, wird klar, dass die Wellenlängen der verschiedenen Diodenlaser separat bewertet werden müssen (◘ Abb. 12.4) (Nazif et al. 2004), da sich Zielchromophor und Absorptionsspektrum abhängig von der Wellenlänge unterscheiden (Bach et al. 2012).

12.4.5 ERASER-Laser

Der ERASER-Laser ist ein Diodenlaser mit einer Wellenlänge von 1318 nm, der seine Effektivität für das Schneiden, Koagulation und Versiegeln bei der Resektion von pulmonalen Metastasen zeigte (Rolle et al. 2006). Der ERASER-Laser erzeugt 3 Gewebsnekrosenzonen: einen zentralen Krater des vaporisierten Gewebes, eine breite und oberflächliche Koagulationszone und einen dritten, dünnen Kranz einer hyperämen Zone (Khoder et al. 2011). Dieser ist nicht mit dem Nd:YAG Laser (1064 nm) vergleichbar, der eine zentrale Vaporisationszone und einen breite Zone einer interstitiellen Blutung im Gewebe erzeugt (Breza et al. 1995). Die Effekte des ERASER-Lasers wurden mit jenen des 120-W LBO GL-Lasers an einem isolierten perfundierten Schweinenierenmodell verglichen. Hierbei zeigten sich eine signifikant höhere Gewebsablation, eine höhere Leistungseffizienz und eine höhere Gewebsnekrosetiefe (Wezel et al. 2010).

Literatur

Bach T, Muschter R, Sroka R, Gravas S, Skolarikos A, Herrmann TR, Bayer T, Knoll T, Abbou CC, Janetschek G, Bachmann A, Rassweiler JJ (2012) Laser treatment of benign prostatic obstruction: basics and physical differences. Eur Urol 2012(61):317–325

Breza J, Aboseif S, Zvara P, Tewari A, Narayan P (1995) Transurethral Nd: YAG laser prostatectomy with a laterally firing fiber: local effects on tissue associated with erectile dysfunction. Lasers Surg Med 17:364–369

Einstein A (1917) Zur Quantentheorie der Strahlung. Phys Z 18:121–128

Elhilali MM, Badaan S, Ibrahim A, Andonian S (2017) Use of the moses technology to improve holmium laser lithotripsy outcomes: a preclinical study. J Endourol 2017(31):598–604

Fried NM, Murray KE (2005) High-power thulium fiber laser ablation of urinary tissues at 1.94 microm. J Endourol 19:25–31

Gross AJ (2012a) Smith's Textbook of Endourology. In: Smith A (Hrsg) Chapter 129 Thulium Lasers. 3rd Ed. Research and Markets. 2012a

Khoder WY, Sroka R, Hennig G, Seitz M, Siegert S, Zillinberg K, Gratzke C, Stief CG, Becker AJ (2011) The 1,318-nm diode laser supported partial nephrectomy in laparoscopic and open surgery: preliminary results of a prospective feasibility study. Lasers Med Sci 2011(26):689–697

Kronenberg P, Traxer O (2016) MP22-13 burst laser lithotripsy – a novel lithotripsy mode. J Urol 195:e258

Lerner LB, Tyson MD (2009) Holmium laser applications of the prostate. Urol Clin North Am 36:485–495

Maiman TH (1960) Stimulated optical radiation in ruby. Nature 187:493–494

Malek RS, Kang HW, Peng YS, Stinson D, Beck MT, Koullick E (2011) Photoselective vaporization prostatectomy: experience with a novel 180 W 532 nm lithium triborate laser and fiber delivery system in living dogs. J Urol 185:712–718

Marks AJ, Teichman JM (2007) Lasers in clinical urology: state of the art and new horizons. World J Urol 25:227–233

Mullerad M, Aguinaga JRA, Aro T, Kastin A, Goldin O, Kravtsov A, Assadi A, Badaan S, Amiel GE (2017) Initial clinical experience with a modulated holmium laser pulse-moses technology: does it enhance laser lithotripsy efficacy? Rambam Maimonides Med J 8. ▶ https://doi.org/10.5041/RMMJ.10315

Nazif OA, Teichman JM, Glickman RD, Welch AJ (2004) Review of laser fibers: a practical guide for urologists. J Endourol 18:818–829

Rassweiler J, Roder M, Schulze M, Muschter R (2008) Transurethral enucleation of the prostate with the holmium: YAG laser system: how much power is necessary? Urologe A. 47:441–448

Razvi HA, Denstedt JD, Chun SS, Sales JL (1996) Intracorporeal lithotripsy with the holmium:YAG laser. J Urol 156:912–914

Rink K, Delacrétaz G, Salathé RP (1995) Fragmentation process of current laser lithotriptors. Lasers Surg Med 16:134–146

Rolle A, Pereszlenyi A, Koch R, Bis B, Baier B (2006) Laser resection technique and results of multiple lung metastasectomies using a new 1,318 nm Nd:YAG laser system. Lasers Surg Med 38:26–32

Seitz M, Bayer T, Ruszat R, Tilki D, Bachmann A, Gratzke C, Schlenker B, Stief C, Sroka R, Reich O (2009) Preliminary evaluation of a novel side-fire diode laser emitting light at 940 nm, for the potential treatment of benign prostatic hyperplasia: ex-vivo and in-vivo investigations. BJU Int 103:770–775

Talso M, Emiliani E, Haddad M, Berthe L, Baghdadi M, Montanari E, Traxer O (2016) Laser fiber and flexible ureterorenoscopy: the safety distance concept. J Endourol 30:1269–1274

Teichman JMH (2017) Editorial Comment on: In vitro comparison of stone fragmentation when using various settings with modern variable pulse holmium lasers by Bell et al. (From: Bell JR, Penniston KL, Nakada SY, J Endourol 2017;31:1067–1072). J Endourol 31:1345–1346.

Teichmann HO, Herrmann TR, Bach T (2007) Technical aspects of lasers in urology. World J Urol 25:221–225

Tracey J, Gagin G, Morhardt D, Hollingsworth J, Ghani KR (2018) Ureteroscopic high-frequency dusting utilizing a 120-W holmium laser. J Endourol 32:290–295

Traxer O, Keller EX (2020) Thulium fiber laser: the new player for kidney stone treatment? A comparison with Holmium:YAG laser. World J Urol 38:1883–1894

Vassar GJ, Chan KF, Teichman JM, Glickman RD, Weintraub ST, Pfefer TJ, Welch AJ (1999) Holmium: YAG lithotripsy: photothermal mechanism. J Endourol 13:181–190

Wezel F, Wendt-Nordahl G, Huck N, Bach T, Weiss C, Michel MS, Häcker A (2010) New alternatives for laser vaporization of the prostate: experimental evaluation of a 980-, 1318- and 1470-nm diode laser device. World J Urol 2010(28):181–186

Zorn KC, Liberman D (2011) GreenLight 180W XPS photovaporization of the prostate: how I do it. Can J Urol 18:5918–5926

Ablative Verfahren: Enukleation

Christopher Netsch

Inhaltsverzeichnis

13.1 Offene Prostatadenomenukleation (OPE) – 122

13.2 Laparoskopische Prostatadenomenukleation (LPE) – 124

13.3 Robotisch-assistierte Prostataadenomenukleation (RPE) – 124

13.4 Transurethrale Enukleation der Prostata – 127

13.5 Schlussfolgerungen – 134

Literatur – 135

© Der/die Autor(en), exklusiv lizenziert an Springer-Verlag GmbH, DE, ein Teil von Springer Nature 2022
C. Netsch und A. J. Gross (Hrsg.), *Benignes Prostatasyndrom*,
https://doi.org/10.1007/978-3-662-64334-1_13

- **Einleitung**

Die operative Behandlung großer Prostatavolumina stellt eine Herausforderung in der Therapie des benignen Prostatasyndroms (BPS) dar. Die offen-chirurgisch, retropubisch oder transvesikal durchgeführte Prostatadenomenukleation (OPE) sind die häufigsten und weltweit am weitesten verbreiteten Techniken für große Prostataadenome. Die OPE stellt in den aktuellen Leitlinien der EAU, AUA und DGU bei Prostatavolumina > 80 ml trotz Einsatz minimal-invasiver transurethraler Enukleationsverfahren den Therapiestandard dar. Exzellente funktionelle (Langzeit-)Ergebnisse werden bei der OPE jedoch mit einer nicht zeitgemäßen perioperativen Morbidität erkauft. Obwohl die OPE in westlichen Ländern durch minimal-invasivere Methoden verdrängt wird, stellt die OPE in weniger entwickelten Ländern die wichtigste Therapieoption bei großen Prostatavolumina dar.

Minimal-invasive transurethrale Verfahren wurden entwickelt, um die Vorteile des transurethralen Zugangs (geringe Morbidität durch „natural orifice surgery") mit den Vorteilen der OPE (hohe Effektivität durch komplette Entfernung des Adenoms) zu kombinieren. Seit der Einführung der transurethralen Holmium Laser Enukleation der Prostata (HoLEP) in die Therapie des BPS hat diese Technik eine weltweite Verbreitung erfahren, da die komplette Entfernung des Prostataadenoms zu exzellenten funktionellen (Langzeit-)Ergebnissen führt und dies mit einer sehr geringen perioperativen Morbidität gelingt (Cornu et al. 2015). Basierend auf der HoLEP-Technik wurde andere Techniken beschrieben, die für die transurethrale Enukleation der Prostata andere Laser (z. B. Thulium-, ERASER-, Dioden-, GreenLight-Laser) bzw. mono- oder bipolaren Hochfrequenzstrom als Energiequellen verwendeten. Das folgende Kapitel soll einen umfassenden Überblick über die verschiedenen Enukleationstechniken geben.

13.1 Offene Prostatadenomenukleation (OPE)

Die erste Enukleation der vergrößerten „Prostata" aus der sog. Prostatakapsel nahm William Belfield 1890 vor. Eugene Fuller beschrieb 1894 den transvesikalen Zugangsweg, der 1901 von Sir Peter Freyer bekannt gemacht wurde, sodass die transvesikale OPE vor allem mit seinem Namen verbunden wird. Er beschrieb die ersten 4 Fälle einer transvesikalen OPE (Freyer 1901).

13.1.1 Transvesikale OPE (Freyer): Operationsprinzip

Der Zugang erfolgt über einen unteren Mittelbauchschnitt oder eine Pfannenstiel-Inzision. Nach Eröffnung der Faszie längs beim Mittelbauch- und quer beim Pfannenstiel-Schnitt werden die beiden Rektus-abdominis-Bäuche dargestellt, in der Mittellinie voneinander getrennt, bis hin zur Symphyse. Die Blasenvorderwand wird dargestellt. Die Harnblase wird zwischen zwei Haltefäden eröffnet. Die Schleimhaut über dem sich vorwölbenden „Adenom" wird mit dem elektrischen Messer umschnitten. Anschließend geht der Finger des Operateurs in den Blasenhals ein. In der 12-Uhr-Position wird die sog. vordere Kommissur stumpf durchtrennt. Der Zeigefinger des Operateurs findet jetzt stumpf eine Schicht zwischen der sog. chirurgischen Kapsel (eigentliche Prostata) und den Lappen der benignen Prostatahyperplasie, sodass diese stumpf ausgeschält werden können, wie eine Mandarine aus ihrer

Ablative Verfahren: Enukleation

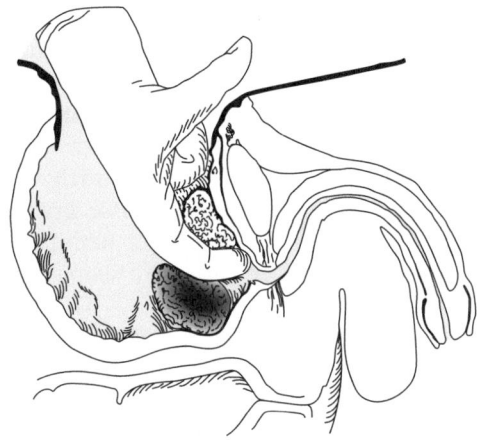

◘ Abb. 13.1 Eingehen in den Blasenhals, stumpfes Durchtrennen der vorderen Kommissur vom Blasenhals mit dem Zeigefinger (Höfner 2000)

Schale. Anschließend wird der Blasenausgang erneut eingestellt und die bestehenden Blutungen dargestellt. Sie entspringen zumeist aus dem Blasenhals. Es werden deshalb in der 5-Uhr- und in der 7-Uhr-Position tiefgreifende Logennähte gelegt. Nach Entfernung des Adenoms wird ein Dreiwegekatheter gelegt. Manche Operateure blocken den Katheter in der Harnblase andere in der Prostataloge. Verschiedenste operative Modifikationen wurden beschrieben, um das postoperative Nachblutungsrisiko zu minimieren (Abb. 13.1).

13.1.2 Retropubische OPE (Millin): Operationsprinzip

Van Stockum beschrieb 1909 den retropubischen Zugangsweg, der 1945 von Terrence Millin wieder aufgegriffen wurde, sodass die retropubische Enukleation seit dieser Zeit seinen Namen trägt (Millin 1945).

Der Zugangsweg und das Vorgehen unterscheidet sich nur wenig von den vorher eingehend beschriebenen: Es werden 2 Haltefäden an die Prostatakapsel gelegt, diese wird eröffnet und die Enukleation direkt aus der eröffneten Prostata vorgenommen.

Nachteil für den in dieser Methode wenig Geübten ist die tiefere Lage der prostatischen Zugangswunde im kleinen Becken und die Gefahr, fälschlich in periprostatische Venen oder gar in die des Plexus Santorini zu geraten (Abb. 13.2).

13.1.3 Ergebnisse zur OPE

Die funktionellen Ergebnisse (IPSS, Restharn, Qmax) der OPE sind im Langzeitverlauf (>5 Jahre) exzellent (Cornu et al. 2015). In einer älteren Analyse zeigten sich 8 Jahre nach OPE (n = 2452 Patienten) eine deutlich niedrigere Rate an Sekundäreingriffen gegenüber der TUR-P (n = 20.671 Patienten) (9.5 vs. 14.7 %) (Madersbacher et al. 2005).

> **Wichtig**
> Allerdings ist die perioperative Morbidität der OPE beträchtlich.

Gratzke und Kollegen analysierten die Daten von 902 Patienten, die eine OPE erhielten (Gratzke et al. 2007). Die frühfunktionellen Ergebnisse überzeugten (Qmax 23,1 ml/s bei Entlassung vs. 10,6 ml/s präoperativ) bei jedoch hoher perioperativer

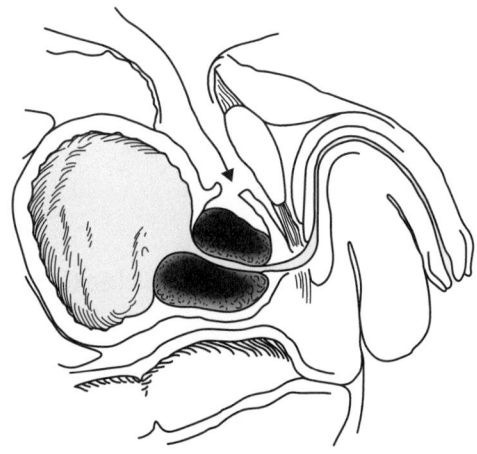

◘ Abb. 13.2 Zugangsweg zur retropubischen Enukleation nach Millin (Höfner 2000)

Morbidität (Transfusionsrate 7,5 %, mittleren Krankenhausverweildauer 11,9 Tage, Morbidität 17,3 %, Mortalität 0,2 %). Neuere Daten von Gilfrich und Kollegen bestätigten die Ergebnisse der Studie (Gilfrich et al. 2016). Sie analysierten die Daten von 95.577 Patienten aus dem Zeitraum 2008–2013, die eine chirurgische Therapie von LUTS erhielten. Die Daten bestätigten:
- einen gleichbleibend hohen Anteil der OPE an allen OPs über den Zeitraum (8,04–9,23 %/Jahr)
- eine niedrige 1-Jahres Reinterventionsrate (5,04 %)
- eine hohe perioperative Morbidität (Mortalität 0,51 %, Transfusion 14,49 %, Komplikationsrate 24,42 %).

Verglichen mit der Laservaporisation, TUR-P und der Laserenukleation wies die OPE die höchste perioperative Morbidität auf. In einer Nachfolgestudie konnte die hohe Langzeiteffektivität anhand der 5-Jahres Daten bestätigt werden (Gilfrich et al. 2021): Nach OPE zeigte sich ein signifikant niedrigere Reinterventionsrate, verglichen mit der TUR-P und der Laservaporisation, nicht aber gegenüber der Laserenukleation der Prostata.

▶ **Fazit**

Zusammenfassend wird die OPE trotz hoher perioperativer Morbidität aber sehr guter Langzeiteffektivität noch häufig angewendet, nicht nur in Entwicklungsländern, sondern auch in entwickelten Ländern. ◀

13.2 Laparoskopische Prostataadenomenukleation (LPE)

Mariano und Kollegen beschrieben erstmals eine LPE bei einem Patienten mit einer gutartigen Prostatavergrößerung (BPH) (Mariano et al. 2002). In diesem Fallbericht wurde eine longitudinale vesikokapsuläre Inzision zur Entfernung eines 120-g-Adenoms mit 4 hämostatischen Nähten beschrieben. Seitdem wurden viele Studien durchgeführt, die die OPE in laparoskopischer Weise umsetzten. Dabei wurden vergleichbare funktionelle Ergebnisse erzielt, jedoch Vorteile hinsichtlich der perioperativen Morbidität für das laparoskopischen Vorgehen nachgewiesen.

Van Velthoven et al. beschrieben ihre ersten Erfahrungen mit der laparoskopischen extraperitonealen Millin-Prostatektomie bei 18 Patienten in Anlehnung an die offene Technik (Van Velthoven et al. 2004). Sotelo et al. zeigten eine Technik der horizontalen Inzision der Blase oberhalb des zystoprostatischen Überganges, entsprechend der laparoskopischen Freyer-OP (Sotelo et al. 2005).

▶ **Fazit**

Insgesamt wurden mehr als 1200 Fälle in der Literatur veröffentlicht, mit den Vorteilen der geringeren Invasivität und reduzierten Morbidität, einem niedrigeren Blutverlust, Transfusionsrate, kurzer Hospitalisation und seltenen Reoperationen (◘ Tab. 13.1). Die größte Studie über die LPE wurde 2019 publiziert: 272 Patienten wiesen nach 3 Monaten einen medianen IPSS von 4 und einen Qmax von 23 ml/s auf (Zarraonandia Andraca et al. 2019). Aufgrund der längeren Lernkurve und der zunehmenden Verbreitung robotischer Systeme wird die LPE eher selten durchgeführt. ◀

13.3 Robotisch-assistierte Prostataadenomenukleation (RPE)

Sotelo et al. publizierten die ersten transperitonealen RPEs (Sotelo et al. 2008), John und Kollegen 2009 die ersten extraperitonealen RPE (John et al. 2009).

Ablative Verfahren: Enukleation

Tab. 13.1 Laparoskopische Prostataadenomenukleation (LPE): transperitoneales und extraperitoneales Vorgehen

Author	Jahr	Anzahl Patienten [n]	OP-Zeit [min]	Blutverlust [ml]	Transfusionen [%]	Resektatgewicht [g]	Katheterzeit [Tage]	Revision [%]	Krankenhausaufenthalt [Tage]
Laparoskopisch transperitoneal									
Mariano et al.	2006	60	138	330	0	131	5	NA	3
Sotelo et al.	2005	17	156	516	29	72	6	0	2
Rey et al.	2005	5	95	NA	NA	76	NA	0,9	2,3
Baumert et al.	2006	30	115	367	3	77	4	0	5
Laparoskopisch transperitoneal									
Van Velthoven et al.	2004	18	145	192	0	48	3	6	6
Rehman et al.	2013	1b	180	125	0	120	NA	0	NA

13.3.1 RPE: Operationsprinzip

Die meisten Operateure präferieren aufgrund der Erfahrung bei der robotischen radikalen Prostatektomie den transperitonealen Zugang. Prinzipiell folgt das transvesikale Vorgehen der RPE dem der transvesikalen OPE. In der initialen Beschreibung wurde ein quere Zystostomie durchgeführt, eine Längsinzision der Harnblase ist jedoch auch möglich. In den meisten Zentren wird der dorsale Venenplexus ligiert, um Rückblutungen während der Enukleation zu vermeiden. Der direkte Blick in die Prostatafossa erlaubt bei der RPE die visuell kontrollierte Koagulation blutender Gefäße und Dissektion des Adenoms vom Sphinkter. Manche führen eine kontinuierliche vesikourethrale Anastomose durch. Eine Plikatur der posterioren Prostatakapsel wurde zudem vorgeschlagen, um eine bessere Blutungskontrolle zu erreichen. In einer Pilotstudie (14 Patienten) wurde kürzlich die urethrasparende RPE mit Erhalt der antegraden Ejakulation (93 % Erhalt der antegraden Ejakulation) evaluiert (Wang et al. 2018).

13.3.2 Ergebnisse zur RPE

Seit der Erstbeschreibung konnte neben der technischen Machbarkeit die Sicherheit und Effizienz der RPE (geringe perioperative Morbidität, kurzer Krankenhausaufenthalt) in großen, retrospektiven multizentrischen Studien nachgewiesen werden (Autorino et al. 2015). Bislang existieren bislang keine prospektiv-randomisierten Studien, die die RPE mit der OPE, LPE oder transurethralen Enukleationsverfahren vergleichen, sondern nur retrospektive Vergleiche.

Die RPE ist der OPE hinsichtlich der perioperativen Morbidität (Transfusionen, Komplikationen) sowie der Katheter- und Krankenhausverweildauer überlegen. Diese Vorteile wiegen höhere OP-Zeiten sowie die höheren intraoperativen Materialkosten der RPE gegenüber der OPE auf (Mourmouris et al. 2019).

Vergleicht man die RPE mit der LPE, so zeigen sich keine Vor- oder Nachteile für die eine oder andere Technik. Allerdings ist es technisch kaum möglich, mit der konventionellen Laparoskopie eine intraprostatische Rekonstruktion durchzuführen. Ferner sind Studien zur LPE mit exzellenten Ergebnissen aus Zentren, die eine hohe laparoskopische Expertise aufweisen (Pavan et al. 2016).

Bislang wurden keine randomisierten Studien publiziert, die die RPE mit transurethralen Enukleationstechniken vergleichen. Dennoch scheinen Katheter- und Krankenhausverweildauer nach transurethrale Enukleation der Prostata kürzer als nach RPE (Umari et al. 2017). Andere Daten wie Reinterventionsraten oder die perioperative Morbidität lassen sich schlecht vergleichen, da die Studien aus Zentren für die jeweilige Technik stammen. Robotische Operateure argumentieren mit der langen Lernkurve der transurethralen Enukleation (50 Eingriffe). Demgegenüber wird für die RPE die Lernkurve mit 5–10 Fällen angegeben – für Urologen mit robotischer Erfahrung (Operateure mit > 250 durchgeführten robotisch-assistierten Prostatektomien) (John et al. 2021; Johnson et al. 2018).

> **Fazit**
>
> Die RPE stellt eine gute Option für große Prostatavolumina dar. Hinsichtlich der perioperativen Morbidität zeigt die RPE keine Unterschiede zu transurethralen Enukleationstechniken, wohl aber Nachteile hinsichtlich der Katheter- und Krankenhausverweildauer. Kostenanalysen zur RPE wurden bislang nicht publiziert. Vorteile zugunsten transurethraler Enukleationstechniken sind aber insbesondere hinsichtlich der Frühkon-

tinenz denkbar, da die transurethrale Manipulation am Sphinkterapparat wegfällt.

Als **Indikationen für die RPE** gelten
- die simultane Behandlung von Blasendivertikeln, -steinen,
- die fehlende Expertise in transurethralen Enukleationstechniken,
- das übergroße Adenom (d. h. der Blasenhals ist mit dem Resektoskop nicht erreichbar) sowie
- Patienten mit nicht zu pausierender Antikoagulation, d. h. durch die vesikourethrale Naht erfolgt die Raffung der Prostatakapsel bzw. der (großen) Wundfläche. ◄

13.4 Transurethrale Enukleation der Prostata

Prinzipiell basieren alle transurethralen Enukleationsverfahren der Prostata auf den Arbeiten von Hiraoka et al. (Hiraoka 1983; Hiraoka und Akimoto 1989) und der Arbeitsgruppe von Peter Gilling (Gilling et al. 1998; Fraundorfer und Gilling 1998): Entweder wird die Spitze des Resektoskops benutzt, um das Prostataadenom stumpf aus der chirurgischen Pseudokapsel zu lösen und anschließend eine Koagulation der blutenden Gefäße mit der jeweils verwendeten Energiequelle durchzuführen, oder die verwendete Energiequelle wird kontinuierlich in die Enukleationsschicht zwischen Adenom und chirurgscher Pseudokapsel appliziert. Die Enukleation der Prostata wird in einer En-bloc-2- oder 3-Lappentechnik durchgeführt. Das enukleierte Gewebe wird entweder an einem Pedikel am Blasenhals belassen, anschließend mit der Resektionsschlinge reseziert (Mushroom-Technik) (Hochreiter et al. 2002) oder mit dem Laser vaporisiert oder in die Harnblase geschoben und mit Morcellatoren entfernt (Gilling et al. 1998, Fraundorfer und Gilling 1998). Das Akronym AEEP (Anatomische Endoskopische Enukleation der Prostata) wurde in die EAU-Leitlinie 2016 eingeführt, um das Verfahren der transurethralen Enukleation unabhängig von der Energiequelle zu beschreiben (EAU Guidelines 2016). Im Folgenden werden transurethrale Enukleationstechniken mit ihren unterschiedlichen Akronymen in Abfolge ihrer zeitlichen Entstehung dargestellt.

13.4.1 Monopolare Enukleation der Prostata (MEP)

Das Prinzip der monopolaren transurethralen Enukleation der Prostata mit einer speziellen Enukleationselektrode wurde von Hiraoka und Kollegen in den 1980er-Jahren beschrieben, wurde aber wissenschaftlich nicht wirklich weiter verfolgt (Hiraoka 1983; Hiraoka und Akimoto 1989; Enikeev et al. 2018a, b).

13.4.2 Holmium Laser Enukleation der Prostata (HoLEP)

Das Grundprinzip der MEP wurde Ende der 1990er-Jahre von Fraundorfer und Gilling mit der transurethralen Holmium Laser Enukleation der Prostata (HoLEP) erneut aufgegriffen (Fraundorfer und Gilling 1998). Die HoLEP imitiert die Technik der OPE: die Holmium:YAG Laser-Faser bewegt sich in der Schicht zwischen Adenomgewebe und chirurgischer Pseudokapsel – wie der Zeigefinger des Operateurs bei der OPE.

Initial wurde die HoLEP in einer 3-Lappen-Technik beschrieben (Fraundorfer und Gilling 1998). Mittlerweile wurden eine Vielzahl technischer Modifikationen publiziert: high power (>100 W) (Baazeem et al. 2010), low power (<60 W) (Cracco und Scoffone 2017), en bloc (Gong et al. 2012), en bloc „no touch" (Scoffone und Cracco 2016) oder die anteroposteriore HoLEP

Technik (Endo et al. 2010). Nachfolgend wird die konventionelle 3-Lappen-Technik von Peter Gilling (Gilling 2008) beschrieben.

13.4.3 HoLEP-Operationstechnik

In der Regel wird ein Resektoskop mit Dauerspülschaft verwendet und die Enukleation bei gefüllter Harnblase durchgeführt. Kleinere venöse Blutungen können so durch den hydrostatischen Druck ohne sofortige Versorgung kontrolliert werden. Des Weiteren vergrößert sich die Distanz der Ureterostien zum Blasenhals bei der Enukleation des Mittellappens. Die Enukleation beginnt mit bilateralen Blasenhalsinzisionen bei 5 und 7 Uhr, die bis zum Kollikel verlängert und bis zur chirurgischen Pseudokapsel vertieft werden. Diese kann gut an ihrer glatten, weißlichen fibrösen Struktur mit parallel laufenden Fasern erkannt werden. Bei Fehlen eines Mittellappens kann auf eine bilaterale Inzision verzichtet und eine Inzision bei 5, 6 oder 7 Uhr (2-Lappen-Technik) durchgeführt werden. Eine gute Hämostase wird mit dem Ho:YAG-Laser über die Defokusierung des Laserstrahls erreicht. Oberhalb des Kollikels werden die Inzisionen verbunden und der Mittellappen retrograd aus der Kapsel enukleiert. Die Resektoskopspitze wird genutzt, um den Mittellappen anzuheben und teils stumpf-mechanisch, teils laserunterstützt aus der Kapsel zu schälen. Der Mittellappen wird mithilfe des Holmium:YAG Lasers am Blasenhals abgetrennt und in die Harnblase abgeworfen.

Die Seitenlappen werden in Einzelschritten entfernt. Zunächst werden die Blasenhalsinzisionen nach inferiorlateral am Kollikel vorbei weitergeführt und auf dem Niveau des Kollikels nach oben weitergeführt, um den Apex zu definieren. Der untere Rand des Lappens wird nun gelöst, beginnend am Apex, die apikale Inzision wird nun zur 2 Uhr Position fortgesetzt. Im Idealfall wird der gesamte Lappen von unten aus gelöst. Anschließend wird der Blasenhals auf der 12-Uhr-Position inzidiert. Darüber wird der obere Anteil beider Lappen gelöst. Die Inzision wird nun vertieft und nach distal und lateral bis auf die Kollikelebene erweitert. Die oberen und unteren Inzisionen werden nun auf Höhe des Apex verbunden. Der laterale Lappen wird nun von der oberen Inzision zur unteren Inzision geschoben, analog der Enukleation des Mittellappens. Abschließend wird der Lappen in die Blase geschoben.

Nach Abwerfen der Seitenlappen in die Harnblase wird die Blase komplett entleert und eine vollständige Blutstillung durchgeführt, um bei der Morcellation die bestmögliche Sicht zu gewährleisten. Bei der Morcellation muss die Harnblase maximal mit Spülflüssigkeit gefüllt werden, um die Gefahr einer Harnblasenmukosaverletzung mit dem Morcellator zu minimieren (Gilling 2008).

Das mechanische Abschieben des Adenomgewebes von der Pseudokapsel ist bei kleinen fibrösen Drüsen oft nicht möglich, da sich typisches Adenomgewebe und die Schicht zwischen Adenom und Pseudokapsel noch nicht gebildet haben. Diese kleinen Adenome, die fest mit der Kapsel verbunden sind, müssen primär mit dem Laser von der Kapsel abgelöst werden und sind technisch schwieriger als größere Adenome.

In der Praxis sind Prostataadenome in der Größe zwischen 60 und 80 g zum Erlernen der Technik am geeignetsten: Einerseits hat sich ausreichend Adenomgewebe gebildet, das sich leicht enukleieren lässt, andererseits sind sie klein genug, um eine gute anatomische Übersicht, eine relativ kurze Operationszeit, einen relativ geringen Blutverlust und die Möglichkeit zu garantieren, jederzeit auf die TUR-P umzusteigen.

> Die HoLEP ist keine Anfängeroperation. Die Lernkurve des Verfahrens sollte nicht unterschätzt werden. Je nach Literatur und Art des Trainings werden

20 (Mentoring) (El Hakim und Elhilali 2002) bis 50 Eingriffe (Selbststudium) (Placer et al. 2009) benötigt, um die HoLEP sicher durchführen zu können. Daher sollten die Patienten beim Erlernen einer transurethralen Enukleationstechnik sorgfältig ausgewählt werden.

13.4.4 Ergebnisse zur HoLEP

Seit Einführung der HoLEP in die Therapie des BPS hat die HoLEP-Technik eine weltweite Verbreitung erfahren, da mit diesem Verfahren eine komplette Entfernung des Prostaadenoms aus der chirurgischen Pseudokapsel der Prostata bei einer sehr geringen perioperativen Morbidität gelingt. In prospektiv-randomisierten Studien sowie in darauf basierenden systematischen Reviews und Meta-Analysen wurde nachgewiesen, dass die HoLEP ein größenunabhängiges, sicheres und effektives Verfahren mit exzellenten Langzeitresultaten hinsichtlich Reoperations- und Komplikationsraten darstellt (Ahyai et al. 2010; Cornu et al. 2015).

Perioperativ weist die HoLEP gegenüber der TUR-P und der OPE eine niedrigere Morbidität (z. B. Transfusionsraten, Komplikationen) sowie niedrigere Krankenhaus- bzw. Katheterverweildauern auf. Im Langzeitverlauf zeigt sich die HoLEP der TUR-P und OPE hinsichtlich der Verbesserung der funktionellen Parameter gleichwertig und weist eine der OPE vergleichbar niedrige Reinterventionsrate auf. Ein negativer Effekt auf die Potenz konnte für die HoLEP, abgesehen von der retrograden Ejakulation, nicht nachgewiesen werden (Ahyai et al. 2010; Cornu et al. 2015). Daneben wurden retrospektive Studien veröffentlicht, die die HoLEP bei Patienten unter fortgesetzter Antikoagulation evaluierten: Die höchsten Transfusionsraten wurden bei Patienten unter Bridging oder kontinuierlicher oraler Antikoagulation gefunden (bis 15 %), während unter Plättchenhemmung die Transfusionsraten 3 % nicht überschritten (Netsch et al. 2021).

> ▶ **Fazit**
>
> Die HoLEP ist das am besten untersuchte transurethrale Enukleationsverfahren mit dem höchsten Evidenzgrad (1a) und wird von den Leitlinien der Europäischen Gesellschaft für Urologie (EAU) als Alternative zur TUR-P und OPE empfohlen (Gravas et al. 2020). ◀

13.4.5 Bipolare Enukleation der Prostata (BipolEP)

Neill et al. führten 2006 eine prospektiv-randomisierte Studie durch und verglichen die plasmakinetische Enukleation der Prostata (PkEP) mit der HoLEP. Sie fanden längere OP-Zeiten und einen verlängerten postoperativen Spülbedarf in der PkEP-Gruppe, während sich andere perioperative Parameter nicht unterschieden. Nach einem Jahr zeigten sich keine Unterschiede zwischen den funktionellen Parametern und den Komplikationsraten der Verfahren (Neill et al. 2006).

Die Arbeitsgruppe um Liu veröffentlichte 2010 eine retrospektive Studie mit 1100 Patienten, die mittels BipolEP (Prostatavolumen 35 bis 256 g) in Mushroom-Technik behandelt wurden. Die perioperative Morbidität der BipolEP war äußerst gering (Transfusionsrate 0,8 %, Katheterverweildauer 1.8 Tagen). Sechs Monate postoperativ war der PSA-Wert, als Marker für die komplette Entfernung des Prostaadenoms, signifikant abgefallen (7,8 vs. 0,89 ng/ml). Die funktionellen Parameter verbesserten sich unmittelbar und blieben während des 6-Jahres-Follow-ups signifikant verbessert. Harnröhrenstenosen und Blasenhalsstrikturen traten bei 1,1 und 0,9 % der Patienten auf. Die Autoren schlussfolgerten, dass die BipolEP eine Alternative zur TUR-P und zur OPE darstellt (Liu et al. 2010).

Zhu und Kollegen führten eine prospektiv-randomisierte Studie an Patienten mit Prostatavolumina ≥ 70 ml, die entweder mittels PkEP oder bipolarer TUR-P behandelt wurden, durch. Sie fanden einen geringeren Blutverlust, eine kürzere Krankenhaus- und Katheterverweildauer nach PkEP. Die funktionellen Parameter waren postoperativ zunächst bei beiden Gruppen vergleichbar – im Langzeitverlauf nach 36-, 48- und 60 Monaten in der PkEP-Gruppe jedoch signifikant besser als nach bipolarer TUR-P (Zhu et al. 2013). Rao und Kollegen führten eine prospektiv-randomisierte Studie bei Patienten mit Prostatavolumina > 80 ml durch und verglichen die PkEP mit der OPE. Die PkEP war mit einer signifikant niedrigeren Morbidität, Katheter- und Krankenhausverweildauer vergesellschaftet (Rao et al. 2013). Die Arbeitsgruppe um Chen bestätigte die Ergebnisse anderer in einer exzellent durchgeführten prospektiv-randomisierten Nichtunterlegenheitsstudie, die die PkEP mit der OPE bei Prostatavolumina >100 ml verglich. Auch hier waren Hämoglobinverlust, Transfusionsrate, Katheter-, Krankenhausverweildauer und perioperative Morbidität (22,5 vs. 42,5 %) nach PkEP signifikant niedriger als nach OPE. Im 6-Jahres-Follow-up zeigten sich keine Unterschiede hinsichtlich der funktionellen Parameter (Chen et al. 2014).

Boeri und Kollegen führten eine retrospektive Analyse von Patienten, die eine HoLEP oder eine BipolEP unter oraler Antikoagulation/Plättchenhemmung erhielten, durch. Sie fanden keine Unterschiede hinsichtlich Blutungskomplikationen zwischen den Verfahren. Die Transfusionsrate lag nach BipolEP bei 2,8 %. Clavien I, II und III Komplikationen traten bei 4,2 %, 13,3 % bzw. 0,7 % der Patienten auf (Boeri et al. 2020).

▶ **Fazit**

Zusammenfassend zeigt die aktuelle Literatur, dass die BipolEP ein größenunabhängiges, sicheres und effektives Verfahren in der Behandlung des BPS darstellt. Die vorliegenden Studien zeigen eine niedrigere Morbidität der BipolEP gegenüber TUR-P und OPE. Die EAU-Leitlinien wurden daher 2016 revidiert und nun wurde die bipolare Enukleation als Therapieoption bei Prostatavolumina > 80 ml empfohlen („offer endoscopic enucleation ..."). ◀

13.4.6 ThuliumVapoEnukleation der Prostata (ThuVEP)

Die ThuVEP unter Verwendung eines Thulium:YAG-Lasers mit anschließender mechanischer Morcellation wurde 2009 von der Arbeitsgruppe um Gross als sicheres und wirksames Verfahren beschrieben und in die Therapie des BPS eingeführt (Bach et al. 2009, 2010). Die initiale Beschreibung der OP-Technik entspricht in den wesentlichen Zügen einer 3-Lappen-HoLEP-Technik, wobei eine kontinuierliche Energieabgabe in die Schicht zwischen Adenom und Prostatapseudokapsel erfolgt (Bach et al. 2009).

Netsch et al. konnten zeigen, dass die ThuVEP ein größenunabhängiges, sicheres und effektives Verfahren in der Behandlung des BPS mit einer geringen perioperativen Morbidität darstellt (Bach et al. 2011; Netsch et al. 2014a, b, c): In der größten Studie der Arbeitsgruppe wurde an 1080 Patienten die niedrige perioperative Morbidität (Transfusionsrate 1,7 %, Katheterverweildauer 2 Tage, Krankhausverweildauer 4 Tage) der ThuVEP, unabhängig von der Prostatagröße, nachgewiesen (Gross et al. 2014). Die Prostatavolumen- und PSA-Reduktion 5 Jahre nach ThuVEP (>80 %) belegte die vollständige Entfernung des Adenoms (Bach et al. 2011; Gross et al. 2017). Auch wurde die dauerhafte Verbesserung der funktionellen Parameter bei einer niedrigen Rate an Spätkomplikationen (Harnröhrenstriktur 0,8–3,1 %, Blasenhalssklerose 1,6–3,1 %, Rezidivadenom 0–2,3 %) nach 4 bzw. 5 Jahren nachgewiesen (Netsch et al. 2014a, b, c; Gross et al. 2017). Tiburtius et al. konnten belegen, dass die erektile Funktion durch die ThuVEP nicht beeinträchtigt wird (Tiburtius et al. 2014).

Des Weiteren wurde die Machbarkeit der ThuVEP bei Hochrisikopatienten unter fortgesetzter oraler Antikoagulation nachgewiesen: Netsch und Kollegen evaluierten die Sicherheit der ThuVEP bei 56 Hochrisikopatienten unter fortgesetzter Antikoagulanzientherapie. Vier Patienten erhielten eine Bluttransfusion und 4 Patienten (7,1 %) wurden erneut aufgrund einer Blutung operiert (7,1 %). Im 24-Monats-Follow-up wurden eine signifikante Verbesserung der funktionellen Parameter gefunden und eine PSA-Reduktion von 81 % nachgewiesen (Netsch et al. 2014a, b, c).

Bach und Kollegen präsentierten erstmals multizentrische "Real-life"-Daten und fanden unter 2648 Patienten, die eine TUR-P, GreenLight Vaporisation oder ThuVEP erhielten, 237 Patienten, die unter Antikoagulation mittels ThuVEP operiert wurden. Die Transfusionsraten lagen bei 5,5 % für Prostatavolumina <40 ml, 0,9 % bei Prostatavolumina zwischen 40 und 80 ml und bei 14,9 % bei Prostatavolumina >80 ml. Bach und Kollegen schlussfolgerten, das die Blutungskomplikationen in prospektiv-randomisierten Studien unterschätzt werden (Bach et al. 2016). Castellani und Kollegen fanden deutlich niedrigere Blutungskomplikationen bei 88 Patienten, die unter Antikoagulation eine ThuVEP erhielten: Blasentamponade (2,2 %), Bluttransfusionen (2,2 %), Re-OP (4,5 %) und intensivmedizinische Behandlung (2,2 %) waren die häufigsten Komplikationen. Die PSA-Reduktion und Verbesserung der funktionellen Parameter nach 12 Monaten früherer Studien wurde bestätigt (Castellani et al. 2020).

In einer prospektiven Analyse der Lernkurve der ThuVEP-Technik konnte gezeigt werden, dass bei einer strukturierten Mentoren-geführten Ausbildung sowohl die Sicherheit als auch eine gute Effizienz der Operation bereits nach 8 bis 16 Eingriffen gewährleistet wird (Netsch et al. 2013). Weiterhin fanden sich keine Unterschiede hinsichtlich der perioperativen Morbidität bei der Verwendung von Thulium-Faser- (Wellenlänge 1,940 nm) und Thulium:YAG-Lasern (2.013 nm) (Tiburtius et al. 2015).

Netsch et al. führten eine prospektiv-randomisierten Studie durch und verglichen die die ThuVEP mit der HoLEP. Sie konnten vergleichbare und niedrige perioperative Komplikationen nachweisen. Beide Verfahren führten zu einer Verbesserung der funktionellen Parameter unmittelbar nach der Operation und nach 6 Monaten. Das PSA (4,14 vs. 0,71 µg/l) und das Prostatavolumen (80 vs. 16 ml) war nach 6 Monaten signifikant in beiden Gruppen verbessert und zwischen den Verfahren nicht verschieden. Kein Patient wurde während des 6-Monats-Follow-ups erneut operiert (Netsch et al. 2017; Becker et al. 2018).

▶ **Fazit**

Zusammenfassend zeigt die Literatur, dass die ThuVEP ein größenunabhängiges, sicheres und effektives Verfahren in der Behandlung des BPS darstellt. Die vorliegenden Studien weisen eine vergleichbare Morbidität der ThuVEP gegenüber der HoLEP auf. Die EAU-Leitlinien wurden daher 2016 revidiert und nun die ThuVEP als Therapieoption bei Prostatavolumina >80 ml empfohlen („offer endoscopic enucleation …"). ◀

13.4.7 Thulium Laserenukleation der Prostata (ThuLEP)

Die ThuLEP stellt eine stumpfe, lasergestützte, transurethrale Enukleationstechnik dar. Die Spitze des Resektoskops wird für das stumpfe Lösen des Adenoms aus der Pseudokapsel der Prostata verwendet – blutende Gefäße werden simultan oder nach der Enukleation mit dem Thulium-Laser vaporisiert (Herrmann et al. 2010). Die bisherigen Ergebnisse prospektiv-randomisierter Studien zeigen für die ThuLEP der HoLEP vergleichbare Ergebnisse: eine niedrige perioperative Morbidität, effiziente Gewebsreduktion sowie suffiziente Verbesserung der funktionellen Miktionsparameter (Zhang et al. 2012; Yang et al. 2013a, b; Feng et al. 2016). Tendenziell scheinen die OP-Zeit unter Verwendung des Thulium-Lasers kürzer als mit dem Holmium-Laser.

Die Arbeitsgruppe um Kim stellte 2015 die en bloc ThuLEP vor (Kim et al. 2015). Castellani *et al.* evaluierten kürzlich 412 Patienten, die eine en bloc ThuLEP erhielten: 46 Patienten wurden unter fortgesetzter Antikoagulation operiert. Dennoch war die postoperative Komplikationsrate sehr gering (Clavien I 9,2 %, II 2,7 %, III 1,2 % und IV 0,7 %). Auch in dieser Studie zeigten sich die funktionellen Parameter 1 Jahr postoperativ signifikant verbessert (Castellani et al. 2019).

13.4.8 GreenLight Laserenukleation der Prostata (GreenLEP)

Die GreenLEP-Technik unter Verwendung des 180-W XPS GreenLight Lasers wurde erstmals 2015 publiziert (Goméz Sancha et al. 2015). Peyronnet et al. analysierten die Lernkurven der en-bloc GreenLEP und der Zwei-Lappen HoLEP an zwei in der transurethralen Enukleation unerfahrenen Operateuren. Trotz größerem Prostatavolumen war die OP-Zeit bei der GreenLEP verkürzt. Die funktionellen Ergebnisse beider Gruppen waren nach 6 Monaten vergleichbar. Die Autoren fanden eine kürzere Lernkurve bei der GreenLEP (14–30 Fälle) gegenüber der HoLEP (22–40 Fälle). Dies ist jedoch eher den OP-Techniken (en-bloc vs. Zwei-Lappen-Technik) und nicht der Energiequelle geschuldet (Peyronnet et al. 2017).

In einem retrospektiven Vergleich wurde die Photoselektive Vaporisation der Prostata (PVP) mit der GreenLEP bei Prostatavolumina > 80 ml verglichen. Die perioperative Morbidität war vergleichbar, bei kürzerer OP-Zeit der GreenLEP. Die funktionellen Parameter waren nach 6 Monaten vergleichbar, aber der Qmax nach GreenLEP höher als nach PVP. Auch war die PSA-Reduktion nach GreenLEP höher als nach PVP (67 % vs. 40 %). Die perioperative Morbidität der GreenLEP war niedrig (Hämaturie 5 %, Transfusionen 1,6 %, Reinterventionsrate 3,3 %) trotz hohem Anteil antikoagulierter Patienten (31 Patienten) (Misrai et al. 2016).

In einer retrospektiven Analyse wurde die OPE mit der GreenLEP verglichen: Katheterverweildauer und Krankenhausaufenthalt waren nach OPE länger und die Transfusions- (8,3 vs. 0,5 %) und Komplikationsraten (37,2 vs. 20,6 %) höher als nach GreenLEP (Misrai et al. 2018).

▶ Fazit

Die transurethrale Enukleation ist mit dem GreenLight-Laser möglich. Bislang sind jedoch keine prospektiv-randomisierten Studien erschienen, die die GreenLEP mit anderen Enukleationstechniken oder der TUR-P verglichen haben. Ein wesentlicher Nachteil der GreenLEP besteht in den hohen Kosten für die Einmallaserfaser. ◀

13.4.9 ERASER Laserenukleation der Prostata (ELEP)

Bei der ELEP wird ein continuous wave Diodenlaser (ERASER-Laser) mit einer Wellenlänge von 1.318 nm verwendet. Die ELEP wurde erstmals 2011 in einer prospektiv-randomisierten Studie, die die ELEP mit der bipolaren TUR-P (30 vs. 30 Patienten) verglich, beschrieben. Hierbei zeigte sich die ELEP der bipolaren TUR-P hinsichtlich perioperativer Morbidität (postoperativer Blutverlust) sowie Katheter- und Krankenhausverweildauer überlegen. Die funktionellen Parameter (Qmax, RH, IPSS, QoL) verbesserten sich nach ELEP und bipolarer TUR-P signifikant ohne Unterschiede zwischen den Verfahren und blieben während eines 6-Monats Follow-ups stabil (Lusuardi et al. 2011). Zum Zeitpunkt des 6-Monats-Follow-ups waren keine Reinterventionen notwendig. Die Ergebnisse wurden von weiteren prospektiven Studien dieser Arbeitsgruppe bestätigt (Hruby et al. 2013; Lusuardi et al. 2015). Zwar liegen somit Daten einer unizentrischen prospektiv-randomisierten Studie vor (Evidenzgrad 1b), dabei handelt es sich jedoch lediglich um 6-Monats-Daten. Langzeitdaten oder Studien andere Arbeitsgruppen sind nicht publiziert.

13.4.10 Dioden Laserenukleation der Prostata (DiLEP)

Buisan und Kollegen beschrieben 2011 erstmals an 17 Patienten die DiLEP mit einem gepulsten 980 nm Dioden-Laser. Neben niedriger perioperativer Morbidität wurde eine signifikante Verbesserung der funktionellen Parameter 3 Monate postoperativ nachgewiesen (Buisan et al. 2011). Yang *et al.* publizierten in einer retrospektiven nicht-randomisierten Vergleichsstudie die "4-U Inzisions DiLEP-Technik". Nach DiLEP zeigte sich ein niedrigerer Hb-Abfall sowie eine kürzere Katheter- und Krankenhausverweildauer verglichen mit der TUR-P. Nach 12 Monaten waren die funktionellen Parameter in beiden Gruppen, ohne Unterschiede zwischen den Verfahren, signifikant verbessert (Yang et al. 2013a, b).

Bislang wurde eine prospektiv-randomisierte Studie veröffentlicht, die die DiLEP mit der plasmakinetischen Enukleation und Resektion der Prostata (PKERP) verglich. Der Hb-Abfall und die Katheterverweildauer waren signifikant geringer und die Gesamtoperationszeit bei der DiLEP signifikant kürzer als bei der PKERP. Nach 12 Monaten waren die funktionellen Parameter in beiden Gruppen, ohne Unterschiede zwischen den Verfahren, signifikant verbessert. Reoperationen waren in beiden Gruppen nicht notwendig (Xu et al. 2013).

Zhang und Kollegen publizierten eine prospektiv-randomisierte Studie, die die DiLEP (mit einem 1470 nm Dioden-Laser) mit der plasmakinetischen Resektion der Prostata verglich. Während perioperative Parameter wie Spüldauer, Katheterverweildauer, Krankenhausaufenthalt sowie Hb-Verlust deutlich zugunsten der DiLEP sprach, zeigten sich hinsichtlich Komplikationen und funktioneller Parameter nach 12 Monaten keine Unterschiede (Zhang et al. 2019). Dieselbe Arbeitsgruppe veröffentlichten eine retrospektive Studie an 49 Patienten die unter fortgesetzter Antikoagulanzientherapie/Plättchenhemmung operiert wurden. Die Komplikationen waren allesamt gering: Transfusionen (2 %), sekundäre Nachblutungen (4,1 %) sowie Blasentamponaden (4,1 %) traten auf. Blutungsbedingte Reinterventionen waren nicht notwendig.

> ▶ **Fazit**
>
> Zusammenfassend scheint die DiLEP mit einer geringen intra- und perioperativen Morbidität vergesellschaftet, obwohl nur wenige Studien veröffentlicht wurden. Prospektiv-randomisierte Studien, die die DiLEP mit den etablierten Standardverfahren wie TUR-P, offene Prostataadenomenukleation oder HoLEP vergleichen, wurden bislang nicht publiziert. ◄

13.4.11 Photoselektive VapoEnukleation der Prostata (PVEP)

Bei der PVEP wird eine VapoEnukleation der Prostata mit dem 180-W XPS

GreenLight Laser durchgeführt. Dazu erschien 2015 eine prospektiv-randomisierte Nichtunterlegenheitsstudie (HoLEP vs. PVEP) (Elshal et al. 2015). Zwar war die perioperative Morbidität der PVEP und das postoperative Outcome 12 Monate postoperativ der HoLEP nicht unterlegen, allerdings wurde bei der PVEP eine höhere intraoperative Konversionsrate zur TUR-P, verglichen mit der HoLEP, gefunden (24,5 % vs. 4 %). Des Weiteren war der PSA-Abfall 12 Monate nach PVEP gegenüber HoLEP signifikant niedriger (45,9 vs. 82,6 %), was dafür spricht, das die PVEP weniger radikal als die HoLEP zu sein scheint. Wie zu erwarten war, waren die Laserfaserkosten bei der PVEP höher als bei der HoLEP. Weitere Studien mit einem Follow-up ≥ 12 Monate liegen bislang nicht vor. Eine höhere Reoperationsrate nach PVEP im Langzeitverlauf lässt sich aufgrund des niedrigen PSA-Abfalls vermuten.

13.4.12 Thulium Faser Laser Enukleation der Prostata (ThuFLEP)

Bei der ThuFLEP wird die transurethrale Enukleation mit einem gepulsten (sog. super pulsed) 1,94 μm Thulium Faserlaser durchgeführt. Die ersten klinischen Studien wurden 2018 publiziert und scheinen die exzellenten Ergebnisse der HoLEP zu duplizieren (Enikeev et al. 2018a, b; Morozov et al. 2020).

13.4.13 MOSES Laser Enukleation der Prostata (MoLEP)

Für die MoLEP wird ein Holmium:YAG-Laser (Lumenis Pulse P120H®) verwendet. Dieser verfügt über einen speziellen Laserpulsmodus: über eine Dampfblase (Laserimpuls) wird unmittelbar eine zweite Dampfblase gelegt. Hierdurch wird das Wasser vor dem Zielgewebe geteilt ("Moses-Effekt") und die Energieübertagung auf das Gewebe verbessert. Erste Studien sind erschienen und deuten auf eine schnellere Enukleation und verbesserte Hämostase verglichen mit den konventionellen Holmium:YAG Laserpulseinstellungen (Large et al. 2020).

13.5 Schlussfolgerungen

– Die retropubische und transvesikale OPE sind nach wie vor die weltweit am weitesten verbreiteten Techniken für große Prostataadenome. Die OPE stellt in den aktuellen Leitlinien der EAU, AUA und DGU bei Prostatavolumina > 80 ml trotz Einsatz minimal-invasiver transurethraler Enukleationensverfahren den Therapiestandard dar. Exzellente funktionelle (Langzeit)Ergebnisse werden jedoch mit einer nicht zeitgemäßen perioperativen Morbidität erkauft.
– Die LPE setzt die OPE in laparoskopischer Weise um. Dabei wurden vergleichbare funktionelle Ergebnisse wie bei der OPE erzielt, jedoch mit Vorteilen hinsichtlich der perioperativen Morbidität für das laparoskopischen Vorgehen.
– Der große Nachteil der LPE stellt die Lernkurve dar: Die notwendige laparoskopische Expertise für das Verfahren ist hoch, was sich in der Datenlage widerspiegelt. Studien existieren nur aus laparoskopischen Zentren. Prospektiv-randomisierte Studien, die das Verfahren mit dem Standardverfahren (OPE) vergleicht, sind nicht verfügbar.
– Die RPE ist der OPE hinsichtlich der perioperativen Morbidität überlegen. Diese Vorteile wiegen höhere OP-Zeiten sowie die höheren intraoperativen Materialkosten der RPE gegenüber der OPE auf. Daneben scheint das roboter-assistierte Verfahren leichter erlernbar als die LPE, was sich in einer deutlich höheren

Anzahl an Publikationen für die RPE gegenüber der LPE widerspiegelt. Das Verfahren scheint insbesondere als Alternative zur OPE, wenn keine Expertise in transurethralen Enukleationsverfahren, aber in der Robotik vorhanden ist.
- Die HoLEP ist das am besten untersuchte Verfahren zur transurethralen Enukleation der Prostata mit dem höchsten Evidenzgrad (1a), basierend auf Meta-Analysen prospektiv-randomisierter Studien. Die HoLEP ist größenunabhängig, sicher, effektiv mit einer niedrigeren perioperativen Morbidität als die TUR-P und die OPE und hat eine mit diesen Verfahren vergleichbare Reoperations- und Komplikationsrate im Langzeitverlauf.
- Die BipolEP zeigt in prospektiv-randomisierten Studien eine deutlich niedrigere Morbidität verglichen mit der bipolaren TUR-P und der OPE und mit diesen Verfahren vergleichbare Ergebnisse hinsichtlich Reoperationsraten im Langzeitverlauf und Verbesserung der funktionellen Parameter (Evidenzgrad 1b). Eine vergleichbar gute Evidenz ist mittlerweile für die ThuVEP/ThuLEP verfügbar.
- Der Evidenzgrad für andere minimal-invasive transurethralen Enukleationsverfahren wie GreenLEP, ELEP, DiLEP, PVEP ist bislang überschaubar. Obwohl alle Verfahren auf einer transurethralen Enukleationstechnik beruhen, weisen die Verfahren Limitationen auf:
- 1. Für die GreenLEP/PVEP wird eine Einmalfaser verwendet, die deutlich teurer gegenüber den anderen Lasersystemen ist. Daneben wird eine sog. „Side-fire"-Laserfaser verwendet, die gegenüber einer Geradeauslaserfaser bei der Enukleation Nachteile aufweist – „man arbeitet quasi um die Ecke"
- 2. Dioden-Laser (z. B. ERASER-Laser) sind eine sehr heterogene Gruppe von Lasern (unterschiedliche Wellenlängen) mit einer teils erheblichen Eindringtiefe und somit erheblichen Nebenwirkungen auf die Kontinenz (Drang- und oder Stressinkontinenz, Dysurie) und Potenz. Trotz teils sehr guter Ergebnisse finden sich nur wenige Publikationen, was die Verfahren infrage stellt.
- ThuFLEP und MoLEP sind Verfahren, die auf Weiterentwicklungen des Thulium- bzw. des Holmium-Lasers beruhen: der supergepulste Thulium-Faser Laser sowie der Holmium-Laser mit dem Moses-Effekt. Beide zeigen in Studien sehr gute Ergebnisse und werden sich in naher Zukunft auf dem Markt etablieren.

Literatur

Ahyai SA, Gilling P, Kaplan SA et al (2010) Meta-analysis of functional outcomes and complications following transurethral procedures for lower urinary tract symptoms resulting from benign prostatic enlargement. Eur Urol 58:384–397

Autorino R, Zargar H, Mariano MB et al (2015) Perioperative outcomes of robotic and laparoscopic simple prostatectomy: a European- American multi-institutional analysis. Eur Urol 68:86–94

Baazeem AS, Elmansy HM, Elhilali MM (2010) Holmium laser enucleation of the prostate: modified technical aspects. BJU Int 105:584–585

Bach T, Wendt-Nordahl G, Michel MS, Herrmann TR, Gross AJ (2009) Feasibility and efficacy of Thulium:YAG laser enucleation (VapoEnucleation) of the prostate. World J Urol 27:541–545. ▶ https://doi.org/10.1007/s00345-008-0370-0 Epub 2009 Jan 28

Bach T, Netsch C, Haecker A, Michel MS, Herrmann TRW, Gross AJ (2010) Thulium:YAG laser enucleation (VapoEnucleation) of the prostate: safety and durability during intermediate-term follow-up. World J Urol 28:39–43

Bach T, Netsch C, Pohlmann L, Herrmann TR, Gross AJ (2011) Thulium:YAG vapoenucleation in large volume prostates. J Urol 186:2323–2327

Bach T, Wölbling F, Gross AJ, Netsch C, Tauber S, Pottek T, Wülfing C, Brunken C (2016) Prospective assessment of perioperative course in 2648 patients after surgical treatment of benign prostatic obstruction. World J Urol 35:285–292

Baumert H, Ballaro A, Dugardin F, Kaisary AV (2006) Laparoscopic versus open simple prostatectomy: a comparative study. J Urol 175:1691–1694

Becker B, Herrmann TRW, Gross AJ, Netsch C (2018) Thulium vapoenucleation of the prostate versus holmium laser enucleation of the prostate for the treatment of large volume prostates: preliminary 6-month safety and efficacy results of a prospective randomized trial. World J Urol 36:1663–1671

Boeri L, Capogrosso P, Ventimiglia E, Fontana M, Sampogna G, Zanetti SP, Pozzi E, Zuabi R, Schifano N, Chierigo F, Longo F, Gadda F, Dell'Orto PG, Scattoni V, Montorsi F, Montanari E, Salonia A (2020) Clinical comparison of holmium laser enucleation of the prostate and bipolar transurethral enucleation of the prostate in patients under either anticoagulation or antiplatelet therapy. Eur Urol Focus 6:720–728. ▶ https://doi.org/10.1016/j.euf.2019.03.002 Epub 2019 Mar 11

Buisan O, Saladie JM, Ruiz JM, Bernal S, Bayona S, Ibarz L (2011) Diode laser enucleation of the prostate (Dilep): technique and initial results. Actas Urol Esp 35:37–41. ▶ https://doi.org/10.1016/j.acuro.2010.08.003 Epub 2011 Jan 5

Castellani D, Pirola GM, Gasparri L, Pucci M, Di Rosa M, Carcano G, Saredi G, Dellabella M (2019) Are outcomes of Thulium Laser enucleation of the prostate Different in men aged 75 and over? A propensity score analysis. Urology 132:170–176. ▶ https://doi.org/10.1016/j.urology.2019.06.025 Epub 2019 Jun 26

Castellani D, Di Rosa M, Gasparri L, Pucci M, Dellabella M (2020) Thulium Laser Vapoenucleation of the Prostate (ThuVEP) in men at high cardiovascular risk and on antithrombotic therapy: A single-center experience. J Clin Med 2020(9):917. ▶ https://doi.org/10.3390/jcm9040917

Chen S, Zhu L, Cai J, Zheng Z, Ge R, Wu M, Deng Z, Zhou H, Yang S, Wu W, Liao L, Tan J (2014) Plasmakinetic enucleation of the prostate compared with open prostatectomy for prostates larger than 100 grams: a randomized noninferiority controlled trial with long-term results at 6 years. Eur Urol 66:284–291

Cornu JN, Ahyai S, Bachmann A, de la Rosette J, Gilling P, Gratzke C, McVary K, Novara G, Woo H, Madersbacher S (2015) A systematic review and meta-analysis of functional outcomes and complications following transurethral procedures for lower urinary tract symptoms resulting from benign prostatic obstruction: an update. Eur Urol 67:1066–1096

Cracco CM, Scoffone CM (2017) Low-power versus high-power en-bloc no-touch holmium laser enucleation of the prostate (HoLEP); comparing feasibility, safety and efficacy. J Endourol 31(S2):A304

El-Hakim A, Elhilali MM (2002) Holmium laser enucleation of the prostate can be taught: the first learning experience. BJU Int 90:863–869

Elshal AM, Elkoushy MA, El-Nahas AR, Shoma AM, Nabeeh A, Carrier S, Elhilali MM (2015) GreenLight™ laser (XPS) photoselective vapo-enucleation versus holmium laser enucleation of the prostate for the treatment of symptomatic benign prostatic hyperplasia: a randomized controlled study. J Urol 193:927–934. ▶ https://doi.org/10.1016/j.juro.2014.09.097 Epub 2014 Sep 28

Endo F, Shiga Y, Minagawa S, Iwabuchi T, Fujisaki A, Yashi M, Hattori K, Muraishi O (2010) Anteroposterior dissection HoLEP: A modification to prevent transient stress urinary incontinence. Urology 76:1451–1455

Enikeev D, Glybochko P, Rapoport L, Gahan J, Gazimiev M, Spivak L, Enikeev M, Taratkin M (2018a) A randomized trial comparing the learning curve of 3 endoscopic enucleation techniques (HoLEP, ThuFLEP, and MEP) for BPH using mentoring approach-initial results. Urology 121:51–57

Enikeev D, Glybochko P, Okhunov Z, Alyaev Y, Rapoport L, Tsarichenko D, Enikeev M, Sorokin N, Dymov A, Taratkin M (2018b) Retrospective analysis of short-term outcomes after monopolar versus laser endoscopic enucleation of the prostate: A single center experience. J Endourol 32:417–423

Feng L, Zhang D, Tian Y, Song J (2016) Thulium laser enucleation versus plasmakinetic enucleation of the prostate: A randomized trial of a single center. J Endourol 30:665–670

Fraundorfer MR, Gilling PJ (1998) Holmium:YAG laser enucleation of the prostate combined with mechanical morcellation: Preliminary results. Eur Urol 1998(33):69–72

Freyer PJ (1901) A clinical lecture on total extirpation of the prostate for radical cure of enlargement of that organ: With four successful cases: delivered at the medical Graduates' college, London, June 26th. Br Med J 2:125–129

Geavlete B, Stanescu F, Iacoboaie C, Geavlete P (2013) Bipolar plasma enucleation of the prostate vs open prostatectomy in large benign prostatic hyperplasia cases – a medium term, prospective, randomized comparison. BJU Int 111:793–803

Gilfrich C, Leicht H, Fahlenbrach C, Jeschke E, Popken G, Stolzenburg JU, Weißbach L, Zastrow C, Günster C (2016) Morbidity and mortality after surgery for lower urinary tract symptoms: A study of 95 577 cases from a nationwide German health insurance database. Prostate Cancer Prostatic Dis 19:406–411

Gilfrich C, May M, Fahlenbrach C, Günster C, Jeschke E, Popken G, Stolzenburg JU, Weissbach L, von Zastrow C, Leicht H (2021) Surgical reintervention rates after invasive treatment for lower urinary tract symptoms due to benign prostatic syndrome: A comparative study of more than 43,000 patients with long-term followup. J Urol 205:855–863

Gilling P (2008) Holmium Laser Enucleation of the Prostate (HoLEP). BJU 101:131–142

Gilling PJ (2013) Laser enucleation is increasingly becoming the standard of care for treatment of benign prostatic hyperplasia of all sizes. Eur Urol 63:868–869

Gilling PJ, Kennett K, Das AK, Thompson D, Fraundorfer MR (1998) Holmium laser enucleation of the prostate (HoLEP) combined with transurethral tissue morcellation: An update on the early clinical experience. J Endourol 12:457–459

Gomez Sancha F, Rivera VC, Georgiev G, Botsevski A, Kotsev J, Herrmann T (2015) Common trend: move to enucleation-Is there a case for GreenLight enucleation? Development and description of the technique. World J Urol 33:539–547. ▸ https://doi.org/10.1007/s00345-014-1339-9

Gong YG, He DL, Wang MZ, Li XD, Zhu GD, Zheng ZH, Du YF, Chang LS, Nan XY (2012) Holmium laser enucleation of the prostate: A modified enucleation technique and initial results. J Urol 187:1336–1340

Gratzke C, Schlenker B, Seitz M, Karl A, Hermanek P, Lack N, Stief CG, Reich O (2007) Complications and early postoperative outcome after open prostatectomy in patients with benign prostatic enlargement: Results of a prospective multicenter study. J Urol 177:1419–1422

Gravas S, Bach T, Bachmann A, Drake M, Gacci M, Gratzke C, Madersbacher S, Mamoulakis S, Tikkinen KAO (2016) Guidelines on the management of non-neurogenic male lower urinary tract symptoms (LUTS), incl. benign prostatic obstruction (BPO) EAU, ▸ http://uroweb.org/guideline/treatment-of-non-neurogenicmale-luts/. Accessed Mar 2016

Gravas S, Cornu JN, Gacci M, Gratzke C, Herrmann TRW, Mamoulakis C, Rieken M, Speakman MJ, Tikkinen KAO (2020) Management of Non-Neurogenic Male Lower Urinary Tract Symptoms (LUTS), EAU, 2020, ▸ https://uroweb.org/guideline/treatment-of-non-neurogenic-male-luts/#5

Gross AJ, Netsch C, Knipper S, Hölzel J, Bach T (2014) Complications and early postoperative outcome in 1080 patients after thulium vapoenucleation of the prostate: Results at a single institution. Eur Urol 63:859–867

Gross AJ, Orywal AK, Becker B, Netsch C (2017) Five-year outcomes of thulium vapoenucleation of the prostate for symptomatic benign prostatic obstruction. World J Urol 35:1585–1593

Herrmann TR, Bach T, Imkamp F, Georgiou A, Burchardt M, Oelke M, Gross AJ (2010) Thulium laser enucleation of the prostate (ThuLEP): Transurethral anatomicalprostatectomy with laser support. Introduction of a novel technique for the treatment of benign prostatic obstruction. World J Urol 28:45–51. ▸ https://doi.org/10.1007/s00345-009-0503-0

Hiraoka Y (1983) A new method of prostatectomy, transurethral detachment and resection of benign prostatic hyperplasia. Nihon Ika Daigaku Zasshi. 50:896–898

Hiraoka Y, Akimoto M (1989) Transurethral enucleation of benign prostatic hyperplasia. J Urol 1989(142):1247–1250

Hochreiter WW, Thalmann GN, Burkhard FC, Studer UE (2002) Holmium laser enucleation of the prostate combined with electrocautery resection: The mushroom technique. J Urol 168:1470–1474

Hruby S, Sieberer M, Schätz T, Jones N, Zimmermann R, Janetschek G, Lusuardi L (2013) Eraser laser enucleation of the prostate: Technique and results. Eur Urol 63:341–6. doi: ▸ https://doi.org/10.1016/j.eururo.2012.08.049. Epub 2012 Aug 29

John H, Bucher C, Engel N, Fischer B, Fehr JL (2009) Preperitoneal robotic prostate adenomectomy. Urology 73:811–815

John H, Wagner C, Padevit C, Witt JH (2021) From open simple to robotic-assisted simple prostatectomy (RASP) for large benign prostate hyperplasia: the time has come. World J Urol. ▸ https://doi.org/10.1007/s00345-020-03508-1

Johnson B, Sorokin I, Singla N, Roehrborn C, Gahan JC (2018) Determining the learning curve for robot-assisted simple prostatectomy in surgeons familiar with robotic surgery. J Endourol 32:865–870

Kim YJ, Lee YH, Know JB, Cho SR, Kim JS (2015) A novel one lobe technique of thulium laser enucleation of the prostate: "All-in-One" techinique. Korean J Urol 2015(56):769–774

Large T, Nottingham C, Stoughton C, Williams J Jr, Krambeck A (2020) Comparative study of holmium laser enucleation of the prostate with moses enabled pulsed laser modulation. Urology 136:196–201. ▸ https://doi.org/10.1016/j.urology.2019.11.029 Epub 2019 Nov 30

Liu C, Zheng S, Li H et al (2010) Transurethral enucleation and resection of prostate in patients with benign prostatic hyperplasia by plasma kinetics. J Urol 184:2440–2445

Lusuardi L, Myatt A, Sieberer M, Jeschke S, Zimmermann R, Janetschek G (2011) Safety and efficacy of Eraser laser enucleation of the prostate: Preliminary report. J Urol 186:1967–1971

Lusuardi L, Hruby S, Janetschek G, Mitterberger M, Sieberer M, Colleselli D, Kunit T, Hitzl W, Kloss B (2015) Laparoscopic adenomectomy versus Eraser laser enucleation of the prostate. World J Urol 33:691–696

Madersbacher S, Lackner J, Brössner C, Röhlich M, Stancik I, Willinger M, Schatzl G; Prostate Study Group of the Austrian Society of Urology (2005) Reoperation, myocardial infarction and mortality after transurethral and open prostatectomy: A nation-wide, long-term analysis of 23,123 cases. Eur Urol 47:499–504

Mariano MB, Graziottin TM, Tefilli MV (2002) Laparoscopic prostatectomy with vascular control for benign prostatic hyperplasia. J Urol 167:2528–2529

Millin T (1945) Retropubic prostatectomy: A new extravesical technique. Lancet II:693–696

Misraï V, Kerever S, Phe V, Zorn KC, Peyronnet B, Rouprêt M (2016) Direct comparison of greenlight laser XPS photoselective prostate vaporization and greenlight laser en bloc enucleation of the prostate in enlarged glands greater than 80 ml: A study of 120 patients. J Urol 195:1027–1032. ▶ https://doi.org/10.1016/j.juro.2015.10.080 Epub 2015 Oct 17

Misraï V, Pasquie M, Bordier B, Elman B, Lhez JM, Guillotreau J, Zorn K (2018) Comparison between open simple prostatectomy and green laser enucleation of the prostate for treating large benign prostatic hyperplasia: A single-centre experience. World J Urol 36:793–799. ▶ https://doi.org/10.1007/s00345-018-2192-z Epub 2018 Jan 25

Morozov A, Taratkin M, Kozlov V, Tarasov A, Bezrukov E, Enikeev M, Afyouni AS, Okhunov Z, Glybochko P, Enikeev D (2020) Retrospective assessment of endoscopic enucleation of prostate complications: A single-center experience of more than 1400 patients. J Endourol 34:192–197. ▶ https://doi.org/10.1089/end.2019.0630

Mourmouris P, Keskin SM, Skolarikos A et al (2019) A prospective comparative analysis of robot-assisted vs open simple prostatectomy for benign prostatic hyperplasia. BJU Int 123:313–317

Neill MG, Gilling PJ, Kennett KM, Frampton CM, Westenberg AM, Fraundorfer MR, Wilson LC (2006) Randomized trial comparing holmium laser enucleation of prostate with plasmakinetic enucleation of prostate for treatment of benign prostatic hyperplasia. Urology 68:1020–1024

Netsch C, Bach T, Herrmann TR, Neubauer O, Gross AJ (2013) Evaluation of the learning curve for Thulium Vapoenucleation of the Prostate (ThuVEP) using a mentor-based approach. World J Urol 31:1231–1238

Netsch C, Engbert A, Bach T, Gross AJ (2014a) Longterm outcome following Thulium VapoEnucleation of the prostate. World J Urol 32:1551–1558

Netsch C, Stoehrer M, Brüning M, Gabuev A, Bach T, Herrmann TR, Gross AJ (2014b) Safety and effectiveness of thulium vapoenucleation of the prostate (ThuVEP) in patients on anticoagulant therapy. World J Urol 32:165–172

Netsch C, Tiburtius C, Bach T, Knipper S, Gross AJ (2014c) Association of prostate size and perioperative morbidity in thulium:YAG vapoenucleation of the prostate. Urol Int 93:22–28

Netsch C, Becker B, Tiburtius C, Moritz C, Becci AV, Herrmann TRW, Gross AJ (2017) A prospective, randomized trial comparing thulium vapoenucleation with holmium laser enucleation of the prostate for the treatment of symptomatic benign prostatic obstruction: Perioperative safety and efficacy. World J Urol 35:1913–1921

Netsch C, Herrmann TRW, Bozzini G, Berti L, Gross AJ, Becker B (2021). Recent evidence for anatomic endoscopic enucleation of the prostate (AEEP) in patients with benign prostatic obstruction on antiplatelet or anticoagulant therapy. World J Urol. Mar 15. Online ahead of print

Pavan N, Zargar H, Sanchez-Salas R et al (2016) Robot-assisted versus standard laparoscopy for simple prostatectomy: Multicenter comparative outcomes. Urology 91:104–110

Peyronnet B, Robert G, Comat V, Rouprêt M, Gomez-Sancha F, Cornu JN, Misraï V (2017) Learning curves and perioperative outcomes after endoscopic enucleation of the prostate: A comparison between GreenLight 532-nm and holmium lasers. World J Urol 35:973–983. ▶ https://doi.org/10.1007/s00345-016-1957-5 Epub 2016 Oct 20

Placer J, Gelabert-Mas A, Vallmanya F, Manresa JM, Mene´ndez V, Cortadellas R, Arango O, (2009) Holmium laser enucleation of prostate: Outcome and complications of self-taught learning curve. Urology 73:1042–1048

Rao JM, Yang JR, Ren YX, He J, Ding P, Yang JH (2013) Plasmakinetic enucleation of the prostate versus transvesical open prostatectomy for benign prostatic hyperplasia >80 mL: 12-month follow-up results of a randomized clinical trial. Urology 82:176–181

Rehman J, Khan SA, Sukkarieh T, Chughtai B, Waltzer WC (2005) Extraperitoneal laparoscopic prostatectomy (adenomectomy) for obstructing benign prostatic hyperplasia: Transvesical and transcapsular (Millin) techniques. J Endourol 19:491–496

Rey D, Ducarme G, Hoepffner JL, Staerman F (2005) Laparoscopic adenectomy: A novel technique for managing benign prostatic hyperplasia. BJU Int 95:676–678

Scoffone CM, Cracco CM (2016) The en-bloc no-touch holmium laser enucleation of the prostate (HoLEP) technique. World J Urol 34:1175–1181

Sotelo R, Spaliviero M, Garcia-Segui A et al (2005) Laparoscopic retropubic simple prostatectomy. J Urol 173:757–760

Sotelo R, Clavijo R, Carmona O et al (2008) Robotic simple prostatectomy. J Urol 179:513–515

Tiburtius C, Knipper S, Gross AJ, Netsch C (2014) Impact of thulium vapoenucleation of the prostate on erectile function: A prospective analysis of 72 patients at 12-month follow-up. Urology 83:175–180

Tiburtius C, Gross AJ, Netsch C (2015) A prospective, randomized comparison of a 1940 nm and a 2013 nm thulium:yttrium-aluminum-garnet laser device for Thulium VapoEnucleation of the prostate (ThuVEP): First results. Indian J Urol 31: 47–51

Umari P, Fossati N, Gandaglia G et al (2017) Robotic assisted simple prostatectomy versus holmium laser enucleation of the prostate for lower urinary tract symptoms in patients with large volume prostate: A comparative analysis from a high volume center. J Urol 197:1108–1114

van Velthoven R, Peltier A, Laguna MP, Piechaud T (2004) Laparoscopic extraperitoneal adenomectomy (Millin): pilot study on feasibility. Eur Urol 45:103–109 (discussion 109)

Wang P, Xia D, Ye S et al (2018) Robotic-assisted urethra-sparing simple prostatectomy via an extraperitoneal approach. Urology 119:85–90

Xu A, Zou Y, Li B et al (2013) A randomized trial comparing diode laser enucleation of the prostate with plasmakinetic enucleation and resection of the prostate for the treatment of benign prostatic hyperplasia. J Endourol 27:1254–1260

Yang Z, Wang X, Liu T (2013a) Thulium laser enucleation versus plasmakinetic resection of the prostate: a randomized prospective trial with 18 month follow-up. Urology 81:396–400

Yang SS, Hsieh CH, Lee YS et al (2013b) Diode laser (980 nm) enucleation of the prostate: A promising alternative to transurethral resection of the prostate. Lasers Med Sci 28:353–360

Zarraonandia Andraca A, Lombardo R, Carrion Valencia A et al (2019) Laparoscopic simple prostatectomy: A large single center prospective cohort study. Minerva Urol Nefrol. ▶ https://doi.org/10.23736/S0393-2249.19.03567-7

Zhang F, Shao Q, Herrmann TR, Tian Y, Zhang Y (2012) Thulium laser versus holmium laser transurethral enucleation of the prostate: 18-month follow-up data of a single center. Urology 79:869–874

Zhang J, Wang X, Zhang Y, Shi C, Tu M, Shi G (2019) 1470 nm Diode Laser Enucleation vs Plasmakinetic Resection of the Prostate for Benign Prostatic Hyperplasia: A Randomized Study. J Endourol 33:211–217. ▶ https://doi.org/10.1089/end.2018.0499 Epub 2019 Jan 9

Zhang J, Li J, Wang X, Shi C, Tu M, Shi G (2020) Efficacy and safety of 1470-nm diode laser enucleation of the prostate in individuals with benign prostatic hyperplasia continuously administered oral anticoagulants or antiplatelet drugs. Urology 138:129–133. ▶ https://doi.org/10.1016/j.urology.2020.01.008 Epub 2020 Jan 21

Zhu L, Chen S, Yang S, Wu M, Ge R, Wu W, Liao L, Tan J (2013) Electrosurgical enucleation versus bipolar transurethral resection for prostates larger than 70 ml: A prospective, randomized trial with 5-year followup. J Urol 189:1427–1431

Ablative Verfahren: Resektion

Christopher Netsch

Inhaltsverzeichnis

14.1 Einleitung – 142

14.2 Transurethrale Resektion der Prostata (TUR-P) – 142

14.3 Ablative Verfahren: Thulium VapoResektion der Prostata (ThuVARP) – 148

Literatur – 151

© Der/die Autor(en), exklusiv lizenziert an Springer-Verlag GmbH, DE, ein Teil von Springer Nature 2022
C. Netsch und A. J. Gross (Hrsg.), *Benignes Prostatasyndrom*,
https://doi.org/10.1007/978-3-662-64334-1_14

14.1 Einleitung

Trotz zunehmender Etablierung minimal-invasiver Behandlungsmethoden ist die Transurethrale Resektion der Prostata (TUR-P) nach einer Erhebung der Allgemeinen Ortskrankenkasse (AOK) mit einem Anteil von knapp 80 % an allen BPH-Operationen in Deutschland nach wie vor das am häufigsten angewandte Verfahren (Gilfrich et al. 2016). Dieses Ergebnis spiegelt die Empfehlungen der Europäischen Gesellschaft für Urologie (EAU) wider: Die monopolare TUR-P (M-TUR-P) stellt die operative Standardtherapie für Männer mit Lower Urinary Tract Symptoms (LUTS) aufgrund des benignen Prostatasyndroms (BPS) und einem Prostatavolumen (PV) zwischen 30 und 80 ml dar (Gravas et al. 2016, 2020). Die Effektivität der M-TUR-P hinsichtlich der Verbesserung der LUTS wurden in zahlreichen Studien nachgewiesen: Die M-TUR-P stellt das einzige endoskopisch-chirurgische Verfahren mit einem Langzeit Follow-up > 20 Jahre dar (Reich et al. 2006).

14.2 Transurethrale Resektion der Prostata (TUR-P)

Technische Verbesserungen (Verfeinerung der Mechanik, Entwicklung leistungsfähigerer Optiken, Verbesserungen der Hochfrequenztechnik [mono-, bipolarer Strom]) und ein verbessertes anästhesiologisches Management haben die perioperative Morbidität bzw. die Effektivität der TUR-P entscheidend verbessert.

Die Operation wird in Steinschnittlage (SSL) durchgeführt. Mit einer in den Resektionsschlitten eingesetzten Diathermieschlinge wird unter Sicht das Prostatagewebe in einzelne Resektionschips zerkleinert und über den Instrumentenschaft entfernt. Man unterscheidet zwischen einer TUR-P mit intermittierender und kontinuierlicher Spülung. Während bei der intermittierenden Spülmethode (Hochdruckirrigation) die nach einigen Schnittsequenzen gefüllte Harnblase jeweils über den Instrumentenschaft entleert wird, wird bei der kontinuierlichen Spülung (Niederdruckirrigation) mithilfe eines Dauerspül- oder Rückflussresektoskopes bzw. eines suprapubischen Trokars die Irrigationsflüssigkeit permanent durch einen Spülkanal in die Blase geleitet und durch einen zweiten abgesaugt. Bei letzterem Verfahren ist die Gefahr einer Einschwemmung der Irrigationsflüssigkeit in den Körper über eröffnete Prostatavenen oder über eine ausgedünnte Prostatakapsel durch niedere, gleichbleibende Drücke in der Blase minimiert.

- **Monopolare und bipolare TUR-P**

Bei der M-TUR-P (monopolare Hochfrequenzstromapplikation) fließt der Strom von einer aktiven Elektrode durch den Körper des Patienten zu einer großflächigen neutralen Elektrode und weiter zur Erde. Bei der B-TUR-P fließt der Strom nicht durch den Körper, sondern bleibt lokal: Der Strom fließt zwischen 2 aktiven möglichst nahe gelegenen Elektroden. Die Anordnung der Elektroden bei der B-TUR-P entspricht eher der Definition eines monopolaren Vorgehens, da es nur eine aktive Elektrode gibt und die zweite Elektrode nur dem Rückfluss von Energie mit niedriger Dichte dient (quasi-bipolar). Die Energie ist beschränkt zwischen dem aktiven (Resektionsschlinge) und dem passiven Pol auf der Resektoskopspitze („echte" bipolare Systeme) oder dem Schaft („quasi" bipolare Systeme).

Der Hauptunterschied zwischen M-TUR-P und B-TUR-P besteht in der Art der Irrigationsflüssigkeit: Bei der B-TUR-P werden hochleitfähige Flüssigkeiten (physiologische Kochsalzlösung) verwendet, um den Stromfluss von der aktiven Elektrode zur abfließenden Elektrode zu gewährleisten. Somit erfolgt nur geringer Stromfluss durch den Körper. Bei der M-TUR-P hingegen wird eine Spüllösung benötigt, die einen höheren Widerstand als das Gewebe aufweist (elektrolytfreie Lösung), um den Stromfluss von der aktiven Elektrode durch das Gewebe zur Neutralelektrode zu gewährleisten. Der Vorteil der B-TUR-P liegt durch Verwendung von physiologischer Kochsalzlösung (NaCL 0.9 %) als Spülflüssigkeit auf der Hand: Ein TUR-Syndrom kann vermieden werden. Dennoch können relevante Mengen Spülflüssigkeit eingeschwemmt werden und zu einer normotonen Hyperhydratation und zu einer akuten Rechtsherzbelastung führen. Die Prostataresektion ist bei der B-TUR-P identisch mit der M-TUR-P. Allerdings benötigt die B-TURP weniger Energie/Spannung, da eine geringere Menge Gewebe dazwischengeschaltet ist.

Das TUR-Syndrom besteht aus 3 Faktoren
- Reduktion der kardialen Auswurfleistung durch Flüssigkeitsüberladung (hypokinetisches, hypotensives Syndrom)
- Zerebrales Ödem durch erniedrigte Serumosmolalität
- Direkte myokardiale Schädigung durch interstitielle Dilatation, Myoglobin-Leakage, Entzündung und Destruktion der Zytoarchitektur

Die myokardiale Schädigung erfolgt v. a. durch Glycin, während Entzündung und Dilatation durch alle elektrolytfreien Lösungen erzeugt werden können. Die Einschwemmung von hypotoner Spülflüssigkeit (Sorbit-Mannit-Lösung: Osmolarität 178 mosmol/l) intravasal kann reduziert werden durch Resektion mit dem Rückspülresektoskop (Iglesias), Resektion mit suprapubischer Fistel oder Trokar sowie durch Resektion mit einem tiefhängenden Irrigator bei Verwendung eines Resektoskops ohne Rückspülung.

> **Das TUR-Syndrom entsteht durch Einschwemmung von Spülflüssigkeit intravasal durch eine Verdünnungshyponatriämie und Hypervolämie (bis 2,0 % Inzidenz).**

Klinisch macht sich das TUR-Syndrom durch drei Symptomenkomplexe bemerkbar (Tab. 14.1).

Die Hypervolämie macht sich primär durch erhöhten systolischen und diastolischen Blutdruck bemerkbar. Zunächst treten meist zirkulatorische Symptome auf,

Tab. 14.1 TUR-Syndrom Symptomkomplexe (aus Hofmann 2018)

Kardiopulmonal	Renal/hämatologisch	Zentralnervös
Hypertonie	Hyperglykämie	Übelkeit/Erbrechen
Bradykardie	Hyperammonämie	Verwirrung/Schwindel
Arrhythmie	Hyponatriämie	Sehverlust
ARDS	Hypoosmolarität	Krämpfe
Zyanose	Hyperkaliämie	Lethargie/Paralyse
Hypotension	Hamolyse/Anämie	Pupillenerweiterung
Schock	ANV	Koma

während bei protrahierter Einschwemmung von hypotonen Lösungen es später zu zerebralen Erscheinungen durch ein Hirnödem kommt (Hofmann 2018).

Hat der Patient eine Spinalnarkose, ist Gähnen oft ein erstes Anzeichen, dann tritt zunehmende Unruhe und Verwirrtheit und, falls es zur Entwicklung eines Lungenödems kommt, Dyspnoe und Zyanose auf. Übelkeit, Erbrechen, abdominaler Schmerz und Schüttelfrost sind möglich. Akutes Nierenversagen und Hirn- und Lungenödem sind lebensbedrohliche Anzeichen einer Hypervolämie. Bei Patienten in Vollnarkose kann das TUR-Syndrom zunächst verborgen bleiben. Die Diagnose wird durch Erniedrigung des Serumnatriumspiegels auf 120 mval/l gestellt. Besteht der klinische Verdacht, ist sofort zu handeln: Gabe von 250–500 ml 5 %iges NaCl und 40 mg Furosemid i. v. (Hofmann 2018). Hat der Patient eine Spinalnarkose, ist Gähnen oft ein erstes Anzeichen, dann tritt zunehmende Unruhe und Verwirrtheit und, falls es zur Entwicklung eines Lungenödems kommt, Dyspnoe und Zyanose auf. Übelkeit, Erbrechen, abdominaler Schmerz und Schüttelfrost sind möglich. Akutes Nierenversagen und Hirn- und Lungenödem sind lebensbedrohliche Anzeichen einer Hypervolämie. Bei Patienten in Vollnarkose kann das TUR-Syndrom zunächst verborgen bleiben. Die Diagnose wird durch Erniedrigung des Serumnatriumspiegels auf 120 mval/l gestellt. Besteht der klinische Verdacht, ist sofort zu handeln: Gabe von 250–500 ml 5 %iges NaCl und 40 mg Furosemid i. v. (Hofmann 2018).

Tabelle aus dem Buch Endoskopische Urologie, R. Hofmann 2018.

14.2.1 Resektionstechnik

Verschiedene Techniken der Systematik einer TUR-P wurden beschrieben. So wurde von Barnes und Nesbit (1943) die in den USA geübte Technik entwickelt, zunächst die ventralen Anteile der Prostata zu resezieren (zwischen 11 und 1 Uhr), dann die Seitenlappen von ventral nach dorsal zu resezieren und zuletzt erst den Mittellappen und die apikale Region zu operieren (Nesbit 1943, 1947, 1954). Alcock und Flocks (1943) beschrieben die Technik, zunächst den Mittellappen zu entfernen und dann die Seitenlappen bei 9 Uhr und 3 Uhr zu teilen. Zunächst werden die unteren Anteile abgetragen und dann die ventralen und apikalen Anteile (Flocks 1937; Flocks und Culp 1954). Blandy favorisierte die Methode, zunächst den Mittellappenbereich zu entfernen, dann die Seitenlappen von 12 Uhr beginnend von ventral nach dorsal zu resezieren (Blandy 1986). Die hier beschriebene Methode basiert auf den Arbeiten von W. Mauermayer und R. Hartung (Hartung und May 2002; Mauermayer 1981, Hofmann 2018).

Entscheidend für den Operationserfolg ist die Einhaltung der Systematik des operativen Vorgehens. Zunächst werden die folgenden 3 Landmarken dargestellt: externer Sphinkter, Kollikel, Blasenhals.

> **Die Resektion der Prostata kann in 4 Teilabschnitte eingeteilt werden**
> 1. Mittellappenresektion bis zum Kollikel
> 2. Parakollikuläre Resektion
> 3. Resektion der Seitenlappen und ventralen Anteile
> 4. Apikale und erneute parakollikuläre Resektion

1. Resektion des Mittellappens

Die Resektion des Mittellappens wird bei 6 Uhr begonnen. Eine sorgfältige Inspektion der Blase ist erforderlich, um sich die Lage der Ostien einzuprägen. Durch einen voluminösen Mittellappen können die Ostien angehoben sein und bei der Mittellappenresektion überreseziert werden.

Es können sich nun 2 Situationen ergeben:

Ablative Verfahren: Resektion

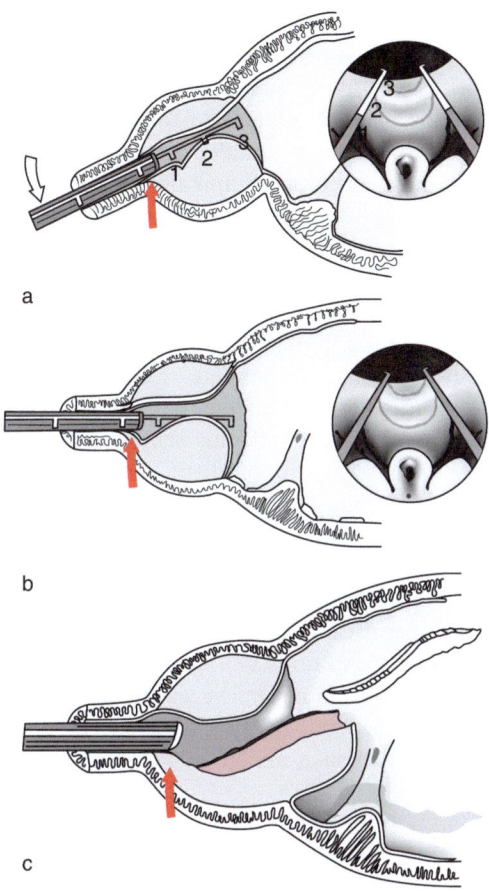

Abb. 14.1 a–b Technik des unterteilten Schnittes bei großem, langem Mittellappen. **a** Erster Schritt ist die Kontrolle des Einsatzpunktes, **b** dann Verlängerung des Schnittes, **c** schließlich Schnitt mit Kontrolle des Endpunktes (Abbildung aus dem Buch Endoskopische Urologie, R. Hofmann 2018)

- A: Die Länge der prostatischen Harnröhre ist kürzer, als die Schlinge ausgefahren werden kann: Es erfolgt jetzt eine Resektion mit Kontrolle des Endpunktes, wobei der Kollikel als Endpunkt vom Schaft abgedeckt wird.
- B: Die prostatische Harnröhre ist länger als der Schlingenweg: Schnitt mit Kontrolle des Einsatzpunktes und Teilung der Schnittlänge bis zum Kollikel (◘ Abb. 14.1).

Ein Längsschnitt erfolgt, indem die ausgefahrene Schlinge im Mittellappenbereich eingesetzt wird, der Schneidestrom eingeschaltet und das Instrument mit ausgefahrener Schlinge bis zum Endpunkt zurückgezogen wird. Ist der Kollikel als Endpunkt erreicht, wird die Schlinge unter eingeschaltetem Schneidestrom zurückgezogen und die Mittellappenresektion vollendet. Diese Technik ist jedoch nur für den geübten Resekteur empfehlenswert, da ansonsten der Endpunkt leicht überfahren werden kann. Die Bewegung des Instruments kann durch bogenförmiges Ausresezieren auch komplex sein.

Bei einem kleinen Adenom wird die Resektion durch direkten Übergang vom Mittellappen auf die Seitenlappen fortgesetzt. Hierbei ist besonders darauf zu achten, dass durch nebeneinander liegende Schnitte und kontinuierliches Drehen des Resektoskopschaftes eine glatte Resektionsfläche entsteht. Erst wenn auch die kranialen Anteile der Prostata allseits vollständig abgetragen sind, erfolgt besonders sorgfältig die Resektion des Apex prostatae (Hofmann 2018).

2. parakollikuläre Resektion

Nach Resektion des Mittellappenbereichs zwischen etwa 5 und 7 Uhr erfolgt die parakollikuläre Resektion. Hierzu wird die Resektion im Mittellappenbereich zwischen 4 und 8 Uhr verbreitert und neben dem Kollikel reseziert. Das Instrument wird in das Gewebe hineingesenkt und eine tiefe Resektion lateral des Kollikels durchgeführt. Der Kollikel steht nun frei. Eine parakollikuläre Resektion ist damit gefahrlos möglich, jedoch sollte im Individualfall immer ein Sphinktertest durchgeführt werden, um die anatomischen Verhältnisse zu klären.

3. Seitenlappenresektion

Bei einem kleinen Adenom erfolgt die Resektion vom letzten Mittellappenschnitt beginnend nach kranial rechts. Eine Resektionsfurche wird neben die andere gelegt, wobei der Endpunkt immer der distale Endpunkt der parakollikulären Resektion ist. Durch kontinuierliche Drehung des Instruments nach jedem Schnitt wird eine glatte Resektionsfläche bis etwa 11 Uhr geschaffen. Nun erfolgt das gleiche Vorgehen linksseitig ebenfalls bis etwa 1 Uhr (oder man fängt genau seitenverkehrt an). Durch Drehen des gesamten Instruments und Umgreifen kann nun der ventrale Adenombereich reseziert werden.

- **Resektion eines voluminösen Seitenlappens**

Wird ein großer Seitenlappen reseziert, kann dies genauso wie bei der Resektion von kleinen Seitenlappen von kaudal nach kranial geschehen, jedoch kann es durch überhängendes Gewebe Orientierungsschwierigkeiten geben. Durch die Teilung des Seitenlappens bei 9 Uhr bzw. 3 Uhr wird der Seitenlappen in ein kraniales und kaudales Segment geteilt. Mit tiefen Schnitten wird vom Blasenhals bis apikal eine Rinne bis zur Kapsel reseziert. Anschließend wird mit langen, schnellen Schnitten von dieser Rinne aus nach kaudal reseziert, wo der Anschluss an den bereits resezierten Mittellappen gefunden wird. Durch die tiefe Resektion und Koagulation bei 8–9 Uhr und 3–4 Uhr werden die zuführenden Arterien zum Adenom frühzeitig koaguliert, sodass dann eine weitere Resektion weniger blutreich ist. Die Resektion der Teilbereiche von 9–7 Uhr, 9–12 Uhr, 3–5 Uhr und 3–12 Uhr erfolgt mit guter Übersicht bis zum streifigen Kapselgewebe.

4. apikale Resektion

Von parakollikulär beginnend wird mit kurzen Klemmschnitten das apikale Gewebe ringsherum reseziert, wobei ein Schlingenschlag neben den anderen gesetzt wird. Wichtig ist hierbei Kontrolle des Endpunktes, der jetzt etwas distal des proximalen Endes des Kollikels liegt. Die Lagebeziehung zum Sphinkter wird mit dem hydraulischen Sphinktertest überprüft.

Am Ende der apikalen Resektion findet sich meist noch etwas apikales Gewebe, das ventilartig v. a. von ventral und ventral-lateral hereinfallen kann. Wird dieses Gewebe belassen, kann es als Hindernis bei der Miktion wirken (Klappen-, Ventilwirkung). Durch gezielte Klemmschnitte kann diese Gewebe entfernt werden. Die Resektion des Apex erfordert eine besondere Sorgfalt, wobei der Colliculus seminalis immer als Orientierungshilfe dient. Die Resektionsgrenze muss hier nicht unbedingt immer in Höhe des Colliculus liegen, bei ausgeprägten Adenomen ist sie deutlich distal davon. Abschliessend erfolgt nach Entfernung der Resektionsstücke die Blutstillung mit der Resektionsschlinge. Nach der Resektion wird ein Dreiwegekatheter gelegt. Manche Operateure blocken den Katheter in der Harnblase, andere in der Prostataloge (Hofmann 2018).

Als Alternative steht die transurethrale Inzision der Prostata (TUIP) zur Verfügung. Bei der TUIP erfolgt eine Blasenauslassinzision ohne Entfernung von Prostatagewebe. Diese Technik kann bei ausgewählten Patienten, besonders bei jenen mit einem Prostatavolumen < 30 ml angewendet werden (Gravas et al. 2016, 2020).

TUR-P: Ergebnisse

In einer Meta-Analyse aus 20 prospektiv-randomisierten Studien (randomized controlled trial, RCT) mit einem maximalen Follow-up von 5 Jahren konnte gezeigt werden, dass nach TUR-P eine signifikante Verbesserung des Harnflusses (Qmax), eine signifikante Reduktion der Symptomparameter (IPSS) eine signifikante Verbesserung der Lebensqualität (QoL) und des Restharns (RH) erzielt wird (Ahyai et al. 2010). Die TUR-P weist eine dauerhafte Verbesserung der urodynamischen Parameter in Studien mit einem Follow-up von bis zu 22 Jahren auf. Vergleichbare Langzeitdaten sind für kein anderes Verfahren zur Behandlung des BPS verfügbar (Reich et al. 2006). In einer Studie mit einem mittleren Follow-up von 12 Jahren konnte eine signifikante und dauerhafte Abnahme der Symptome und Verbesserung der urodynamischen Parameter gezeigt werden. Behandlungsversager im Langzeitverlauf basierten eher auf einer Detrusorunteraktivität denn auf einem Rezidivadenom (Thomas et al. 2005).

In einer Meta-Analyse der Kurz- und Langzeitdaten aus 10 RCT, die die TUR-P mit der TUIP bei Prostatavolumina <30 (n = 5 Studien) und <60 ml (n = 3 Studien) verglichen, wurden ähnliche Verbesserungen von LUTS, aber insignifikante Verbesserungen des Qmax für die TUIP gefunden (Lourenco et al. 2010).

Die Reoperationsrate nach TUR-P wird mit einer konstanten Rate von jährlich 1–2 % angeben. Ein Review von 29 RCT fand bei einem mittleren Follow-up von 16 Monaten eine Reoperationrate von 2,6 % (Madersbacher et al. 1999). In einer großen Analyse von 20671 Männern lag die Gesamtreoperationsrate (Re-TUR-P, Urethrotomie, Blasenhalsinzision) bei 5,8 %, 12,3 % und 14,7 % nach einem, 5 und 8 Jahren und die Inzidenz einer Re-TURP bei 2,9, 5,8 und 7,4 % (Madersbacher et al. 2005). Demgegenüber zeigte sich in einer Meta-Analyse aus 6 RCT eine höhere Re-OP-Rate nach TUIP als nach TUR-P (18,4 % vs. 7,2 %) (Lourenco et al. 2010).

Die perioperative Mortalität (0.1 %) und Morbidität (11.1 %) sank zwar in Studien über die Jahre war aber dennoch beträchtlich (Reich et al. 2008). Eine Datenanalyse von 20.671 TUR-Ps und 2452 offenen Prostatektomien (OPE) zeigten eine vergleichbare kurz- und langfristige Mortalität (0,7 % vs. 0,9 % nach 90 Tagen, 2,8 % vs. 2,7 % nach einem Jahr, 12,7 % vs. 11,8 % nach 5 Jahren, 20 % vs. 20,9 % nach 8 Jahren) und nach 8 Jahren vergleichbare Herzinfarktraten (4,8 % vs. 4,9 %) (Madersbacher et al. 2005).

Das Risiko eines TUR-Syndroms sank auf < 1,1 % (Rassweiler et al. 2006). Ein TUR-Syndrom wurde nach TUIP nicht beschrieben. Eine Analyse von 10654 TUR-Ps ergab eine Transfusionsrate von 2,9 % (Reich et al. 2008) Das Blutungsrisiko nach TUIP ist dagegen vernachlässigbar. Zu ähnlichen Resultaten kommt eine neuere Meta-Analyse von prospektiv-randomisierten Studien, die die TUR-P als Vergleichsarm nutzen: transfusionspflichtige Blutung 2 % (0–9 %), TUR-Syndrom 0,8 % (0–5 %), Harnverhalt 4,5 % (0–13,3 %), Blasentamponade 4,9 % (0–39 %) und Harnwegsinfekte 4,1 % (0–22 %) (Ahyai et al. 2010).

Langzeitkomplikationen beinhalten Harninkontinenz (1,8 % TUIP vs. 2,2 % nach TUR-P), Harnretention und HWIs, Blasenhalsstenose (BHS) (4,7 % nach TUR-P), Harnröhrenstriktur (3,8 % nach TURP vs. 4,1 % nach TUIP), retrograde Ejakulation (65,4 % nach TUR-P vs. 18,2 % nach TUIP) und erektile Dysfunktion (6,5 % nach TUR-P) (Madersbacher et al. 1999).

▶ Fazit

TURP und TUIP sind effektive Behandlungsmethoden bei moderat bis schweren LUTS aufgrund eines BPS. Die Wahl des Verfahrens sollte anhand des Prostatavolumens getroffen werden (< 30 ml und 30–80 ml für die TUIP bzw. TUR-P). Es existieren keine Studien, für den optimalen Cut-off der Prostatagröße bei der Wahl der TUR-P, aber die Komplikationsraten steigen mit dem PV beträchtlich: Bei mehr als 60 g resezierten Prostatagewebes wurde eine deutliche Zunahme der Transfusionsrate (9,5 % vs. 2 %), der unmittelbaren Re-Interventionsrate (9,8 % vs. 5,2 %) des TUR-Syndroms (3 % vs. 1,2 %) sowie der Mortalitätsrate (0,71 % vs. 0,09 %) gegenüber einem Resektionsgewicht < 30 g festgestellt (Reich et al.

2008). Daher wird die TUR-P in den aktuellen Leitlinien der DGU und EAU als Konsensusempfehlung nur bis 80 ml PV empfohlen (Gravas et al. 2016, 2020). ◄

- **Bipolare TUR-P (B-TUR-P)**

Die B-TUR-P ist die am meisten untersuchte Alternative zur M-TUR-P. Ergebnisse von mehr als 40 RCT wurden publiziert, wovon die Hälfte in Meta-Analysen gepoolt wurden (Ahyai et al. 2010; Mamoulakis et al. 2014). In einer Meta-Analyse von RCT mit einem 12-Monats-Follow-up zeigten sich keine klinisch relevanten Unterschiede hinsichtlich der urodynamischen Parameter (IPSS, QoL, Qmax) (Mamoulakis et al. 2009). Dies konnte in weiteren Meta-Analysen bestätigt werden. Daten von RCT und einem Follow-up zwischen 12 und 60 Monaten fanden keine Unterschiede hinsichtlich der Effektivität von M- und B-TUR-P und dem Auftreten von Strikturen und BHS.

In einer Meta-Analyse wurde die quasi-bipolare TUR-P (Transurethral Resection in Saline, TURis, TURis, Olympus Medical) mit der M-TUR-P verglichen (► http://www.nice.org.uk/guidance/mtg23/resources/the-turis-system-for-transurethral-resection-of-the-prostate-64371933166021). 10 RCT (1870 Patienten) wurden eingeschlossen. Die 12 Monats-Ergebnisse zeigten hinsichtlich der Reoperationsrate (Strikturen, BHS) keine Unterschiede zwischen den Verfahren, allerdings wies die B-TUR-P ein besseres perioperatives Sicherheitsprofil auf (Fehlen des TUR-Syndroms, niedriger Blasentamponade-/Transfusionsrate; kürzere Spül-, Katheter-, und Krankenhausverweildauer) (Mamoulakis et al. 2009).

Allerdings wurde in 2 RCT eine höhere Strikturrate nach B-TUR-P als nach M-TUR-P gefunden: Komura et al. fanden eine signifikant höhere Strikturrate nach B-TUR-P gegenüber M-TUR-P (6,6 % vs. 19,0 %). Nach Stratifizierung des PV (<70 ml) zeigte sich jedoch keine Unterschied hinsichtlich der Strikturrate (Komura et al. 2015). Stucki und Kollegen fanden 12 Monate nach B-TUR-P (echtes bipolares System (Gyrus PK SuperPulse, Olympus Medical) eine signifikant höhere Rate an BHS (0 % vs. 8,5 %) (Stucki et al. 2015). Möglichweise liegt die Bildung der BHS an der extrem fokussierten elektrischen Aktivität eines „echten" bipolaren Systems (Mamoulakis et al. 2013). Ein negativer Einfluss auf die erektile Funktion bzw. ein Unterschied diesbezüglich zwischen M-TUR-P und B-TUR-P wurde nicht nachgewiesen (Akman et al. 2013; Mamoulakis et al. 2013).

Zusammenfassend stellt die B-TUR-P eine gute Alternative zur M-TUR-P bei Patienten mit moderaten bis schweren LUTS aufgrund eines BPS mit vergleichbarer Effektivität, aber niedrigerer perioperativer Morbidität dar. Langzeitergebnisse (bis zu 5 Jahre) zeigen für die B-TURP eine der M-TUR-P vergleichbare Sicherheit und Effektivität. Ein höheres Auftreten von Strikturen nach B-TUR-P wird kontrovers diskutiert. Langzeitstudien (> 5 Jahre) werden benötigt, um die Effektivität und Sicherheit der bipolaren TUR-P, insbesondere hinsichtlich der Strikturrate, zu belegen.

14.3 Ablative Verfahren: Thulium VapoResektion der Prostata (ThuVARP)

Neben der M-TUR-P und B-TUR-P spielen Laserresektionstechniken eine Rolle. Technisch sind Resektionstechniken mit dem Holmium-, Thulium- und GreenLight-Laser möglich, klinisch spielt lediglich der Thulium-Laser eine Rolle.

- **Technische Grundlagen des Thulium-Lasers**

Thulium-Laser mit 2 verschiedenen Wellenlängen wurden in experimentellen und klinischen Studien genutzt: ein 2013 nm Tm:YAG laser und ein 1940 nm Tm-Fa-

Ablative Verfahren: Resektion

ser Laser. Das Zielchromophor des Thulium:YAG- und Tm-Faser-Lasers stellt Wasser dar. Die Laserstrahlung erfolgt als Dauerstrich (continuous wave). Die Wellenlänge des Thulium-Lasers liegt nahe am Absorptionsmaximum von Wasser mit einer oberflächlichen Eindringtiefe von 0,2 mm. Daraus resultiert eine hohe Energiedichte, die zu einer schnelle Vaporisation von Wasser und Gewebe führt (Fried und Murray 2005; Herrmann et al. 2012).

- **Klinische Erfahrung in der Behandlung der Prostata mit dem Thulium-Laser**

Xia and Mitarbeiter waren die ersten, die in der Urologie über die Anwendung des Thulium-Lasers publizierten. Sie beschrieben eine transurethrale low-power Vaporesektion einer BPH mit einem 50-W Tm:YAG-Laser (Xia et al. 2005). Anschließend wurde die transurethrale Lasertherapie der BPH die Hauptapplikation des Thulium-Lasers in der Urologie: Thulium-Laser-Techniken schließen die Thulium-Vaporisation der Prostata (ThuVAP) und Thulium-VapoResektion der Prostata (ThuVARP) ein. Die stumpfe Enukleation der Prostata mit Thulium-Laser-Unterstützung wurde als Thulium Laser Enukleation der Prostata (ThuLEP) bekannt, während die kontiniuerliche Abgabe von Thulium-Laser-Strahlung während der Enukleation des Adenoms aus der Prostatapseudokapsel Thulium VapoEnukleation der Prostata (ThuVEP) genannt wurde (Bach et al. 2010). Aufgrund des hohen Vaporisationsanteils während der Prozeduren wurden die Akronyme ThuVARP und ThuVEP in den klinischen Sprachgebrauch eingeführt (Bach et al. 2010).

- **Thulium VapoResektion der Prostata (ThuVARP)**

Xia und Kollegen publizierten 2005 erste klinische Ergebnisse einer Thulium:YAG-Laser Vaporesektion der Prostata: Sie wendeten an 30 Patienten (mittleres Prostatavolumen 58 ml) den Thulium:YAG-Laser (50-W) in einer sog. Tangerine-Technik an, d. h., die Prostata wurde in mandarinenförmige („Tangerine") Stücke geschnitten und anschließend mit der Blasenspritze entfernt. Die perioperative Morbidität war gering (keine Transfusionen/Blasendauerspülung). Der Blasenkatheter wurde nach spätestens 3 Tagen entfernt (Xia et al. 2005). Drei und zwölf Monate nach der OP waren die funktionellen Parameter (Qmax, IPSS) signifikant verbessert. Ein Einfluss der OP auf die Potenz wurde nicht festgestellt (Xia 2009).

2007 veröffentlichten Bach et al. klinische Ergebnisse von 54 Patienten (mittleres Prostatavolumen 30,3 ml), die mit einem 70-W Thulium:YAG-Laser in ThuVARP-Technik behandelt wurden (Bach et al. 2007). Auch hier war die perioperative Morbidität gering (mittlere Katheterverweildauer 1,7 Tage, keine Transfusionen/Reinterventionen). Sechs Patienten entwickelten perioperativ Harnwegsinfekte (HWI). Die funktionellen Parameter (IPSS, Qmax, QoL, RH) waren unmittelbar postoperativ und nach 18 Monaten verbessert. Reinterventionen waren nicht notwendig (Bach et al. 2009). Fu und Kollegen bestätigten die Ergebnisse der vorherigen Studien in einer prospektiv nicht-randomisierten Studie mit 1-Jahres-Follow-up. Kein Patient wies postoperativ eine Inkontinenz auf oder benötigte eine Reintervention (Fu et al. 2009).

Der erste RCT wurde von Xia et al. publiziert und verglich die ThuVARP mit der M-TUR-P. Hinsichtlich der perioperativen Morbidität zeigten sich Vorteile der ThuVARP gegenüber der TUR-P: Die Katheterverweildauer war kürzer, der Hämoglobinverlust niedriger gegenüber der TUR-P. Ein Jahr postoperativ waren die funktionellen Parameter bei beiden Verfahren signifikant verbessert, die erektile Funktion unbeeinflusst und zwischen den Verfahren nicht verschieden (Xia et al. 2008). Bei beiden

Verfahren blieben die funktionellen Parameter auch 4 Jahre nach der OP signifikant verbessert und stabil – die Reinterventionsraten (Harnröhrenstriktur, Blasenhalsstenose, Rezidivadenom) waren niedrig und zwischen den Verfahren nicht verschieden (ThuVARP vs. TUR-P: 4,2 vs. 8,2 %) (Cui et al. 2014).

Sun und Kollegen führten eine prospektiv-multizentrische Studie an 2216 Patienten durch, die eine ThuVARP erhielten. 541 (24,4 %) der 2216 Patienten standen nach 8 Jahren für ein Follow-up zur Verfügung. Die funktionellen Parameter waren während des gesamten Follow-ups signifikant verbessert. Eine Reoperation aufgrund einer Harnröhrenstriktur, BHS oder eines BPH-Rezidivs wurde bei 2,6 %, 1,6 % und 1,2 % der Patienten benötigt. Eine dauerhafte Stressinkontinenz wurde bei 0,1 % der Patienten gefunden (Sun et al. 2015). Diese exzellenten Daten wurden von anderen Arbeitsgruppen bestätigt (Yu H et al. 2016; Si et al. 2016).

Zhu *et al.* veröffentlichten ein systematisches Review und verglichen die TUR-P mit der ThuVARP. Sie fanden, dass die ThuVARP eine vergleichbare Effektivität wie die TUR-P hinsichtlich der Verbesserung funktioneller Parameter aufweist. Zudem fanden sie perioperative Vorteile der ThuVARP gegenüber der TURP (Bluttransfusionen, Serumnatriumabfall, Katheterverweil-, Krankenhausverweildauer), während die TUR-P Vorteile hinsichtlich der OP-Zeit aufwies (Zhu et al. 2015). Die perioperativen Vorteile der ThuVARP (Blutverlust, Katheter- und Krankenhausverweildauer) wurden auch gegenüber der B-TUR-P (Lan et al. 2018) und der Plasmakinetischen Resektion der Prostata (PKRP) gefunden (Deng et al. 2018).

Die ThuVARP wurde in einer multizentrischen Studie von Becker und Kollegen mit der ThuVEP verglichen. Während die perioperativen Ergebnisse für die ThuVARP sprachen (OP-Zeit, Katheter-, Krankenhausverweildauer, Hämoglobinverlust), war der PSA-Abfall 24 Monate nach ThuVEP (78,9 %) signifikant höher als nach ThuVARP (23.4 %), was für die ThuVEP als das komplettere Verfahren spricht: hier wird das gesamte adenomatöse Gewebe aus der Prostatapseudokapsel entfernt (Becker et al. 2018). Chung *et al.* verglichen ebenfalls die ThuVARP mit der ThuVEP und fanden ebenfalls eine signifikant höhere Prostatavolumenreduktion nach ThuVEP als nach ThuVARP (64 vs. 55,5 %). Im Gegensatz zur Studie von Becker und Kollegen war jedoch die OP-Zeit der ThuVEP gegenüber der ThuVARP kürzer. Sechs Monate postoperativ waren die funktionellen Parameter bei beiden Verfahren signifikant verbessert – ohne Unterschiede zwischen den Verfahren (Chung et al. 2014).

Die ThuVARP wurde daneben erfolgreich bei Hochrisikopatienten unter fortgesetzter Antikoagulation angewendet (Zhu et al. 2012). Sener und Kollegen behandelten 47 Patienten mit niedrig molekularem Heparin und 56 Patienten ohne Pausierung der Antikoagulation: Aspirin (n=23), Warfarin (n=7), Clopidogrel (n=8), Ticlopidin (n=14), Aspirin and Clopidogrel (n=4). Die Komplikationsraten waren sehr niedrig. Nur ein Patient unter fortgesetzter Antikoagulation benötigte eine Bluttransfusion (1,8 %) (Sener et al. 2017). Diese Publikation bestätigt die exzellenten Ergebnisse früher Studien, die die ThuVARP bei antikoagulierten Patienten einsetzten (Macchione et al. 2013; Netsch et al. 2016).

▶ **Fazit**

Zusammenfassend ist die ThuVARP das am besten untersuchte transurethrale Laserresektionsverfahren mit dem höchsten Evidenzgrad (1a) und wird von den Leitlinien der EAU aufgrund der perioperativen Sicherheit und der exzellenten Langzeitresultate als Alternative zur TUR-P empfohlen (Gravas et al. 2016, 2020). Das Verfahren wird jedoch durch das PV limitiert: Mit steigendem PV (> 80 ml) verlängert sich die OP-Dauer der ThuVARP umso deutlicher. Hier weist das Verfahren hinsichtlich der OP-Zeit deutlich Nachteile gegenüber (transurethralen) Enukleationstechniken auf.

Kürzlich wurde der wissenschaftlich hervorragend gemachte UNBLOCS Trial publiziert: ein RCT, die die ThuVARP mit der M-/ B-TUR-P verglich (205 vs. 205 Patienten). Bei einem mittleren PV von 35 bzw. 40 ml (ThuVARP vs. TUR-P) zeigten sich keine Unterschiede – und somit keinen Vor- oder Nachteil – zwischen den beiden Verfahren hinsichtlich der perioperativen Morbidität, den funktionellen Parametern (nach 12 Monaten) bzw. der Reinterventionsrate. Diese Studie konterkariert die bisherig publizierten Studien: Die ThuVARP zeigt keine Vorteile, aber auch keine Nachteile gegenüber der TUR-P.

Es muss jedoch kritisch angemerkt werden, dass

a) die teilnehmenden Urologen Experten in der TUR-P waren,
b) umgekehrt nach 15 ThuVARP-Prozeduren die Lernkurve der Operateure in dieser Technik als abgeschlossen galt,
c) Hochrisikopatienten (antikoagulierte) Patienten nicht eingeschlossen wurden,
d) das mittlere Prostatavolumen der eingeschlossenen Patienten zu gering ist, um einen Unterschied zwischen den Verfahren zu akzentuieren.

Zusammenfassend ist bei relativ gesunden Patienten mit einem kleinen mittleren PV von ca. 40 ml und einem 1-Jahres-Follow-up nicht unbedingt mit Unterschieden zwischen den Verfahren zu rechnen – bei antikoagulierten Patienten mit höheren PV wäre die Studie möglicherweise zu anderen Resultaten gekommen. ◀

Literatur

Ahyai SA, Gilling P, Kaplan SA, Kuntz RM, Madersbacher S, Montorsi F, Speakman MJ, Stief CG (2010) Meta-analysis of functional outcomes and complications following transurethral procedures for lower urinary tract symptoms resulting from benign prostatic enlargement. Eur Urol 58:384–397

Akman T, Binbay M, Tekinarslan E, Tepeler A, Akcay M, Ozgor F, Ugurlu M, Muslumanoglu A (2013) Effects of bipolar and monopolar transurethral resection of the prostate on urinary and erectile function: a prospective randomized comparative study. BJU Int 111:129–136

Bach T, Herrmann TRW, Ganzer R, Burchard M, Gross AJ (2007) Revolix™ vaporesection of the prostate: initial results of 54 patients with a 1-year follow-up. World J Urol 25:257–262

Bach T, Herrmann TR, Ganzer R, Blana A, Burchardt M, Gross AJ (2009) Thulium:YAG vaporesection of the prostate. First results. Urologe A. 48:529–534

Bach T, Xia SJ, Yang Y, Mattioli S, Watson GM, Gross AJ, Herrmann TRW (2010) Thulium: YAG 2 µm cw laser prostatectomy: where do we stand? World J Urol 28:163–168

Becker B, Buttice S, Magno C, Gross AJ (2018) Netsch C (2018) Thulium Vaporesection of the Prostate and Thulium Vapoenucleation of the Prostate: A Retrospective Bicentric Matched-Paired Comparison with 24-Month Follow-Up. Urol Int 100:105–111

Blandy JP (1986) Transurethral prostatectomy. In: Blandy JP, Lytton B (Hrsg) The prostate. Butterworths, London, S 51–61

Chung JS, Kang PM, Seo WI, Oh CK, Kim SC, Park SH, Choi JH, Yoon JH, Kang DI, Chung JI (2014) Thulium laser (RevoLix) vaporesection versus vapoenucleation with morcellator (Piranha) for the treatment of benign prostatic obstruction: a propensity-matched multicenter analysis. Int J Urol 21:1156–1161

Cui D, Sun F, Zhuo J, Sun X, Han B, Zhao F, Jing Y, Lu J, Xia SJ (2014) A randomized trial comparing thulium laser resection to standard transurethral resection of the prostate for symptomatic benign prostatic hyperplasia: four-year follow-up results. World J Urol 32:683–689

Deng Z, Sun M, Zhu Y, Zhuo J, Zhao F, Xia SJ, Han B, Herrmann TRW (2018) Thulium laser Vapo-Resection of the prostate versus traditional transurethral resection of the prostate or transurethral plasmakinetic resection of prostate for benign prostatic obstruction: a systematic review and meta-analysis. World J Urol 36:1355–1364

Flocks RH (1937) The arterial distribution within the prostate gland: its role in transurethral prostatic resection. J Urol 37:524

Flocks RH, Culp D (1954) Surgical urology. Yearbook Publishers, Chicago

Fried NM, Murray KE (2005) High-Power thulium fiber laser ablation of urinary tissues at.1.94 μm. J Endourol 19:25–31

Fu WJ, Hong BF, Yang Y, Zhang X, Gao JP, Zhang L, Wang XX (2009) Vaporesection for managing benign prostatic hyperplasia using a 2-μm continuous—wave laser: a prospective trial with 1-year follow-up. BJU Int 103:352–356

Gilfrich C, Leicht H, Fahlenbrach C, Jeschke E, Popken G, Stolzenburg JU, Weißbach L, Zastrow C, Günster C (2016) Morbidity and mortality after surgery for lower urinary tract symptoms: a study of 95 577 cases from a nationwide German health insurance database. Prostate Cancer Prostatic Dis 19:406–411

Gravas S, Bach T, Bachmann A, Drake M, Gacci M, Gratzke C, Madersbacher S, Mamoulakis S, Tikkinen KAO (2016) Guidelines on the management of non-neurogenic male lower urinary tract symptoms (LUTS), incl. benign prostatic obstruction (BPO) EAU; ▶ http://uroweb.org/guideline/treatment-of-non-neurogenicmale-luts/. Accessed Mar 2016

Gravas S, Cornu JN, Gacci M, Gratzke C, Herrmann TRW, Mamoulakis C, Rieken M, Speakman MJ, Tikkinen KAO. Management of Non-Neurogenic Male Lower Urinary Tract Symptoms (LUTS), EAU; 2020; ▶ https://uroweb.org/guideline/treatment-of-non-neurogenic-male-luts/#5

Hartung R, May F (2002) Die transurethrale Elektroresektion der Prostata. Akt Urol 33:469–482

Herrmann TR, Liatsikos EN, Nagele U, Traxer O, Merseburger AS; EAU Guidelines Panel on Lasers, Technologies (2012) EAU Guidelines Panel on Lasers, Technologies. EAU guidelines on laser technologies. Eur Urol 61:783–795

Hofmann R (2018) Endoskopische Urologie. 3. Aufl. Springer Verlag

Komura K, Inamoto T, Takai T, Uchimoto T, Saito K, Tanda N, Minami K, Oide R, Uehara H, Takahara K, Hirano H, Nomi H, Kiyama S, Watsuji T, Azuma H (2015) Incidence of urethral stricture after bipolar transurethral resection of the prostate using TURis: results from a randomised trial. BJU Int 115:644–652. ▶ https://doi.org/10.1111/bju.12831

Lan Y, Wu W, Liu L, Zhou S, Lan C, Ketegwe IR, Zeng G (2018) Thulium (Tm:YAG) laser vaporesection of prostate and bipolar transurethral resection of prostate in patients with benign prostate hyperplasia: a systematic review and meta-analysis. Lasers Med Sci 33:1411–1421

Lourenco T, Shaw M, Fraser C, MacLennan G, N`Dow J, Pickard R, (2010) The clinical effectiveness of transurethral incision of the prostate: a systematic review of randomised controlled trials. World J Urol 28:23–32

Macchione L, Mucciardi G, Gali' A, Benedetto A, Buttice S, Magno C (2013) Efficacy and safety of prostate vaporesection using a 120-W 2-μm continuous-wave Tm:YAG laser (RevoLix 2) in patients on continuous oral anticoagulant or antiplatelet therapy. Int Urol Nephrol 2013(45):1545–1551

Madersbacher S, Marberger M (1999) Is transurethral resection of the prostate still justified? BJU Int 83:227–237

Madersbacher S, Lackner J, Brössner C, Röhlich M, Stancik I, Willinger M, Schatzl G; Prostate Study Group of the Austrian Society of Urology (2005) Reoperation, myocardial infarction and mortality after transurethral and open prostatectomy: a nation-wide, long-term analysis of 23,123 cases. Eur Urol 47:499–504

Mamoulakis C, Ubbink DT, de la Rosette JJ (2009) Bipolar versus monopolar transurethral resection of the prostate: a systematic review and meta-analysis of randomized controlled trials. Eur Urol 56:798–809

Mamoulakis C et al (2014) Bipolar versus monopolar transurethral resection of the prostate for lower urinary tract symptoms secondary to benign prostatic obstruction. Cochrane Database Syst Rev 2014:1

Mauermayer W (1981) Allgemeine und spezielle Operations lehre, Bd. VIII: Transurethrale Operationen. Heidelberg, Springer

Nesbit RM (1943) Transurethral prostatectomy. Thomas, Springfield

Nesbit RM (1947) Some observations on transurethral resection. N Engl J Med 237:207

Nesbit RM (1954) Transurethral prostatic resection. In: Campbell M (ed) Urology, vol III. Philadelphia, London

Netsch C, Magno C, Butticè S, Macchione L, Mucciardi G, Herrmann TR, Gross AJ (2016) Thulium Vaporesection of the Prostate and Thulium Vapoenucleation of the Prostate in Patients on Oral Anticoagulants: A Retrospective Three-Centre Matched-Paired Comparison. Urol Int 96:421–426

Rassweiler J, Teber D, Kuntz R, Hofmann R (2006) Complications of transurethral resection of the prostate (TURP)-incidence, management, and prevention. Eur Urol 50:969–980

Reich O, Gratzke C, Stief CG (2006) Techniques and long-term results of surgical pro- cedures for BPH. Eur Urol 49:970–978

Reich O, Gratzke C, Bachmann A, Seitz M, Schlenker B, Hermanek P, Lack N, Stief CG; Urology Section of the Bavarian Working Group for Quality Assurance (2008) Morbidity, mortality and early outcome of transurethral resection of the prostate: a prospective multicenter evaluation of 10,654 patients. J Urol 180:246–249

Sener TE, Butticè S, Macchione L, Netsch C, Tanidir Y, Dragos L, Pappalardo R, Magno C (2017) Thulium laser vaporesection of the prostate: Can we operate without interrupting oral antiplatelet/anticoagulant therapy? Investig Clin Urol. 58:192–199

Si J, Gu B, Chen Z, Fu Q (2016) The RevoLix(™) 2 μm Continuous Wave Laser Vaporesection for the Treatment of Benign Prostatic Hyperplasia: Five-Year Follow-Up. Photomed Laser Surg 34:297–299

Stucki P, Marini L, Mattei A, Xafis K, Boldini M, Danuser H (2015) Bipolar versus monopolar transurethral resection of the prostate: a prospective randomized trial focusing on bleeding complications. J Urol 193:1371–1375

Sun F, Han B, Cui D, Zhao F, Sun X, Zhuo J, Jing Y, Liu H, Xia SJ, Yang Y, Luo G, Guo F (2015) Long-term results of thulium laser resection of the prostate: a prospective study at multiple centers. World J Urol 33:503–508

Thomas AW, Cannon A, Bartlett E, Ellis-Jones J (2005) Abrams P (2005) The natural history of lower urinary tract dysfunction in men: minimum 10-year urodynamic followup of transurethral resection of prostate for bladder outlet obstruction. J Urol 174:1887–1891

Xia SJ (2009) Two-micron (thulium) laser resection of the prostate-tangerine technique: a new method for BPH treatment. Asian J Androl 11:277–281

Xia SJ, Zhang YN, Lu J, Sun XW, Zhang J, Zhu YY, Li WG (2005) Thulium laser resection of prostate-tangerine technique in the treatment of benign prostate hyperplasia. Zhonghua Yi Xue Za Zhi 85:3225–3228

Xia SJ, Zhuo J, Sun XW, Han BM, Shao Y, Zhang YN (2008) Thulium laser versus standard resection of the prostate: a randomized prospective trial. Eur Urol 53:382–389

Yu H, Zhang Z, Zhu Y et al (2016) Long-term outcome following thulium vaporesection of the prostate. Lasers Surg Med 48:505–510

Zhu Z, Shen Z, Tu F, Zhu Y, Sun F, Shao Y, Wang H, Zhong S, Xu C (2012) Thulium laser vaporesection versus transurethral electrovaporization of the prostate in high-risk patients with benign prostatic hyperplasia. Photomed Laser Surg 30:714–718

Zhu Y, Zhuo J, Xu D, Xia SJ, Herrmann TRW (2015) Thulium laser versus standard transurethral resection of the prostate for benign prostatic obstruction: a systematic review and meta-analysis. World J Urol 33:509–515

Ablative Verfahren – Vaporisation: Bipolare und photoselektive Vaporisation der Prostata

Malte Rieken

Inhaltsverzeichnis

15.1 Bipolare transurethrale Vaporisation der Prostata – 156

15.2 Greenlight Laser Vaporisation der Prostata (PVP, Photoselektive Vaporisation der Prostata) – 157

Literatur – 162

© Der/die Autor(en), exklusiv lizenziert an Springer-Verlag GmbH, DE, ein Teil von Springer Nature 2022
C. Netsch und A. J. Gross (Hrsg.), *Benignes Prostatasyndrom*,
https://doi.org/10.1007/978-3-662-64334-1_15

- **Einführung**

Eine Vaporisation der Prostata ist grundsätzlich mit vielen verschiedenen Energiequellen möglich. Sowohl eine bipolare Elektrode in Kombination mit einem Hochfrequenzgenerator als auch verschiedene Laser-Techniken stehen zur Verfügung. Seit den 1990er-Jahren wurde eine Vielzahl an Techniken zur Vaporisation der Prostata angeboten, welche sich jedoch aufgrund der im Vergleich zu den Standardtechniken unterlegenen Wirksamkeit oder Morbidität nicht durchsetzen konnten. Sowohl der Holmium:YAG-Laser als auch der Thulium:YAG-Laser eignen sich grundsätzlich für eine Vaporisation, aufgrund der relativ geringen Vaporisationsgeschwindigkeit ist jedoch die Enukleation bzw. Resektion die Domäne dieser Laser. Im klinischen Alltag hat bei den Vaporisationstechniken die Laservaporisation der Prostata mit dem Greenlight Laser, auch als photoselektive Vaporisation der Prostata (PVP) bezeichnet, sowie die bipolare transurethrale Vaporisation der Prostata einen Stellenwert.

15.1 Bipolare transurethrale Vaporisation der Prostata

15.1.1 Wirkmechanismus

Die bipolare transurethrale Vaporisation der Prostata wurde in den späten 1990er-Jahren als sogenannte plasmakinetische bipolare TUVP (PK-TUVP) eingeführt. Die Technik leitet sich von der plasmakinetischen bipolaren TUR-P ab und nutzt eine bipolare Elektrode sowie einen Hochfrequenzgenerator, um mittels Plasmaeffekt das Prostatagewebe zu vaporisieren. Ziel der Technik ist das Schaffen einer mit der TUR-P vergleichbaren Kavität.

> Im Vergleich zur monopolaren TUVP ist die bipolare TUVP durch eine dünnere Koagulationszone von 2 mm im Vergleich zu bis zu 10 mm bei der monopolaren Vorgängertechnik charakterisiert und führt zu einer geringeren Rate an postoperativer Dysurie (Poulakis et al. 2004).

15.1.2 Funktionelle Resultate

Die bipolare TUVP wurde in zahlreichen prospektiv-randomisierten Studien mit der TUR-P verglichen. In den letzten Jahren wurde insbesondere das Plasmasystem mit der Pilz- oder Knopfelektrode (Olympus Medical) untersucht. Die Resultate wurden in 3 Meta-Analysen sowie verschiedenen systematischen Übersichtsarbeiten analysiert (Lee et al. 2013; Cornu et al. 2015; Wroclawski et al. 2016). Der Beobachtungszeitraum der meisten Studien beträgt lediglich 12 Monate. Der längste Nachbeobachtungszeitraum einer kleinen Studie mit 40 Patienten betrug 36 Monate. Im frühen postoperativen Verlauf zeigen sich keine signifikanten Unterschiede bei den relevanten Endpunkten wie Reduktion des IPSS, Verbesserung von QoL, Q_{max} sowie der Resturinmenge zwischen Plasmakinetischer (PK)-TUVP und TUR-P (Cornu et al. 2015). Hinsichtlich der Langzeitwirksamkeit sowie der funktionellen Langzeitresultate zeigt sich ein heterogenes Bild, die Aussagekraft wird insbesondere dadurch eingeschränkt, dass der Großteil der Studien zu dieser Technik von einem einzigen Zentrum publiziert wurde. Daher besteht Bedarf an hochqualitativen randomisierten Studien mit längerer Beobachtungszeit, um diese Diskrepanz zwischen frühfunktionellen und Langzeitresultaten zu klären.

Kürzlich wurden Daten einer prospektiv-randomisierten Studie, welche die bipolare TUVP mit der PVP bei Patienten mit einem Prostatavolumen zwischen 30 und 80 ml verglich, publiziert (Ghobrial 2020).

> Während des Nachbeobachtungszeitraums von 24 Monaten zeigte sich eine

Nicht-Unterlegenheit der bipolaren TUVP hinsichtlich des primären Endpunkts der Symptomreduktion (IPSS). Auch die Verbesserung der Harnstrahlstärke, die Reduktion des Restharns sowie die Verbesserung der Lebensqualität zeigten keine signifikanten Unterschiede.

15.1.3 Peri- und postoperative Sicherheit

Die perioperativen und postoperativen Komplikationen wurden in zahlreichen Meta-Analysen zwischen TUVP und TUR-P verglichen. Es konnte gezeigt werden, dass das Risiko von perioperativen Komplikationen wie akutem Harnverhalt, erneuter Kathetereinlage, Blasentamponade, operativer Koagulation und Revision, Hämaturie, Urosepsis sowie Harnwegsinfekten nach TUVP signifikant geringer als nach TUR-P war. Eine andere Übersichtsarbeit, welche 7 prospektiv-randomisierte Studien analysierte, zeigte eine verbesserte Hämostase nach TUVP, welche zu einer geringeren Katheterliegedauer (42,5 h im Vergleich zu 77,5 h) führte und eine kürzere Hospitalisation (3,1 vs. 4,4 Tage) zeigte (Robert et al. 2015). Hinsichtlich Blutverlust konnte des Weiteren gezeigt werden, dass die TUVP mit einem geringeren Risiko an Bluttransfusionen (< 1 % vs. 4 %) vergesellschaftet ist. Eine weitere Serie von 6 prospektiv-randomisierten Studien im Vergleich zur TUR-P zeigte ebenfalls signifikante Unterschiede hinsichtlich Komplikationen wie Reoperation infolge von Blutung sowie Urininkontinenz zugunsten der TUVP. Im Gegensatz dazu kam ein weiterer systematischer Review zu dem Schluss, dass keine ausreichend qualitativen Daten für eine Meta-Analyse existieren und die Heterogenität der randomisierten Studien, die nicht standardisierte Technik sowie methodologische Limitationen keine klaren Schlussfolgerungen zulassen (Cornu et al. 2015).

> In einer kürzlich publizierten prospektiv-randomisierten Studie zwischen bipolarer TUVP und Greenlight PVP zeigten sich keine signifikanten Unterschiede hinsichtlich Operationsdauer, Blutverlust, Katheterliegedauer sowie Dauer der Hospitalisation.

Auch bei den perioperativen und postoperativen Komplikationen zeigten sich keine signifikanten Unterschiede. Auffallend war eine relativ hohe Rate an Reinterventionen (erneuter Beginn einer medikamentösen Therapie oder Reoperation) infolge erneuter Obstruktion von 13,8 % nach Greenlight PVP sowie 16,4 % nach bipolarer TUVP (Ghobrial 2020).

15.2 Greenlight Laser Vaporisation der Prostata (PVP, Photoselektive Vaporisation der Prostata)

15.2.1 Wirkmechanismus

Der Greenlight Laser arbeitet mit einer Wellenlänge von 532 nm. Die Laserenergie wird vor allem durch Hämoglobin, nicht jedoch durch Wasser absorbiert. Dies führt zu einer hohen Energiedichte im oberflächlichen Gewebe und somit zu einer Verdampfung mit sofortiger Entfernung des Prostatagewebes. Die erste kommerziell verfügbare Generation des Systems war der KTP Laser mit einer Leistung von 80 W. Dieses System war jedoch durch eine lange Anwendungsdauer und eine relativ geringe Effizienz der Gewebevaporisation charakterisiert. Im Jahr 2006 wurde dann ein Lasergenerator mit einer höheren Laserleistung von 120 W (120 W HPS) vorgestellt. Zusätzlich verfügte das System über eine modifizierte Laserfaser, die eine höhere Dichte der Energie erzielen konnte. Die bisher letzte Entwicklungsstufe des Lasersystems ist der XPS Laser mit einer Leistung von 180 W. Dieses Lasersystem ist mit einer weiterentwickelten Laserfaser verfügbar, die eine maximal zu applizierende Energie von 650 kJ sowie einen gebündelten Strahl aufweist, was zu einer weiteren Effizienzsteigerung bei der Vaporisation führte. Das Standardmodell im klinischen Einsatz ist heute der 180-W-Laser, allerdings ist ein relevanter Anteil der wissenschaftlichen Evidenz mit den früheren 80-W und 120-W Lasern publiziert worden.

15.2.2 Funktionelle Resultate

Prospektiv-randomisierte Studien sowie systematische Übersichtsarbeiten und Meta-Analysen zum Vergleich von mono- und bipolarer TUR-P und PVP liegen insbesondere für den 80-W sowie den 120 W Laser vor. Eine Meta-Analyse von 9 verfügbaren prospektiv-randomisierten Studien zeigte keinen Unterschied bezüglich Q_{max} zwischen der 80-W PVP und der TUR-P (Thangasamy et al. 2012). Allerdings hatten in dieser Analyse nur 3 Studien suffiziente 12 Monatsdaten, um in die Meta-Analyse eingeschlossen zu werden. In einer weiteren Meta-Analyse von 4 RCTs zwischen der 120-W PVP und der TUR-P mit insgesamt 559 Patienten waren die funktionellen Resultate zwischen beiden Techniken im Verlauf von 2 Jahren vergleichbar (Zhou et al. 2016). Der maximale Beobachtungszeitraum von 24 Monaten stellt jedoch auch in dieser Arbeit eine Einschränkung dar. Eine kürzlich publizierte Meta-Analyse von randomisierten Studien und prospektiven Studien über alle drei Generationen des Greenlight Lasers, in welche insgesamt 22 Arbeiten mit 2665 Patienten eingeschlossen wurden, zeigte, dass im Vergleich von PVP zur TUR-P kein signifikanter Unterschied bezüglich IPSS, Q_{max}, QoL, Restharn sowie IIEF zum Zeitpunkt 3, 24, 36 und 60 Monate identifiziert werden konnte (Lai 2019). Die 2-Jahres-Ergebnisse der bisher einzigen prospektiv-randomisierten Studie zwischen mono- und bipolarer TUR-P und PVP mit dem 180-W-Laser bei Patienten mit einem Prostatavolumen bis 80 ml zeigte eine Nicht-Unterlegenheit der PVP mit dem 180-W-Laser im Bezug auf die IPSS-Verbesserung. Des Weiteren waren die Verbesserung der maximalen Harnstrahlstärke, die Reduktion des Restharns, der Reduktion des Prostatavolumens, der PSA-Wert Abfall sowie Lebensqualitätsfragebögen vergleichbar (Thomas et al. 2016). Hinsichtlich urodynamischer Parameter zeigten 2 randomisierte Studien mit einem maximalen Verlauf von 24 Monaten ebenfalls vergleichbare Verbesserungen zwischen PVP und mono- und bipolarer TUR-P (Capitan et al. 2011; Pereira-Correia et al. 2012). Hinsichtlich der Anwendung der Technik bei Patienten mit größeren Prostatavolumina wurde die PVP mit der HoLEP in einer randomisierten Studie bei Patienten mit einem Prostatavolumen > 60 ml verglichen (Elmansy et al. 2012). Zwar zeigte sich eine vergleichbare Verbesserung der Symptome, jedoch waren nach HoLEP im postoperativen Verlauf von einem Jahr eine höhere maximale Harnflussrate und ein geringeres Restharnvolumen feststellbar. Des Weiteren erfolgte bei 22 % der Patienten nach PVP eine Konversion zur TUR-P. Die Reduktion des PSA-Werts betrug nach HoLEP 88 % im Vergleich zu 60 % nach PVP.

15.2.3 Peri- und postoperative Sicherheit

Meta-Analysen, welche die 80-W sowie 120-W PVP mit TUR-P verglichen haben, zeigten eine signifikant längere Operationsdauer, jedoch eine kürzere Katheterisierungsdauer und eine kürzere Hospitalisationsdauer nach PVP (Cornu et al. 2015). Des Weiteren war die Rate an Bluttransfusionen (0,3 % nach PVP im Vergleich zu 7 % nach TUR-P) nach PVP signifikant geringer (Cornu et al. 2015). In einer weiteren Meta-Analyse von 2016 von

4 randomisierten Studien zwischen der 120 W PVP und der TUR-P zeigte sich die PVP der TUR-P in verschiedenen Aspekten der Sicherheit wie beispielsweise einer geringeren Transfusionsrate, einer kürzeren Katheterisierungsdauer sowie einer kürzeren Hospitalisationsdauer überlegen (Zhou et al. 2016). Das Sicherheitsprofil der mittlerweile nicht mehr auf dem Markt befindlichen 80-W- und 120-W-Laser bestätigte sich auch in der prospektiv-randomisierten Studie zwischen 180-W-Laser und der TUR-P (Thomas et al. 2016).

Diese Studie zeigt eine Überlegenheit der PVP mit dem 180-W-Laser bezüglich Katheterisierungsdauer sowie Hospitalisationsdauer. Hinsichtlich der perioperativen und postoperativen Sicherheit zeigte sich eine geringe Reinterventionsrate innerhalb der ersten 30 Tage nach PVP (3,8 %) im Vergleich zur TUR-P (9,8 %), während der Interventionsrate nach einem Jahr vergleichbar war. Die 2-Jahres-Reoperationsrate im 180-W-Arm sowie im TURP-Arm betrug 9,0 % und 7,6 %. Ein kritischer Aspekt im Zusammenhang mit dieser Studie ist sicherlich die Frage, ob ein 2-Jahres-Verlauf ausreichend ist, um eine Nicht-Unterlegenheit eines Verfahrens gegenüber der Referenztechnik zu zeigen. Obwohl ein längerer Beobachtungszeitraum zweifelsohne wünschenswert ist, können bei stabilem Verlauf Resultate nach 2 Jahren Beobachtungszeitraum, durchaus als Surrogat für den Langzeitverlauf gewertet werden.

> Hinsichtlich Langzeitkomplikationen zeigt eine rezente Meta-Analyse, dass die Rate an Blasenhalsklerosen und Urethrastrikturen keinen signifikanten Unterschied zwischen PVP und TUR-P zeigt. Allerdings zeigt sich nach PVP eine signifikant höhere Risiko für eine Reintervention mit einem relativen Risiko von 1,81 (Lai 2019). Als Limitation bei allen prospektiv-randomisierten Studien zum Vergleich von PVP zu TURP muss die relativ kurze postoperative Beobachtungsdauer genannt werden.

So liegen lediglich aus einer prospektiv-randomisierten Studie zum 120-W-Laser Daten nach 36 Monaten vor, welche eine signifikant höhere Reoperationsrate nach PVP zeigten (11 % im Vergleich zu 1,8 %) (Al-Ansari et al. 2010). Da im klinischen Alltag heute nur der 180-W relevant ist, wären längere Beobachtungszeiträume dieses Lasertyps wünschenswert, um die Reinterventionsrate der aktuell verfügbaren Technik im Langzeitverlauf suffizient beurteilen zu können.

15.2.4 PVP bei Patienten mit erhöhtem Blutungsrisiko

Infolge der physikalischen Eigenschaften der PVP wurde bereits in frühen Fallserien mit dem 80-W-Laser der sichere Einsatz bei Patienten mit Antikoagulation und einem hohen Risiko für klinisch signifikante Blutung untersucht. Der sichere Einsatz der PVP bei Patienten mit erhöhtem Blutungsrisiko sowie unter oraler Antikoagulation (OAK) und Thrombozytenaggregationshemmung (TAH) ist ein wichtiges Charakteristikum der Technik. Einschränkend muss jedoch festgehalten werden, dass in den prospektiv-randomisierten Studien keine Patienten mit OAK eingeschlossen wurden. Bisher fehlen somit Daten zur Sicherheit der Technik bei Patienten mit OAK/TAH aus prospektiv-randomisierten Studien. Hinsichtlich der Sicherheit der PVP in dieser Patientenpopulation liegen Daten einer Meta-Analyse sowie zahlreiche Fallserien vor. Dies stellt zweifelsohne ein Alleinstellungsmerkmal der PVP dar. Zwar gibt es auch bei anderen Techniken wie beispielsweise bei der Enukleation Daten zur Operation von Patienten mit OAK oder TAH.

> Wichtig ist bei der Betrachtung dieser Daten jedoch, dass bei in den meisten Patienten die Therapie sistiert wurde oder ein Bridging durchgeführt wurde, sodass zum Zeitpunkt der Operation keine OAK oder TAH bestand. Eine Meta-Analyse von 11 Studien, welche insgesamt 2295 Patienten einschloss und alle Lasergenerationen der PVP betrachtete konnte, lediglich bei der Dauer der Katheterisierung eine Reduktion von 0,54 Tagen bei Patienten ohne OAK/TAH im Vergleich zu jenen mit OAK/TAH zeigen (Zheng 2019). Daher wäre es im klinischen Alltag zielführend, diese Patientenpopulation über die potentielle Notwendigkeit einer längeren Katheterliegedauer zu informieren.

Bezüglich anderer untersuchter Parameter wie Operationsdauer, Bluttransfusionen, Reoperationsrate oder der Rate an postoperativer Dysurie zeigten sich keine signifikanten Unterschiede zwischen Patienten mit und ohne OAK/TAH. In einer retrospektiven Fallserie zur 180-W PVP an 384 Patienten waren 164 (38 %) unter Therapie mit Acetylsalicylsäure, 34 Patienten (8,9 %) unter Therapie mit Clopidogrel sowie 57 Patienten (14,8 %) unter Therapie mit OAK (Lee et al. 2016). Hervorzuheben ist in diesem Zusammenhang des Weiteren, dass die Kombination aus 2 Präparaten bei 9,3 % und aus 3 Präparaten bei 1,7 % der Fälle erfolgte. Eine perioperative Bluttransfusion wurde in dieser Patientenpopulation nicht beobachtet, des Weiteren wurde lediglich bei einem Patienten eine Reoperation infolge von Blutungen erforderlich. Im Gegensatz dazu zeigte eine retrospektive Studie einer Population von Patienten, die mit dem 80-W- und 120-W-Laser operiert wurden, dass eine Makrohämaturie relativ häufig (33,8 %) während eines durchschnittlichen postoperativen Verlaufs von 33 Monaten auftrat (Jackson et al. 2013). Eine weitere Studie zur PVP mit dem 180-W-Laser konnte keinen Unterschied zwischen der Kontrollgruppe und Patienten mit OAK oder TAH hinsichtlich der Gesamtinzidenz postoperativer Komplikationen zeigen. Es wurde von den Autoren jedoch festgehalten, dass die Rate an höhergradigen Komplikationen ($\geq$ Clavien III a) in der Gruppe der Patienten mit OAK oder TAH signifikant höher war. Betrachtet man diese Daten im Detail, so lässt sich festhalten, dass es sich nicht um Blutungskomplikationen handelt, sondern um eine höhere Inzidenz an Sepsis, Blasenhalssklerose oder Kapselperforation, welche nicht in Zusammenhang mit der Medikationen zu sehen sind (Knapp et al. 2017).

15.2.5 Daten aus Fallserien

Auch wenn prospektiv-randomisierte Studien sowie hieraus abgeleitete systematische Übersichtsarbeiten und Meta-Analysen eine hohe wissenschaftliche Evidenz abbilden, ermöglichen Fallserien bei suffizient dokumentierten Daten eine gute Übersicht über die Anwendung von OP-Techniken sowie deren Resultate im klinischen Alltag. Eine kürzlich publizierte Fallserie inkludierte Daten von 3627 Patienten, die eine PVP mit dem 180-W-Laser in 7 internationalen Zentren zwischen 2011 und 2019 erhalten hatten (Law et al. 2021). Von diesem Patienten hatten 551 Patienten ein Prostatavolumen von > 100 ml. Der mediane stationäre Aufenthalt betrug 2 Tage. Hinsichtlich Komplikationen war bei 0,8 % der Patienten eine perioperative Bluttransfusion erforderlich, wovon 50 % der Patienten eine antithrombotische Therapie erhalten hatten. Des Weiteren war bei 2,8 % der Patienten eine Konversion zu einer TUR-P infolge von Blutungskomplikationen notwendig. Aufgrund der retrospektiven Analyse ist die Aussagekraft der Reinterventionsrate im postoperativen Verlauf nur eingeschränkt. Bei 3,3 % der Patienten war eine medikamentöse Therapie sowie bei 1,5 % der Patienten eine operative Reintervention infolge einer erneuten Obstruktion im Verlauf von 5 Jahren erforderlich. Eine kürzlich publizierte Fallserie an 370 Patienten mit einem durchschnittlichen Prostatavolumen von 79 ml berichtete eine signifikante Verbesserung aller funktionellen Parameter mit einer Reoperationrate infolge Blasenhalsskerose von 1,6 % sowie Adenomrezidiv von 1 %. Allerdings waren nach 5 Jahren nur noch Daten von 69 Patienten verfügbar (Ajib et al. 2018). Die Wirksamkeit der PVP bei Patienten mit Prostatavolumen > 100 ml wurde ebenfalls in Fallserien untersucht. In einer multizentrischen Studie wurden die Resultate von 55 Patienten mit einem Volumen von 100 bis 199 ml mit jenen von 33 Patienten mit einem Volumen größer als 200 ml verglichen (Valdivieso et al. 2018). Daten liegen bis 3 Jahre postoperativ vor und zeigen eine vergleichbare Reoperationsrate von 9 % und 5 %. Allerdings ist bei großem Prostatavolumen die OP-Dauer von durchschnittlich mehr als 2 Stunden sowie die Notwendigkeit des Gebrauchs mehrerer Laserfasern eine potenzielle Limitation.

15.2.6 Einfluss der PVP auf die Sexualfunktion und ejakulationserhaltende Techniken

Daten aus Meta-Analysen zeigen keinen signifikanten Unterscheid zwischen PVP und TUR-P bezüglich des postoperativen Verlaufs des IIEF. Im Gegensatz dazu zeigte eine Studie mit dem 80-W-Laser, dass bei Patienten mit einem präoperativen IIEF von mehr als 19, also einer suffizienten erektilen Funktion, postoperativ eine signifikante Reduktion im Verlauf von 2 Jahren auftrat (Bruyere et al. 2010). Um die Rate der retrograden Ejakulation zu verringern, wurden technische Modifikationen der PVP entwickelt. Diese Modifikationen beinhalten eine Schonung des Gewebes im Bereich des Verumontanum, der apikalen Anteile sowie des lateral des Verumontanum gelegenen Prostatagewebes. In einer prospektiv-randomisierten Studie wurden 49 Patienten eine Standard PVP bzw. einer ejakulationsschonenden PVP zugeteilt (Abolazm 2020). Primärer Endpunkt der Studie war der Erhalt der antegraden Ejakulation 1 Jahr postoperativ. Eine antegrade Ejakulation wurde bei 85 % nach ejakulationsschonender und 31,6 % nach Standard PVP berichtet. Hinsichtlich der funktionellen Resultate zeigte sich eine signifikante Verbesserung nach einem Jahr in allen relevanten Parametern. Auch in der postoperativ durchgeführten Urodynamik zeigt sich eine vergleichbare Reduktion des Blasenauslassobstruktionsindex. Je 3 Patienten mussten aufgrund einer erneuten Obstruktion durch Adenom oder einer Blasenhalsenge nach einem Jahr nochmals operiert werden. In einer weiteren Studie wurden 27 Patienten randomisiert und entweder einer ejakulationsschonenden PVP oder einer ejakulationsschonenden Plasmavaporisation zugeordnet (Kini 2020). Der primäre Endpunkt dieser Studie war ebenfalls der Ejakulationserhalt nach 6 Monaten. Die Rate des Ejakulationserhalts lag bei 85 % ejakulationsschonender PVP sowie bei 78 % nach ejakulationsschonender TUVP. Des Weiteren zeigten sich zwischen beiden Gruppen keine signifikanten Unterschiede hinsichtlich der Verbesserung der Miktionsparameter.

▶ Zusammenfassend scheinen somit ejakulationserhaltende Techniken der PVP im frühen postoperativen Verlauf keinen negativen Einfluss auf die funktionellen Resultate zu haben, während sie mit einem Erhalt der antegraden Ejakulation von 85 % assoziiert sind.

Literatur

Abolazm AE, El-Hefnawy AS, Laymon M, Shehab-El-Din AB, Elshal AM (2020) Ejaculatory hood sparing versus standard laser photoselective vaporization of the prostate: sexual and urodynamic assessment through a double blinded, randomized trial. J Urol 203(4):792–801

Ajib K, Mansour M, Zanaty M, Alnazari M, Hueber PA, Meskawi M, Valdivieso R, Tholomier C, Pradere B, Misrai V, Elterman D, Zorn KC (2018) Photoselective vaporization of the prostate with the 180-w xps-greenlight laser: five-year experience of safety, efficiency, and functional outcomes. Can Urol Assoc J 12(7):E318–E324

Al-Ansari A, Younes N, Sampige VP, Al-Rumaihi K, Ghafouri A, Gul T, Shokeir AA (2010) Greenlight HPS 120-W laser vaporization versus transurethral resection of the prostate for treatment of benign prostatic hyperplasia: a randomized clinical trial with midterm follow-up. Eur Urol 58(3):349–355

Bruyere F, Puichaud A, Pereira H, Faivre d'Arcier B, Rouanet A, Floc'h AP, Bodin T, Brichart N (2010) Influence of photoselective vaporization of the prostate on sexual function: results of a prospective analysis of 149 patients with long-term follow-up. Eur Urol 58(2):207–211

Capitan C, Blazquez C, Martin MD, Hernandez V, de la Pena E, Llorente C (2011) Greenlight HPS 120-W laser vaporization versus transurethral resection of the prostate for the treatment of lower urinary tract symptoms due to benign prostatic hyperplasia: a randomized clinical trial with 2-year follow-up. Eur Urol 60(4):734–739

Cornu JN, Ahyai S, Bachmann A, de la Rosette J, Gilling P, Gratzke C, McVary K, Novara G, Woo H, Madersbacher S (2015) A systematic review and meta-analysis of functional outcomes and complications following transurethral procedures for lower urinary tract symptoms resulting from benign prostatic obstruction: an update. Eur Urol 67(6):1066–1096

Elmansy H, Baazeem A, Kotb A, Badawy H, Riad E, Emran A, Elhilali M (2012) Holmium laser enucleation versus photoselective vaporization for prostatic adenoma greater than 60 ml: preliminary results of a prospective, randomized clinical trial. J Urol 188(1):216–221

Ghobrial FK, Shoma A, Elshal AM (2020) A randomized trial comparing bipolar transurethral vaporization of the prostate with greenlight laser (xps-180watt) photoselective vaporization of the prostate for treatment of small to moderate benign prostatic obstruction: outcomes after 2 years. BJU Int 125(1):144–152

Jackson RE, Casanova NF, Wallner LP, Dunn RL, Hedgepeth RC, Faerber GJ, Wei JT (2013) Risk factors for delayed hematuria following photoselective vaporization of the prostate. J Urol 190(3):903–908

Kini M, Alexis TE, Kashanian JA, Kaplan S, Chughtai B (2020) Ejaculatory hood-sparing photoselective vaporization of the prostate vs bipolar button plasma vaporization of the prostate in the surgical management of benign prostatic hyperplasia. J Endourol 34(3):322–329

Knapp GL, Chalasani V, Woo HH (2017) Perioperative adverse events in patients on continued anticoagulation undergoing photoselective vaporisation of the prostate with the 180-W greenlight lithium triborate laser. BJU Int 119(Supplement 5):33–38

Lai S, Peng P, Diao T, Hou H, Wang X, Zhang W, Liu M, Zhang Y, Seery S, Wang J (2019) Comparison of photoselective green light laser vaporisation versus traditional transurethral resection for benign prostate hyperplasia: an updated systematic review and meta-analysis of randomised controlled trials and prospective studies. BMJ Open 9(8):e028855. doi: 10.1136/bmjopen-2018-028855. PMID: 31439603; PMCID: PMC6707662

Tholomier C, Nguyen DD, Sadri I, Couture F, Zakaria AS, Bouhadana D, Bruyère F, Cash H, Reimann M, Cindolo L, Ferrari G, Vasquez-Lastra C, Borelli-Bovo TJ, Becher EF, Misrai V, Elterman D, Bhojani N, Zorn KC (2021) Global Greenlight Group: largest international Greenlight experience for benign prostatic hyperplasia to assess efficacy and safety. World J Urol 39(12):4389–4395. doi: 10.1007/s00345-021-03688-4. Epub 2021 Apr 10. PMID: 33837819

Lee SW, Choi JB, Lee KS, Kim TH, Son H, Jung TY, Oh SJ, Jeong HJ, Bae JH, Lee YS, Kim JC (2013) Transurethral procedures for lower urinary tract symptoms resulting from benign prostatic enlargement: a quality and meta-analysis. Int Neurourol J 17(2):59–66

Lee DJ, Rieken M, Halpern J, Zhao F, Pueschel H, Chughtai B, Kaplan SA, Lee RK, Bachmann A, Te AE (2016) laser vaporization of the prostate with the 180-W XPS-greenlight laser in patients with ongoing platelet aggregation inhibition and oral anticoagulation. Urology 91:167–173

Pereira-Correia JA, de Moraes Sousa KD, Santos JB, de Morais Perpetuo D, Lopes-da-Silva LF, Krambeck RL, Muller VJ, Vaz FP (2012) Greenlight HPS 120-W laser vaporization vs transurethral resection of the prostate (< 60 ml): a 2-year randomized double-blind prospective urodynamic investigation. BJU Int 110(8):1184–1189

Poulakis V, Dahm P, Witzsch U, Sutton AJ, Becht E (2004) Transurethral electrovaporization vs transurethral resection for symptomatic prostatic obstruction: a meta-analysis. BJU Int 94(1):89–95

Robert G, de la Taille A, Herrmann T (2015) Bipolar plasma vaporization of the prostate: ready to replace greenlight? a systematic review of randomized control trials. World J Urol 33(4):549–554

Thangasamy IA, Chalasani V, Bachmann A, Woo HH (2012) Photoselective vaporisation of the prostate using 80-W and 120-W laser versus transurethral resection of the prostate for benign prostatic hyperplasia: a systematic review with meta-analysis from 2002 to 2012. Eur Urol 62(2):315–323

Thomas JA, Tubaro A, Barber N, d'Ancona F, Muir G, Witzsch U, Grimm MO, Benejam J, Stolzenburg JU, Riddick A, Pahernik S, Roelink H, Ameye F, Saussine C, Bruyere F, Loidl W, Larner T, Gogoi NK, Hindley R, Muschter R, Thorpe A, Shrotri N, Graham S, Hamann M, Miller K, Schostak M, Capitan C, Knispel H, Bachmann A (2016) A Multicenter randomized noninferiority trial comparing greenlight-XPS laser vaporization of the prostate and transurethral resection of the prostate for the treatment of benign prostatic obstruction: two-yr outcomes of the GOLIATH study. Eur Urol 69(1):94–102

Valdivieso R, Hueber PA, Meskawi M, Belleville E, Ajib K, Bruyere F, Te AE, Chughtai B, Elterman D, Misrai V, Zorn KC (2018) Multicentre international experience of 532-nm laser photoselective vaporization with greenlight XPS in men with very large prostates. BJU Int 122(5):873–878

Wroclawski ML, Carneiro A, Amarante RDM, Oliveira CEB, Shimanoe V, Bianco BAV, Sakuramoto PK, Pompeo ACL (2016) ‚Button type' bipolar plasma vaporisation of the prostate compared with standard transurethral resection: a systematic review and meta-analysis of short-term outcome studies. BJU Int 117(4):662–668

Zheng X, Qiu Y, Qiu S, Tang L, Nong K, Han X, Li M, Quan L, Yang L, Wei Q (2019) Photoselective vaporization has comparative efficacy and safety among high-risk benign prostate hyperplasia patients on or off systematic anticoagulation: a meta-analysis. World J Urol 37(7):1377–1387

Zhou Y, Xue B, Mohammad NA, Chen D, Sun X, Yang J, Dai G (2016) Greenlight high-performance system (HPS) 120-W laser vaporization versus transurethral resection of the prostate for the treatment of benign prostatic hyperplasia: a meta-analysis of the published results of randomized controlled trials. Lasers Med Sci 31(3): 485–495

Ablative Verfahren – Robotics

Aquablation der Prostata

Malte Rieken

Inhaltsverzeichnis

16.1 Ablauf der Operation und Wirkmechanismus – 166

16.2 Funktionelle Resultate – 167

16.3 Peri- und postoperative Sicherheit – 169

16.4 Achtung Risikopatienten – 171

Literatur – 171

© Der/die Autor(en), exklusiv lizenziert an Springer-Verlag GmbH, DE, ein Teil von Springer Nature 2022
C. Netsch und A. J. Gross (Hrsg.), *Benignes Prostatasyndrom*,
https://doi.org/10.1007/978-3-662-64334-1_16

- **Einführung**

Die Aquablation (AquaBeam®) ist das erste roboterunterstützte Verfahren zur Behandlung der gutartigen Prostatavergrößerung. Bei dem System handelt es sich um ein bildgestütztes, roboterassistiertes System, welches mittels Hochdruckwasserstrahl das Prostatagewebe abträgt. Die erste Generation des Systems wurde 2013 vorgestellt und im Jahr 2017 von der FDA in der USA zugelassen (Gilling et al. 2016; Gilling et al. 2017). Die zweite Generation des Systems wurde im Jahr 2017 eingeführt. Aktuell liegen zu dieser Technik Daten einer prospektiv-randomisierten Studie im Vergleich zur TUR-P mit einem postoperativen Follow-up von 3 Jahren sowie Daten mehrerer Kohortenstudien vor.

16.1 Ablauf der Operation und Wirkmechanismus

Das aktuell auf dem Markt befindliche System besteht aus 3 Hauptkomponenten: der Planungseinheit (CPU), der Konsole und dem Handstück (Sadri et al. 2020). Die Operation kann in Allgemein- oder Spinalanästhesie durchgeführt werden. Hierfür werden die Patienten in Steinschnittlage gelagert. Des Weiteren wird das System mit einer biplanaren transrektalen Ultraschallsonde (TRUS) verbunden, welcher an einem Arm fixiert und mit der CPU verbunden wird. Dies erlaubt eine Visualisierung der Prostata in Echtzeit sowie die Konturierung der Prostata. Der Operateur führt das starre 24-Charrière-Handstück unter Sicht in die Harnblase ein und platziert die Spitze des Handstücks hinter dem Blasenhals. Anschließend wird das mit dem Handstück verbundene Zystoskop zum distalen Ende des Verumontanum zurückgezogen, welches die untere Grenze der Resektion definiert und somit den Sphinkter urethrae externus schützt. Nach Abschluss der Orientierung und Definition der Ablationsgrenzen kann der Operator manuell die Resektionstiefe und den Ablationswinkel an der CPU steuern. Daneben kann bei der Ultraschallplanung der parakollikuläre Bereich visualisiert und teils ausgespart werden, was mit einem Erhalt der antegraden Ejakulation einhergehen kann. Der Ablationsvorgang wird mittels Fußpedal initiiert. Der Hochgeschwindigkeitswasserstrahl wird orthogonal am distalen Ende des Handstücks generiert und erlaubt eine Resektion des prostatischen Gewebes unter postulierter Schonung von Blutgefäßen und der Kapsel der Prostata, da diese Strukturen einen hohen Kollagen- und Elastingehalt haben und somit der Resektion durch den Wasserstrahl widerstehen. Während der Operation berechnet die CPU automatisch den Wasserdruck anhand der Resektionstiefe und der Lokalisation der Sonde innerhalb der Prostata. Trotz einer maximalen Inzisionstiefe von 2,4 cm kann der Operateur durch Nachjustierung des Handstücks in mehreren Durchgängen noch verbliebenes Adenomgewebe entfernen.

Nach durchgeführter Resektion wird das Handstück sowie die transrektale Ultraschallsonde entfernt und anschließend noch verbliebenes Gewebe sowie Koagel ausgespült. In Abhängigkeit der Präferenz des Operateurs wird dann die Hämostase mit monopolarer oder bipolarer TUR-P durchgeführt bzw. eine Exzision von verbliebenem Gewebe im Bereich des Blasenhalses mit anschließender fokussierter Koagulation des Blasenhalses. Andere Autoren bevorzugen ausschließlich eine Spülung der Harnblase mit anschließender Platzierung eines Katheters im Bereich der Prostataloge bzw. des Blasenhalses. Nach Abschluss des Eingriffs wird ein Spülkatheter mit einem Ballonvolumen von 40–80 ml in die Harnblase eingeführt und für 24 Stunden eine durchgehende Spülung durchgeführt.

- **Vorteile**

Die postulierten Vorteile des Systems sind durch die atherme Gewebsablation postoperativ reduzierte Drangbeschwerden, eine kurze Lernkurve des Verfahrens durch die Reproduzierbarkeit der Anwendung unabhängig vom Operateur sowie ein höherer Erhalt der antegraden Ejakulation gegenüber dem Standardverfahren, der TUR-P.

16.2 Funktionelle Resultate

Aktuell liegen die Daten einer prospektiven randomisierten Studie (Aquablation vs. TUR-P) vor. In die sogenannte WATER-Studie wurden 181 Patienten mit einem Prostatavolumen zwischen 30 und 80 ml und einem IPSS ≥ 12 eingeschlossen und im Verhältnis 2:1 zu Aquablation oder TUR-P randomisiert (Gilling et al. 2017). Der primäre Wirksamkeitsendpunkt der Studie war die Änderung des IPSS vom Ausgangswert bis 6 Monate postoperativ. Der primäre Sicherheitsendpunkt der Studie war der Anteil an Patienten mit einer Komplikation Clavien-Dindo Grad ≥ 2 oder jeder Clavien-Dindo Grad 1 Komplikation, welche mehr als 3 Monate persistiert (ejakulatorische oder erektile Dysfunktion, Inkontinenz). Die durchschnittliche Operationsdauer war zwischen beiden Gruppen vergleichbar (Aquablation: 33 min, TUR-P: 36 min). Die durchschnittliche Resektionszeit war signifikant geringer mit Aquablation (4 min vs. 27 min). Die Hospitalisationsdauer betrug in beiden Armen 1,4 Tage. Hinsichtlich des primären Endpunkts zeigte sich nach 6 Monaten ein durchschnittlicher IPSS-Abfall von 16.9 nach Aquablation und 15.1 nach TUR-P. Untersuchte Männer mit einem Prostatavolumen ≥ 50 ml hatten eine ausgeprägtere Verbesserung des IPSS nach Aquablation im Vergleich zu TUR-P. Auch im mittlerweile vorliegenden 3-Jahres-Verlauf zeigt sich kein signifikanter Unterschied zwischen Aquablation und TUR-P hinsichtlich IPSS-Reduktion, Verbesserung der Lebensqualität, Verbesserung der maximalen Harnstrahlstärke sowie in der Reduktion des Restharnvolumens (Gilling et al. 2020) (◘ Tab. 16.1).

> Für Patienten mit einem Prostatavolumen von 50–80 ml zeigte der Aquablation-Arm der Studie einen signifikanten Vorteil von 3.5 Punkten in der IPSS-Reduktion zum 3-Jahres-Follow-up. Die Reduktion des PSA Werts betrugt ca. 24 % nach Aquablation und ca. 33 % nach TUR-P. Diese Werte sind sowohl für den Aquablation- als auch für den TUR-P-Arm geringer als die nach TUR-P in vergleichbarer Patientenpopulation berichtete Reduktion von ca. 50–60 %.

◘ Tab. 16.1 Funktionelle Resultate der WATER Studie nach 3 Jahren (Gilling et al. 2020)

Mittelwert (Standardabweichung)	Ausgangswert		Veränderung nach 3 Jahren		p-Wert
	Aquablation (n=117)	TUR (n=67)	Aquablation (n=97)	TUR-P (n=55)	
IPSS	22.9 (6.0)	22.2 (6.1)	-14.4 (6.8)	-13.9 (8.6)	0.68
Restharnvolumen (ml)	97 (79)	1123)	-52 (163)	-53 (224)	0.98
Q max (ml/sec)	9.4 (3.0)	9.1 (2.7)	11.6 (14)	8.2 (8)	0.84
PSA (µg/L	3.7 (3.0)	3.3 (2.3)	-0.9	-1.1	0.59

- **WATER-II-Studie: Patienten mit Prostatavolumen > 80 ml**

Bei Patienten mit größerem Prostatavolumen wurden bisher die 2-Jahres-Daten der WATER-II-Studie publiziert (Desai et al. 2020). Bei WATER II handelt es sich um eine prospektive multizentrische Kohortenstudie, die in den USA und Kanada durchgeführt wurde. Eingeschlossen wurden Männer zwischen 45 und 80 Jahren mit einem Prostatavolumen zwischen 80 und 150 ml einem $IPSS \geq 12$ sowie einer vorausgegangenen erfolglosen medikamentösen Therapie. Der durchschnittliche IPSS verbesserte sich von 23,2 Punkten auf 5,8 Punkte nach 2 Jahren. Des Weiteren waren die 2-Jahres-IPSS-Werte unabhängig von den Ausgangswerten sowie der Prostatagröße. Der IPSS Lebensqualitätsindex fiel von 4,6 auf 1,1 Punkte nach 2 Jahren ab. Die maximale Harnstrahlstärke verbesserte sich von 8,7 auf 18,2 ml/s, das Restharnvolumen reduzierte sich von 131 ml auf 45 ml. Hinsichtlich der PSA-Wert-Reduktion fiel ein Abfall von durchschnittlich 7,1 µg/l auf 4,9 µg/l auf, was einer prozentualen Reduktion von 38 % entspricht. Die funktionellen Resultate der Technik konnten auch in einer französischen Kohortenstudie (Misrai et al. 2019) sowie in einer deutschen Kohortenstudie (Bach et al. 2019) bestätigt werden. Vergleicht man die Daten der WATER- und der WATER-II-Studie, so fällt eine signifikant höhere Dauer der Resektion in der WATER-II-Studie von 8 min im Vergleich zu 3,9 min auf (Nguyen et al. 2020). Auch die Operationsdauer ist mit 37,4 min länger als in der Gruppe der Patienten mit kleinerem Prostatavolumen (32,8 min). Des Weiteren ist die Katheterisierungsdauer der WATER-II-Studie mit 3,9 Tagen signifikant länger als in der WATER-Studie mit 2 Tagen. Auch die Hospitalisationsdauer ist mit 1,6 Tagen signifikant länger als in der WATER-Studie mit 1,4 Tagen. Hinsichtlich der funktionellen Resultate bestehen keine signifikanten Unterschiede in der Reduktion des IPSS sowie der Verbesserung von Harnstrahlstärke und des Restharnvolumens.

In einer Subgruppenanalyse der WATER Studie wurde des Weiteren die urodynamische Wirksamkeit der Aquablation untersucht und mit der TUR-P verglichen (Pimentel et al. 2019). 6 Monate postoperativ reduzierte sich der PDET bei Qmax um 35 bzw. 34 cm H2O nach Aquablation und TUR-P. Der Anteil der anhand einer urodynamischen Untersuchung als desobstruiert zu bezeichnenden Patienten war zwischen beiden Gruppen vergleichbar.

Hinsichtlich des Einflusses auf die Sexualfunktion zeigt sich in der WATER Studie eine Reduktion des IIEF-5 bei 33 % der Patienten nach Aquablation verglichen mit 56 % der Patienten nach TUR-P (Gilling et al. 2017). Des Weiteren waren die IIEF-15-Werte bei sexuell aktiven Männern im Aquablation-Arm unverändert, zeigten jedoch eine Reduktion im TUR-P Arm. Diese Resultate werden durch andere Kohortenstudien bestätigt, welche ebenfalls keine signifikante Veränderung der erektilen Funktion nach Aquablation zeigten. Ein weiterer relevanter Aspekt der Technik ist der postulierte Erhalt der antegraden Ejakulation. In der WATER Studie zeigte sich ein Erhalt der antegraden Ejakulation bei 90 % der Patienten (Gilling et al. 2017). Die ejakulatorische Funktion gemäß MSHQ-EjD war nach Aquablation unverändert während nach TUR-P eine signifikante Verschlechterung auftrat. In der französischen Kohortenstudie zeigte sich eine antegrade Ejakulation von 73,3 % nach 1 Jahr (Misrai et al. 2019).

▶ **Fazit**

— Zusammenfassend lässt sich festhalten, dass gemäß der bisher vorliegenden Daten mit Aquablation eine signifikante Verbesserung der Miktionssymptome und der objektiven Miktionsparameter zu erzielen ist.

- Des Weiteren scheint die Verbesserung der Symptomatik unabhängig vom Prostatavolumen im Bereich von 30–150 ml zu sein.
- Die im Vergleich zu anderen Techniken deutlich höhere Rate an Erhalt der antegraden Ejakulation sowie der fehlende negative Einfluss auf die erektile Funktion lassen die Aquablation als attraktive Alternative, insbesondere für Männer mit Wunsch nach Erhalt der Sexualfunktion, erscheinen.
- Allerdings fehlen bisher die Resultate von prospektiv-randomisierten Studien zur anderen Techniken wie der Laservaporisation der Prostata oder der endoskopischen Enukleation der Prostata sowie Langzeitdaten. ◄

Zudem handelt es sich bei den vorliegenden Daten der WATER- sowie der WATER-II-Studie um vom Hersteller finanzierte Studien. Hinsichtlich der Lernkurve fehlen aktuell suffiziente Studien, auf Basis der vorliegenden Daten wird jedoch eine kurze Lernkurve von einigen Eingriffen postuliert (Sadri et al. 2020).

16.3 Peri- und postoperative Sicherheit

Hinsichtlich der perioperativen Sicherheit ist bei Aquablation insbesondere die Hämostase von Interesse, da es in diesem Zusammenhang seit der initialen Vorstellung der Technik relevante Anpassungen gab. Bei der Aquablation wird die Hämostase nach durchgeführter Gewebeablation mittels verschiedenster Techniken durchgeführt.

- **Blutungskomplikationen**

Da insbesondere in der frühen Anwendungsphase dieser Technik die Hämostase nicht standardisiert war, liegen teilweise relativ hohe Raten an Blutungskomplikationen vor. In der WATER Studie zeigte sich eine signifikant höherer Hämoglobinabfall als nach TUR-P und die Transfusionsrate für Aquablation betrug 0.9 % (Gilling et al. 2017). In dieser Studie wurde die Hämostase mittels Kauter (40 %) oder Ballontamponade in der prostatischen Fossa (60 %) erzielt. Im Gegensatz dazu war in der WATER-II-Studie eine Rate an Blutungskomplikationen von 9,9 % und von Transfusionen von 5,9 % festzustellen (Desai et al. 2019). Diese hohe Rate an Blutungskomplikationen lässt sich am ehesten durch die einerseits größeren Prostatavolumina (80–150 ml), andererseits durch die in dieser Studie ausschließlich mittels eine Traktion des Katheterballons am Blasenhals (97 %) oder mittels Ballontamponade der prostatischen Fossa (3 %) durchgeführte Hämostase erzielen. Somit scheint der ausschließliche Gebrauch einer athermalen Hämostase in dieser Studie die Begründung für die signifikant höhere Rate an Blutungskomplikationen zu sein. Der Hersteller der Technik empfahl zudem initial einen spezifischen Katheterspanner zur dauerhaften Traktion am Katheter (sog. catheter tensioning device, CTD). Auf Basis dieser aufgefallenen Transfusionsrate wird seit Ende 2019 seitens des Herstellers jedoch empfohlen, nach durchgeführter Aquablation eine fokale Resektion und Koagulation des Blasenhalses durchzuführen. Das CTD wird seit 2019 nicht mehr kommerziell vertrieben. In einer kürzlich publizierten Kohortenstudie an 2089 Patienten mit einem durchschnittlichen Prostatavolumen von 87 ml zeigten sich eine postoperative Transfusionsrate von 0,8 % sowie eine operative Revisionsrate in Folge Blutungen von 0,6 % (Elterman et al. 2021). Dieser Wert ist signifikant geringer als die zuvor publizierte Rate von 3,9 %

Tab. 16.2 Komplikationen gemäss WATER (30–80 ml) und WATER II (80–150 ml), nach Clavien-Dindo Grad innerhalb der ersten 210 Tage (Nguyen et al. 2020)

Clavien-Dindo Grad	WATER	WATER II	p-Wert
	Betroffene Patienten (%)	Betroffene Patienten (%)	
I (nicht persistierend)	47 (4.5)	33 (32.7)	0.77
I (persistierend*)	7 (6)	18 (17.8)	0.003
II	20 (17.2)	22 (21.8)	0.14
III	6 (5.2)	13 (12.9)	0.02
IV	1 (0.9)	5 (5)	0.05

*Hierunter genannte Komplikationen sind: Anejakulation, erektile Dysfunktion, persistierende Inkontinenz, welche das Tragen einer Einlage benötigt

(Elterman et al. 2020). Somit scheint in diesem Kontext die Resektion von abladiertem Gewebe im Bereich des Blasenhalses mit konsekutiver Koagulation die Rate an perioperativen Blutungskomplikationen signifikant reduziert zu haben.

- **Weitere Komplikationen**

Hinsichtlich weiterer Komplikationen scheint Aquablation vergleichbar mit anderen Operationstechniken zu sein. In der WATER-Studie hatte Aquablation weniger persistierende Grad I und ≥ Grad 2 Ereignisse nach 3 Monaten als der TUR-P-Arm (26 % versus 42 %). Der größte Unterschied zwischen beiden Gruppen nach 3 Monaten war hierbei die Rate an retrograder Ejakulation (Gilling et al. 2017). Im Verlauf von 3 Jahren zeigte sich in der WATER-Studie zwischen beiden Armen kein signifikanter Unterschied hinsichtlich des Auftretens von Komplikationen (Gilling et al. 2020). Die Rate an retrograder Ejakulation war in der Aquablation-Gruppe nach wie vor signifikant geringer als nach TUR-P (11 % vs. 29 %). Ebenfalls bestand kein signifikanter Unterschied in der Rate der Harnröhrenstrikturen nach Aquablation und TUR-P (0 % vs. 1,5 %). Die Reoperationsrate betrug 4,3 % im Aquablation Arm und 1,5 % in der TUR-P Gruppe. In der WATER II Studie war bei 2 % der Patienten wegen eines BPO-Rezidivs eine Reoperation erforderlich (Desai et al. 2020). In der französischen Kohortenstudie zeigte sich eine Rate an Clavien-Dindo Grad II und III Komplikationen von jeweils 13,3 % (Misrai et al. 2019). Bezüglich des Neuauftretens einer Belastungsharninkontinenz zeigte sich in der WATER II Studie bei 2 % der Patienten eine für mehr als 1 Jahr persistierende Inkontinenz. Beim Vergleich der Daten der WATER Studie unter der WATER-II-Studie fällt auf, dass das Risiko an Komplikationen, insbesondere mit Clavien-Dindo Grad 3 und 4 mit größerem Prostatavolumen ansteigt (◘ Tab. 16.2), wobei dies sich insbesondere auf die höheren Blutungskomplikationen in der WATER-II-Studie bezieht (Nguyen et al. 2020).

▶ Fazit

- Zusammenfassend scheint die Aquablation-Therapie zum gegenwärtigen Zeitpunkt eine Alternative zur konventionellen TUR-P bei PV zwischen 30 und 80 ml darzustellen. Die Daten der methodisch hochwertigen WATER-I-Studie belegen dies.

- Auch die WATER-II-Daten belegen eine suffiziente Wirksamkeit bei PV bis 150 ml.
- Dennoch sollten Aquablation und die Literatur nicht unkritisch betrachtet werden. Es gibt bisher kaum unabhängige Studien bzw. Studien, bei denen nicht mindestens ein Autor einen Interessenkonflikt mit dem Produkthersteller angibt.
- Des Weiteren liegt zwar eine hohe Zahl an Publikationen für das junge Verfahren vor, tatsächlich basieren jeder der Gros der Publikationen direkt oder indirekt (inklusive gepoolte Analysen) auf der WATER-I- und WATER-II-Studie.
- Die Zahl klinischer Fallserien ist dagegen noch limitiert. ◄

16.4 Achtung Risikopatienten

Eine Einschränkung ist, dass das Verfahren nicht zur Anwendung unter fortgesetzter Antikoagulation zugelassen ist. Risikopatienten lassen sich nicht mit der Technik behandeln. Andere Verfahren mit Expertise müssen, insbesondere für große Prostatavolumina (> 250 ml), vorgehalten werden. Des Weiteren besteht derzeit noch kein Konsens hinsichtlich der Art der optimalen Koagulation. Unabhängige Publikationen zur Lernkurve der Aquablation liegen nicht vor. Bei der WATER-I- und -II-Studie wurden die Eingriffe von Proctoren begleitet. Unabhängige Langzeitdaten von Patienten mit großen PV stehen aus. Ein weiterer Aspekt betrifft die Kosten des Eingriffs. Die Kosten für das Single-use-Handstück liegen bei über 1000 € pro Eingriff. Bei einem zusätzlichen intraoperativen Einsatz einer Lasertechnologie (z. B. Greenlight) zur Blutstillung oder Laservaporisation oder Laserenukleation steigen die Kosten nochmals an.

Literatur

Bach T, Giannakis I, Bachmann A, Fiori C, Gomez-Sancha F, Herrmann TRW, Netsch C, Rieken M, Scoffone CM, Tunc L, Rassweiler JJ, Liatsikos E (2019) Aquablation of the prostate: single-center results of a non-selected, consecutive patient cohort. World J Urol 37(7):1369–1375

Desai M, Bidair M, Bhojani N, Trainer A, Arther A, Kramolowsky E, Doumanian L, Elterman D, Kaufman RP Jr, Lingeman J, Krambeck A, Eure G, Badlani G, Plante M, Uchio E, Gin G, Goldenberg L, Paterson R, So A, Humphreys M, Roehrborn C, Kaplan S, Motola J, Zorn KC (2019) WATER II (80–150 mL) procedural outcomes. BJU Int 123(1):106–112

Desai M, Bidair M, Bhojani N, Trainer A, Arther A, Kramolowsky E, Doumanian L, Elterman D, Kaufman RP Jr, Lingeman J, Krambeck A, Eure G, Badlani G, Plante M, Uchio E, Gin G, Goldenberg L, Paterson R, So A, Humphreys MR, Roehrborn CG, Kaplan S, Motola J, Zorn KC (2020) Aquablation for benign prostatic hyperplasia in large prostates (80–150 cc): 2-year results. Can J Urol 27(2):10147–10153

Elterman D, Bach T, Rijo E, Misrai V, Anderson P, Zorn KC, Bhojani N, El Hajj A, Chughtai B, Desai M (2020) Transfusion rates after 800 Aquablation procedures using various haemostasis methods. BJU Int 125(4):568–572

Elterman DS, Foller S, Ubrig B, Kugler A, Misrai V, Porreca A, Abt D, Zorn KC, Bhojani N, Kriteman L, Mehan R, McDonald M, Kaplan SA (2021) Focal bladder neck cautery associated with low rate of post-Aquablation bleeding. Can J Urol 28(2):10610–10613

Gilling P, Anderson P, Tan A (2017) Aquablation of the prostate for symptomatic benign prostatic hyperplasia: 1-year results. J Urol 197(6):1565–1572

Gilling P, Barber N, Bidair M, Anderson P, Sutton M, Aho T, Kramolowsky E, Thomas A, Cowan B, Kaufman RP Jr, Trainer A, Arther A, Badlani G, Plante M, Desai M, Doumanian L, Te AE, DeGuenther M, Roehrborn C (2020) Three-year outcomes after Aquablation therapy compared to TUR-P: Results from a blinded randomized trial. Can J Urol 27(1):10072–10079

Gilling P, Reuther R, Kahokehr A, Fraundorfer M (2016) Aquablation—image-guided robot-assisted waterjet ablation of the prostate: Initial clinical experience. BJU Int 117(6):923–929

Misrai V, Rijo E, Zorn KC, Barry-Delongchamps N, Descazeaud A (2019) Waterjet ablation therapy for treating benign prostatic obstruction in patients with small- to medium-size glands: 12-month results of the first french aquablation clinical registry. Eur Urol 76(5):667–675

Nguyen DD, Barber N, Bidair M, Gilling P, Anderson P, Zorn KC, Badlani G, Humphreys M, Kaplan S, Kaufman R, So A, Paterson R, Goldenberg L, Elterman D, Desai M, Lingeman J, Roehrborn C, Bhojani N (2020) Waterjet Ablation Therapy for Endoscopic Resection of prostate tissue trial (WATER) vs WATER II: Comparing Aquablation therapy for benign prostatic hyperplasia in 30–80 and 80–150 mL prostates. BJU Int 125(1):112–122

Pimentel MA, Yassaie O, Gilling P (2019) Urodynamic outcomes after aquablation. Urology 126:165–170

Sadri I, Arezki A, Couture F, Nguyen DD, Schwartz R, Zakaria AS, Elterman D, Rijo E, Misrai V, Bach T, Roehrborn CG, Zorn KC (Jul 2021) Reasons to overthrow TURP: bring on Aquablation. World J Urol 39(7):2291–2299. doi: 10.1007/s00345-020-03390-x. Epub 2020 Aug 1. PMID: 32740805

Nicht ablative Verfahren

Neue Techniken

Malte Rieken

Inhaltsverzeichnis

17.1 Urolift® – 174

17.2 Rezum® – 176

17.3 iTind® – 179

17.4 Prostatische arterielle Embolisation (PAE) – 181

Literatur – 183

© Der/die Autor(en), exklusiv lizenziert an Springer-Verlag GmbH, DE, ein Teil von Springer Nature 2022
C. Netsch und A. J. Gross (Hrsg.), *Benignes Prostatasyndrom*,
https://doi.org/10.1007/978-3-662-64334-1_17

17.1 Urolift®

Das „prostatic urethral lift"-System (PUL, Urolift®) ist ein minimal-invasives Verfahren zur Therapie der symptomatischen Prostatavergrößerung. Das Wirkprinzip des Urolift®-Systems beruht auf dem Schaffen eines anterioren Kanals innerhalb der prostatischen Urethra vom Blasenhals bis zum Kollikel mit dem Ziel der Reduktion der Blasenauslassobstruktion. Hierzu werden mittels mechanisch zu applizierender Implantate die anterioren Anteile der prostatischen Seitenlappen komprimiert. Die erste Fallserie wurde 2011 publiziert (Woo et al. 2011). Aktuell liegen Daten einer prospektiv-randomisierten Studie zum Vergleich von Urolift® und Scheineingriff (Roehrborn et al. 2017), einer prospektiv-randomisierten Studie zum Vergleich mit TURP (Gratzke et al. 2017) sowie Daten zahlreicher Kohorten vor.

17.1.1 Ablauf der Operation und Wirkmechanismus

Das Urolift® System besteht aus 2 wesentlichen Komponenten: dem Urolift®-Einführgerät sowie dem permanenten Urolift®-Implantat. Das Implantant wiederum setzt sich aus einem kapsulär sitzenden Nitinol-Anker (0,6 mm), einem adjustierbaren, nicht resorbierbaren monofilen PET-Faden von 0,4 mm Durchmesser sowie einem luminal sitzenden Anker aus chirurgischem Stahl zusammen (Westhofen et al. 2018). Jedes Einführgerät ist lediglich mit einem Urolift®-Implantat geladen. Dies bedeutet, dass bei mehreren Implantaten eine entsprechende Anzahl Einführgeräte nacheinander gebraucht werden. Das Einführgerät ist mit einem Standardendoskop kompatibel und wird durch ein 20-Charrière-Zystoskop eingeführt. Nach dem Betätigen des Auslösemechanismus wird eine gebogene 19-G-Nadel ausgeführt, die durch das Prostatagewebe hindurch bis zur Außenwand der Prostatakapsel reicht. Am Ende dieser Hohlnadel ist der kapsulär sitzende Nitinol-Anker lokalisiert. Mit dem nochmaligen Betätigen des Auslösers wird die Nadel komplett zurückgezogen, während der Nitinol-Anker an der Außenseite der Kapsel platziert wird. Die Naht gerät somit unter Spannung. Abschließend wird durch Betätigen eines Kopfes am Einführgerät die Naht gespannt, der luminal sitzende Anker aus chirurgischem Stahl fixiert und gleichzeitig die Naht auf die entsprechende Länge gekürzt.

Der Eingriff ist grundsätzlich ambulant sowie in Lokalanästhesie möglich, in vielen Studien wurde jedoch eine Sedation oder eine Allgemeinanästhesie verwendet.

Unter zystoskopischer Kontrolle erfolgt mithilfe des Einführungsgeräts das Einsetzen der Implantate anterolateral zwischen 10 Uhr und 2 Uhr in Steinschnittlage. Diese Positionierung der Implantate soll eine optimale Schonung des venösen Plexus sowie des neurovaskulären Bündels sicherstellen. Die Platzierung des ersten Implantats jedes Seitenlappens der Prostata sollte ca. 1,5 cm distal des Blasenhalses erfolgen. Wichtig ist, dass bei der Applikation der Implantate nicht zu viel Druck auf das Prostatagewebe ausgeübt wird, um eine akzidentelle Verletzung des Os pubis zu vermeiden. Ein weiteres Implantat wird unmittelbar anterior des Kollikels eingesetzt. In Abhängigkeit der Prostatagröße sowie in Abhängigkeit des Ausmaßes des geschaffenen anterioren Kanals ist ggf. das Platzieren weiterer Implantate notwendig.

> In den meisten Fällen ist keine postoperative Katheterisierung erforderlich. Hinsichtlich der idealen Patientenselektion scheint ein Prostatavolumen von bis zu 80 ml möglich. Patienten mit größeren Prostatavolumina sowie prominentem Mittellappen wurden aus den initial durchgeführten klinischen Studien ausgeschlossen.

17.1.2 Funktionelle Resultate

Der längste aktuell verfügbare Verlauf existiert von einer prospektiven multizentrischen doppelverblindeten randomisierten Studie, der LIFT-Studie in welcher 140 Patienten Urolift® und 66 Patienten einen Scheineingriff (nur Zystoskopie) erhalten hatten (Roehrborn et al. 2017). Die Einschlusskriterien dieser Studie waren unter anderem ein IPSS > 12, ein Prostatavolumen von 30–80 ml sowie eine maximale Harnstrahlstärke ≤ 12 ml/s. Nach 5 Jahren zeigte sich eine signifikante Verbesserung des IPSS von 22,3 auf 14,5, eine Verbesserung des QoL von 4,6 auf 2,5 sowie eine Verbesserung des Qmax von 7,9 auf 11,4 ml/s. Allerdings fiel ein moderater Abfall der IPSS-Verbesserung während der 5-Jahres-Beobachtungszeitraum auf. Des Weiteren wurde ein geringer Abfall des MSHQ-EjD bother scores berichtet, allerdings gab es keine de novo ejakulatorische oder erektile Dysfunktion.

- **BPH-6 Studie**

In der sogenannten BPH-6 Studie wurden 80 Patienten mit einem Prostatavolumen von bis zu 60 ml einem IPSS > 12 und einem Qmax von weniger als 15 ml/s 1:1 zu Urolift® oder TUR-P randomisiert. Der primäre Endpunkt dieser Studie war ein neu geschaffener Endpunkt, welcher aus 6 validierten Instrumenten besteht und eine Evaluation des Gesundheitszustands zum 1-Jahres-Verlauf erlauben sollte: IPSS, Sexual Health Inventory for Men (SHIM), Male Sexual Health Questionnaire for Ejaculatory Dysfunction (MSHQ-EjD), Incontinence Severity Index (ISI), Quality of Recovery visual analogue score (QoR VAS) und die Clavien-Dindo-Klassifikation von Komplikationen. Die Studie war als Nicht-Unterlegenheitsstudie von Urolift® gegenüber TUR-P ausgelegt. In der Analyse des primären Endpunkts nach einem Jahr zeigte sich, dass hinsichtlich des BPH 6 Endpunkts Urolift® nicht nur nicht unterlegen, sondern der TUR-P überlegen war (Sønksen et al. 2015). Die Reduktion des IPSS betrug nach 12 Monaten nach Urolift® 11,4 Punkte im Vergleich zu 15,4 Punkten nach TUR-P, was einen signifikanten Unterschied bedeutete. Des Weiteren zeigte sich nach 12 Monaten eine signifikant höhere Reduktion des Restharnvolumens sowie eine signifikant stärkere Verbesserung der maximalen Harnstrahlstärke nach TUR-P (Sønksen et al. 2015). Nach 2 Jahren zeigte sich nach Urolift® eine durchschnittliche Reduktion des IPSS um 9,2 Punkte, verglichen mit 15,3 Punkten nach TUR-P (P = 0,004). Auch die maximale Harnstrahlstärke war nach TUR-P mit 15,8 ml/s signifikant ausgeprägter verbessert als nach Urolift® mit 5,0 ml/s (Gratzke et al. 2017).

- **Weitere Meta-Analyse**

Eine kürzlich publizierte Meta-Analyse inkludiert neben den beiden oben genannten prospektiv-randomisierten Studien 3 Kohortenstudien (Tanneru et al. 2020). Zum analysierten Zeitpunkt 24 Monate postoperativ standen die Daten von 322 Patienten zur Verfügung. Die mittlere Reduktion des IPSS betrug in den Kohortenstudien 10,4 Punkte, die durchschnittliche Verbesserung des Qmax 3 ml/s und die Verbesserung des Lebensqualitätsindex 2,2 Punkte.

Die Anwendung von Urolift® außerhalb der strikten Einschlusskriterien der randomisierten Studien wurde in einer prospektiven Studie von 5 Zentren in Deutschland untersucht, welche 86 Patienten mit der Indikation zur TUR-P einschloss. Hiervon zeigten 33 Patienten eine schwergradige Obstruktion, welche als Harnretention, hohes Restharnvolumen oder ausgeprägte Prostatavergrößerung definiert war. In dieser Studie zeigte sich eine signifikante Verbesserung des durchschnittlichen IPSS (51 %), QoL (52 %), Restharnvolumen (70 %) und Qmax (27 %), welches über einen 2-Jahres-Verlauf erhalten blieb. Aus dieser Kohorte mussten 11 Patienten (12,8 %) nochmals infolge von persistierenden Miktionsbeschwerden operiert werden (Sievert et al. 2019).

17.1.3 Peri- und postoperative Sicherheit

In den 5-Jahres-Daten der LIFT-Studie zum Vergleich von Urolift® und Schein-OP war bei 13 Patienten eine Entfernung von Implantaten, welche in die Harnblase dislozierten, erforderlich. Des Weiteren betrug die Reoperationsrate 13,6 %.

Die meisten unerwünschten Wirkungen waren auf die ersten 3 Monate limitiert und setzten sich größtenteils aus leichter bis moderater Dysurie oder Hämaturie zusammen. Schwerere Komplikationen innerhalb des ersten Jahres beinhalteten unter anderem eine Harnblasentamponade als Folge des Beginns einer Therapie mit oraler Antikoagulation (Roehrborn et al. 2017).

> In der BPH-6 Studie war hinsichtlich der postoperativen Rekonvaleszenz Urolift® der TUR-P signifikant überlegen. Hinsichtlich postoperativer Komplikationen zeigten sich signifikante Unterschiede zugunsten von Urolift® im Vergleich zu TUR-P in Bezug auf Harninkontinenz (2 % vs. 17 %) sowie retrograder Ejakulation (0 % vs. 20 %) (Sønksen et al. 2015).

Die Überlegenheit beim Erhalt der ejakulatorischen Funktion konnte auch mittels validierter Fragebögen bestätigt werden. Im Verlauf von 2 Jahren mussten 6 Patienten (13,6 %) nach Urolift® und 2 Patienten nach TUR-P (5,7 %) einer weiteren Therapie aufgrund des Neuauftretens von Symptomen des unteren Harntraktes unterzogen werden. Hinsichtlich des Spektrums der Reoperationen bestanden diese aus der Applikation eines zusätzlichen Urolift®, intravesikaler Botoxgabe, einer nicht näher spezifizierten Lasertherapie der Prostata und einer TUR-P. Ein Patient nach Urolift® musste sich einer Entfernung des Implantats unterziehen, da dieses zu weit proximal platziert wurde und so zu einer wiederholten Makrohämaturie führte (Gratzke et al. 2017). Hinsichtlich der Sexualfunktionen zeigte auch eine kürzlich publizierte Meta-Analyse keine Patienten, die eine de novo retrograde Ejakulation angaben (Tanneru et al. 2020). Die Reoperationsrate in dieser Analyse betrug 2–3 %/Jahr. In der deutschen Kohortenstudie mussten nach 2 Jahren 11 Patienten (12,8 %) nochmals infolge von persistierenden Miktionsbeschwerden operiert werden (Sievert et al. 2019).

17.2 Rezum®

Rezum® ist ein minimal-invasives Therapieverfahren zur Behandlung der symptomatischen Prostatavergrößerung. Durch die Injektion von Wasserdampf in das Prostatagewebe wird eine sekundäre Ablation des Gewebes erzielt. Aktuell liegen Daten einer prospektiv-randomisierten Studie zu einem Scheineingriff mit einem Verlauf von 5 Jahren (McVary et al. 2021) sowie Kohortenstudien vor.

17.2.1 Ablauf der Operation und Wirkmechanismus

Der Wirkmechanismus von Rezum® basiert auf den thermodynamischen Eigenschaften von Wasserdampf, welcher mittels konvektivem und nicht konduktivem Hitzetransfer eine Gewebeablation induziert (Higazy et al. 2021). Bei der Kondensation des Wasserdampfs zu Wasser innerhalb des Adenomgewebes der Prostata wird die Hitze an das Gewebe abgegeben und führt zu einer Nekrose der Zellen. Das Ziel von Rezum® ist das Erreichen einer fokussierten Ablation des Adenomgewebes der Prostata ohne Verletzung der Urethra oder der natürlichen zonalen Anatomie der Prostata. Die wichtigsten Komponenten des Systems sind ein Radiofrequenzgenerator, der Einweg transurethrale Applikator mit 30°-Optik und 18 G-Injektionsnadel sowie eine Kochsalzspülung. Die Funktion des Radiofrequenzgenerators ist, steriles Wasser in Dampf umzuwandeln und die Menge an Energie, die auf das Zielgewebe appliziert wird, zu kontrollieren (Doppalapudi und Gupta 2021). Der transurethrale Applikator erlaubt es dem Operateur, die Applikationsnadel unter Sicht in die Seitenlappen der Prostata zu applizieren. Die Nadel enthält 12 Löcher, die zirkumferenziell im Abstand von 120° lokalisiert sind und somit eine adäquate Verteilung des Wasserdampfes durch das Adenomgewebe erlauben sollen. Mit der Applikationsnadel wird der Wasserdampf in einer festgelegten Tiefe von etwa 10 mm über 9 s appliziert. Die Kochsalzspülung wird genutzt, um eine gute Sicht während der Operation aufrechtzuerhalten und um die prostatische Harnröhre zwischen den Dampfapplikationen zu kühlen.

Der Eingriff wird in Steinschnittlage (SSL) durchgeführt und ist grundsätzlich in Lokalanästhesie mit Prostatablock möglich. Die meisten Fälle werden jedoch unter Sedation durchgeführt. Nach Einführen des Applikators und Ausmessen des Abstands zwischen Blasenhals und Kollikel wird beginnend ab 1 cm distal des Blasenhalses bei 3 Uhr und 9 Uhr im Abstand von etwa 1 cm entlang der prostatischen Urethra in die Seitenlappen Wasserdampf appliziert. Jede Injektion appliziert 0,5 ml Wasserdampf mit einer Temperatur von 103° und erhöht die Temperatur des Gewebes auf 70°. Nach jeder Injektion sollte die Nadel nach Beendigung der Wasserdampfapplikation noch für wenige Sekunden im Gewebe verbleiben, um einen Austritt des Wasserdampfs an der Punktionsstelle zu vermeiden. Nach jeder Injektion wird die Nadel zurückgezogen und 1 cm weiter distal der vorhergehenden Injektionsstelle wieder in das Gewebe eingeführt. Die Prozedur kann auch an Patienten mit großem Mittellappen adaptiert werden, wobei hier im 45°-Winkel der Wasserdampf seitlich in den Mittellappen appliziert wird. Die maximale Menge an Wasserdampfapplikationen beträgt 15 Applikationen. Nach der Therapie wird ein transurethraler Katheter eingelegt, der in Abhängigkeit der Prostatagröße sowie der Zahl der Wasserdampfapplikationen in den meisten Fällen nach 3–5 Tagen entfernt wird. Falls präoperativ eine medikamentöse Therapie der Miktionsbeschwerden besteht, sollte diese nach etwa 3–4 Wochen sistiert werden (Higazy et al. 2021). Da diese Therapieform zu einer Nekrose des Gewebes führt, treten erst sekundär eine Ablation des Gewebes und eine Verbesserung der Miktionsbeschwerden auf. In MRT-basierten Studien zeigte sich nach 4 Monaten eine Reduktion des Prostatavolumens um etwa 26–33 %.

17.2.2 Funktionelle Resultate

Aktuell liegen die funktionellen 5-Jahres-Resultate einer prospektiv-randomisierten Studie zu einem Scheineingriff sowie mehrerer Kohortenstudien vor. Die prospektiv-randomisierte Studie schloss 197 Patienten mit einem IPSS ≥ 13 einer maximalen Harnstrahlstärke ≤ 15 ml/s sowie ein Prostatavolumen von 30–80 ml ein. Von den 61 Patienten im Kontrollarm, welche lediglich eine Scheinzystoskopie erhalten hatten, qualifizierten sich nach 3 Monaten 53 Patienten und erhielten im Sinne einer Cross-over-Gruppe ebenfalls eine Therapie mit Rezum®. Aus diesem Grund wird am Studiendesign oftmals kritisiert, dass es sich hierbei im eigentlichen Sinne nicht um eine randomisierte Studie, sondern lediglich um eine Kohortenstudie handelt. Im Verlauf von 5 Jahren zeigte der IPSS eine signifikante Reduktion von 22,0 auf 11,1 Punkte, der QoL verbesserte sich von 4,4 auf 2,2 und die maximale Harnstrahlstärke verbesserte sich von 9,9 auf 14,0 ml/s (McVary et al. 2021). In einer aktuellen Übersichtsarbeit, welche die Resultate nach Rezum® in den aktuell verfügbaren Kohortenstudien zusammenfasst, zeigt sich eine postoperative Verbesserung des IPSS zwischen 39 und 78 %, eine Verbesserung des QoL zwischen 37 % und 73 %, eine Verbesserung des Qmax zwischen 28,7 % und 51,4 % sowie eine Reduktion des Restharnvolumens zwischen 17 % und 51,1 % (Higazy et al. 2021).

In einer kürzlich publizierten Fallserie wurden die Daten von 36 Männern mit einem Prostatavolumen ≥ 80 ml (durchschnittliches Prostatavolumen 107 ml) nach Therapie mit Rezum® analysiert und mit Patienten mit einem Prostatavolumen < 80 ml verglichen. Es zeigte sich keine signifikante Reduktion des IPSS im Vergleich des präoperativen Wertes zum postoperativen Verlauf nach einem medianen Verlauf von 147 Tagen. Die maximale Harnstrahlstärke verbesserte sich signifikant von präoperativ 7,4 auf postoperativ 14,6 ml/s nach einem medianen Follow-up von 247 Tagen. Ebenso zeigte das Restharnvolumen eine signifikante Reduktion von 161 ml auf 81 ml (Garden et al. 2021).

17.2.3 Peri- und postoperative Sicherheit

Bezüglich der perioperativen und postoperativen Morbidität erscheint Rezum® als sichere und gut tolerable Therapieform mit meist geringen oder moderaten Komplikationen innerhalb der ersten 30 Tage. In der prospektiv-randomisierten Studie zeigten sich die folgenden unerwünschten Ereignisse am häufigsten: Dysurie (16,9 %), Hämaturie (11,8 %), Blasenspeichersymptomatik (5,9 %), akuter Harnverhalt (3,7 %) und Harnwegsinfekt (3,7 %) (Doppalapudi und Gupta 2021). Zwei Patienten in der prospektiven-randomisierten Studie hatten schwerere Komplikationen, wobei ein Patient eine Blasenhalsstriktur und Blasensteine 6 Monate postoperativ aufwies, und ein anderer Patient nach einer Verlaufszystoskopie, die nicht in Zusammenhang mit dem Eingriff stand, eine Urosepsis entwickelte. Hinsichtlich der Rate an akutem Harnverhalt postoperativ wurde in einer Kohortenstudie in 14 von 131 Patienten (10,7 %) berichtet (Darson et al. 2017).

Hinsichtlich der 5-Jahres-Daten der prospektiv-randomisierten Studie zeigte sich eine Reoperationsrate von 4,4 %. Von den 6 Patienten, welche nochmals operiert wurden, zeigte sich bei 4 Patienten obstruktives Mittellappengewebe, welches initial nicht behandelt wurde. Zusätzlich wurde bei 11,1 % der Patienten im Behandlungsarm im Verlauf von 5 Jahren eine erneute Medikation wegen Miktionsbeschwerden initiiert. Im 5-Jahres-Verlauf zeigte sich keine neu aufgetretene erektile Dysfunktion. Auch hinsichtlich der ejakulatorischen Dysfunktion war gemäß MSHQ nur eine geringe Reduktion zu verzeichnen (McVary et al. 2021). Die Rate an ejakulatorischer Dysfunktion beträgt zwischen 0 % und 10,8 % in Abhängigkeit der Studie. Lediglich eine Studie berichtet von einer de novo aufgetretenen erektilen Dysfunktion von 3,1 % (Tzeng et al. 2021).

Hinsichtlich des Auftretens von postoperativen Komplikationen bei Patienten mit einem Prostatavolumen ≥ 80 ml zeigten sich im Vergleich von Patienten mit einem Prostatavolumen < 80 ml lediglich beim Auftreten einer Urosepsis (0 % vs. 5,5 %, $P=0{,}002$) ein signifikanter Unterschied. Auch die durchschnittliche Zeit bis zur Entfernung des transurethralen Katheters war bei Patienten mit großem Prostatavolumen signifikant länger

(9,0 vs. 5,7 Tage, P = 0,003). Die Reoperationsrate war mit 8,3 % bei großem Prostatavolumen nicht signifikant höher als die Rate von 4,7 % bei kleinerem Prostatavolumen von < 80 ml (Garden et al. 2021).

17.3 iTind®

Bei iTind® handelt es sich um ein aus Nitinol gefertigtes Implantat, welches in die Prostataloge für 5–7 Tage implantiert wird. Das iTind® besteht aus einem Anker sowie 3 Steben, welche sich entfalten und Druck auf das Prostatagewebe ausüben (Magistro et al. 2019). Durch die Entfaltung des Implantats entstehen Inzisionen am Blasenauslass und innerhalb der Prostataloge, welche eine Desobstruktion induzieren sollen. Aktuell liegen die 12 Monats-Daten einer randomisierten Studie zu einem Scheineingriff (Chughtai et al. 2020) sowie die Daten mehrerer Kohortenstudien vor (De Nunzio et al. 2020; Amparore et al. 2021).

17.3.1 Ablauf der Operation und Wirkmechanismus

Die Implantation und korrekte Platzierung des iTind® wird unter zystoskopischer Kontrolle mittels starrem Zystoskop und unter lokaler Betäubung durchgeführt. Zunächst wird das Implantat in gefalteter Konfiguration in die Harnblase eingeführt und dann geöffnet. Anschließend wird das Implantat so in der Prostataloge platziert, dass der Anker des Implantats eine Fixierung distal des Blasenauslasses ermöglicht. Die Streben des Implantats sollen sich gegen das Gewebe in 5, 7 und 12 Uhr in SSL ausrichten. Das Implantat endet distal maximal auf Höhe des Sphinkter externus. Das mit dem Implantat verbundene Fadenmaterial wird über die Harnröhre ausgeleitet. Während des Zeitraums von 5–7 Tagen sollen die Streben des Implantats gezielt ischämische Drucknekrosen auslösen, sodass nach 5–7 Tagen entsprechende Inzisionen hinterlassen werden. Für die Entfernung des Implantats ist entweder eine erneute starre Zystoskopie oder ein zentral offener 22-Charrière-Katheter mit Lokalanästhesie erforderlich. Zur Entfernung wird das iTind® mittels des am System befestigten Fadens entweder in einen transurethralen Katheter oder einen Zystoskopschaft gezogen und dann extrahiert. Sowohl die Implantation als auch die Entfernung kann unter lokaler Anästhesie, Sedation oder in Abhängigkeit Präferenz des Operateurs und des Patienten auch in Allgemeinnarkose erfolgen.

17.3.2 Funktionelle Resultate

In der bisher einzigen publizierten prospektiven-randomisierten Studie zu iTind® wurden 175 Männer 2:1 zu iTind® oder einem Scheineingriff randomisiert. Der primäre Endpunkt war die Reduktion des IPSS um mindestens 3 Punkte nach 3 Monaten in der Gruppe der Patienten, die entweder mit iTind® behandelt oder der Kontrollgruppe zugewiesen worden waren. Dieser primäre Endpunkt wurde bei 78,6 % der Patienten nach iTind® und 60 % der Patienten im Kontrollarm erreicht, was einen Unterschied von 18,6 % bedeutet (P = 0,029). Eine Verbesserung des IPSS ≥ 7 Punkte trat bei iTind® bei 72,6 % der Patienten auf, verglichen mit 50 % der Patienten im Scheineingriffsarm. Eine dauerhafte Ansprechrate von 79 % der Patienten zeigte sich bis zum Zeitpunkt 12 Monate. Der Arm der Patienten, welche einen Scheineingriff erhalten hatten, wurde nach 3 Monate entblindet. Zu diesem Zeitpunkt zeigte sich auch beim QoL nach iTind® eine Reduktion von 4,6 auf 2,7 Punkte, verglichen mit einer Reduktion von 4,9 auf 3,4 im Scheineingriffsarm, welches jedoch keine statistische Signifikanz erreichte. Nach 12 Monaten betrugen in der iTind®-Gruppe die IPSS-Reduktion 9,25 Punkte (P < 0,001), die Verbesserung der maximalen Harnstrahlstärke 3,52 ml/s (P < 0,001) sowie die Reduktion des QoL 1,9 Punkte (P < 0,001) (Chughtai et al. 2020).

Der längste Beobachtungszeitraum von 3 Jahren liegt von einer prospektiven multizentrischen Studie an 81 Männern vor. 3-Jahres-Resultate waren für 50 Männer verfügbar und zeigten eine durchschnittliche Reduktion des IPSS um 12,1 Punkte, des QoL um 2,2 Punkte, eine Verbesserung des Qmax um 7,5 ml/s sowie eine Reduktion des Restharnvolumens um 59 ml (Amparore et al. 2021). In einer weiteren prospektiven multizentrischen Studie wurden 70 Patienten mit einem durchschnittlichen Prostatavolumen von 38 ml eingeschlossen. 6 Monate postoperativ betrugen die Reduktion des IPSS 12,7 Punkte, die Reduktion des QoL 2,2 Punkte, die Verbesserung des Qmax 4,6 ml/s sowie die Reduktion des Restharnvolumen 22,6 Punkte (De Nunzio et al. 2020).

17.3.3 Peri- und postoperative Sicherheit

In der prospektiv-randomisierten Studie zeigten sich nach iTind® 5 Eingriffs- oder Implantat-assoziierte schwere Nebenwirkungen bei 3 Patienten, welche sich aus akutem Harnverhalt (N = 2), Harnwegsinfekt (N = 2) und Sepsis (N = 1) zusammensetzten. Nach iTind® wurden innerhalb der ersten 30 Tage mehr Nebenwirkungen beobachtet als nach dem Scheineingriff (38,1 % vs. 17,5 %). 68 % dieser unerwünschten Ereignisse traten innerhalb von 7 Tagen nach Behandlung auf. Dysurie wurde innerhalb der ersten 30 Tage bei 22,9 % und Hämaturie bei 13,6 % der behandelten Männer nach iTind® berichtet, verglichen mit 8,8 % und 0 % im Scheineingriffsarm. Keiner der 118 behandelten Männer berichtete eine neu aufgetretene erektile Dysfunktion oder retrograde Ejakulation. Auch die entsprechenden validierten Fragebögen zeigten keine Beeinträchtigung von Erektion oder Ejakulation. Hinsichtlich der Schmerzhaftigkeit des Eingriffs berichteten die Patienten über einen durchschnittlichen Schmerzscore von 4,2 (VAS) nach iTind®. In diesem Zusammenhang ist relevant, dass 66 % der Patienten die Implantation unter Sedation, 27 % unter Lokalanästhesie und 7 % unter Allgemeinanästhesie enthalten hatten (Chughtai et al. 2020). Eine Reoperation aufgrund erneuter Miktionsbeschwerden wurde in der Studie nicht berichtet.

Die geringe Rate an Komplikationen bestätigt sich auch in den Kohortenstudien mit einer berichteten transienter Hämaturie von 18,6 %, einer Dysurie von 17 %, des Auftretens eines akuten Harnverhaltes in 4,2 % der Fälle sowie einer behandlungsbedürftigen Makrohämaturie in 1,7 % der eingeschlossenen Patienten. Auch in der Kohortenstudie zeigte sich kein negativer Einfluss der Technik auf die Ejakulation oder Erektion (De Nunzio et al. 2020). Im Verlauf von 3 Jahren war in der Kohortenstudie von Ampoarone bei 7 Patienten (8,6 %) eine Reoperation innerhalb der ersten 12 Monate infolge einer insuffizienten Therapie der Miktionsbeschwerden erforderlich. Im weiteren Verlauf von 12–36 Monaten waren keine weiteren Reoperationen notwendig. Obwohl Patienten mit obstruktivem Mittellappen von dieser Studie ausgeschlossen wurden, zeigte eine Analyse der Daten, dass letztlich 10 Patienten mit Mittellappen eingeschlossen wurden; 4 dieser 10 Patienten gehörten zur Gruppe der 7 Patienten, welche innerhalb der ersten 12 Monate eine erneute OP erhalten hatten (Amparore et al. 2021). Daher ist die Indikation von iTind® bei Patienten mit Mittellappen zurückhaltend zu stellen.

17.4 Prostatische arterielle Embolisation (PAE)

Bei der PAE handelt es sich um ein minimal-invasives interventionell-radiologisches Verfahren. Mithilfe von Gefäßkathetern werden unter Durchleuchtung die prostatischen Arterien identifiziert und mittels Mikropartikeln bilateral verschlossen. Zielsetzung ist eine Volumenreduktion und somit eine Verbesserung von Miktionsbeschwerden. Aktuell liegen die Daten mehrerer prospektiv-randomisierter Studien im Vergleich zur TUR-P sowie Kohortenstudien vor (Xiang et al. 2021).

17.4.1 Ablauf der Operation und Wirkmechanismus

Der Eingriff wird unter Lokalanästhesie oder Sedation durchgeführt. In Abhängigkeit des Zentrums wird eine antimikrobielle Prophylaxe durchgeführt. Durch Einlage eines transurethralen Katheters, welcher mit einer Mischung von Kontrastmittel und Kochsalz geblockt wird, ist eine Orientierung der Prostata und der Beckenstrukturen erleichtert. Beim unilateralen Zugang wird meist die rechte Femoralarterie katheterisiert. Anschließend wird der Katheter in die Arteria iliaca interna vorgeschoben. Mittels eines Kontrastmittelbolus werden die Beckengefäße und die Prostataarterien identifiziert und beurteilt. Nach Sondierung der Arteria vesicalis inferior werden mittels eines Mikrokatheters die prostatischen Arterien dargestellt. Zur Embolisation eignen sich verschiedene Mikropartikel, welche meist einen Durchmesser von 250–400 μm haben. Es wird geschätzt, dass ca. 10–15 min vergehen, bis die Embolisation ihren Endpunkt erreicht hat. 3–5 min nach Injektion der Embolisationsmischung wird mittels Kochsalzlösung gespült, um die Mikropartikel innerhalb der Prostata zu blockieren. Der Endpunkt der Prozedur ist eine komplette Stase des Blutflusses in den Prostatagefäßen mit Unterbindung des Blutflusses in der Prostata. Als technischen Erfolg der Prozedur bezeichnet man einen bilateralen Verschluss der Prostataarterien. Allerdings ist die Embolisation mit gewissen Limitationen verbunden. Zum einen ist sie technisch anspruchsvoll und benötigt einen erfahrenen interventionellen Radiologen sowie die entsprechende technische Ausrüstung. Zum anderen ist infolge der notwendigen Kontrastmittelapplikation eine schwere Niereninsuffizienz eine Kontraindikation. Zudem können degenerative Gefäßveränderungen die Durchführung erheblich erschweren (Netsch et al. 2020).

17.4.2 Funktionelle Resultate

Aktuell liegen Daten von 4 prospektiv-randomisierten Studien zum Vergleich von PAE vs. TUR-P sowie eine randomisierte Studie zum Vergleich mit einem Scheineingriff vor. Die bisher publizierte maximale Nachbeobachtungsdauer dieser randomisierten Studien beträgt 2 Jahre. In einer Meta-Analyse zeigte sich hinsichtlich der IPSS-Verbesserung in RCTs zur TUR-P nach 12 Wochen ein signifikanter Vorteil von 2,09 Punkten zugunsten der TUR-P. Wären in die Analyse noch Beobachtungsstudien mit eingeschlossen, ist die Veränderung zugunsten der TUR-P hinsichtlich IPSS 3,8 Punkte. Im Gegensatz dazu zeigt sich hinsichtlich der postoperativen erektilen Funktion, welche mittels IIEF 5 analysiert wurde, ein Vorteil der PAE von 2,6 Punkten. Des Weiteren waren Qmax, Restharnvolumen, Prostatavolumen sowie PSA-Wert-Reduktion alle signifikant zugunsten der TUR-P verbessert. Im Gegensatz dazu ist die Hospitalisationsdauer nach PAE kürzer als nach TUR-P (1,96 Tage) (Zumstein et al. 2019).

Der kürzlich publizierte 2-Jahres-Verlauf einer prospektiv-randomisierten Studie von

PAE und TUR-P zeigte eine durchschnittliche Reduktion des IPSS von 12,1 Punkten nach TUR-P und 9,2 Punkten nach PAE (P=0,047). Eine Überlegenheit der TUR-P wurde auch hinsichtlich der Verbesserung der maximalen Harnstrahlstärke (10,2 ml/s vs. 3,9 ml/sec; P < 0,001), der Reduktion des Restharnvolumens (204 ml vs. 62 ml; P=0,005) und der Reduktion des Prostatavolumens (30,2 ml vs. 10,7 ml; P=0,005 ml) zugunsten der TUR-P gezeigt (Abt et al. 2021). Diese der TUR-P unterlegenen funktionellen Resultate lassen sich durch eine nur bei einem Teil der Patienten zu beobachtende Desobstruktion erklären. So konnte eine Studie zeigen, dass nach PAE nur ein Drittel der Patienten urodynamisch nicht obstruktiv war, während je ein weiteres Drittel ein equivokales oder ein obstruktives Profil zeigte (Abt et al. 2018).

17.4.3 Peri- und postoperative Sicherheit

Hinsichtlich der peri und postoperative Sicherheit zeigen Studien, dass die PAE ein vorteilhaftes Nebenwirkungsprofil hat. Eine Meta-Analyse berichtete mit 123 Komplikationen für 396 Patienten nach PAE (31,1 %) signifikant weniger Komplikationen als die Kontrollgruppe (TUR-P) mit 166 Komplikationen bei 260 Patienten (63,8 %, P < 0,001) (Abt et al. 2021). Insgesamt wurden nach PAE 2,5 % und nach TUR-P 6,2 % Komplikationen Clavien-Dindo ≥ Grad 3 Komplikationen berichtet. Das Risiko einer Belastungsharninkontinenz scheint nach PAE nicht zu bestehen, ebenso ist der Erhalt der antegraden Ejakulation dem der TUR-P überlegen.

- **Abgeschwächte Ejakulation**

In einer englischen Beobachtungsstudie zum Vergleich von PAE und TUR-P war die PAE mit einer geringeren Rate einer retrograden Ejakulation vergesellschaftet als die TUR-P (24,1 % versus 47,5 %). Allerdings wurde die ejakulatorische Funktion zum Studieneinschluss nicht analysiert, weshalb die Inzidenz einer De-novo-Anejakulation nicht bestimmt werden konnte (Ray et al. 2018). In einer prospektiv-randomisierten Studie zum Vergleich beider Techniken berichteten nach PAE 40 % der Patienten eine abgeschwächte Ejakulation und 16 % der Patienten eine Anejakulation, während im TUR-P-Arm 32 % der Patienten eine abgeschwächte Ejakulation und 52 % eine Anejakulation angaben (Müllhaupt et al. 2020).

- **Erektile Dysfunktion**

Hinsichtlich des Erhalts der erektilen Funktion ist die PAE durch ein vorteilhaftes Nebenwirkungsprofil charakterisiert (Wong et al. 2020). So zeigte sich in 2 systematischen Reviews und Meta-Analysen kein Zusammenhang zwischen einer PAE und dem Auftreten einer erektilen Dysfunktion, welches durch unveränderte oder sogar geringgradig verbesserte IIEF-Werte charakterisiert war (Uflacker et al. 2016; Zumstein et al. 2019). Auch in einer großen retrospektiven Studie an 630 Patienten mit einem maximalen postoperativen Verlauf von 6,5 Jahren verbesserte sich der IIEF bei 36 % der Patienten um durchschnittlich 1,2 Punkte, während beim Großteil der Patienten der IIEF nach PAE unverändert war (Pisco et al. 2016).

- **Reinterventionsrate**

Hinsichtlich der Reinterventionsrate variiert diese Abhängigkeit der Studie zwischen 20 % der Patienten nach einem Jahr (Ray et al. 2018), 9,4 % der Patienten nach 2 Jahren (Gao et al. 2014) sowie 21 % nach 2 Jahren (Abt et al. 2021) infolge inadäquater Verbesserung der Miktionsbeschwerden.

Literatur

Abt D, Hechelhammer L, Müllhaupt G, Markart S, Güsewell S, Kessler TM, Schmid H-P, Engeler DS, Mordasini L. (2018) Comparison of prostatic artery embolisation (PAE) versus transurethral resection of the prostate (TURP) for benign prostatic hyperplasia: randomised, open label, non-inferiority trial. BMJ 361:k2338

Abt D, Müllhaupt G, Hechelhammer L, Markart S, Güsewell S, Schmid H-P, Mordasini L, Engeler DS (2021) Prostatic artery embolisation versus transurethral resection of the prostate for benign prostatic hyperplasia: 2-yr outcomes of a randomised, open-label single-centre trial. Eur Urol 80(1):34–42

Amparore D, Fiori C, Valerio M, Schulman C, Giannakis I, De Cillis S, Kadner G, Porpiglia F (2021) 3-Year results following treatment with the second generation of the temporary implantable nitinol device in men with LUTS secondary to benign prostatic obstruction. Prostate Cancer Prostatic Dis 24(2):349–357

Chughtai B, Elterman D. Shore N, Gittleman M, Motola J, Pike S, Hermann C, Terrens W, Kohan A, Gonzalez RR, Katz A, Schiff J, Goldfischer E, Grunberger I, Tu LM, Alshak MN, Kaminetzky J (2020) The iTind Temporarily Implanted Nitinol Device for the Treatment of Lower Urinary Tract Symptoms Secondary to Benign Prostatic Hyperplasia: A Multicenter, Randomized, Controlled Trial Urology 153:270–276. doi: 10.1016/j.urology.2020.12.022. Epub 2020 Dec 26. PMID: 33373708

Darson MF, Alexander EE, Schiffman ZJ, Lewitton M, Light RA, Sutton MA, Delgado-Rodriguez C, Gonzalez RR (2017) Procedural techniques and multicenter postmarket experience using minimally invasive convective radiofrequency thermal therapy with Rezūm system for treatment of lower urinary tract symptoms due to benign prostatic hyperplasia. Res Rep Urol 9:159–168

De Nunzio C, Cantiello F, Fiori C, Crocerossa F, Tognoni P, Amparore D, Baldassarri V, Elbers JR, Sancha FG, Porpiglia F (2020). Urinary and sexual function after treatment with temporary implantable nitinol device (iTind) in men with LUTS: 6-month interim results of the MT-06-study. World J Urol 39(6):2037–2042. doi: 10.1007/s00345-020-03418-2. Epub 2020 Aug 26. PMID: 32851439

Doppalapudi SK, Gupta N (2021) What is new with rezūm water vapor thermal therapy for LUTS/BPH? Curr Urol Rep 22(1):4

Gao Y-A, Huang Y, Zhang R, Yang Y-D, Zhang Q, Hou M, Wang Y (2014) Benign prostatic hyperplasia: Prostatic arterial embolization versus transurethral resection of the prostate—a prospective, randomized, and controlled clinical trial. Radiology 270(3):920–928

Garden EB, Shukla D, Ravivarapu KT, Kaplan SA, Reddy AK, Small AC, Palese MA (2021) Rezum therapy for patients with large prostates ($\geq$ 80 g): initial clinical experience and postoperative outcomes. World J Urol 39(8):3041-3048. doi: 10.1007/s00345-020-03548-7. Epub 2021 Jan 3. PMID: 33392646; PMCID: PMC7779102

Gratzke C, Barber N, Speakman MJ, Berges R, Wetterauer U, Greene D, Sievert K-D, Chapple CR, Patterson JM, Fahrenkrug L, Schoenthaler M, Sonksen J (2017) Prostatic urethral lift vs transurethral resection of the prostate: 2-year results of the BPH6 prospective, multicentre, randomized study. BJU Int 119(5):767–775

Higazy A., Osman D., Osman T. (2021) Rezūm®: A novel minimally invasive treatment for lower urinary tract symptoms secondary to benign prostatic hyperplasia. A review article. Int Urol Nephrol

Magistro G, Stief CG, Gratzke C (2019) Neue minimal-invasive Therapie des benignen Prostatasyndroms. Urologe 58(3):254–262

McVary KT, Gittelman MC, Goldberg KA, Patel K, Shore ND, Levin RM, Pliskin M, Beahrs JR, Prall D, Kaminetsky J, Cowan BE, Cantrill CH, Mynderse LA, Ulchaker JC, Tadros NN, Gange SN, Roehrborn CG (2021) Final 5-year outcomes of the multicenter randomized sham-controlled trial of Rezūm® water vapor thermal therapy for treatment of moderate-to-severe lower urinary tract symptoms secondary to benign prostatic hyperplasia. J Urol ▶ https://doi.org/10.1097/JU.0000000000001778

Müllhaupt G, Hechelhammer L, Diener P-A, Engeler DS, Güsewell S, Schmid H-P, Mordasini L, Abt D (2020) Ejaculatory disorders after prostatic artery embolization: a reassessment of two prospective clinical trials. World J Urol 38(10):2595–2599

Netsch C, Abt D, Rieken M, Gross AJ (2020) (Wieder) eine Revolution in der Therapie des benignen Prostatasyndroms? Aquaablation und Prostataembolisation. Urologe 59(10):1177–1186

Pisco JM, Bilhim T, Pinheiro LC, Fernandes L, Pereira J, Costa NV, Duarte M, Oliveira AG (2016) Medium- and long-term outcome of prostate artery embolization for patients with benign prostatic hyperplasia: results in 630 patients. J Vasc Interv Radiol 27(8):1115–1122

Ray AF, Powell J, Speakman MJ, Longford NT, Dasgupta R, Bryant T, Modi S, Dyer J, Harris M, Carolan-Rees G, Hacking N (2018) Efficacy and safety of prostate artery embolization for benign prostatic hyperplasia: an observational study and propensity-matched comparison with transurethral resection of the prostate (the UK-ROPE study). BJU Int 122(2):270–282

Roehrborn CG, Barkin J, Gange SN, Shore ND, Giddens JL, Bolton DM, Cowan BE, Cantwell AL, McVary KT, Te AE, Gholami SS, Moseley WG, Chin PT, Dowling WT, Freedman SJ, Incze PF, Coffield KS, Herron S, Rashid P, Rukstalis DB (2017) Five year results of the prospective randomized controlled prostatic urethral L.I.F.T. study. Can J Urol 24(3):8802–8813

Sievert K-D, Schonthaler M, Berges R, Toomey P, Drager D, Herlemann A, Miller F, Wetterauer U, Volkmer B, Gratzke C, Amend B (2019) Minimally invasive prostatic urethral lift (PUL) efficacious in TURP candidates: A multicenter German evaluation after 2 years. World J Urol 37(7):1353–1360

Sønksen J, Barber NJ, Speakman MJ, Berges R, Wetterauer U, Greene D, Sievert K-D, Chapple CR, Montorsi F, Patterson JM, Fahrenkrug L, Schoenthaler M, Gratzke C (2015) Prospective, randomized, multinational study of prostatic urethral lift versus transurethral resection of the prostate: 12-month results from the BPH6 study. Eur Urol 68(4):643–652

Tanneru K, Gautam S, Norez D, Kumar J, Alam MU, Koocheckpour S, Balaji KC, Joseph C (2020) Meta-analysis and systematic review of intermediate-term follow-up of prostatic urethral lift for benign prostatic hyperplasia. Int Urol Nephrol 52(6):999–1008

Tzeng M, Basourakos SP, Lewicki PJ, Hu JC, Lee RK (2021) New Endoscopic In-office Surgical Therapies for Benign Prostatic Hyperplasia: A Systematic Review. Eur Urol Focus 8(2):522–531. doi: 10.1016/j.euf.2021.02.013. Epub 2021 Mar 2. PMID: 33663982

Uflacker A, Haskal ZJ, Bilhim T, Patrie J, Huber T, Pisco JM (2016) Meta-analysis of prostatic artery embolization for benign prostatic hyperplasia. J Vasc Interv Radiol 27(11):1686-1697.e1688

Westhofen T, Magistro G, Stief C, Gratzke C (2018) Das Urolift®® System in der Behandlung des benignen Prostata-Syndroms (BPS). Aktuelle Urol 49(06):515–518

Wong T, Tembelis M, Acharya V, Hoffmann JC (2020) Prostatic artery embolization and sexual function: literature review and comparison to other urologic interventions. Tech Vasc Interv Radiol 23(3):100693

Woo HH, Chin PT, McNicholas TA, Gill HS, Plante MK, Bruskewitz RC, Roehrborn CG (2011) Safety and feasibility of the prostatic urethral lift: a novel, minimally invasive treatment for lower urinary tract symptoms (LUTS) secondary to benign prostatic hyperplasia (BPH). BJU Int 108(1):82–88

Xiang P, Guan D, Du Z, Hao Y, Yan W, Wang Y, Liu Y, Liu D, Ping H (2021) Efficacy and safety of prostatic artery embolization for benign prostatic hyperplasia: a systematic review and meta-analysis of randomized controlled trials. Eur Radiol 31(7):4929–4946. doi: 10.1007/s00330-020-07663-2. Epub 2021 Jan 15. PMID: 33449181

Zumstein V, Betschart P, Vetterlein MW, Kluth LA, Hechelhammer L, Mordasini L, Engeler DS, Kessler TM, Schmid H-P, Abt D (2019) Prostatic artery embolization versus standard surgical treatment for lower urinary tract symptoms secondary to benign prostatic hyperplasia: a systematic review and meta-analysis. Eur Urol Focus 5(6):1091–1100

Ökonomische Aspekte des BPS

Andreas J. Gross

Inhaltsverzeichnis

18.1 Lebenserwartung – 186

18.2 Kostenrelevanz einer Therapie – 187

18.3 Kosten für den Arbeitszeitausfall – 187

18.4 Kosten durch Komplikationen nach OP – 188

18.5 Gesamtbetrachtung – 188

Literatur – 189

Es gibt viele internationale Studien und Daten zu den **ökonomischen Aspekten** des BPS, die natürlich nur annähernd auf Deutschland übertragen werden können. In Deutschland leben zurzeit 83,2 Mio. Menschen, wovon über alle Altersgruppen hinweg 49,3 % männlich sind, und davon wiederum sind ca. 41 % über 50 Jahre alt, also in der Gruppe, die für die Betrachtung des BPS relevant ist. Diese Gruppe teilt sich in solche, die noch erwerbstätig sind, und solche, die bereits in die Rente eingetreten sind.

Tab. 18.1 Durchschnittliche weitere Lebenserwartung (LEW) in Deutschland in der BPS-relevanten Altersgruppe 50+

Alter	LEW	insgesamt
50	30,3	80,3
60	21,8	81,8
70	14,4	84,4
80	8,1	88,1
90	3,7	93,7
100	1,8	101,8

18.1 Lebenserwartung

Während 1970 Männer in Deutschland mit durchschnittlich 65,2 Jahren in Rente gingen und dann noch weitere 12 Jahre lebten, ist das durchschnittliche Renteneintrittsalter heute mit 64,3 Jahren um fast ein ganzes Jahr gesunken und die weitere **Lebenserwartung** danach mit ungefähr 18 Jahren um 30 % gestiegen. Diese Zahlen haben einen positiven und einen negativen Aspekt. Der frühere Eintritt in die Rente verringert zwar die Zahl derer, die wegen einer Erkrankung in dem Erwerbsleben ausfallen, gleichzeitig hält aber das Renteneintrittsalter nicht mit der Lebenserwartung Schritt, und die Zahl der potenziellen BPS-Patienten steigt kontinuierlich (de.statisticaxxxx ▶ https://de.statista.com/statistik/daten/studie/273406/umfrage/entwicklung-der-lebenserwartung-bei-geburt-in-deutschland-nach-geschlecht/).

Ein 2020 in Deutschland geborener Knabe hat eine statistische Lebenserwartung von 78,9 Jahren. Das heißt aber für den 70-Jährigen nicht, dass er nur noch 8,9 Jahre zu erwarten hat. Die statistische Lebenserwartung erhöht sich natürlich im Laufe des Lebens immer weiter. Selbst für 100-Jährige gibt es noch eine weitere Lebenserwartung (◘ Tab. 18.1).

Das sind die erfreulichen Zahlen und hoffnungsfroh stimmenden Zahlen. Gleichzeitig muss man feststellen, dass bereits ziemlich genau ein Drittel der 60-jährigen Männer stirbt, bevor sie 70 werden, und 44 % der 70-Jährigen erreicht den 80. Geburtstag nicht (sozialpolitik-aktuell.de xxxx). ▶ https://www.destatis.de/DE/Service/Statistik-Campus/Datenreport/Downloads/datenreport-2021-kap-1.pdf?__blob=publicationFile

Dies sind die für die Betrachtung der rein ökonomischen Aspekte bei der Behandlung des BPS relevanten grundlegenden Zahlen aufseiten der männlichen Population.

Natürlich werden nicht alle davon BPS-Patienten. Zwar geht, rein histopathologisch gesehen, die Prostatahyperplasie bereits mit 20 Jahren los, jedoch ist der Anteil der Patienten, die vor ihrem 40. Lebensjahr relevante Probleme haben, verschwindend gering. Behandlungsbedürftige Männer in der Altersgruppe zwischen 45 und 54 Jahren werden mit weniger als 5 % angegeben. Diese Zahl steigt dann allerdings deutlich in den nächsten 10 Jahren auf 15–20 % (Saigal und Joyce 2005). Das sind die Patienten, die im Rahmen einer stationären Behandlung auch im Erwerbsleben ausfallen. Die persönlichen materiellen Verluste, z. B.

Ökonomische Aspekte des BPS

bei Selbstständigen, aber auch die volkswirtschaftlichen insgesamt können nur approximativ erahnt werden, liegen aber eindeutig im dreistelligen Millionenbereich.

18.2 Kostenrelevanz einer Therapie

Einem Drittel der Patienten, die sich mit einem IPSS > 7 beim Urologen vorstellen, reicht die Aussage, dass das altersbedingt so sei, und nach Ausschluss eines Karzinoms entscheiden sie sich für ein abwartendes Verhalten. Etwa 55 % der Patienten werden – zunächst – medikamentös behandelt (Madersbacher S xxxx). Das ist von Land zu Land unterschiedlich. Es gibt Länder, in denen sehr früh der finanzielle Aspekt mit ins Spiel kommt und man kalkuliert, was die lebenslänglichen Kosten für Medikamente im Vergleich zu einer frühen Intervention ausmachen, wobei man dabei unterstellt, dass eine Intervention das Problem ein für alle Mal löst.

> In Deutschland ist die Tendenz jedoch eher so, dass man zunächst versucht, so lange wie möglich mit einer **konservativen Behandlung** zurechtzukommen, um sich nach deren Erschöpfung erst operieren zu lassen.

Die **Medikamentenkosten** variieren natürlich sehr stark. So sind **Phythopharmaka** mit täglichen Behandlungskosten von unter einem Euro zu haben, während **Kombinationspräparate** deutlich über einem Euro täglich liegen. Wenn man aber mal 1 € als Grundlage für die nachfolgende Überlegung annimmt, ergeben sich jährlich Behandlungskosten von 365 €, mithin 3650 € in 10 Jahren. Je nach Bundesland und Basissatz kostet eine transurethrale Resektion der Prostata im DRG ungefähr 3700 €. Daraus kann man ableiten, dass bei Patienten mit einer statistischen Lebenserwartung von weniger als 10 Jahren aus rein ökonomischer Sicht eher eine medikamentöse Therapie zu empfehlen ist, während der Patient mit einer längeren Lebenserwartung eher zügig operiert werden sollte. Es sei an dieser Stelle aber nochmals ausdrücklich darauf hingewiesen, dass es viele und gute medizinische Gründe dafür gibt, es anders zu machen. So muss man bei dem noch Erwerbstätigen den beruflichen Ausfall in die Operationskosten einrechnen, weswegen sich hier der Zeitpunkt für eine Intervention entsprechend verändern würde.

18.3 Kosten für den Arbeitszeitausfall

Die durchschnittliche Zeit der **Krankschreibung** nach einer transurethralen Prostataoperation beträgt zwei bis drei Wochen, während man den Ausfall im Berufsleben bei einem Patienten, der lediglich Medikamente erhält, mit einem Arbeitstag pro Jahr berechnet werden kann. Diese Zeit entsteht additiv durch Arztbesuche.

Für sechs Wochen (42 Tage) muss ein Arbeitgeber bei **Arbeitsunfähigkeit** Lohn bzw. Gehalt weiter bezahlen (gruenderlexikon xxxx). Unternehmen mit weniger als 30 Vollzeitbeschäftigten müssen die sogenannte Umlage U1 (Umlage für die Entgeltfortzahlung im Krankheitsfall) an die Krankenkasse zahlen, die ihrerseits zwischen 40 und 80 % der Entgeltfortzahlung zu übernehmen hat. Es gibt zudem eine Entgeltfortzahlungsversicherung, deren Beiträge je nach Krankenkasse und ausgewähltem Tarif bei 1 bis 3 % des Bruttogehaltes des Arbeitnehmers liegen. Kleinere und mittlere Unternehmen sind verpflichtet, sich zu versichern. Bei größeren Unternehmen geht man davon aus, dass sie es sich leisten können, wenn auch mal mehrere oder viele Mitarbeiter krankheitsbedingt ausfallen.

Aus der über 20 Jahre alten Herner Studie von Berges geht hervor, dass knapp 30 % der über 50-Jährigen ein moderates bis schweres BPS haben; so betrifft dies heute in Deutschland folglich eine Zahl von über 8 Mio. Patienten. Man kann je nach Literaturquelle davon ausgehen, dass ungefähr 1 % dieser Patienten operiert wird, was dann immer noch 80.000 Patienten wären. Und so landet man genau bei den vom WIdO (**Wissenschaftliches Institut der Ortskrankenkassen**) publizierten Daten (Leicht und Fahlenbrach xxxx).

> Durch die größere Vielfalt medikamentöser Behandlungsmöglichkeiten ist die Zahl der Prostataoperationen in den letzten 10 Jahren insgesamt weniger geworden, bleibt aber weiterhin auf einem hohen Niveau, weil die demographischen Daten der deutschen Bevölkerung entsprechend mehr Männer in der relevanten Altersgruppe zeigen. Für das Jahr 2040 wird prosperiert, dass über 20 % der männlichen Bevölkerung über 67 Jahre alt sind.

18.4 Kosten durch Komplikationen nach OP

Es entstehen durch die Operationen alleine 300 Mio. € Kosten. Das WIdO sieht seine durchaus berechtigte Aufgabe darin, dass die Komplikationen und die damit einhergehenden Sekundärkosten hervorgehoben werden. Die mit fast 20 % angegebene Zahl von Komplikationen bei Operationen der gutartigen Prostatavergrößerung berücksichtigt sicher auch alle irrelevanten und nicht weiter behandlungsnotwendigen Effekte, man darf jedoch nicht die Augen davor verschließen, dass es auch ganz erhebliche Probleme geben kann, die weitere Behandlungen notwendig machen und entsprechend Kosten produzieren.

Besonders gefürchtet ist natürlich die **Harninkontinenz**, die je nach Literatur mit 1 bis 5 % angegeben wird. Wenn man mal einen Mittelwert dieser Zahlen annimmt, sind stattliche 2000 Patienten von dieser Komplikation betroffen, die Medikamente, Hilfsmittel oder weitere Eingriffe bis hin zum künstlichen Sphinkter notwendig machen. Andere typische Operationsfolgen wie z. B. **Harnwegsinfekte** und neu aufgetretene **Potenzstörungen** tragen ihren Teil zu den Sekundärkosten bei.

Eine weitere neue Entwicklung muss in Betracht gezogen werden, nämlich die interventionelle Stufe zwischen medikamentöser und operativer Behandlung. So werden Eingriffe angeboten, von denen bekannt ist, dass sie wahrscheinlich nur eine mittelfristige Lösung darstellen: Wenn einerseits die medikamentöse Therapie ausgereizt ist oder ein Patient die Medikamente nicht verträgt bzw. die Nebenwirkungen stören und andererseits die möglichen Folgen einer Operation nicht akzeptiert werden, wie z. B. die retrograde **Ejakulation**, kommen Eingriffe wie Rezum, UroLift o.ä. ins Gespräch (Gupta et al. 2018).

18.5 Gesamtbetrachtung

Wenn man bei den ökonomischen Betrachtungen das Pferd mal von hinten aufzäumt, sieht die Situation so aus:

Nach Angaben des Statistischen Bundesamtes lag der Anteil der Gesundheitsausgaben am Bruttoinlandsprodukt (BIP) im Jahr 2019 bei 11,9 % und damit 0,2 Prozentpunkte höher als 2018 (Statistisches Jahrbuch 2019). Die Gesamtsumme betrug 411 Mrd. €. Während der Anteil am BIP in den Jahren 2009 bis 2019 relativ konstant zwischen 11,7 % und 11,9 % lag, stiegen die absoluten Ausgaben um 31,5 % von 286 auf 411 Mrd. €. In dem gleichen Zeitraum stiegen die jährlichen Ausgaben pro Einwohner von 3499 € auf 4944 €, mithin 29,2 %. Von den 411 Mrd. flossen 65 % in die gesetzlichen bzw. privaten Krankenkassen, dem Topf, aus dem sich neben vielen anderen Entitäten die Behandlung des BPS speist, also 267,15 Mrd.

Von den 16.866.846 operativen Eingriffen in Deutschland im Jahr 2017 entfielen 222.228 auf das Gebiet der männlichen Harnorgane. Etwa ein Drittel davon sind Operationen auf dem Boden eines BPS. Daraus könnte man schlussfolgern, dass etwa 0,5 % dieser 267,15 Mrd. zur Behandlung des BPS zur Verfügung stünde. Würden also alle Patienten mit einem BPS ohne Umwege und weitergehende Untersuchungen operiert werden, wäre ein operativer Eingriff mit ziemlich genau 6000 € gut alimentiert.

Aber so ist es nicht. Der Patient geht zunächst den oben aufgezeichneten Weg, und das oben errechnete Budget muss für den ganzen Weg ausreichen.

Literatur

▶ de.statistica.com. Zugegriffen: 23. Febr. 2021
▶ sozialpolitik-aktuell.de. Zugegriffen: 25. Febr. 2021
Economic costs of benign prostatic hyperplasia in the private sector.Saigal CS, Joyce G.J Urol. 2005 Apr;173(4):1309–13. doi:▶ https://doi.org/10.1097/01.ju.0000152318.79184.6f
Sophisticated surgical management of distinctive patients with benign prostatic hyperplasia (BPH). Madersbacher S, Oelke M, Häcker A, Bschleipfer T.Urologe A. 2020 Oct;59(10):1168–1176
Leicht H: ▶ wido_qsr_prostata-ops.pdf
▶ gruenderlexikon.de, abgerufen am 25. Febr. 2021
Three-Year Treatment Outcomes of Water Vapor Thermal Therapy Compared to Doxazosin, Finasteride and Combination Drug Therapy in Men with Benign Prostatic Hyperplasia: Cohort Data from the MTOPS Trial.Gupta N, Rogers T, Holland B, Helo S, Dynda D, McVary KT.J Urol. 2018 Aug;200(2):405–413

Patientenselektion

Andreas J. Gross

Inhaltsverzeichnis

19.1 Differenzialdiagnose – 192

19.2 Faktoren mit Einfluss auf die Indikation – 196

19.3 Morbidität und Nachbehandlungsrate – 202

19.4 Individuelle Therapie zwischen Anspruch und Realität – 203

Literatur – 204

© Der/die Autor(en), exklusiv lizenziert an Springer-Verlag GmbH, DE, ein Teil von Springer Nature 2022
C. Netsch und A. J. Gross (Hrsg.), *Benignes Prostatasyndrom*,
https://doi.org/10.1007/978-3-662-64334-1_19

Die richtige **Patientenselektion** ist Grundlage jedweder guten Behandlung in der Medizin. Bei der Prostata ist das in besonderem Maße gegeben, weil dieses Organ einerseits geradezu mystifiziert wird, andererseits eine falsche Selektion die **Lebensqualität** des Patienten für den Rest seines Lebens in erheblicher Weise kompromittieren kann. Es stehen zudem viele **Therapieoptionen** zur Verfügung, die bedacht werden sollten.

19.1 Differenzialdiagnose

Bevor die Behandlung im Sinne eines BPS eingeleitet wird, müssen wesentliche andere Ursachen für die **Miktionsprobleme** ausgeschlossen werden. Dazu gehören andere Erkrankungen der Prostata oder aber Erkrankungen, die Einfluss auf das **Miktionsverhalten** haben können.

19.1.1 Prostatakarzinom

Ein mögliches Prostatakarzinom muss aus mehreren Aspekten berücksichtigt werden. Eine Gruppe sind die Patienten, bei denen ein Prostatakarzinom nachgewiesen ist, die entsprechend behandelt werden oder behandelt worden sind, die aber obstruktive Miktionsbeschwerden haben. Die zweite Gruppe sind die Patienten, bei denen die allgemeinen urologischen Untersuchungen den Verdacht auf ein Prostatakarzinom ergeben, und schließlich die Gruppe der im Sinne eines BPS-Operierten, bei denen ein inzidentelles Prostatakarzinom diagnostiziert wird.

> Patienten mit einem Prostatakarzinom, die nicht für eine radikale Prostatektomie infrage kommen, zeigen ihrerseits oft Probleme, die zu der Notwendigkeit einer transurethralen Manipulation führen. Die wesentlichen Gründe dafür sind obstruktive **Miktionsbeschwerden**, Hämaturie, Harnstauungsniere oder strahlenbedingte Schäden, wie z. B. **Stenosen.** Hier sollte eine operative **Desobstruktion** erwogen werden.

Zu Interventionen wie Wasserdampf oder Wasserstrahl beim Prostatakarzinom gibt es keine in PubMed gelisteten Publikationen. Mit Stents in dieser Situation gibt es geringe Erfahrung, wie z. B. eine Arbeit aus Südkorea, die über 22 Patienten mit fortgeschrittenem Prostatakarzinom und einer geringen **Lebenserwartung** berichtet (Young et al. 2021). Hier wurde nach 6 Monaten eine objektive und subjektive Verbesserung der Beschwerden beobachtet.

Eine klassische TUR-P bzw. Laserbehandlungen mit verschiedenen Lasern bei Patienten mit einem Prostatakarzinom und gleichzeitigen obstruktiven Beschwerden scheinen hingegen so selbstverständlich zu sein, dass in den letzten Jahren dazu keine Originalarbeiten bzw. Übersichtsarbeiten mehr publiziert worden sind. Dem erfahrenen Operator ist hier bewusst, dass die Gefahr einer postoperativen Harninkontinenz höher ist als bei einem Patienten ohne Karzinom. Man erklärt sich das mit einer Infiltration relevanter Strukturen durch das Karzinom. Insgesamt sind die lokalen Befunde durch ein Prostatakarzinom aber offensichtlich nicht so ausgeprägt, als dass sie die Anatomie komplett verändern. Weitere **häufige Komplikationen in dieser Patientengruppe** sind
- persistierende Blutungen,
- Infektionen
- oder eine erneute Obstruktion, die binnen eines Jahres bei jedem vierten Patienten eine neuerliche transurethrale Resektion erforderlich machen.

Ein nicht unerheblicher Teil der Patienten muss dann definitiv mit einer permanenten **Urinableitung** versorgt werden (Pelletier et al. 2018).

Zu den Blutungsproblemen kommt es durch die Tumorangiogenese, die intraoperativ oder postoperativ relevant werden kann. Da man bei einer TUR-P Schicht um Schicht von innen nach außen operiert, werden die entsprechenden Gefäße häufiger lädiert, als wenn man eine anatomische, endoskopische Enukleation anstrebt. Dies geht zwar mit allen Energiequellen, ist jedoch für **Laseroperationen** häufiger beschrieben als für andere **Energiequellen** (Herrmann 2016).

Es gibt für alle Laser gute Argumente:
- Mit dem Greenlight-Laser erreicht man wegen der größeren Eindringtiefe eine bessere Koagulation.
- Die eher große Plasmablase, die bei dem Einsatz eines Holmium-Lasers am Ende der Laserfaser entsteht, sorgt ebenfalls für eine gute Blutstillung.
- Da bei einem Prostatakarzinom die relevante anatomische Sicht zwischen Adenom und Kapsel oft durch das infiltrierende Wachstum des Prostatakarzinoms aufgehoben ist, ist man möglicherweise mit einem Thulium:YAG oder Thulium Faserlaser besser versorgt, weil mit dem Dauerstrich-Modus bzw. der ultraschnellen Pulse ein sehr sauberer Schnitt durchgeführt werden kann, der ein gewisses Modellieren an den Stellen ermöglicht, wo durch das Karzinom die Anatomie aufgehoben ist (Becker et al. 2021).

Wenn sich im Rahmen der urologischen Untersuchungen oder während der Vorbereitungen zu einer transurethralen Manipulation der Verdacht auf ein mögliches Prostatakarzinom ergibt, gilt es abzuwägen, ob man den Eingriff trotz dieser Erkenntnisse vornimmt oder die Diagnostik weiter vorantreibt, um ggf. statt der geplanten Operation eine andere, spezifische Therapie einzuleiten. Einen PSA-Cut-off-Wert, der einem bei dieser Entscheidung helfen könnte, gibt es nicht (Tonyali et al. 2021). Prinzipiell gilt, dass man dem Patienten eine weitere **Lebenserwartung** von mindestens 10 Jahre zuschreibt. Dazu gehört eine Berücksichtigung relevanter Begleiterkrankungen, auf die weiter unten eingegangen wird. Ebenso relevant ist der **Patientenwille,** nachdem der Patient über die Befunde und möglichen weiteren Diagnosemaßnahmen sowie deren Konsequenzen aufgeklärt worden ist.

Schließlich ist im Hinblick auf ein Prostatakarzinom der inzidentelle Befund zu erwähnen, der erst nach einer Operation auffällt, die zunächst im Sinne eines BPS durchgeführt worden ist. Es handelt sich um die gar nicht so kleine Anzahl von 5–14 % der Patienten (Abedi 2020). Hinzu kommt noch eine wahrscheinlich erhebliche Dunkelziffer, denn bei Patienten mit einem bekannten Prostatakarzinom, die wegen einer Obstruktion einer TUR unterzogen wurden, ist in der histologischen Aufarbeitung der Präparate lediglich in 54 % das Karzinom dann auch nachgewiesen worden (Bach 2009).

Die wesentliche Frage in dieser Patientengruppe ist, ob man das Prostatakarzinom kausal behandelt oder nicht. Eine wesentliche Hilfe dabei ist, ob es sich um ein T1a (Tumor in $\leq 5\,\%$ des resezierten Gewebes) oder T1b (Tumor in $\geq 5\,\%$ des resezierten Gewebes) handelt. Auch wenn viele der inzidentell gefundenen Prostatakarzinome nicht gefährlich sind quoad vitam, darf man nicht übersehen, dass es einige dennoch sind. Als Nebenprodukt der HAROW-Studie kam heraus, dass folgende Parameter für Patienten mit einem inzidentellen Prostatakarzinom sinnvoll sind, um die weitere Prognose zu bestimmen.

> **Kaplan-Meier Kurve**
> Nach der Kaplan-Meier Kurve kam dabei heraus:
> 10 Jahres Überlebenszeit:
> - Krebsspezifisch: 100 %
> - Metastasenfrei: 98,4 %
> - Interventionsfrei: 61 %

In einer multivariablen Analyse waren Alter, PSA-Dichte ≥ 2 ng/ml und PSA $\geq 1{,}0$ ng/ml nach der TUR signifikant prädiktiv für Notwendigkeit einer weitergehenden invasiven Maßnahme (Herden et al. 2021). Diese Ergebnisse stehen im Einklang mit weiterer Literatur zu diesem Thema, sodass man Patienten mit einem **inzidentellen Prostatakarzinom** guten Gewissens eine aktive Überwachung (AS) oder ein abwartendes Verhalten (WW) empfehlen kann (Matanhelia et al. 2019).

▶ Wichtig ist jedoch der Hinweis, dass eine radikale Prostatektomie nach einer transurethralen Resektion der Prostata mit dem Befund eines inzidentellen Prostatakarzinoms immer noch möglich ist. Die Frage nach dem richtigen Zeitpunkt für eine solche Operation gelten alte chirurgische Regeln. Entweder man entscheidet sich für die radikale Prostatektomie sofort nach der TUR-P, also binnen weniger Tage, oder man wartet mindestens drei Monate ab (Zugor et al. 2012).

19.1.2 Prostatitis

Bei ca. 8 % der männlichen Bevölkerung wird eine chronische bakterielle **Prostatitis** bzw. ein chronischer Beckenschmerz diagnostiziert (Magistro et al. 2016). Die Erkrankung ist als solche definiert, wenn für mindestens drei Monate binnen der letzten sechs Monate ein chronischer Schmerz oder Missempfindungen im Beckenbereich bestehen. Hinzu kommen häufig Miktionsbeschwerden, **psychosoziale Beeinträchtigungen** und **sexuelle Dysfunktionen** (Magistro et al. 2020). Eine Klassifikation zu diesem Krankheitsbild ist bereits 1999 von dem NIH vorgestellt worden (Litwin et al. 1999).

Klassifikation Prostatitis (nach Litwin et al. 1999)

Gruppe I
Akute bakterielle Prostatitis mit **Fieber,** Schmerzen (suprapubisch und perineal), Miktionsbeschwerden und Keimnachweis im **Urin.**

Gruppe II
chronische, über 3 Monate bestehende, bakterielle Prostatitis mit wiederkehrendem Keimnachweis im Urin oder Prostataexprimat.

Gruppe III
chronisches pelvines Schmerzsyndrom, charakterisiert durch ein über 3 Monate bestehendes Beckenschmerzsyndrom, wobei ein Erregernachweis mit mikrobiologischen Standardmethoden nicht gelingt.

Gruppe IIIA
entzündliches CPPS: chronisches pelvines Schmerzsyndrom mit Hinweis auf Prostataentzündung (Leukospermie, entzündliches Prostataexprimat) aber negativen Kulturen.

Gruppe IIIB
nichtentzündliches CPPS ohne Hinweis auf Prostataentzündung (keine Leukospermie, kein entzündliches Prostataexprimat) und negative Kulturen.

Gruppe IV
asymptomatische inflammatorische Prostatitis: Hinweis auf Prostataentzündung (Leukospermie, entzündliches Prostataexprimat, histologische Untersuchung von Prostatagewebe) ohne klinische Beschwerden.

Jedes Stadium einer Prostatitis kompromittiert die Lebensqualität des Betroffenen erheblich. Zudem belastet diese Erkrankung die Volkswirtschaft durch **Krankschreibung** des Patienten und das Gesundheitssystem durch direkte Untersuchungs-, Behandlungs- und **Medikamentenkosten** (Clemens et al. 2009). Die überwältigende Mehrheit der Patienten wird medikamentös behandelt. Das Behandlungskonzept wird entsprechend der UPOINTS-Klassifikation erstellt. Dieses Akronym steht für die englischen Worte „Urinary, Psychosocial, Organspecific, Infection, Neurologic, Tenderness und Sexual", im deutschen: Miktionsbeschwerden, Psychopathologie, organspezifische Symptome, Infektionen, neurologische Beschwerden, muskuläre Verspannung und sexuelle Dysfunktion. Die Berücksichtigung dieser Problemfelder gibt einen Hinweis auf die Behandlungsziele und eine individualisierte Therapie (Davis et al. 2013).

UPOINTS-Klassifikation und therapeutische Optionen (nach Magistro 2020)

Urinary – α-Blocker, 5-α-Reduktaseinhibitoren

Psychosocial – Psychosomatik, Antidepressiva

Organspecific – Phythopharmaka

Infection – kausal

Neurologic – Antidepressiva, Antikonvulsiva, Akupunktur

Tenderness – Psychotherapie, Muskelrelaxantien, Wärme, Akupunktur

Sexual – PDE-5-Inhibitoren, SKAT[1], SSRI[2].

[1]**Schwellkörperautoinjektion**
[2]Selektive **Serotoninwiederaufnahmeinhibitoren**

Man erkennt schnell, dass sich die Behandlungsoptionen von BPS und Prostatitis leicht voneinander trennen lassen. Ein interessanter Aspekt ist jedoch, ob man Patienten mit einer Prostatitis auch operativ helfen kann. Diese Option einer Operation wird hinlänglich als sehr kritisch angesehen. Deswegen sind Publikationen zu diesem Thema umso interessanter. Dazu liegt ein Review vor, in dem über je sechs Studien zur transurethralen Resektionen bzw. radikalen Prostatektomie wegen einer Prostatitis berichtet wird (Schoeb et al. 2017).

▶ **Fazit**

Zusammenfassend kann man sagen, dass nach Versagen aller konservativen Behandlungsversuche eine transurethrale Resektion mit einer Erfolgsquote von ca. 70 % durchaus in Erwägung gezogen werden kann. Einen Paradigmenshift jedoch hin zu einer frühen Resektion kann man zu diesem Zeitpunkt eindeutig nicht erkennen. Eine radikale Prostatektomie lässt sich zwar technisch ebenso unproblematisch durchführen wie bei Karzinompatienten, ist jedoch wegen des Nebenwirkungsprofils mit einer erhöhten Quote von **Harninkontinenz** und **erektiler Dysfunktion** nicht angeraten. ◄

19.1.3 Neurogene Blasenfunktionsstörung

Alle Patienten mit einer Erkrankung des **zentralen Nervensystems** haben eine mehr oder weniger ausgeprägte **Blasenfunktionsstörung**. Das spinale **Miktionszentrum** liegt im Sakralmark und somit an der anatomisch und funktionell letzten Umschaltestelle neurologischer Informationen für urologische Funktionen. Vereinfacht gesagt, haben Patienten mit einer direkten Störung des Sakralmarks eine schlaffe Blasenfunktionsstörung und Patienten mit einer Schädigung oberhalb davon eine spastische (Kutzenberger et al. 2005).

M. Parkinson, Multiple Sklerose, traumatische Rückenmarksverletzungen und Apoplex sind vier sehr häufige Erkrankungen, bei denen eine Schädigung oberhalb des spinalen Miktionszentrum vorliegen. Typische Beschwerden in der Urologie sind überfallartiger Harndrang mit oder ohne Harninkontinenz. In der Diagnostik muss abgegrenzt werden, welche Beschwerden der Patienten nun auf diese Grunderkrankung zurückzuführen sind und welche von einem gleichzeitig herrührenden BPS. Neben einer dezidierten Anamnese ist die urodynamische Untersuchung ein wesentlicher Eckpfeiler bei der Diagnostik dieser Patienten.

Wenn eine obstruktive Blasenfunktionsstörung diagnostiziert wird, ist der konservative Therapieansatz genauso wie bei einem neurologisch gesunden Patienten.

> Die Frage nach einer Operation bleibt schwer zu beantworten. Die wissenschaftliche Literatur dazu ist unergiebig (Noordhoff 2019). Die Ergebnisse einer Operation an der Prostata, egal ob transurethral oder offen, egal ob Resektion oder Enukleation, sind unvorhersehbar. Es kann zu einer neu auftretenden oder persistierenden Inkontinenz kommen, aber auch zu einer normalen Miktion sowie zu Kontinenz. Wichtig ist in diesen Fällen, dass die Patienten umfassend und kritisch aufgeklärt werden.

19.2 Faktoren mit Einfluss auf die Indikation

Es gibt fünf Gründe, weswegen bei einem BPS eine **imperative Operationsindikation** besteht:
- Mehrfacher Harnverhalt mit oder ohne begleitende medikamentöse Therapie (Überlaufblase)
- Rezidivierende Harnwegsinfekte auf dem Boden eines BPS
- Blasensteine
- Harnaufstau in die Nieren mit oder ohne Kreatininerhöhung
- Hämaturie auf dem Boden einer Prostatavergrößerung, die konservativ nicht beherrschbar ist

> Interessanterweise nennen die Leitlinien der European Association of Urology (EAU) auch noch das Blasendivertikel (2020). Wenn möglich, sollte einer Operation ein medikamentöser Behandlungsversuch vorangegangen sein.

Als relative Indikation kann man anerkennen, wenn der Patient in seiner Lebensqualität durch die Symptome eines BPS kompromittiert ist. Dazu gehören Pollakisurie, mehrfache Nykturie (wenn sie als störend empfunden wird) und **überfallartiger Harndrang** mit oder ohne Harninkontinenz. Bei Patienten, die Medikamente entweder nicht vertragen oder ablehnen, kann man ggf. direkt über eine Operation bzw. Intervention sprechen.

> Eine prophylaktische Operation ist unsinnig. Gleichwohl wird immer wieder danach gefragt, weil man Sorge hat, ein paar Jahre später für einen Eingriff möglicherweise nicht mehr fit genug zu sein. Man sollte sich von solchen Anfragen jedoch nicht verleiten lassen.

AUA-Symptomscore

Wenn keine imperative Indikation vorliegt, kann man die Symptomatik der Patienten ohne großen Aufwand durch Fragebögen oder Scores objektivieren. Der am häufigsten angewendete Score ist der **International Prostate Symptome Score** (IPSS). Er umfasst acht Fragen, wovon sieben zu Symptomen und eine zur Lebensqualität der Patienten ist. Da der Score ursprünglich von der American Urological Association vorgestellt worden ist, wird er auch

Patientenselektion

als „AUA-Symptomscore" bezeichnet. Die sieben Fragen zu den Symptomen befassen sich mit Restharngefühl, erneutem Harndrang zwei Stunden nach dem letzten Toilettengang, Harnstottern, Unfähigkeit, das Wasserlassen hinauszuzögern, schwachem Strahl, Pressen beim Wasserlassen und Nykturie.

Für jede dieser Fragen kann man null bis fünf Punkte vergeben. Daraus ergibt sich die Einteilung in Patienten mit milder (IPSS < 8), mittlerer (IPSS = 8 bis 19) und schwerer (IPSS = 20 bis 35) Symptomatik.

> Die Einleitung einer Therapie beginnt bei einem Wert von mehr als sieben und entsprechendem Leidensdruck.

Da die Fragen einfach und leicht verständlich sind, kann der Fragebogen von den meisten Patienten selbst ausgefüllt werden und hilft dem Arzt bei einer ersten Einschätzung der Situation (Abb. 19.1). Man kann den IPSS auch gut im Rahmen des **Behandlungsverlaufs** einsetzen, um die Wirksamkeit einer eingeleiteten Therapie zu beurteilen. Zum Screening ist der Fragebogen weder gedacht noch geeignet.

Eigentlich würde man erwarten, dass mit zunehmender Symptomatik der Wunsch des Patienten nach einer Operation immer stärker wird. Und es gibt sehr alte Studien, die das unterstützen (McConnell 1994). Jedoch gibt auch gute Argumente gegen dieses lineare Vorgehen:
- Das Ausmaß der Obstruktion und die **Symptomatik** korrelieren nicht miteinander
- Die Größe der Drüse korreliert nicht mit dem Ausmaß der Symptome
- Das Ansprechen einer Therapie korreliert nicht mit dem Ausmaß der Symptome

	Niemals	Seltener als in einem von fünf Fällen	Seltener als in der Hälfte der Fälle	Ungefähr in der Hälfte der Fälle	In mehr als der Hälfte aller Fälle	Fast immer
Wie oft hatten Sie das Gefühl, dass Ihre Blase nach dem Wasserlassen nicht ganz entleert war?	0	1	2	3	4	5
Wie oft mussten Sie innerhalb von 2 Stunden ein zweites Mal Wasser lassen?	0	1	2	3	4	5
Wie oft mussten Sie beim Wasserlassen mehrmals aufhören und wieder neu beginnen (Harnstottern)?	0	1	2	3	4	5
Wie oft hatten Sie Schwierigkeiten, das Wasserlassen hinauszuzögern?	0	1	2	3	4	5
Wie oft hatten Sie einen Schwachen Strahl beim Wasserlassen?	0	1	2	3	4	5
Wie oft mussten Sie pressen oder sich anstrengen, um mit dem Wasserlassen zu beginnen?	0	1	2	3	4	5
Wie oft sind Sie im Durchschnitt nachts aufgestanden, um Wasser zu lassen?	Niemals 0	Einmal 1	Zweimal 2	Dreimal 3	Viermal 4	Fünfmal oder mehr 5

Abb. 19.1 International Prostate Symptom Score

- **Frühe versus verzögerter chirurgischer Maßnahme**

Die Frage nach einer frühen versus einer verzögerten chirurgischen Maßnahme kann sehr kontrovers diskutiert werden. Für eine frühe Intervention spricht der schnell eintretende und objektivierbare Erfolg eines Eingriffs (◘ Abb. 19.2). Eine Verzögerung könnte eine Verschlechterung und dauerhafte Schäden nach sich ziehen. Und eine medikamentöse Therapie hat ebenso Nebenwirkungen und ist nicht notwendigerweise kosteneffektiv, insbesondere dann nicht, wenn schließlich doch operiert werden muss. Die in der Abbildung verdeutlichte **Volumenreduktion** unterstellt, dass diese Maßnahme mit einer linearen Verbesserung der Symptome einhergeht, was man so allerdings nicht sagen kann.

Gegen eine frühe Intervention spricht, dass man den möglichen Erfolg einer Veränderung des Lebensstils oder nebenwirkungsarmer Medikamente nicht ausprobiert hat. Für den operativen Erfolg ist ein verzögerter Eingriff bzw. eine vorherige medikamentöse Therapie nicht entscheidend. Und die **Morbidität** ist bei einer Operation wahrscheinlich sehr viel höher als bei einer medikamentösen Behandlung (Cora et al. 2021). Durch den zunehmenden Einsatz von Medikamenten ist die Anzahl der Operationen in diesem Jahrhundert dementsprechend deutlich zurückgegangen. Gleichwohl bleibt der ideale Zeitpunkt für eine Operation oder Intervention unklar. Interessanterweise ist die Literatur dazu auch eher dünn. Ganz vage kann man sagen, dass Patienten mit größeren, höherem PSA-Wert – nach Ausschluss eines Prostatakarzinoms – und einem schlechteren IPSS eher von einer früheren Intervention profitieren (Presicce 2018).

> Diese Parameter gelten nicht einzeln, denn es ist immer wieder nachgewiesen worden, dass ein höheres Prostatavolumen nicht automatisch mit einer **Blasenauslassobstruktion** einhergehen muss (◘ Abb. 19.2 aus Lit Oelke 2019) (Kang 2016).

Aus ◘ Abb. 19.2 geht hervor, dass immerhin noch fast 20 % der Patienten mit einem Prostatavolumen von >80 cm^3 keine oder

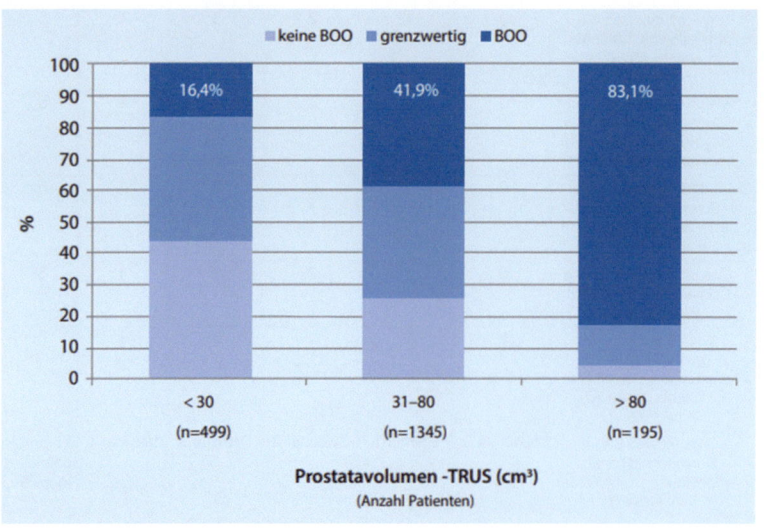

◘ Abb. 19.2 Blasenauslassobstruktion im Vergleich zum Prostatavolumen

nur eine grenzwertige Blasenauslassobstruktion haben.

Jüngere Patienten in der Altersgruppe von 41 bis 50 Jahre mit LUTS haben nur in einem geringen Prozentsatz eine BPH (ca. 5 %). Auch in der nächsten Altersgruppe von 51–60 Jahre liegt diese Quote immer noch bei nur 8 %, was danach dann aber deutlich auf 27 % ansteigt (Sundaram et al. 2017). Diese Daten gebieten eine zurückhaltende Indikationsstellung für eine Intervention in der Altersgruppe unter 60 Jahre.

> Für das postoperative Ergebnis scheint die Größe der Drüse eine gewisse Rolle zu spielen. So haben Patienten mit kleinen Prostatavolumina schlechtere urodynamische Werte und eine höhere Quote von postoperativen Komplikationen (Singh et al. 2017). Daher sind gewisse Verfahren durchaus sinnvoll, wenn man es mit einer Prostata zu tun hat, die eher klein ist, weil es nicht so sehr darauf ankommt, **Volumen** zu reduzieren, sondern die Obstruktion zu beseitigen (◘ Abb. 19.3).

19.2.1 Alter

Der **Alterungsprozess** spielt beim BPS in vielerlei Hinsicht eine bedeutende Rolle. Einerseits hat das Altern einen erheblichen Einfluss auf die **neuro-physiologischen Abläufe** nicht nur im ganzen Körper, sondern ganz besonders auch im Bereich des unteren Harntrakts. Viele Dinge sind hier noch nicht verstanden. Hinzu kommen der Alterungsprozess der anatomischen Strukturen, beim BPS die Prostata einerseits und der M. Detrusor vesicae anderseits. Die Tatsache, dass auch Frauen im Alter z. B. eine zunehmende Nykturie haben, verdeutlicht das eindrucksvoll (Bosch und Weiss 2013) (◘ Abb. 19.4).

Daher ist es nachvollziehbar, dass zwischen 14 % und 30 % der Patienten nach einer TUR-P persistierende Probleme haben, die medikamentös behandelt werden müssen. Und so gilt es, diese Patientengruppe möglichst vor einem Eingriff zu identifizieren, wodurch ihnen möglicherweise eine Operation erspart bleibt (André 2019).

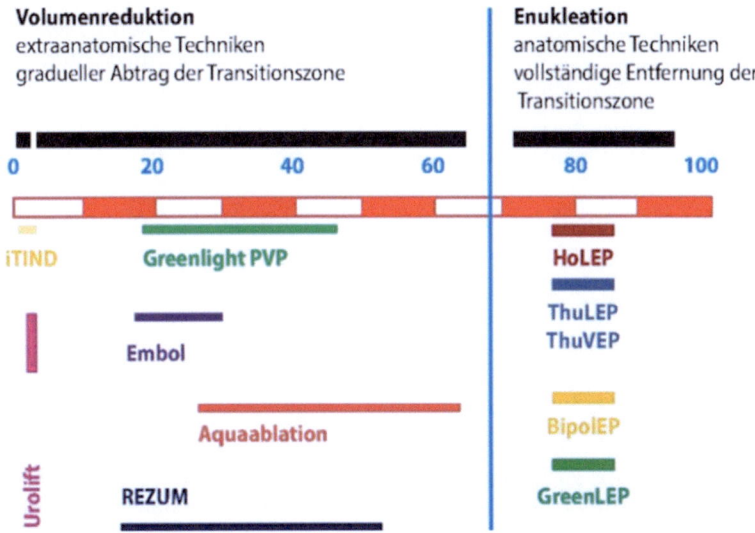

◘ Abb. 19.3 Einfluss verschiedener Interventionen/Operationen auf das Prostatavolumen

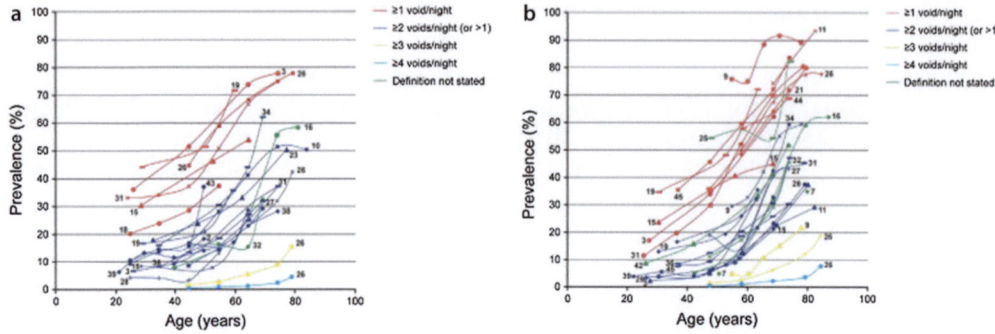

◘ Abb. 19.4 Nykturie im Altersverlauf bei Frauen (links) und Männern (rechts)

> Das Alter an sich ist nicht das relevante Kriterium, um eine Operation ins Auge zu fassen. Wichtiger ist die statistische bzw. die individuelle **Lebenserwartung** des Patienten. Die statistische Lebenserwartung wird aus der Kohorte berechnet, während die individuelle – und folglich realistischere – Lebenserwartung die Begleiterkrankungen und das biologische Alter des Patienten berücksichtigen.

Einen Patienten mit einer sehr begrenzten Lebenserwartung kann man durchaus endgültig mit einem Katheter versorgen, wobei ein suprapubischer Katheter einem transurethralen Katheter vorzuziehen ist (Ringert und Gross 1996; Becker et al. 2018).

Zu den Kontraindikationen für die Einlage eines suprapubischen Katheters gehören die Einnahme von **Antikoagulanzien, Harnblasenkrebs** oder Voroperationen im Unterbauch, wenn die Gefahr besteht, dass Darmanteile so weit kaudal bzw. vor der Blase liegen, dass hier eine Verletzung entstehen könnte.

19.2.2 Begleiterkrankungen

Patienten mit einem BPS gehören einer höheren Altersgruppe an, die einerseits oft weitere medizinische Probleme haben, die einer urologischen Behandlung entgegenstehen, und andererseits durch diese medizinischen Probleme erst urologische Probleme haben. Zu den häufigen nicht-urologischen Problemen gehören **Adipositas, Diabetes** und vielfältige **kardiale Vorerkrankungen.** Hier wiederum werden dann Medikamente eingesetzt, die eine urologische Intervention kompromittieren können.

Antikoagulanzien werden aus unterschiedlichsten Gründen von Ärzten verordnet, aber auch ohne eine solche Verordnung von Patienten eingenommen. Schon vor Einlage eines suprapubischen Katheters als einfachster Maßnahme bei einer Blasenauslassobstruktion ist es daher wichtig, den Patienten zu fragen, ob er irgendein solches Medikament einnimmt. Ein Urologe allein sollte nicht entscheiden, ob und wie lange die Antikoagulation abgesetzt bzw. überbrückt werden soll. Dies gilt besonders für Patienten mit einer kürzlich zurückliegenden Thrombose mit oder ohne Embolie, Patienten mit mechanischen Herzklappen, Vorhofflimmern oder kardialen Stents.

> Das Risiko einer signifikanten Blutung ist gering bei Prostatabiopsien bzw. Laseroperation an der Prostata, selbst wenn Aspirin weiterhin eingenommen wird. Auch offene Prostataoperationen kann man unter **Aspirin** bei einem geringen Blutungsrisiko durchführen. Gegebenenfalls sollte man mit Heparin „bridgen" (Culkin et al. 2014).

Aus der Literatur kann man leider keinen Zeitplan ableiten, wann eine solche Umstellung genau erfolgen soll.

In der eigenen Klinik hat sich folgendes Schema zum Absetzen einer Antikoagulationstherapie vor einem urologischen Eingriff bewährt (◘ Tab. 19.1):

Marcumar kann bei niedrigem Thromboembolierisiko sieben Tage ohne Bridging pausiert werden. Bei mittlerem oder hohem Risiko sollte Marcumar acht bis neun Tage präoperativ pausiert werden. Ab ca. fünf Tagen präoperativ sollte eine Bridging mit Mono-Embolex 8000 IE oder Clexane 1- oder 2-mal täglich je nach Risikogruppe erfolgen.

▶ **Fazit**

Für transurethrale Operationen an der Prostata mit dem **Laser** kann man sagen, dass eine Operation unter Antikoagulation durchaus möglich ist, wenngleich man darauf hinweisen muss, dass die Komplikationen häufiger werden, jedoch nicht schwerwiegender (Netsch et al. 2021; Deuker et al. 2021). ◀

19.2.3 Patientenwünsche

Der Wunsch des Patienten nach einem Eingriff, der die urologischen Funktionen möglichst gar nicht beeinflusst, ist nachvollziehbar. Drei Bereiche werden hier regelmäßig vor einem Eingriff hinterfragt:
- Kontinenz
- Potenz
- Ejakulation

Als nicht publiziertes Nebenprodukt einer eigenen Untersuchung an 2648 Patienten vor einer Intervention an der Prostata wurde festgestellt, dass bereits 15 % aller Männer, die älter als 60 Jahre alt sind, irgendeine Form des regelmäßigen **unfreiwilligen Urinverlusts** angeben. Diese Zahl ist wichtig, wenn man nach einer Operation den Prozentsatz der **Kontinenzprobleme** erfasst. Hier muss man die De-novo-Inkontinenz von der vorher bestehenden abzugrenzen. Die De-novo-Inkontinenz liegt in dieser eigenen Serie bei 1,7 % (Bach et al. 2017).

◘ **Tab. 19.1** Absetzen einer Antikoagulationstherapie vor urologischer OP

Wirkstoff	Nierenfunktion (GFR ml/min)	Blutungsrisiko niedrig	Blutungsrisiko hoch
ASS 100		5 Tage	7 Tage
Dabigatran	>80	1 Tag	2 Tage
	>50 bis <80	1–2 Tage	2–3 Tage
	30 bis <50	2–3 Tage	4–5 Tage
Rivaroxaban	>50	1 Tag	2 Tage
	30 bis 50	1–2 Tage	3–5 Tage
	15 bis <30	2–3 Tage	4–7 Tage
Apixaban	>50	1 Tag	2 Tage
	30 bis 50	1–2 Tage	3–4 Tage
	15 bis <30	2–3 Tage	4–5 Tage
Edoxaban	>80	1 Tag	2 Tage
	30 bis 50	1–2 Tage	3–4 Tage
	15 bis <30	2–3 Tage	4–5 Tage

▶ Gleichwohl muss man den Patienten deutlich darauf hinweisen, dass er sich auf eine mehr oder weniger lange Phase der Rekonvaleszenz einstellen muss. Der Prozentsatz der Patienten mit Kontinenzproblemen kann nach drei Monaten durchaus noch bei 15 % liegen und nach sechs Monaten bei 4 %. Die wahre Situation kann man erst nach zwölf Monaten erfassen (Vianney et al. 2021).

Der Erhalt der **Sexualfunktionen** ist für die meisten Patienten wichtig. Bei einem Eingriff, der die Kapsel der Prostata nicht verletzt, sollte ein Einfluss auf die0 erektile Funktion nicht passieren. Es ist umgekehrt sogar zu erwarten, dass sich mit Beseitigung des BPS diese Qualität nicht nur stabilisiert, sondern sogar verbessert (Tiburtius et al. 2014).

Auch wenn der neuro-physiologische Ablauf einer **Ejakulation** noch nicht ganz verstanden ist, gilt doch als allgemein akzeptiert, dass eine Schonung des pericollikulären Gewebes bei jedwedem Eingriff an der Prostata sinnvoll ist (Alloussi et al. 2014). Bei kritischer Durchsicht der Literatur zu diesem Thema ist jedoch eine gewisse Bias festzustellen, die die Erfolgsquoten einzelner Verfahren durchaus infrage stellen.

19.3 Morbidität und Nachbehandlungsrate

Natürlich müssen Patienten umfassend darüber aufgeklärt werden, mit welchen Risiken bzw. Nebenwirkungen eine spezifische Behandlung einhergeht. Die kann dann im Kontext mit anderen Erkrankungen des Patienten bis hin zu seiner statistischen Lebenserwartung eine relevante Rolle spielen.

▶ Der Wunsch des Patienten, dass durch eine Behandlung das Problem ein für alle Mal behoben ist, kann eigentlich fast nie erfüllt werden.

Bei einem abwartenden Verhalten steht die Erkrankung immer im Raum und man ist nie komplett von den Gedanken daran befreit. Medikamente sind im Bereich des BPS in der Regel eine Dauermedikation, auf deren vielfältigen Nebenwirkungen an anderer Stelle eingegangen wird. Und bei Operationen müssen alle diesbezüglich relevanten Konsequenzen mit dem Patienten ausführlich erörtert werden.

19.3.1 Medikamentennebenwirkungen

Auf die Nebenwirkungen von Medikamenten, die wegen einer urologischen Erkrankung gegeben werden, wird an anderer Stelle eingegangen.

▶ Wichtig ist aber auch, ein Augenmerk darauf zu richten, welche Medikamente Patienten nehmen, die einerseits urologische Probleme machen können oder andererseits bei einer urologischen Behandlung wegen ihrer Nebenwirkung bedacht werden müssen.

- **Polymedikation**

Laut einer Information des Bundesministeriums für Bildung und Forschung erhalten Menschen zwischen 60 und 64 Jahren im Mittel etwa 2 bis 3 verschiedene Arzneimittel pro Tag. Bei über 80-Jährigen sind es 4 bis 5, in anderen Statistiken auch mehr (41).

Im Wesentlichen handelt es sich dabei um **Medikamente gegen Herz-Kreislauf-Erkrankungen**. ACE-Hemmer und AT1-Blocker sind die am häufigsten eingesetzten Medikamente. Auf Platz zwei folgten **Antikoagulazien**. In einer Publikation der International Consultation of Urological Diseases (ICUD) ist versucht worden, die Handhabung von blutverdünnenden Medikamenten bei urologischen Patienten zu erfassen (Culkin et al. 2014).

Patientenselektion

Weiter häufig eingesetzt werden **Medikamente gegen Hormon- und Stoffwechselstörungen**, z. B. bei Fettstoffwechselstörungen, Diabetes oder Schilddrüsenerkrankungen. Auch **Cholesterinsenker** gehören zu den sehr häufig verordneten Medikamenten in der genannten Altersgruppe. Allerdings sind hier negative Einflüsse auf urologische Probleme oder Wechselwirkungen mit Medikamenten, die aus urologischen Gründen verordnet werden, selten. Das Gleiche gilt für Medikamente gegen Schmerzen, wobei hier besonders häufig nicht-steroidale Antirheumatika eingesetzt werden.

> Bei den **neuropsychiatrischen** Medikamenten sind **antidepressiv** wirkende Medikamente, Beruhigungsmittel, Medikamente gegen Gedächtnisstörungen und Medikamente gegen Erregungszustände häufig vertreten. Medikamente aus diesem Bereich haben jedoch häufig nicht unerheblichen Einfluss auf urologische Funktionen.

19.3.2 Operationsfolgen

Blasenfunktionsstörungen können Folge von Eingriffen jenseits des urologischen Fachgebietes sein. Dabei müssen im Wesentlichen neurochirurgische und viszeralchirurgische Eingriffe im kleinen Becken bedacht werden.

Bei Schädigung des supramotorischen Neurons im Rahmen von Wirbelsäuleneingriffen oder Eingriffen am zentralen Nervensystem können zu einer relevanten Blasenfunktionsstörung führen, die sich im Sinne einer Urge-Inkontinenz mit oder ohne unfreiwilligen Urinverlust äußert. Hier ist neben einer neurologischen Vorstellung eine urodynamische Untersuchung dringend indiziert. Wird das motorische Neuron selbst im Rahmen der o. g. Eingriffe geschädigt, kommt es eher zu einer schlaffen Blasenentleerungsstörung, weil der Detrusor vesicae nicht mehr in gehöriger Weise innerviert wird. Zu den gleichen Erscheinungen kommt es bei Schäden der peripheren Nerven.

19.4 Individuelle Therapie zwischen Anspruch und Realität

Neben den hehren medizinischen Gründen für eine Therapieentscheidung spielen auch sehr irdische bzw. ökonomische Gründe für die Selektion der Patienten oder der empfohlenen Therapie eine Rolle. Man kann mit Relativgewichten (RG) errechnen, wie das Gesundheitssystem die Arbeit eines Arztes honoriert. Hier fließen Faktoren wie Operationszeit, fachliche Kompetenz, technischer und mentaler Aufwand, Beurteilung der Gesamtsituation und Stress mit ein. Diese Relativgewichte sollten die Komplexität und die aufwendete Zeit in angemessener Zeit berücksichtigen. In einer amerikanischen Studie wurden 27.664 Datensätze von Patienten ausgewertet, die wegen eines BPS operiert worden sind. Von der zuständigen Kommission wurden die empfohlenen Relativgewichte berechnet und mit der wirklichen Bemessung verglichen (◘ Tab. 19.2).

Interessanterweise hält sich mit der **TUR-P** eine alte operative Therapieform auf dem höchsten Niveau sowohl bezüglich der Empfehlung als auch des tatsächlichen Gewinns. Es ist schwierig nachzuvollziehen, wieso die technisch einfachere **Laseroperation,** nämlich die Photovaporisation, deutlich höher gewertet wird als die anspruchsvollere Holmiumlaseroperation. Gleichwohl kann man aus diesen Daten ableiten, wieso es verführerisch ist, Patienten in die eine oder die andere Gruppe zu selektionieren (Da David et al. 2021).

Tab. 19.2 Unterschied zwischen empfohlenem und errechnetem Relativgewicht eines Eingriffs

Operation	Empfohlenes RG		Errechnetes RG	
TUR-P	12,2	(100 %)	19,1	(156 % = +56 %)
Photovaporisation	12,2	(100 %)	15,5	(127 % = +27 %)
Suprapubische Operation	9,3	(76 %)	7,6	(81 % = −19 %)
Retropubische Operation	9	(74 %)	10,2	(113 % = +13 %)
HoLEP	7,3	(60 %)	9,4	(129 % = +29 %)

▶ **Fazit**

Während vor der Jahrtausendwende die Entscheidung über die eine oder andere Therapie noch stark in der Hand des Urologen lag, hat sich die Situation durch die modernen Medien deutlich zugunsten der Patienten entwickelt (Stoevelaar et al. 1999; Lamers 2020). ◀

Literatur

Abedi AR, Ghiasy S, Fallah-Karkan M, Rahavian A (2020 Mar) Allameh F (2020) The management of patients diagnosed with incidental prostate cancer. Res Rep Urol 16(12):105–109

Alloussi SH, Lang C, Eichel R, Alloussi S (2014 Jan) Ejaculation-preserving transurethral resection of prostate and bladder neck: short- and long-term results of a new innovative resection technique. J Endourol 28(1):84–89

Bach T, Wölbling F, Gross AJ, Netsch C, Tauber S, Pottek T, Wülfing C, Brunken C (2017 Feb) Prospective assessment of perioperative course in 2648 patients after surgical treatment of benign prostatic obstruction. World J Urol 35(2):285–292

Bach T, Geavlete B, Pfeiffer D, Wendt-Nordahl G, Michel MS (2009 Jan) Gross AJ (2009) TURP in patients with biopsy-proven prostate cancer: sensitivity for cancer detection. Urology 73(1):100–104

Becker B, Witte M, Gross AJ, Netsch C (2018 Nov) Iatrogenic hypospadias classification: A new way to classify hypospadias caused by long-term catheterization. Int J Urol 25(11):980–981

Becker B, Netsch C, Bozzini G, Herrmann TRW, Bach T, Enikeev D, Gross AJ (2021) Reasons to go for thulium-based anatomical endoscopic enucleation of the prostate. World J Urol. May 4

Bosch JL, Weiss JP (2013 Jan) The prevalence and causes of nocturia. J Urol 189(1 Suppl):S86-92

Clemens JQ, Markossian T (2009 Apr) Calhoun EA (2009) Comparison of economic impact of chronic prostatitis/chronic pelvic pain syndrome and interstitial cystitis/painful bladder syndrome. Urology 73(4):743–746

Culkin DJ, Exaire EJ, Grenn D, Soloway MS, Gross AJ, Desai MR, White JR, Lightner DJ (2014 Oct) Anticoagulation and antiplatelet therapy in urological practice: ICUD/AUA review paper. J Urol 192(4):1026–1034

Da David J, Mitchell H, Kyle AG, Ruslan K, Andrew AW, Jason CH, Nicholas HC (2021) Misaligned incentives in benign prostatic enlargement surgery: more complex and efficacious procedures are earning fewer relative value units. J Endourol Jan 25

Davis SN, Binik YM, Amsel R, Carrier S (2013 Jan) (2013) Is a sexual dysfunction domain important for quality of life in men with urological chronic pelvic pain syndrome? Signs „UPOINT" to yes. J Urol 189(1):146–151

Deuker M, Rührup J, Karakiewicz PI, Welte M, Kluth LA, Banek S, Roos FC, Mandel P, Chun FK (2021 Apr) Becker A (2021) Holmium laser enucleation of the prostate: efficacy, safety and preoperative management in patients presenting with anticoagulation therapy. World J Urol 39(4):1219–1226

Fogaing C, Alsulihem A, Campeau L, Jacques C (2021 Apr 9) Is early surgical treatment for benign prostatic hyperplasia preferable to prolonged medical therapy: pros and cons. Medicina (Kaunas) 57(4):368

Herden J, Schwarte A, Boedefeld EA, Weissbach L (2021) Active surveillance for incidental (cT1a/b) prostate cancer: long-term outcomes of the prospective noninterventional HAROW study. Urol Int 105(5–6):428–435

Herrmann TR (2016) Enucleation is enucleation is enucleation is enucleation. World J Urol. Oct;34(10):1353–1355

Houssin V, Olivier J, Brenier M, Pierache A, Laniado M, Mouton M, Pierre ET, Hervé B, Richard M, Thibault M, Arnauld V, Grégoire R, Jerome R (2021) Predictive factors of urinary incontinence after holmium laser enucleation of the prostate: a multicentric evaluation. World J Urol 39(1):143–148

Kang M, Kim M, Choo MS, Paick JS (2016 Mar) Oh SJ (2016) Urodynamic features and significant predictors of bladder outlet obstruction in patients with lower urinary tract symptoms/benign prostatic hyperplasia and small prostate volume. Urology 89:96–102

Kutzenberger J, Domurath B, Sauerwein D (2005 Mar) Spastic bladder and spinal cord injury: seventeen years of experience with sacral deafferentation and implantation of an anterior root stimulator. Artif Organs 29(3):239–241

Lamers RED, van der Wijden FC, de Angst IB, de Vries M, Cuypers M, van Melick HHE, de Beij JS, Oerlemans DJAJ, van de Beek K (2020 Mar) Bosch RJLHR, Kil PJM (2020) Treatment preferences of patients with benign prostatic hyperplasia before and after using a web-based decision aid. Urology 137:138–145

Litwin MS, McNaughton-Collins M, Fowler FJ, Nickel JC, Calhoun EA, Pontari MA, Alexander RB, Farrar JT, O'Leary MP (1999) The national institutes of health chronic prostatitis symptom index: development and validation of a new outcome measure. Chronic Prostatitis Collaborative Research Network. J Urol Aug;162(2):369–75

Magistro G, Stief CG (2020 Jun) Wagenlehner FME (2020) Chronische prostatitis/chronische Beckenschmerzsyndrom. Urologe A. 59(6):739–748

Matanhelia DM, Croghan S, Nason GJ, O'Connell C Galvin DJ (2019 Feb 14) The management of incidental prostate cancer following TURP. Ir Med J 112(2):866

McConnell JD, Barry MJ, Bruskewitz RC (1994) Benign prostatic hyperplasia: diagnosis and treatment. Agency for health care policy and research. Clin Pract Guidel Quick Ref Guide Clin. Feb;(8):1–17

Medikamente im Alter. Herausgeber Bundesministerium für Bildung und Forschung (BMBF) Referat Gesundheitsforschung; Medizintechnik 11055 Berlin

Netsch C, Herrmann TRW, Bozzini G, Berti L, Gross AJ, Becker B (2021) Recent evidence for anatomic endoscopic enucleation of the prostate (AEEP) in patients with benign prostatic obstruction on antiplatelet or anticoagulant therapy. World J Urol. Mar 15

Noordhoff TC, Groen J, Scheepe JR, Blok BFM (2019 Sep) Surgical management of anatomic bladder outlet obstruction in males with neurogenic bladder dysfunction: a systematic review. Eur Urol Focus 5(5):875–886

Oelke M, Bschleipfer T, Höfner K (2019 Mar) Hartnäckige Mythen zum Thema BPS – und was davon wirklich stimmt! Urologe A. 58(3):271–283

Pelletier J, Cyr SJ, Julien AS, Fradet Y, Lacombe L, Toren P Contemporary outcomes of palliative transurethral resection of the prostate in patients with locally advanced prostate cancer. Urol Oncol. Aug;36(8):363.e7–e363

Presicce F, De Nunzio C, Tubaro A (2018 Jul 9) Clinical implications for the early treatment of Benign Prostatic Enlargement (BPE): a systematic review. Curr Urol Rep 19(9):70

Reitz A, Hüsch T, Axel H (2019 Sep) Persistent storage symptoms after TURP can be predicted with a nomogram derived from the ice water test. Neurourol Urodyn 38(7):1844–1851

Ringert RH, Gross AJ (1996) Bladder catheter or suprapubic fistula? Indications and contraindications. Langenbecks Arch Chir. 113:713–717

Schoeb DS, Schlager D, Boeker M, Wetterauer U, Schoenthaler M, Herrmann TRW, Miernik A (2017 Nov) (2017) Surgical therapy of prostatitis: a systematic review. World J Urol 35(11):1659–1668

Se Young C, Bumjin L, Byung HC, Jung HK, Wonchul L, Yoon SK, Dalsan Y, Ho-Young S, Choung-Soo K (2021) Efficacy and tolerability of metallic stent in patients with malignant prostatic obstruction secondary to prostate cancer. Low Urin Tract Symptoms. Mar 25

Stoevelaar HJ, Van de Beek C, Casparie AF, McDonnell J, Nijs HG (1999 Jan) Treatment choice for benign prostatic hyperplasia: a matter of urologist preference? J Urol 161(1):133–138

Sundaram D, Sankaran PK, Raghunath G, Vijayalakshmi S, Vijayakumar J, Yuvaraj MF, Kumaresan M, Begum Z (2017) Correlation of prostate gland size and uroflowmetry in patients with lower urinary tract symptoms. J Clin Diagn Res May;11(5):AC01–AC04

Singh K, Sinha RJ, Sokhal A, Singh V (2017) Does prostate size predict the urodynamic characteristics and clinical outcomes in benign prostate hyperplasia? Urol Ann. 2017 Jul-Sep;9(3):223–229

Tiburtius C, Knipper S, Gross AJ, Netsch C (2014 Jan) Impact of thulium VapoEnucleation of the prostate on erectile function: a prospective analysis of 72 patients at 12-month follow-up. Urology 83(1):175–180

Tonyali S, Ceylan C, Aglamis E, Dogan S, Tastemur S, Karaaslan M (2021 Mar 18) Is there a PSA cutoff value indicating incidental prostate cancer in patients undergoing surgery for benign prostatic hyperplasia? Arch Ital Urol Androl 93(1):31–34

Zugor V, Labanaris AP, Porres D, Witt JH (2012 May) Surgical, oncologic, and short-term functional outcomes in patients undergoing robot-assisted prostatectomy after previous transurethral resection of the prostate. J Endourol 26(5):515–519

▶ www.uroweb.org/guidelines/2020 editon, S. 161

Leitlinien

Christopher Netsch

Inhaltsverzeichnis

20.1   Was sind Leitlinien? – 208

20.2   Wirksamkeit und Qualität von Leitlinien – 209

20.3   Kritik und Fehleranfälligkeit von Leitlinien – 210

20.4   Vergleich von EAU-, AUA- und DGU-Leitlinien – 211

20.5   Zusammenfassung – 222

         Literatur – 222

© Der/die Autor(en), exklusiv lizenziert an Springer-Verlag GmbH, DE, ein Teil von Springer Nature 2022
C. Netsch und A. Gross (Hrsg.), *Benignes Prostatasyndrom*,
https://doi.org/10.1007/978-3-662-64334-1_20

- **Einleitung**

Medizinische Diagnostik und Therapie jedweder Art sollte sich im Idealfall, an der hippokratischen Tradition anlehnend, an folgendem Grundsatz richten: „Primum nihil nocere, secundum cavere, tertium sanare", also: „Erstens nicht schaden, zweitens vorsichtig sein, drittens heilen". Daraus lassen sich eine Diagnostik und eine Therapie ableiten, die so wenig wie möglich schaden, und ein Vorgehen, das von Evidenz und nicht finanziellen oder persönlichen (z. B. akademische, finanzielle) Interessen bestimmt wird, die dem Patienten hilft und dazu möglichst kosteneffizient ist.

Um diesem antiken Anspruch gerecht zu werden, wurden Leitlinien entwickelt, die die tägliche Entscheidungsfindung erleichtern sollen. Leider funktioniert die Medizin, ebenso wie das Leben, nicht immer auf Basis von einfachen Entscheidungsbäumen und Algorithmen, also Wenn-dann-Entscheidungen. Das menschliche Individuum ist dann doch komplexer …

Für den deutschen Urologen von Relevanz sind die Leitlinien der Deutschen Gesellschaft für Urologie (DGU), der Europäischen Gesellschaft für Urologie (EAU) und der Amerikanischen Gesellschaft für Urologie (AUA). Eine Leitlinie zur Diagnostik und Therapie des BPS wurde von den Deutschen Urologen erstmals 2003 publiziert (Berges R et al. 2003a, b; Höfner K 2004), 2009 (Berges R et al. 2009a, b) und 2016 überarbeitet (Bschleipfer T et al. 2016, Höfner K et al. 2016) und befindet sich aktuell in erneuter Überarbeitung. Die BPS-Leitlinien von AUA (Lerner LB et al. 2021a, b) und EAU werden jährlich überarbeitet (Gravas S et al. 2021).

Wer nun erwartet, dass die aktuellen Leitlinien der DGU, EAU oder AUA wiedergekäut und zelebrierend in Stärken und Schwächen zerlegt werden, der kann das Kapitel überblättern. Aufgrund der Schnelllebigkeit, insbesondere internationaler Leitlinien, hinkt eine ausführliche Darstellung der Leitlinien in Buchform den aktuellen „Online"-Leitlinien bereits bei Erscheinung des Buches hinterher.

Der Autor des Kapitels versucht daher, am Anfang des Kapitels die Grundlagen von Leitlinien mit den zugrundeliegenden Evidenzniveaus darzulegen. Anschließend werden die verschiedenen Leitlinien und die relevanten Unterschiede beleuchtet.

20.1 Was sind Leitlinien?

Leitlinien haben die Aufgabe, das umfangreiche Wissen (wissenschaftliche Evidenz und Praxiserfahrung) zu speziellen Versorgungsproblemen explizit darzulegen, unter methodischen und klinischen Aspekten zu bewerten, gegensätzliche Standpunkte zu klären sowie unter Abwägung von Nutzen und Schaden das derzeitige Vorgehen der Wahl zu definieren.

Sie sind im Gegensatz zu Richtlinien nicht verbindlich. Die Anwendbarkeit einer bestimmten Empfehlung in der individuellen Situation ist unter Berücksichtigung der vorliegenden Gegebenheiten (z. B. Begleiterkrankungen des Patienten, verfügbare Ressourcen) zu prüfen.

- **Ziele von Leitlinien**

Vorrangiges Ziel von Leitlinien ist die Verbesserung der Qualität medizinischer Versorgung durch Wissensvermittlung. Leitlinien zielen darauf, unter Berücksichtigung der vorhandenen Ressourcen gute klinische Praxis zu fördern und die Öffentlichkeit darüber zu informieren, Entscheidungen in der medizinischen Versorgung auf eine rationalere Basis zu stellen sowie die Stellung des Patienten als Partner im Entscheidungsprozess zu stärken und die Qualität der Versorgung zu verbessern.

Leitlinien
- sind systematisch entwickelte, wissenschaftlich begründete und praxisorientierte Entscheidungshilfen für die angemessene ärztliche Vorgehensweise bei speziellen gesundheitlichen Problemen,
- stellen den nach einem definierten, transparent gemachten Vorgehen erzielten Konsens mehrerer Experten aus unterschiedlichen Fachbereichen und Arbeitsgruppen (möglichst unter Einbeziehung von Patienten und anderen Fachberufen des Gesundheitswesens) zu bestimmten ärztlichen Vorgehensweisen dar,
- sollen regelmäßig auf ihre Aktualität hin überprüft und ggf. fortgeschrieben werden,
- sind Orientierungshilfen im Sinne von „Handlungs- und Entscheidungskorridoren", von denen in begründeten Fällen abgewichen werden kann oder sogar muss (▶ https://www.leitlinien.de/hintergrund/leitliniengrundlagen#).

20.2 Wirksamkeit und Qualität von Leitlinien

Wirksamkeit und Nutzen von Leitlinien hängen von deren Qualität ab. Qualitätskriterien, die hochwertige Leitlinien erfüllen sollten, werden international einheitlich definiert.

Der günstige Einfluss von Leitlinien auf die Prozess- und Ergebnisqualität im Gesundheitswesen ist wissenschaftlich belegt. Die Wirksamkeit und damit letztlich der Nutzen einer einzelnen Leitlinie hängen aber entscheidend von ihrer Qualität und von ihrer Umsetzung ab. Demnach werden heute international bestimmte Kriterien, die hochwertige Leitlinien erfüllen sollten, in einheitlicher Weise definiert.

Dabei sind insbesondere die Repräsentativität des Leitliniengremiums für den Anwenderkreis, die systematische Suche, Auswahl und Bewertung der Literatur sowie die Methodik der Konsensfindung entscheidend. Während die Evidenzbasierung maßgeblich für die wissenschaftliche Legitimation einer Leitlinie ist, sind die repräsentative Beteiligung der Anwender sowie die strukturierte Konsensfindung für die Akzeptanz und Umsetzung entscheidend. Um Leitliniennutzern eine Orientierung über das Ausmaß der Berücksichtigung dieser Aspekte zu ermöglichen, werden nach der Klassifikation der Arbeitsgemeinschaft der Wissenschaftlichen Medizinischen Fachgesellschaften (AWMF) vier Klassen von Leitlinien unterschieden (▶ https://www.leitlinien.de/hintergrund/leitliniengrundlagen#, ◘ Tab. 20.1):

- **Leitlinien als Entscheidungshilfen**

Bei einer Nationalen Versorgungs-Leitlinie (NVL) handelt es sich um eine systematisch entwickelte Entscheidungshilfe über die angemessene ärztliche Vorgehensweise bei speziellen gesundheitlichen Problemen im Rahmen der strukturierten medizinischen Versorgung und damit um eine Orientierungshilfe im Sinne von „Handlungs- und Entscheidungsvorschlägen", von denen in begründeten Fällen abgewichen werden kann oder sogar muss (BÄK 1997).

Die Entscheidung darüber, ob einer bestimmten Empfehlung gefolgt werden soll, muss individuell unter Berücksichtigung der beim jeweiligen Patienten vorliegenden Gegebenheiten und Präferenzen sowie der verfügbaren Ressourcen getroffen werden (Europarat 2002).

Eine NVL wird erst dann wirksam, wenn ihre Empfehlungen bei der Patientenversorgung Berücksichtigung finden.

◘ **Tab. 20.1** Graduierungen von Leitlinien

Bezeichnung	Charakteristika	Wissenschaftliche Legitimation der Methode	Legitimation für die Umsetzung
S1: Handlungsempfehlung von Experten	Konsensfindung in einem informellen Verfahren	Gering	Gering
S2k: Konsensbasierte Leitlinien	Repräsentatives Gremium, strukturierte Konsensfindung	Gering	Hoch
S2e: Evidenzbasierte Leitlinien	Systematische Recherche, Auswahl, Bewertung der Literatur	Hoch	Gering
S3: Evidenz- und Konsensbasierte Leitlinien	Repräsentatives Gremium, systematische Recherche, Auswahl, Bewertung der Literatur, strukturierte Konsensfindung	Hoch	Hoch

> Die Anwendbarkeit einer Leitlinie oder einzelner Leitlinienempfehlungen muss in der individuellen Situation geprüft werden, und zwar entsprechend den Prinzipien der Indikationsstellung, Beratung, Präferenzermittlung und partizipativen Entscheidungsfindung (AWMF 2012).

Wie bei jeder anderen medizinischen Leitlinie handelt es sich bei einer NVL explizit nicht um eine Richtlinie im Sinne einer Regelung des Handelns oder Unterlassens, die von einer rechtlich legitimierten Institution konsentiert, schriftlich fixiert und veröffentlicht wurde, für den Rechtsraum dieser Institution verbindlich ist und deren Nichtbeachtung definierte Sanktionen nach sich zieht (BÄK 1997).

- **Leitlinien sind wettbewerbsrechtlich nicht justiziabel**

Das Oberlandesgericht Köln hat 2012 in einem Urteil festgehalten, dass medizinische Leitlinien wegen ihrer rein wissenschaftlichen Zielsetzung einer wettbewerbsrechtlichen Beurteilung entzogen sind. Aufgrund der Meinungsäußerungsfreiheit des Artikels 5 Abs. 1 des Grundgesetzes besteht für Autoren von Leitlinien ein erheblicher Beurteilungsspielraum, sofern bei der Erarbeitung von Leitlinien die Anforderungen der Neutralität, Objektivität, Sachkunde und Sorgfalt gewährt wurden.

20.3 Kritik und Fehleranfälligkeit von Leitlinien

Hehres Ziel einer Leitlinie ist, wie Gutsch und Kollegen 2016 formulierten, mithilfe von Formalisierungsprozeduren, also der Konzeption der «Evidenzbasierten Medizin» und der «Evidenzbasierten Leitlinien», die ärztliche Irrtumsanfälligkeit kalkulierbar machen (Gutsch J et al. 2016). Quantifizierte objektive Aussagen über die therapeutische Wirksamkeit einer Behandlung sollen die individuelle ärztliche Beurteilung der therapeutischen Wirksamkeit überflüssig machen. Der Befolgung von formalen Regeln kommt die entscheidende Rolle bei der Beantwortung der Frage nach dem Wahrheitsgehalt und dem Wirklichkeitsbezug zu (Gutsch J et al. 2016).

Zur Erstellung evidenzbasierter Leitlinien werden vorrangig die Ergebnisse randomisierter kontrollierter Studien (RCT) oder Meta-Analysen solcher Studien herangezogen. Gutsch et al. analysierten hierzu die evidenzbasierte Urteilsbildung am Beispiel der S3-Leitlinie «Malignes Melanom» zur Wirksamkeit einer unkonventionellen Therapie – hier mit einem Mistelpräparat. Die für die Beurteilung dieser unkonventionellen Therapie herangezogene randomisierte Studie wird genauer methodisch analysiert. Obwohl sie keine statistisch basierte Aussage zulässt, wurde eine Leitlinienempfehlung auf Basis dieser Studie abgeleitet.

Gutsch et al. zeigten, dass
1. allein die Existenz einer einzigen RCT mit hoher Evidenz gleichgesetzt wird,
2. die Ergebnisse trotz beträchtlicher Fehlinterpretationen in eine S3-Leitlinie einfließen und
3. Meinungen anstelle kritischer wissenschaftlicher Analysen verarbeitet werden.

Die Autoren formulierten, dass noch so ausgefeilte epistemologische und methodologische Formalien den Arzt nicht von der Pflicht entbinden, auf Basis seiner ärztlichen Erfahrung und professionellen Kompetenz den Realitätswert der ihm zur Verfügung stehenden Information zu beurteilen (Gutsch J et al. 2016). Gutsch und Kollegen zeigen somit die Limitationen evidenzbasierter Leitlinien auf. Für den Kliniker bedeutet dies: Evidenz aus einer einzigen RCT mit möglicherweise fehlerbehaftetem Studiendesign ersetzt nicht bzw. ist nicht gleichzusetzen mit Evidenz aus exzellent kontrollierten uni- oder multizentrischen pro- oder retrospektiven Fallkontroll- oder Fallstudien!

- **Kritische Punkte von Leitlinien**

Für den kritischen Leser einer Leitlinie sind also zusammenfassend folgende Punkte von Interesse:
- Wird (überhaupt) ein Evidenzniveau oder welches Evidenzniveau wird angestrebt?
- Wer entscheidet über die Zusammensetzung des Guideline-Panels (Wer entscheidet, welche Personen über die Zusammensetzung entscheiden dürfen)?
- Welche Interessenkonflikte bestehen bei Personen des Guideline-Panels? Sind alle Interessenkonflikte angegeben?
- Was sind die Auswahlkriterien für die Literaturrecherche? Wer führt die Literaturrecherche durch? Wird die Literaturrecherche unabhängig durchgeführt (z. B. externes Institut)?
- Wer unterstützt die Erstellung einer Guideline finanziell (Fachgesellschaften, Industrie, Drittmittel) und personell (z. B. unabhängige Statistiker)?
- Wie lange soll die Leitlinie Gültigkeit besitzen?
- Wie ist die Methodik der Konsensusfindung?

Übersicht

Aus einer Leitlinie erschließen sich die logischen Fragen an:
- Bilden Leitlinien die Wirklichkeit ab?
- Wie sieht die Leitlinienadhärenz in der Realität aus?

Diese Fragen führen aber über den Umfang und das Ziel des (Buch-)Kapitels hinaus.

20.4 Vergleich von EAU-, AUA- und DGU-Leitlinien

- **Evidenz der Leitlinien**

Aus Sicht eines praktisch tätigen Urologen ist eine Beschäftigung mit den Evidenzniveaus der Leitlinien von AUA, DGU und EAU schwer durchschaubar und auch oft rein akademisch – sie führen trotz unterschiedlicher Evidenzniveaus zum gleichen Ergebnis. Praktisch erwartet man in einer Leitlinie eine Empfehlung. Dazu existiert eine Datenlage, die sich nicht im Evidenzniveau durch entsprechende statistische Bearbeitung ändern lässt, aber je nach Leitlinie unterschiedlich beurteilt wird (Grad der Empfehlung).

20.4.1 Leitlinien zur Diagnostik des BPS

Basisdiagnostik BPS
Zur Basisdiagnostik eines BPS zählen:
- Anamnese, einschließlich einer genauen Medikamentenanamnese
- Quantifizierung von Symptomen und Leidensdruck/Lebensqualität (z. B. IPSS)
- körperliche Untersuchung mit digitorektaler Untersuchung (DRU)
- Urinstatus (Stix/Mikroskopie)
- PSA
- Uroflowmetrie
- Sonographie von Blase (inklusive Restharnbestimmung) und Prostata (vorzugsweise TRUS)
- Beurteilung des oberen Harntraktes (Sonographie der Nieren/Serumkreatinin).

Hier sind sich AUA- (Lerner LB et al. 2021a, b), EAU- (Gravas S et al. 2021) und die abgelaufene DGU-Leitlinie (▶ https://www.awmf.org/uploads/tx_szleitlinien/043-034l_S2e_Benignes_Prostatasyndrom_Diagnostik_Differenzialdiagnostik_abgelaufen.pdf) einig. Lediglich über die Wertigkeit des Uroflows und des Restharns in der Diagnostik des BPS besteht Uneinigkeit.

Die AUA-Leitlinie empfiehlt bei hohem Restharn (>300 mL) eine gesonderte Diagnostik, unabhängig von den Symptomen. Urodynamik und Zystokopie werden bei anhaltenden Beschwerden trotz diätischer Modifikation, Verhaltensmodifikation oder medikamentöser Therapie empfohlen (Lerner LB et al. 2021a, b) (◘ Abb. 20.1).

Auch in den EAU-Guidelines wird eine Zystoskopie bzw. urodynamische Untersuchung lediglich bei Unklarheiten in der Diagnostik empfohlen (Gravas S et al. 2021) (◘ Abb. 20.2).

▶ **Fazit**
Die aktuellen Leitlinien sind hinsichtlich der Diagnostik recht ähnlich aufgebaut. Hinsichtlich spezieller Situationen (z. B. hoher Restharn) und dem Zeitpunkt der Anwendung spezieller Untersuchungen (Urodynamik, Zystoskopie) bestehen graduelle Unterschiede. ◄

20.4.2 Leitlinien zur medikamentösen Therapie des BPS

Wenn man sich mit der medikamentösen Therapie des BPS beschäftigt, lohnt ein Blick in die Vergangenheit, genauer: in die letzte Auflage des Buches „Benigne Prostatahyperplasie. Ein Leitfaden für die Praxis." (Höfner K et al. 2000, ◘ Abb. 20.3):

Hier wird die medikamentöse Therapie des BPS mit Alpha-Blockern und/oder 5-alpha-Reduktase-Hemmern empfohlen. Eine etwaige Phytotherapie wird damals bereits in Klammern gesetzt. In der letzten Auflage der BPS-Leitlinie (Bschleipfer T et al. 2016) sieht die medikamentöse Therapie bereits differenzierter aus (◘ Abb. 20.4). Man sieht, dass die Stoffgruppe der Antimuskarinika und PDE5-Inhibitoren inzwischen dazu gekommen sind (Bschleipfer T et al. 2016) (◘ Abb. 20.4).

In der EAU-Leitlinie wird die medikamentöse Therapie der Beschwerden des unteren Harntraktes (Lower Urinary Tract Symptoms, LUTS) gegenüber der DGU-Leitlinie differenzierter betrachtet. Insbesondere wird die Nykturie gesondert behandelt (ggf. Therapie mit Vasopressin-Analoga) sowie differenziert, wann eine Therapie prädominanter Speicherstörungen mit Antimuskarinika bzw. Beta-3-Agonisten eingeleitet werden sollte. Zudem wird eine Therapie mit 5-alpha-Reduktase-Inhibitoren ab einem Volumen von 40 mL empfohlen (Gravas S et al. 2021). Ein wichtiger und zu beachtender Aspekt der EAU-Leitlinie ist die Patientenaufklärung („Education") durch den Arzt und die Änderung der Lebensweise (diätische Modifikation und Verhaltensmodifikation) (◘ Abb. 20.5).

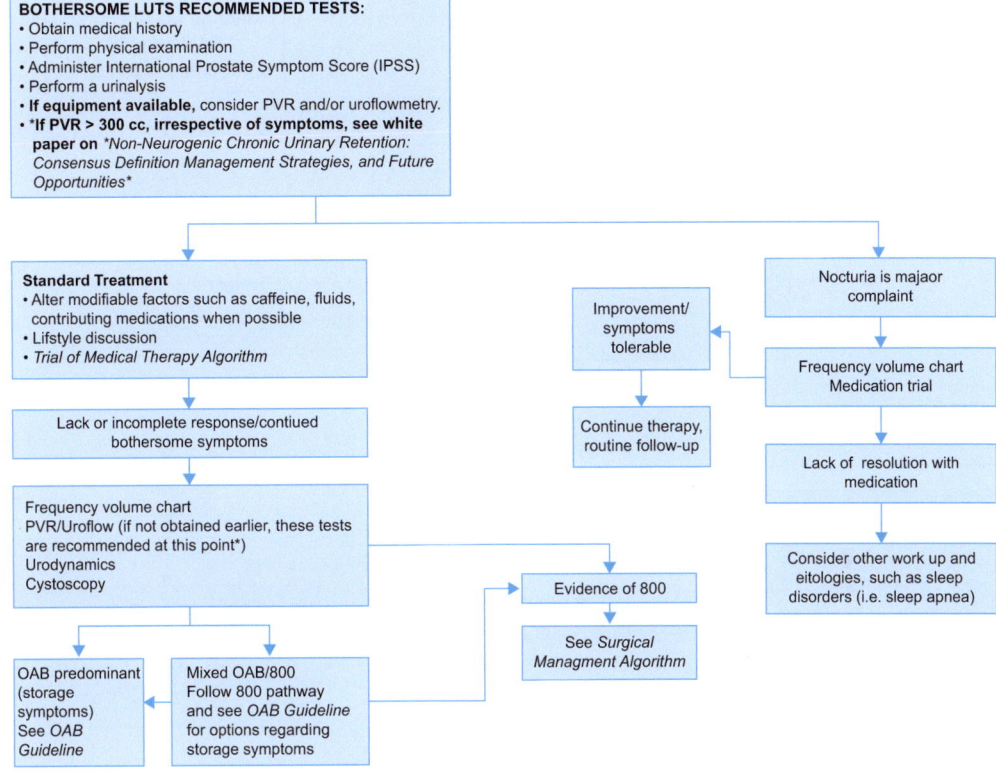

Abb. 20.1 Flussdiagramm zur Diagnostik des BPS, AUA-Guideline. (Aus Lerner LB et al. 2021a)

In den AUA-Guidelines wird hinsichtlich der Behandlung von Speichersymptomen (over active bladder symptoms [OAB]) auf die OAB-Leitlinie verwiesen. Ansonsten entsprechen die Empfehlungen der AUA jenen der EAU. Zunächst sollte eine Therapie mit Alpha-Blockern erfolgen, bei wenig Symptomlinderung kann eine Therapie mit PDE-5-Inhibitoren erwogen werden, bei Prostatavolumina > 30 mL eine Therapie mit 5-Alpha-Reduktase-Hemmern (Lerner LB et al. 2021a) (Abb. 20.6).

▶ **Fazit**

- Die Unterschiede zwischen den verschiedenen Leitlinien sind in der medikamentösen Therapie des BPS marginal und der Aktualität der entsprechenden Leitlinie geschuldet.
- Alpha-Blocker stellen nach wie vor das Standardmedikament in der Therapie des BPS dar.
- Phytotherapeutika werden nicht zur Behandlung des BPS empfohlen.
- 5-Alpha-Reduktase-Hemmer werden in allen Leitlinien empfohlen, ob nun bei 30 oder 40 mL Prostatavolumen eingesetzt, steht zur Diskussion.
- PDE-5-Hemmer können bei Alpha-Blocker-Unverträglichkeit oder gleichzeitig bestehender erektiler Dysfunktion eingesetzt werden.
- Auf die Verwendung von Antimuskarinika und Beta-3-Agonisten geht die EAU-Guideline dezidiert ein.
- In der EAU- und AUA-Leitlinie wird auf die Eigenverantwortlichkeit des Patienten mittels diätische Modifikation und Verhaltensmodifikation betont. ◄

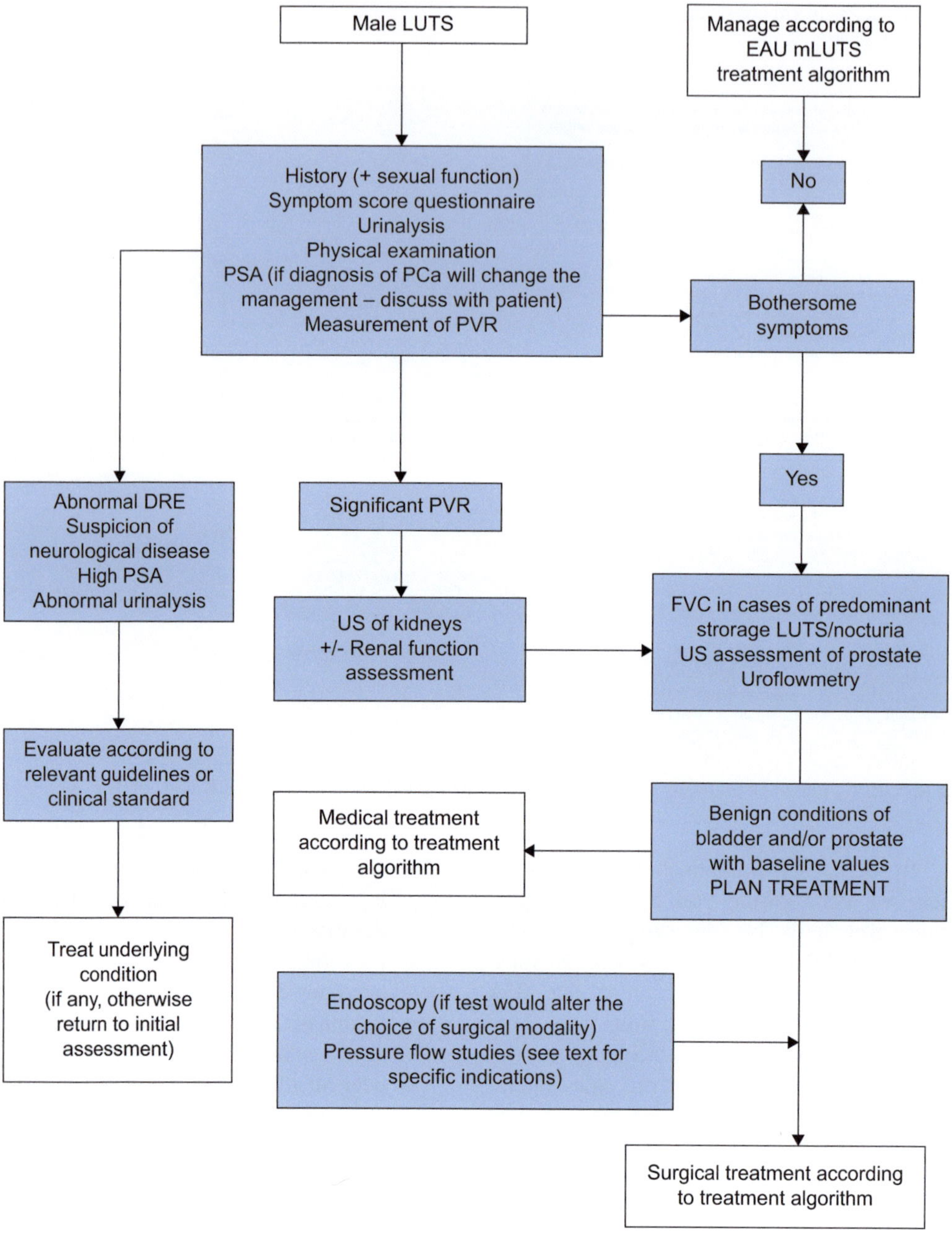

```
┌─────────────────┐                              ┌──────────────────────┐
│   Male LUTS     │                              │  Manage according to │
└────────┬────────┘                              │      EAU mLUTS       │
         │                                       │  treatment algorithm │
         ▼                                       └──────────┬───────────┘
┌──────────────────────────────────┐                        ▲
│  History (+ sexual function)     │                        │
│  Symptom score questionnaire     │                      ┌───┐
│  Urinalysis                      │                      │No │
│  Physical examination            │                      └───┘
│  PSA (if diagnosis of PCa will   │                        ▲
│  change the management –         │             ┌──────────┴───────────┐
│  discuss with patient)           │────────────▶│    Bothersome        │
│  Measurement of PVR              │             │     symptoms         │
└──┬────────────┬──────────────────┘             └──────────┬───────────┘
   │            │                                           │
   ▼            ▼                                         ┌───┐
                                                          │Yes│
                                                          └───┘
```

Abnormal DRE / Suspicion of neurological disease / High PSA / Abnormal urinalysis

Significant PVR

US of kidneys +/- Renal function assessment

FVC in cases of predominant strorage LUTS/nocturia / US assessment of prostate / Uroflowmetry

Evaluate according to relevant guidelines or clinical standard

Medical treatment according to treatment algorithm

Benign conditions of bladder and/or prostate with baseline values PLAN TREATMENT

Treat underlying condition (if any, otherwise return to initial assessment)

Endoscopy (if test would alter the choice of surgical modality) / Pressure flow studies (see text for specific indications)

Surgical treatment according to treatment algorithm

◘ **Abb. 20.2** Flussdiagramm zur Diagnostik des BPS, EAU-Guideline. (Aus Gravas S et al. 2021)

20.4.3 Leitlinien zur operativen Therapie des BPS

Wenn man von den instrumentellen Verfahren zur operativen Therapie des BPS spricht, so hat sich in den letzten 10 Jahren Einiges getan. Die verschiedenen sog. „minimally-invasive surgical techniques" oder MIST-Verfahren dazu wurden eingehend in den entsprechenden Kapiteln besprochen.

Leitlinien

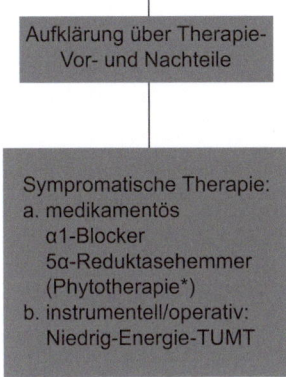

*siehe Kap. 20.2.1.2

Abb. 20.3 Behandlungsdiagramm. (Aus Höfner et al. 2000)

Während eine niedrige Reinterventionsrate (RR) im Langzeitverlauf als ideal in der operativen Therapie des BPS (TUR-P, transurethrale/offen/laparoskopische/robotische Enukleationsverfahren) angesehen wird, sind neue Verfahren mit anderen Studienendpunkten hinzugekommen.

Prinzipiell wird die Vergleichbarkeit dieser Verfahren mit den dazugehörigen Studien durch diese unterschiedlichen Studienendpunkte erschwert. Zu den möglichen Studienendpunkten/relevanten Parametern zählen:

- Niedrige RR im Langzeitverlauf (z. B. Enukleationsverfahren, TUR-P)
- Erhalt der antegraden Ejakulation (z. B. Aquaablation®, Rezum®, iTind®, Urolift®)

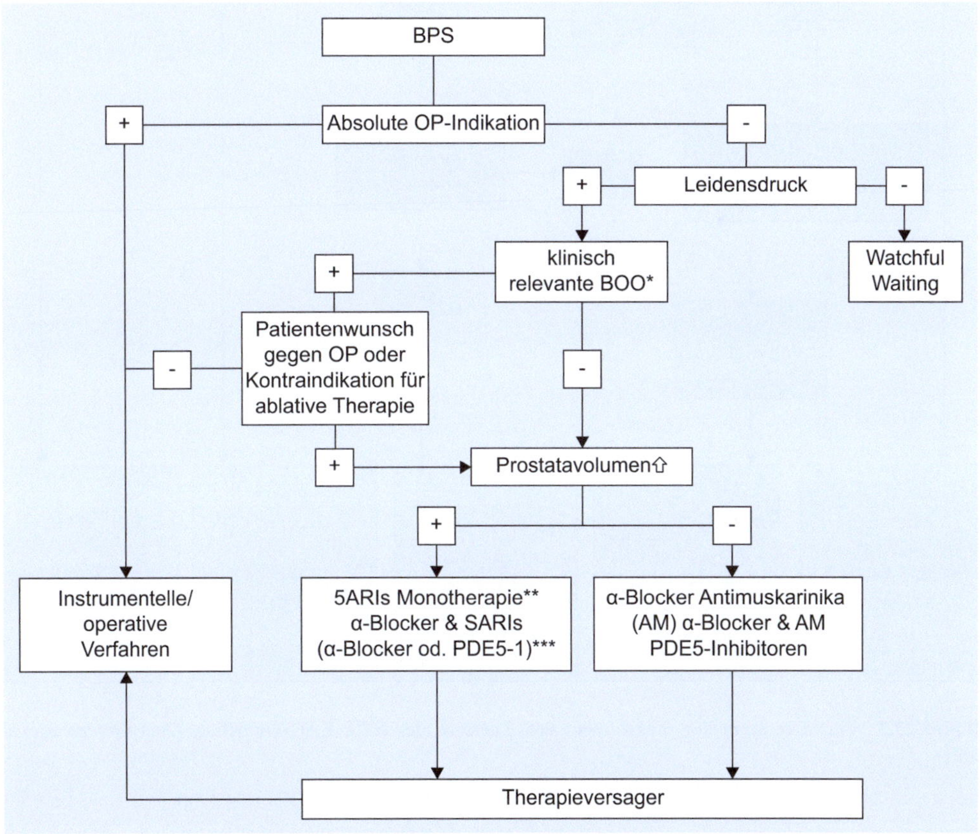

Abb. 20.4 Flussdiagramm zur Therapie des BPS, DGU-Guideline. (Aus Bschleipfer T et al. 2016)

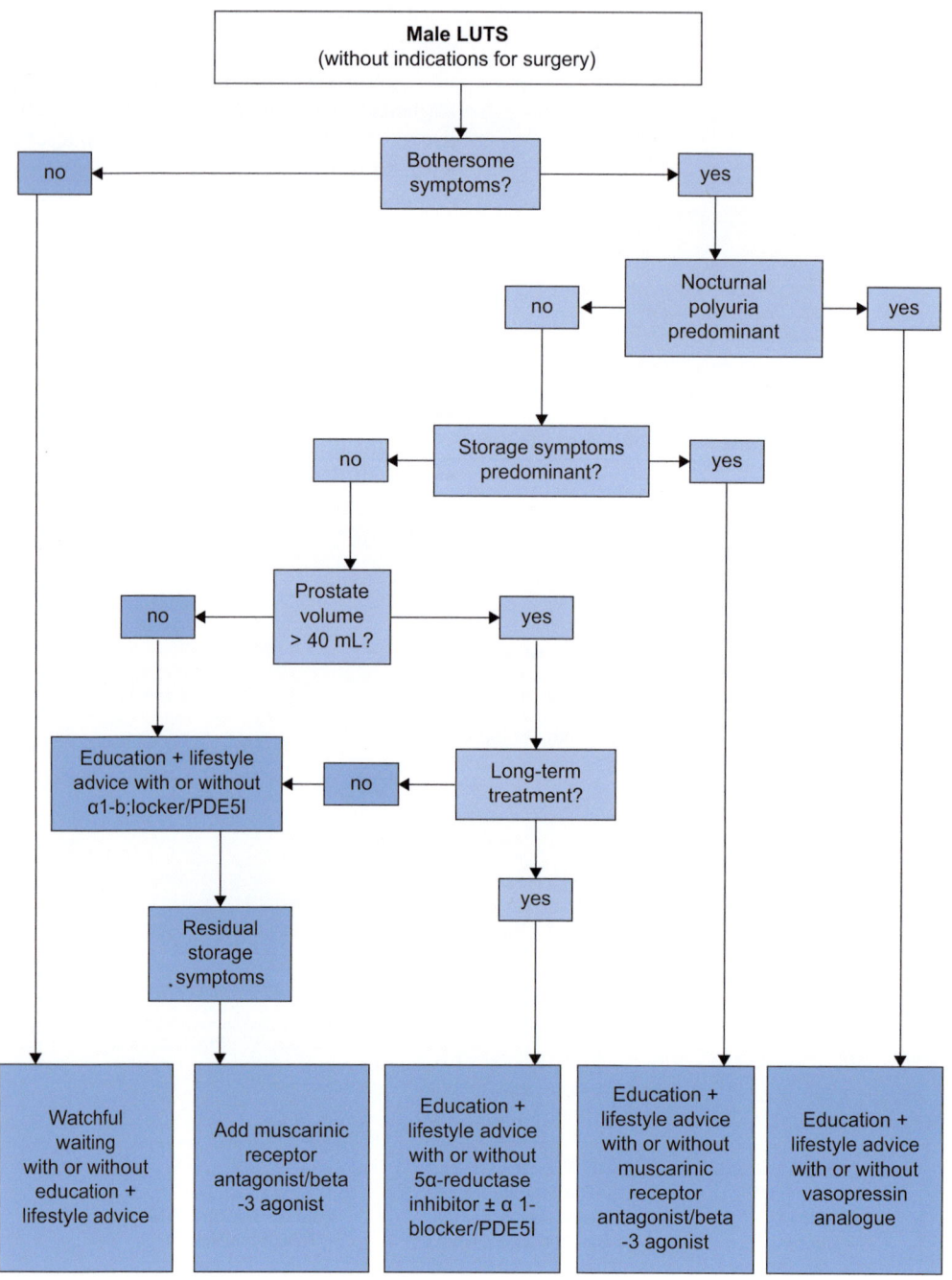

Abb. 20.5 Flussdiagramm zur medikamentösen Therapie des BPS, EAU-Guideline. (Aus Gravas S et al. 2021)

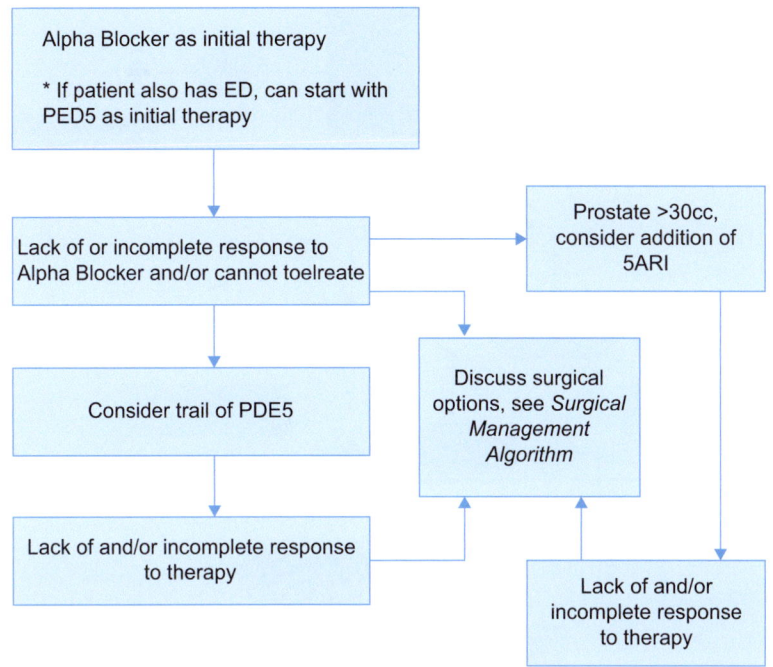

◻ Abb. 20.6 Flussdiagramm zur medikamentösen Therapie des BPS, AUA-Leitlinie. (Aus Lerner LB et al. 2021a)

- Verzicht auf prostataspezifische Medikation (z. B. iTind®, Urolift®, Rezum®)
- Durchführung in Lokalanästhesie (insbesondere Urolift®, iTind®, Prostataarterienembolisation)

Doch sollte zu Beginn dieses Abschnittes wieder der Blick in die Vergangenheit stehen. Was hat sich seit der letzten Auflage des Buches „Benigne Prostatahyperplasie. Ein Leitfaden für die Praxis" (Höfner K et al. 2000, ◻ Abb. 20.7) getan?
Das Fazit lautete damals:

„*Alle instrumentellen transurethralen oder operativen Verfahren haben mit Ausnahme der Niedrigenergie (NE)-TUMT eine Deobstruktion der BPO mit Ablation von Prostatagewebe zum Ziel. Mit zunehmender Ablation verringert sich die Obstruktion, wobei die Behandlungsmorbidität ansteigt (z. B. Harnröhrenstrikturen, Blasenhalssklerose, Ejakulationsstörungen, Harnwegsinfektionen, Inkontinenz, Impotenz)*
- *Die TUR-P führt zu den besten Behandlungsergebnissen. Daten über Komplikations- und Rezidivraten sind uneinheitlich*
- *Die offene Operation kann bei großem Drüsenvolumen, die TUIP bei einem Volumen <30 ml eingesetzt werden*
- *Die NE-TUMT kann bei symptomatischen Patienten ohne BPO eingesetzt werden. Langzeitdaten sind begrenzt*
- *Die Hochenergie (HE-)TUMT kann bei symptomatischen Patienten mit BPO eingesetzt werden. Langzeitdaten sind begrenzt*
- *Die TUNA kann bei symptomatischen Patienten mit BPO eingesetzt werden. Langzeitdaten sind begrenzt*
- *Laserverfahren können bei symptomatischen Patienten mit BPO eingesetzt werden. Langzeitdaten sind begrenzt.*

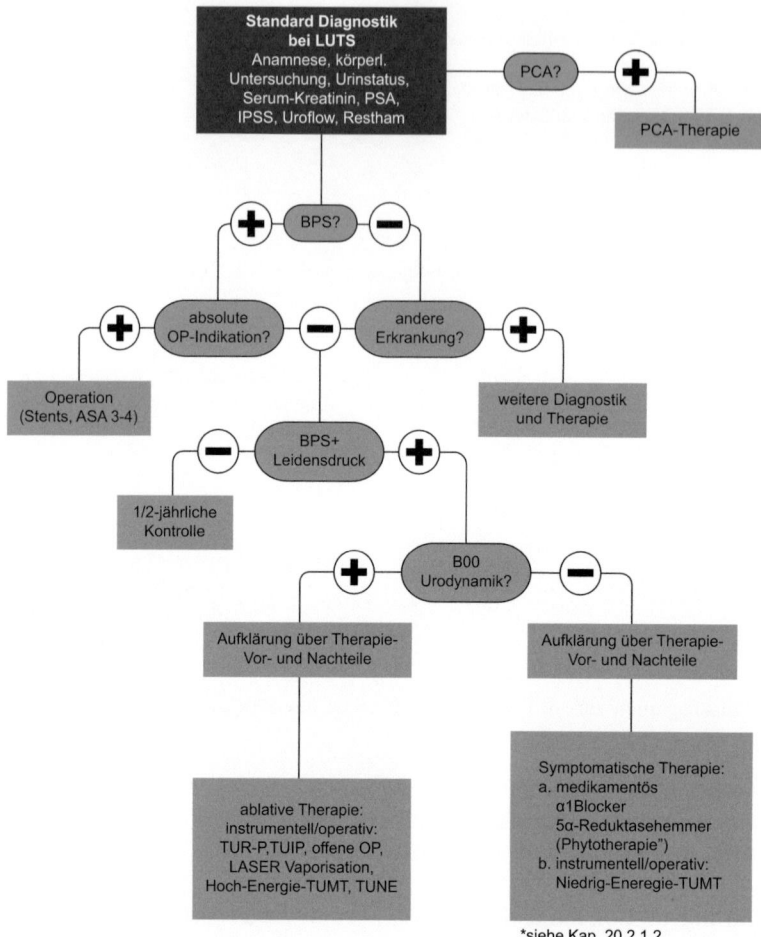

Abb. 20.7 Behandlungsdiagramm. (Aus Höfner et al. 2000)

- Stents können bei Hochrisikopatienten mit Seitenlappen-BPH indiziert sein
- Hyperthermie, Ballondilatation und HIFU sind für die Therapie des BPH-Syndroms nicht geeignet"

■ **Und das Fazit von heute?**

Neben der Terminologie (BPO, BPH-Syndrom) spielen eine Reihe von Verfahren klinisch (November 2021) überhaupt keine Rolle mehr: Transurethrale Mikrowellenthermotherapie (TUMT), Transurethrale Nadelablation der Prostata (TUNA), permanente Stents, Hyperthermie, Ballondilatation und HIFU-Therapie. Der Begriff „Laserverfahren" wird aus heutiger Sicht nicht differenziert genug betrachtet.

In der überarbeiteten Leitlinie zur Therapie des BPS aus dem Jahr 2016 (Bschleipfer T et al. 2016) findet sich ein Flussdiagramm zur konservativen, medikamentösen oder operativen Therapie des BPS (■ Abb. 20.8). Ein differenziertes Flussdiagramm zur operativen Therapie des BPS (welches Verfahren? wann?) findet sich hingegen nicht. Die folgenden Verfahren werden in der Leitlinie differenziert diskutiert:

Leitlinien

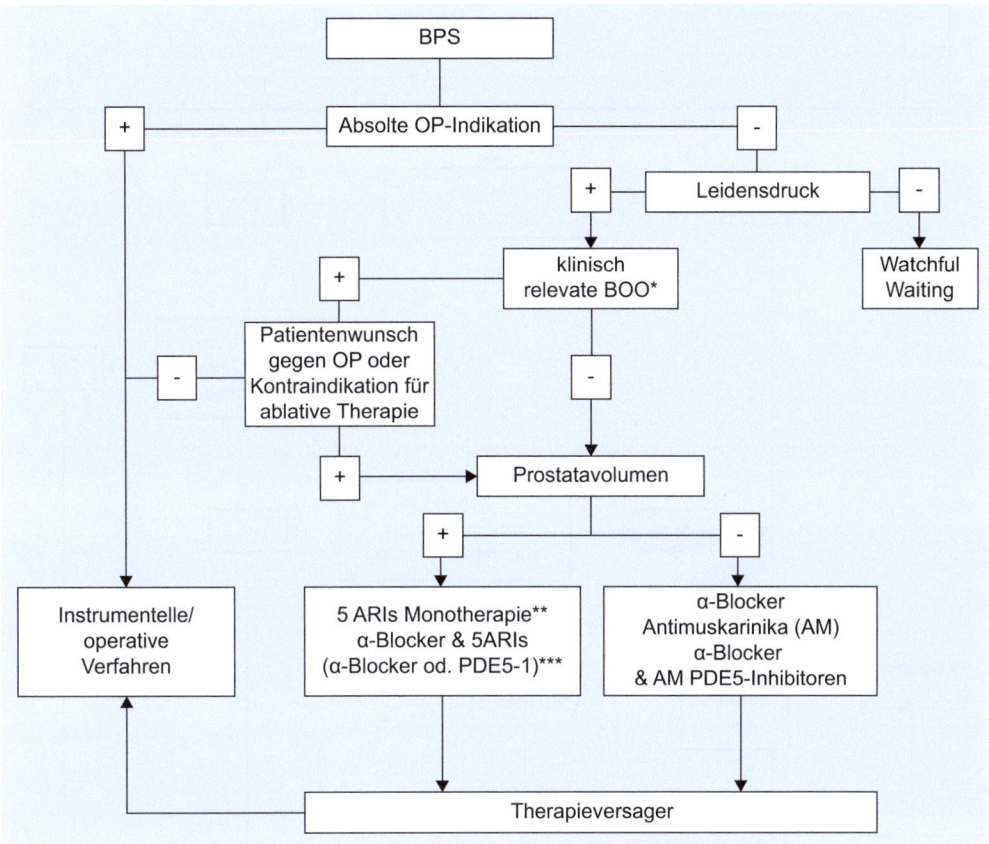

Abb. 20.8 Flussdiagramm zur Therapie des BPS, DGU-Guideline. (Aus Bschleipfer T et al. 2016)

Folgende Verfahren werden in der Leitlinie differenziert diskutiert
1. TUR-P,
2. Bipolare transurethrale Resektion der Prostata,
3. Transurethrale Inzision der Prostata,
4. Offene Adenomenukleation,
5. Laserverfahren,
6. Transurethrale Hochenergiemikrowellenthermotherapie,
7. Transurethrale Nadelablation,
8. Intraprostatische Stents,
9. Intraprostatische und intravesikale Injektion von Botulinumtoxin Typ A,
10. Intraprostatische und intravesikale Injektion von dehydriertem Ethanol.

Eine differenziertes Flussdiagramm findet sich dagegen in den aktuellen Leitlinien der EAU (Gravas S et al. 2021, Abb. 20.9) und der AUA (Lerner LB et al. 2021a, b, Abb. 20.10).

Die Empfehlungen hinsichtlich der verschiedenen OP-Methoden erfolgen in AUA- und EAU-Leitlinien (2021) anhand des Prostatavolumens (PV), Anwendbarkeit in Lokalanästhesie und Antikoagulanzientherapie. Die wesentlichen Unterschiede zeigen sich bei der Empfehlung der OP-Techniken anhand des PV.

- **PV > 80 mL**

Die AUA-Leitlinie empfiehlt die laparoskopisch/robotisch-assistierte Prostataade-

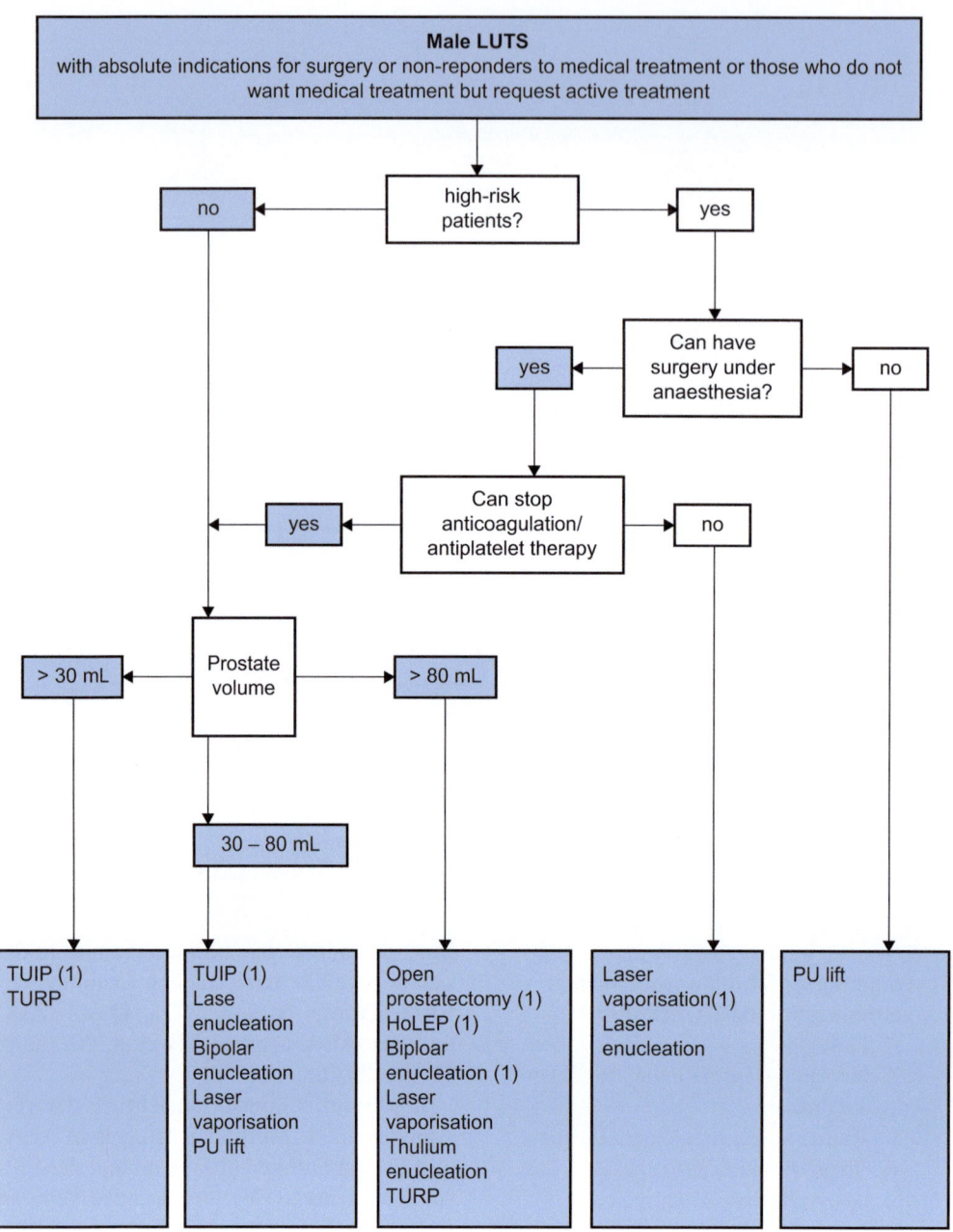

☐ **Abb. 20.9** Flussdiagramm zur operativen Therapie des BPS, EAU-Guideline. (Aus Gravas S et al. 2021)

nomenukleation, obwohl keine RCT verfügbar sind, die diese Verfahren mit den Standardverfahren (offene/transurethrale Prostataadenomenukleation) vergleichen. Wenn man bedenkt, dass die laparoskopische/robotisch-assistierte Prostataadenomenukleation die offene OP imitiert, liegt aber, trotz fehlender Evidenz, auf der Hand, dass die Ergebnisse vergleichbar sein würden.

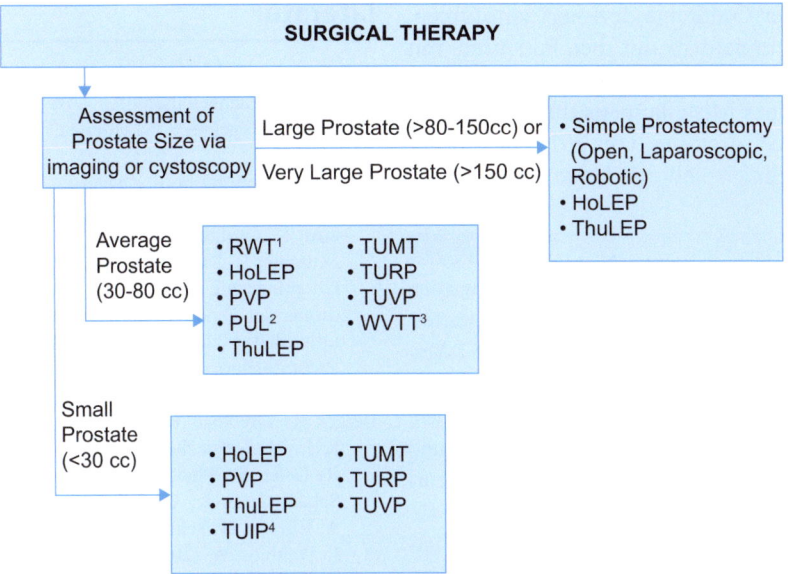

Abb. 20.10 Flussdiagramm zur operativen Therapie des BPS, AUA-Guideline. (Aus Lerner LB et al. 2021a, b)

- **PV 30–80 mL**

Die AUA-Leitlinie empfiehlt Aquablation®, Rezum®, Urolift®, TUR-P und Laserenukleations- (HoLEP, ThuLEP) und Vaporisationsverfahren (PVP). Aquablation® und Rezum® wurden aufgrund hervorragend durchgeführter (allerdings firmengesponserter) RCT in die Leitlinie aufgenommen. Unabhängige RCT fehlen für beide Verfahren bislang. Auch weisen Teile des Guideline-Panels erhebliche Interessenkonflikte mit diesen Studien auf (Principal Investigators dieser Studien sind Teile des Guideline-Panels).

- **PV < 30 mL**

Während die EAU-Leitlinie nur die TUR-P und die TUIP (nur bei Patienten ohne Mittellappen) empfehlen, empfiehlt die AUA-Leitlinie zusätzlich Laserenukleationsverfahren und die GreenLight Vaporisation (PVP). Die AUA-Leitlinie empfiehlt aufgrund der Datenlage noch die TUMT. Klinisch spielt die TUMT aber faktisch keine Rolle mehr. Für die Thulium Laser Enukleation der Prostata (ThuLEP), die von der AUA größenunabhängig dezidiert empfohlen wird, gilt, dass die Evidenz schlechter als für die HoLEP ist, d. h. weniger und qualitativ schlechter durchgeführte RCT!

- **Antikoagulation**

Unter fortgesetzter Antikoagulation werden in einem Flussdiagramm der EAU-Leitlinie die Vaporisation der Prostata mit dem Greenlight-Laser und die Enukleation mit dem Tm:YAG-Laser oder Ho:YAG-Laser empfohlen. Die Datenlage ist dennoch schwach – nur wenige retrospektive Studien liegen vor. Die gleichen Verfahren werden von der AUA empfohlen – bezüglich der Handhabung der verschiedenen Antikoagulanzien (Thrombozytenaggregationshemmer, NOAK, Vitamin-K-Antagonisten) wird keine Aussagen getroffen. In der DGU-Leitlinie findet sich hierzu keine Stellungnahme.

- **Operation unter Lokalanästhesie**

Hier wird in der EAU-Leitlinie auf die Urolift®-Therapie verwiesen. Dennoch wird in der Guideline dezidiert empfohlen, diese Therapieform nur bei Patienten mit einem PV < 70 ml und ohne das Vorhandensein eines Mittellappens durchzuführen. In der DGU-Leitlinie von 2016 und in der AUA-Leitlinie spielt dies keine Rolle.

▶ **Fazit**

- In den verschiedenen Leitlinien werden Therapieformen unterschiedlich bewertet.
- Während in der DGU-Leitlinie MIST-Verfahren wie Aquablation®, Rezum® und Urolift® noch nicht bewertet werden, werden diese Verfahren in den AUA- und EAU-Guidelines schon differenziert beurteilt.
- (Industrie-)Unabhängige RCT sind tatsächlich notwendig, um diese Verfahren einordnen zu können. ◀

20.5 Zusammenfassung

Leitlinien haben einen wichtigen Auftrag in der Patientenbehandlung. Die Leitlinien von DGU, AUA und EAU unterscheiden sich hinsichtlich Diagnostik und medikamentöser Therapie des BPS nur graduell.
- In der operativen Therapie des BPS zeigen sich jedoch Unterschiede in der Beurteilung verschiedener Therapieverfahren. Hier ist bei einigen angebotenen Therapieverfahren Vorsicht geboten.
- Insbesondere in den AUA-Leitlinien werden einige operative Verfahren, die sog. MIST-Verfahren, empfohlen, obwohl Langzeitdaten und Daten unabhängiger Studien noch ausstehen. Hier scheint jedoch Zurückhaltung geboten, da bei den Therapieempfehlungen eine Beeinflussung durch Interessenkonflikte der Mitglieder der jeweiligen Guideline-Panels nicht auszuschließen ist.

Literatur

Arbeitsgemeinschaft der Wissenschaftlichen Medizinischen Fachgesellschaften (AWMF) (2012) Das AWMF-Regelwerk Leitlinien. Zuckschwerdt, München. ▶ http://www.awmf.org/leitlinien/awmf-regelwerk.html. Zugegriffen: 06. Jan. 2022

Höfner K, Bach T, Berges R, Bschleipfer T, Dreikorn K, Gratzke C, Madersbacher S, Michel MS, Muschter R, Matthias Oelke, Reich O, Tschuschke C Leitlinie zur Therapie des benignen Prostatasyndroms der Qualität S2e. ▶ https://www.awmf.org/uploads/tx_szleitlinien/043-034l_S2e_Benignes_Prostatasyndrom_Diagnostik_Differenzialdiagnostik_abgelaufen.pdf. Zugegriffen: 25. Nov. 2021

Berges R, Dreikorn K, Höfner K, Jonas U, Laval KU, Madersbacher S, Michel MC, Muschter R, Oelke M, Pientka L, Tschuschke C, Tunn U, Schalkhäuser K, Göckel-Beining B, Heidenreich A, Rübben H, Schalkhäuser K, Thon W, Thüroff J, Weidner W (2003a) Einstufung der Leitlinie nach AWMF. Stufe 2; Arbeitskreis Urologische Funktionsdiagnostik und Urologie der Frau; Arbeitskreis BPH; BDU; DGU-Leitlinienkommission. Leitlinien der Deutschen Urologen zur Diagnostik des benignen Prostatasyndroms (BPS). Urologe A 42:584–590

Berges R, Dreikorn K, Höfner K, Jonas U, Laval KU, Madersbacher S, Michel MC, Muschter R, Oelke M, Pientka L, Tschuschke C, Tunn U, Palmtag H, Goepel M, Schalhhäuser K, Göckeel-Beining B, Heidenreich A, Rübben H, Schalkerhäuser K, Thon W, Thüroff J, Weidner W (2003b) Einstufung der Leitlinie nach AWMF. Stufe 2; Arbeitskreis BPH der Deutschen Gesellschaft für Urologie; Arbeitskreis Urologische Funktionsdiagnostik und Urologie der Frau; BDU; DGU-Leitlinienkommission. Leitlinien der Deutschen Urologen zur Therapie des benignen Prostatasyndroms (BPS). Urologe A 42:722–738

Berges R, Dreikorn K, Höfner K, Madersbacher S, Michel MC, Muschter R, Oelke M, Reich O, Rulf W, Tschuschke C, Tunn U, Society of German Urologists (2009a) Therapy of benign prostate syndrome (BPS): guidelines of the German Urologists (DGU). Urologe A 48(12):1503–1516. ▶ https://doi.org/10.1007/s00120-009-2067-4

Berges R, Dreikorn K, Höfner K, Madersbacher S, Michel MC, Muschter R, Oelke M, Reich O, Rulf W, Tschuschke C, Tunn U (2009b) Diagnostic and differential diagnosis of benign prostate syndrome (BPS): guidelines of the German Urologists. Urologe A 48(11):1356–1360, 1362–1364. ▶ https://doi.org/10.1007/s00120-009-2066-5

Bschleipfer T, Bach T, Berges R, Dreikorn K, Gratzke C, Madersbacher S, Michel MS, Muschter R, Oelke M, Reich O, Tschuschke C, Höfner K (2016) S2e guideline of the German urologists: instrumental treatment of benign prostatic hyperplasia. Urologe A 55:195–207. ▶ https://doi.org/10.1007/s00120-015-3983-0

Bundesärztekammer (BÄK), Kassenärztliche Bundesvereinigung (KBV) (1997) Beurteilungskriterien für Leitlinien in der medizinischen Versorgung -Beschlüsse der Vorstände der Bundesärztekammer und Kassenärztlicher Bundesvereinigung. Dtsch Arztebl 94(33):A2154-A2155

Europarat, Verbindung der Schweizer Ärztinnen und Ärzte, Ärztliche Zentralstelle Qualitätssicherung (ÄZQ) et al (2002) Entwicklung einer Methodik für die Ausarbeitung von Leitlinien für optimale medizinische Praxis Empfehlung Rec (2001)13 des Europarates am 10. Oktober 2001 und Erläuterndes Memorandum. Deutschsprachige Ausgabe. Z Arztl Fortbild Qualitatssich 96(Suppl III):3–60

Gravas S, Cornu JN, Gacci M, Gratzke C, Herrmann TRW, Mamoulakis C, Rieken M, Speakman MJ, Tikkinen KAO, Guidelines Associates: Karavitakis M, Kyriazis I, Malde S, Sakalis V, Umbach R (2021) Management of non-neurogenic male LUTS. ISBN 978-94-92671-13-4. ▶ https://uroweb.org/guideline/treatment-of-non-neurogenic-male-luts/. Zugegriffen: 06. Jan. 2022

Gutsch J, Reif M, Müller-Hübenthal B, Matthiessen PF (2016) Evidenzbasierte Leitlinien, Anspruch und Wirklichkeit. Forsch Komplementmed 23:117–122

Höfner K, Deutschen Gesellschaft für Urologie (2004) Diagnostik der Obstruktion des unteren Harntraktes beim Mann. Leitlinien der Deutschen Gesellschaft für Urologie. Urologe A 43:1301–1305. ▶ https://doi.org/10.1007/s00120-004-0675-6

Höfner K, Stief CG, Jonas U (2000) Benigne Prostatahyperplasie. Ein Leitfaden für die Praxis. Springer, Berlin

Höfner K, Bach T, Berges R, Dreikorn K, Gratzke C, Madersbacher S, Michel MS, Muschter R, Oelke M, Reich O, Tschuschke C, Bschleipfer T (2016) S2e guideline of the German urologists: conservative and pharmacologic treatment of benign prostatic hyperplasia. Urologe A 55(2):184–194. ▶ https://doi.org/10.1007/s00120-015-3984-z

Lerner LB, McVary KT, Barry MJ et al (2021a) Management of lower urinary tract symptoms attributed to benign prostatic hyperplasia: AUA guideline part I, initial work-up and medical management. J Urol 206:806

Lerner LB, McVary KT, Barry MJ et al (2021b) Management of lower urinary tract symptoms attributed to benign prostatic hyperplasia: AUA guideline part II, surgical evaluation and treatment. J Urol 206:818

Prävention des Benignen Prostatasyndroms

Matthias Oelke

Inhaltsverzeichnis

21.1 Präventionsformen – 226

21.2 Primärprävention – 226

21.3 Sekundärprävention – 229

21.4 Schlussfolgerungen – 234

Literatur – 236

© Der/die Autor(en), exklusiv lizenziert an Springer-Verlag GmbH, DE, ein Teil von Springer Nature 2022
C. Netsch und A. J. Gross (Hrsg.), *Benignes Prostatasyndrom*,
https://doi.org/10.1007/978-3-662-64334-1_21

- **Einleitung**

Das benigne Prostatasyndrom (BPS) ist nicht nur in Deutschland, sondern auch in allen anderen westlichen Industrienationen die häufigste urologische Krankheit und die vierthäufigste sowie fünftteuerste Erkrankung bei Männern ≥50 Jahren (Issa et al. 2006). Basierend auf der Demografie und Prävalenzdaten des BPS in Deutschland sind hierzulande insgesamt etwa 2,5 Mio. Männer betroffen (Berges et al. 2001). Bei durchschnittlichen Kosten zur Diagnostik und Therapie von Männern mit BPS von ca. € 900 pro Patient und Jahr (Exel et al. 2006) ist für das deutsche Gesundheitssystem ein jährlicher finanzieller Gesamtaufwand von ca. € 2,2 Mrd. für die Diagnostik und Therapie notwendig. Somit wären Gesundheitsprogramme zur Prävention des BPS nicht nur aus gesundheitsökonomischen Aspekten sinnvoll, sondern könnten auch die Zahl der Prostataoperationen (ca. 75.000/Jahr in Deutschland, Stand 2018) reduzieren, die BPS-assoziierte Krankheitsprogression verlangsamen bzw. Komplikationen verhindern und somit die Lebensqualität der alternden männlichen Bevölkerung sicherstellen.

21.1 Präventionsformen

Es werden drei verschiedene Arten der Prävention unterschieden, die beim Krankheitsbild der BPH bzw. des BPS unterschiedliche Krankheitsstadien verhindern sollen:
- **Primärprävention:** Hierunter werden alle Maßnahmen summiert, die eine Krankheit verhindern oder ihre Entstehung verlangsamen. Beim BPS könnte die Primärprävention auf die Verhinderung der (histologischen) BPH oder auf die Verhinderung einer oder mehrerer Teilkomponenten des BPS (BPE, BOO, LUTS) abzielen, bevor diese klinisch evident werden.
- **Sekundärprävention:** Bei dieser Form der Prävention soll verhindert werden, dass sich die bereits klinisch evidenten Teilkomponenten des BPS (LUTS, BPE, BOO) verschlimmern und hierdurch Komplikationen im unteren oder oberen Harntrakt entstehen (z. B. Harnwegsinfektion, Harnverhalt, Harnstauungsnieren oder Niereninsuffizienz).
- **Tertiärprävention:** Sind bereits Komplikationen aufgrund der BPH bzw. des BPS entstanden, sollen mit den Maßnahmen der Tertiärprävention Komplikationen günstig beeinflusst und Langzeitschäden vom Patienten abgewendet werden (z. B. Dilatation des oberen Harntraktes und Niereninsuffizienz). Zu den Maßnahmen der Tertiärprävention zählen u. a. die Einnahme von 5α-Reduktase-Inhibitoren bei Makrohämaturie (Rastinehad et al. 2008) oder Hämatospermie (Badawy et al. 2012) oder $α_1$-Blockern bei Harnverhalt (trial without catheter) (Mühlstädt und Oelke 2019).

Dieses Buchkapitel fasst die bekannten Informationen zur Primär- und Sekundärprävention der BPH bzw. des BPS zusammen.

21.2 Primärprävention

Tierexperimentelle und epidemiologische Untersuchungen konnten die Pathophysiologie der BPH und Risikofaktoren für Teilkomponenten des BPS näher beleuchten. Allgemein akzeptiert sind hierbei die autonome Überaktivität mit Dysregulation des sympathischen und parasympathischen Nerventonus sowie das metabolische Syndrom (Moul und McVary 2010), das dann vorliegt, wenn mindestens drei der fünf genannten Komponenten beim Patienten vorgefunden werden (National Cholesterol Education Program (NCEP) Expert Panel

on Detection, Evaluation, and Treatment of High Blood Cholesterol in Adults 2002):
- Stammfettsucht mit Hüftumfang >102 cm,
- Triglycerid-Konzentration i.S. >150 mg/d (1,7 mmol/l),
- HDL-Konzentration i.S. <40 mg/dl (1,04 mmol/l),
- Blutdruck >130/80 mm Hg und/oder
- Nüchtern Glukose-Konzentration i.S. >110 mg/dl (6,1 mmol/l).

In Tierversuchen führt die autonome Überaktivität zur Entwicklung einer (histologischen) BPH und fettreiche Ernährung bzw. Adipositas, Diabetes mellitus und arterieller Hypertonus zur BPE und zu LUTS bzw. zur überaktiven Blase (Golomb et al. 2000; Rahman et al. 2007). Tierexperimente wiesen auch nach, dass die langfristige Erhöhung der Glukose-Konzentration i.S. zur Apoptose insbesondere von parasympathischen Nervenzellen führt und somit ein Ungleichgewicht zum sympathischen Nerventonus verursacht (Cellek et al. 1999). Bei epidemiologischen Untersuchungen wurden eine signifikant größere Prostata und ein schnelleres Prostatawachstum bei den Männern nachgewiesen, die auch von Adipositas, Hyperlipidämie, Diabetes mellitus Typ II oder arteriellem Hypertonus betroffen waren (Gacci et al. 2015). Männer mit einem BMI >35 kg/m^2 haben ein 3,5-fach erhöhtes Risiko, ein BPS zu entwickeln als Männer mit einem BMI <25 kg/m^2 (Parsons et al. 2006). Der vermehrte Hüftumfang ist signifikant mit LUTS assoziiert, und die Erhöhung des Taillen-Hüft-Verhältnisses um jeweils 0,05 führt zur Steigerung des BPH-Risikos um jeweils 10 % (Kristal et al. 2007), was auch mit einer erhöhten Wahrscheinlichkeit von Prostataoperationen (TURP) einhergeht (Dahle et al. 2002). Männer mit Diabetes mellitus sind zu 67 % häufiger von LUTS betroffen als solche ohne Diabetes (Rohrmann et al. 2005). Hyperinsulinämie und eine höhere Konzentration des Insulin-like Growth Factors (IGF) i.S. sind ebenfalls mit einem signifikant erhöhten Risiko von BPH, LUTS und Prostataoperationen verbunden. Die Einnahme von Metformin bei Diabetes mellitus senkt hingegen signifikant die Wahrscheinlichkeit von BPH-Prostataoperationen (Hazard Ratio 0,86 für alle Metformin-Patienten, $p=0,007$ und 0,76 für Patienten mit hohen Metformin-Dosen, $p=0,005$), verursacht durch Senkung des Blutzuckerspiegels oder durch Metformin selbst (Hong et al. 2019).

Maßnahmen zur Primärprävention sollen die Entwicklung einer (histologischen) BPH und von BPE, BOO oder LUTS verhindern oder verlangsamen. Ausgehend von der Pathophysiologie der autonomen Dysregulation und des metabolischen Syndroms ergeben sich die unten aufgelisteten Ansätze zur Primärprävention. Kritisch anzumerken für die meisten Maßnahmen sind die häufig schwache methodologische Durchführung dieser Untersuchungen, das retrospektive Studiendesign, die fehlende ärztliche Überprüfung der Patientenangaben und die wechselnde oder unterschiedliche Definition für BPH bzw. BPS. Folgende Maßnahmen zur Primärprävention wurden publiziert:

Maßnahmen zur Primärprävention
- Kastration
- Gewichtsreduktion/Diät
- Ernährungsumstellung
- Körperliche Aktivität
- 5α-Reduktase-Inhibitoren

- **Kastration**

Bei chirurgischer oder medikamentöser Kastration vor der Pubertät ist die Prostata nur rudimentär angelegt und bleibt auch im Alter frei von hyperplastischen Veränderungen (BPH). Bei solchen Männern sind Prostata und Samenblasen klein oder fehlen ganz. Prostatabiopsien dieser Männer enthalten ausschließlich fibromuskuläres Stroma ohne Drüsenzellen. Prostata-spezifisches Antigen (PSA) ist daher im Serum dieser Männer zumeist nicht nachweisbar. Die chirurgische (Swain 1895) oder medikamentöse Kastration (Gabrilove et al. 1987) nach der Pubertät führt zur Reduktion des Prostatavolumens und von LUTS.

- **Gewichtsreduktion/Diät**

Eine fettarme Diät mit Reduktion des Körpergewichts auf ein Normal- oder Idealmaß führt zur Abnahme von LUTS (und zu anderen nicht-onkologischen urologischen Erkrankungen, wie z. B. der erektilen Dysfunktion) (ElJalby et al. 2019). Die Verminderung des Körperfetts und Reduktion des LDL-Spiegels i.S. bei Übergewichtigen können die Entwicklung einer BPH und von LUTS innerhalb der nächsten 5 Jahre verhindern (Park et al. 2019).

- **Ernährungsumstellung**

Einer Reihe von Nahrungsbestandteilen, insbesondere die in Gemüse, wirken protektiv auf die Entwicklung der BPH und von LUTS (Rohrmann et al. 2004; Kristal et al. 2008). Es wurden die Effekte von Phytoöstrogenen, Isoflavoiden, Knoblauch, Soja und den Vitaminen A, C, D und E auf das Prostatazellwachstum in Zellkulturen und auf das BPS in epidemiologischen Studien untersucht (Di Silverio et al. 2004). Der Verzehr von Gemüse im Allgemeinen führt zur signifikanten Senkung des BPS (Odds Ratio 0,89; $p=0,03$). Speziell Gemüse und Früchte, die reich an β-Karotinen, Lutein oder Vitamin C sind, sind mit einer signifikanten Reduktion des BPS assoziiert (Rohrmann et al. 2007). Der Verzehr von Tomaten oder Tomatenprodukten (z. B. 50 g Tomatenpaste/Tag über einen Zeitraum von 10 Wochen) führt zur signifikanten PSA-Reduktion von ca. 11 % (Edinger und Koff 2006) und signifikanten Zunahme von Apoptosen in der Prostata (Kim et al. 2003). Der Verzehr von Knoblauch (täglich 0,2 g roher Knoblauch pro kg Körpergewicht) über 30 Tage führt zur signifikanten Reduktion des Prostatavolumens (Durak et al. 2003). Eine Meta-Analyse von 19 Studien mit insgesamt etwas mehr als 120.000 Männern ergab, dass auch die regelmäßige Alkoholaufnahme zur signifikanten Reduktion der BPH oder des BPS führt (Parsons und Im 2009); Studienparameter und Endpunkte variierten aber bei vielen der verwendeten Studien. Die Autoren errechneten, dass eine tägliche Alkoholaufnahme von bis zu 5 g das Risiko einer BPH (histologisch oder klinisch) um 35 % senkt (Odds Ratio 0,65; $p < 0,001$), während eine tägliche Alkoholaufnahme von bis zu 36 g die Wahrscheinlichkeit noch um 19 % (Odds Ratio 0,81; $p=0,003$) vermindert.

- **Körperliche Aktivität**

Männer, die 2–3 h pro Woche spazieren gehen, haben ein signifikant geringes Risiko für LUTS (Odds Ratio 0,75; $p < 0,001$) und eine spätere Prostataoperation (Odds Ratio 0,76; $p < 0,001$) (Platz et al. 1998; Lacey et al. 2001). Männer mit stärkerer beruflicher oder freizeitlicher körperlicher Aktivität reduzieren die Wahrscheinlichkeit für eine (histologische oder klinische) BPH sogar um bis zu 50 % (Dal Maso et al. 2006). Interessanterweise scheint hochgradige körperliche Aktivität (>5 h/Tag) im Alter von 30 Jahren die Wahrscheinlichkeit von LUTS stärker zu reduzieren als körperliche Aktivität zu einem späteren Lebenszeitpunkt (Orsini et al. 2006). Demgegenüber haben Männer mit wenig körperlicher Aktivität (Fernsehen >30 h/Woche) eine um 24 % höhere Wahrscheinlichkeit, moderate bis schwere LUTS zu entwickeln als Männer mit viel körperlicher Aktivität (<1 Fernsehstunde/Woche, Hazard Ratio 1,24, $p=0,004$) (Mondul et al. 2020).

- **5α-Reduktase-Inhibitoren**

Unteranalysen von Patienten der beiden großen Studien zur Prävention des Prostatakarzinoms (PCPT = Prostate Cancer Prevention Trial mit Finasterid vs. Placebo und REDUCE = Reduction by Dutasteride of Prostate Cancer Events mit Dutasterid vs. Placebo) konnten zeigen, dass auch solche Männer mit keinen oder nur geringen LUTS (IPSS <8) von der Therapie mit einem 5α-Reduktase-Inhibitor hinsichtlich Prostatagröße, LUTS, Uroflow und Lebensqualität profitieren sowie die Wahrscheinlichkeit für einen akuten Harnverhalt oder Notwendigkeit einer Prostataoperation gesenkt wird (Andriole et al. 2010). In der REDUCE-Studie hatten von den 8122 eingeschlossenen Männern initial 3896 Männer einen IPSS <8, von denen 1947 Männer Placebo und 1949 Männer Dutasterid (1× täglich 0,5 mg) erhielten (Roehrborn et al. 2011). Beim Vergleich dieser beiden asymptomatischen oder schwach symptomatischen Gruppen zeigte sich, dass der IPSS von Männern mit Dutasterid im Studienverlauf stabil blieb, während der IPSS bei Männern mit Placebo progressiv anstieg (signifikant ab Behandlungsmonat 18; $p < 0{,}01$). Das gleiche Ergebnis bestand auch bei der Analyse der Männer, die initial ein IPSS <8 und ein Prostatavolumen <30 cm^3 hatten (Placebo 807 und Dutasterid 774 Männer; $p < 0{,}01$ ab Behandlungsmonat 18). In der Untergruppe von Männern mit kleiner Prostata (<30 cm^3) entwickelten signifikant weniger Männer mit Dutasterid einen Harnverhalt, und es mussten signifikant weniger Männer eine Prostataoperation (TURP) durchführen lassen als Männer mit Placebo-Behandlung ($p < 0{,}01$).

> Aus den Daten der PCPT- und REDUCE-Studien lassen sich die Rückschlüsse ziehen, dass sich beide 5α-Reduktase-Inhibitoren zur Primärprävention des BPS eignen. Allerdings ist dieser Behandlungsansatz – primär aus ökonomischer Sicht – bisher noch nicht allgemein akzeptiert und wird daher wohl nur sehr selten durchgeführt.

21.3 Sekundärprävention

Das BPS ist eine progrediente Erkrankung (BPH → BPE/BOO/LUTS → BPS-assoziierte Komplikationen). Eine Zunahme von LUTS, definiert als Zunahme des IPSS von >4 Punkten, wurde in epidemiologischen Untersuchungen bei 5,7 % der unbehandelten Männer pro Jahr (Jakobsen et al. 1993) und in Placebo-Armen von Medikamentenuntersuchungen (z. B. Medical Therapy of Prostatic Symptoms, MTOPS) bei 17 % der Untersuchten innerhalb von 5 Jahren dokumentiert (McConnell et al. 2003). Zahlen zur Krankheitsprogression in Deutschland wurden mittels longitudinaler Untersuchungen von Männern der Herner LUTS-Studie über einen Zeitraum von 5 Jahren ermittelt und ergaben eine Gesamtprogression bei 27 % der Untersuchten, von denen 18,5 % eine symptomatische Progression, 2,4 % einen Harnverhalt und 4,7 % die Notwendigkeit einer Operation bei medikamentös austherapierten LUTS hatten (Berges 2008). Als prädiktive Faktoren für eine BPS-Progression erwiesen sich v. a. das Lebensalter und Prostatavolumen bzw. die PSA-Konzentration i.S. (>1,5 µg/l) (Berges 2008; Marks et al. 2006).

Der akute oder chronische Harnverhalt tritt bei 0,5 bis 2 % der Männer pro Jahr auf (Oelke et al. 2015); Risikofaktoren (Daten aus dem Placebo-Arm der MTOPS-Studie [McConnell et al. 2003]) sind

- insbesondere höheres Lebensalter (>62 Jahre),
- stärkere Ausprägung von LUTS (IPSS >17) und
- ein erhöhtes Prostatavolumen (>31 cm^3) bzw. höhere PSA-Konzentration i.S. (>1,6 µg/l).

Bei wiederholtem Auftreten eines Harnverhaltes besteht in aller Regel die Notwendigkeit zur Prostataoperation. Da die überwiegende Anzahl der symptomatischen Patienten mit BPH in Deutschland einen α_1-Blocker erhält, die Einnahme eines α_1-Blockers einen Harnverhalt aber nicht verhindern kann (McConnell et al. 2003), das Prostatavolumen seit der α_1-Blocker-Ära bei der Indikationsstellung zur TURP kontinuierlich zunimmt (in Japan im Mittel 28,3 cm^3 im Zeitraum von 1987 bis 1990 im Vergleich zu 61,5 cm^3 im Zeitraum 2003 bis 2006 [Takeuchi et al. 2009]) und die Morbidität sowie Mortalität der TURP direkt abhängig vom Resektionsgewicht sind (Reich et al. 2008), werden zukünftig ohne das Wissen oder die Anwendung von Informationen zur Sekundärprävention wahrscheinlich noch mehr Männer einen Harnverhalt entwickeln und die Betroffenen auch häufiger peri- oder postoperative Komplikationen erleiden.

Maßnahmen zur Sekundärprävention sollen die BPS-Progression verhindern oder verlangsamen und somit Komplikationen im unteren oder oberen Harntrakt abwenden. Während für Anticholinergika oder Phosphodiesterase-5-Inhibitoren noch keine Daten hinsichtlich der Prävention vorliegen, sind folgende Maßnahmen zur Sekundärprävention beim BPS bekannt:

> **Maßnahmen zur Sekundärprävention beim BPS**
> - Phytopharmaka
> - α_1-Adrenozeptorantagonisten (α_1-Blocker)
> - 5α-Reduktase-Inhibitoren
> - **Kombinationstherapie mit α_1-Blockern und 5α-Reduktase-Inhibitoren**

- **Phytopharmaka**

Die erste und bisher einzige Untersuchung zur langfristigen Einnahme von Pflanzenextrakten zeigte, dass die subjektive und objektive Krankheitsprogression über 15 Jahre durch die kontinuierliche Einnahme von *Serenoa repens* (Extrakt der Sägepalme) in einer täglichen Dosierung von einmal 320 mg verhindert werden kann (Vinarov et al. 2019).

- **α_1-Adrenozeptorantagonisten (α_1-Blocker)**

Die langfristige Einnahme (>12 Monate) eines α_1-Blockers (Doxazosin oder Tamsulosin) wurde in zahlreichen Untersuchungen evaluiert (McConnell et al. 2003; Narayan et al. 2003; Roehrborn et al. 2010). Eine fünfjährige offene Studie mit Tamsulosin, nach einjähriger Placebo-kontrollierter Behandlung, zeigte innerhalb der sechsjährigen Behandlungsphase einen gleichbleibenden Effekt des α_1-Blockers auf LUTS mit signifikanter Reduktion des Gesamt-IPSS sowie der Sub-Scores für Blasenspeicher- und Blasenentleerungssymptome (Narayan et al. 2003). Die MTOPS-Untersuchung, eine 54-monatige, Placebo-kontrollierte Studie zum Vergleich der Wirksamkeit von Doxazosin, Finasterid oder der Medikamentenkombination, zeigte ebenfalls einen signifikanten Effekt des α_1-Blockers auf LUTS über den gesamten Beobachtungszeitraum (McConnell et al. 2003); die symptomatische Progressionshemmung von Doxazosin war signifikant ausgeprägter als die von Placebo oder Finasterid. Die CombAT-Untersuchung (Combination of Avodart and Tamsulosin), bei der über 48 Monate Tamsulosin gegen Dutasterid oder die Medikamentenkombination getestet wurde und insbesondere ältere Patienten (durchschnittlich 66 Jahre) mit größerer Prostata (durchschnittlich ca. 55 cm^3) bzw. höherer PSA-Konzentration (durchschnittlich ca. 4 µg/l) als in der MTOPS-Studie (Alter 62,6 Jahre, Prostatavolumen 36 cm^3, PSA 2,4 µg/l) einschloss und somit Patienten aufgrund dieser Einschlusskriterien per se eine höhere Progressionswahrscheinlichkeit hatten, ergab für den α_1-Blocker eine Reduktion von LUTS

Prävention des Benignen Prostatasyndroms

über den gesamten Beobachtungszeitraum, auch wenn die Effektivität von Tamsulosin im zeitlichen Verlauf im Vergleich zu Dutasterid (ab 15-monatiger Behandlungszeit) nachzulassen scheint (Roehrborn et al. 2010). Die (mathematische) Simulation des IPSS-Verlaufs über 48 Monate zeigte bei Tamsulosin-behandelten Männern eine stärkere Symptomreduktion im Vergleich zu unbehandelten Patienten (D'Agate et al. 2020). Der Effekt war aber abhängig von der initialen Symptomausprägung (mild – moderat – stark) und der Geschwindigkeit der bei 10.238 Studienteilnehmern errechneten Krankheitsprogression (◘ Abb. 21.1).

- **5α-Reduktase-Inhibitoren**

Dutasterid oder Finasterid sind die am besten untersuchten Medikamente zur Sekundärprävention des BPS. Die regelmäßige Einnahme eines 5α-Reduktase-Inhibitors über mindestens 12 Monate führt zur durchschnittlichen Reduktion des Prostatavolumens (BPE) um ca. 15–28 % und Abnahme der PSA-Konzentration i.S. um ca. 50 % (Gravas und Oelke 2010). Obwohl

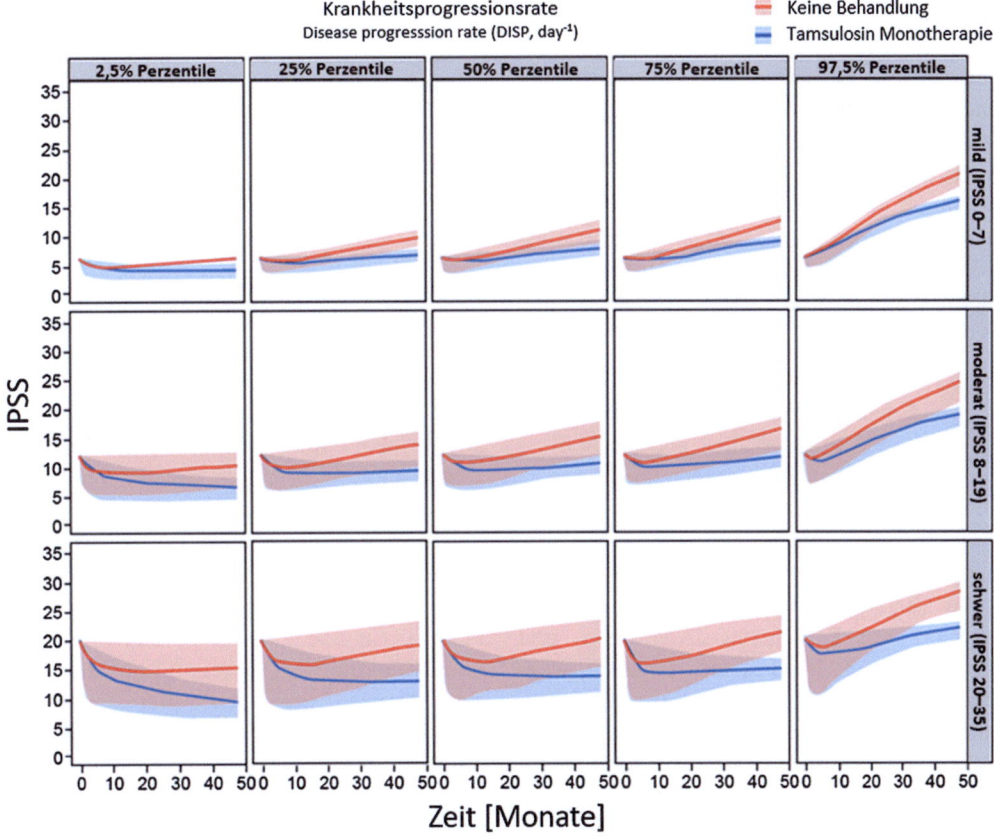

◘ Abb. 21.1 Entwicklung der Symptomatik (IPSS) mit dem α_1-Blocker Tamsulosin (einmal täglich 0,4 mg) vs. keine Behandlung bei milden LUTS (obere Zeile), moderaten LUTS (mittlere Zeile) und schweren LUTS (untere Zeile) zu Studienbeginn in Abhängigkeit von unterschiedlichen Krankheitsprogressionsraten (von links nach rechts: 2,5 % Perzentile = langsame Progression bis 97,5 % Perzentile = schnelle Progression). (Modifiziert nach D'Agate et al. 2020). (Rot = IPSS-Entwicklung ohne Behandlung; Linie = Mittelwerte, rotes Areal = 95 % Vorhersageintervall; Blau = IPSS-Entwicklung mit Tamsulosin; Linie = Mittelwerte, blaues Areal = 95 % Vorhersageintervall)

5α-Reduktase-Inhibitoren LUTS nur langsam reduzieren und die symptomatische Verbesserung erst nach 6–12 Monaten der einer Placebotherapie überlegen ist, gilt die Wirksamkeit hinsichtlich der symptomatischen Progressionshemmung über Beobachtungszeiträume von bis zu 54 Monaten (4,5 Jahre) als erwiesen (McConnell et al. 2003). Im Vergleich zu α_1-Blockern ist die symptomatische Progressionshemmung mit 5α-Reduktase-Inhibitoren bei unselektionierten Patienten weniger stark ausgeprägt. Die CombAT-Untersuchung, die Männer mit hoher Progressionsneigung untersuchte, zeigte, dass bei dieser Patientengruppe die Einnahme von Dutasterid über 48 Monate zur stärkeren Symptomreduktion führt als die alleinige Einnahme mit Tamsulosin (numerisch überlegen ab 18. Behandlungsmonat) (Roehrborn et al. 2010). Der Einfluss von 5α-Reduktase-Inhibitoren auf die BOO ist noch nicht abschließend geklärt. Die vorhandenen Daten legen aber nahe, dass Finasterid signifikant und klinisch relevant den BOO-Grad reduziert (Tammela und Kontturi 1995).

> 5α-Reduktase-Inhibitoren sind die einzigen bekannten Substanzen, die die Frequenz von Harnverhalten und die Notwendigkeit von Prostataoperationen signifikant reduzieren können.

Unter Finasterid wird im Vergleich zu Placebo die Wahrscheinlichkeit eines Harnverhalts um 57 % nach 24 Monaten und um 68 % nach 54 Monaten reduziert, während die Wahrscheinlichkeit für eine Prostataoperation innerhalb desselben Beobachtungszeitraumes um 34 bis 64 % reduziert wird (McConnell et al. 2003; Andersen et al. 1997). Untersuchungen zu Dutasterid ergaben ähnliche Resultate. Die bisher längste Untersuchung mit Dutasterid, die CombAT-Untersuchung mit einem Beobachtungszeitraum von 48 Monaten, ergab am Studienende einen akuten Harnverhalt bei insgesamt 16,2 % der mit Tamsulosin, aber nur 6,6 % der mit Dutasterid behandelten Patienten (Roehrborn et al. 2010). Im Vergleich zu Doxazosin ist der präventive Effekt von Finasterid ab dem 4. Behandlungsjahr (MTOPS-Untersuchung) und von Tamsulosin zu Dutasterid ab dem 8. Behandlungsmonat nachweisbar (CombAT-Untersuchung). Je größer das Prostatavolumen bzw. die PSA-Konzentration bei Behandlungsbeginn ist, desto stärker scheint die Reduktion des Progressionsrisikos zu sein (McConnell et al. 2003; Marks et al. 2006; Boyle et al. 1996).

- **Kombinationstherapie mit α_1-Blockern und 5α-Reduktase-Inhibitoren**

Die gleichzeitige Einnahme eines α_1-Blockers (Doxazosin oder Tamsulosin) und eines 5α-Reduktase-Inhibitors (Dutasterid oder Finasterid) führt nach mehr als 12 Monaten zur stärkeren LUTS-Reduktion als die Einnahme der Einzelsubstanzen, während die Reduktion des Prostatavolumens auf dem Niveau der 5α-Reduktase-Inhibitor-Monotherapie bleibt (McConnell et al. 2003; Roehrborn et al. 2010). Bei der MTOPS-Untersuchung wurde nach 48 Monaten der IPSS mit Placebo um 4,9 Punkte, mit Doxazosin um 6,6, mit Finasterid um 5,6 und mit der Medikamentenkombination um 7,4 Punkte reduziert (signifikant gegenüber Baseline und Placebo für alle aktiven Therapien, Medikamentenkombination signifikant den Einzelsubstanzen überlegen). Bei der CombAT-Untersuchung wurde der IPSS mit Tamsulosin um 3,8, mit Dutasterid um 5,3 und mit der Medikamentenkombination um 6,3 reduziert (Kombination vs. Einzelsubstanzen jeweils $p < 0{,}001$). Die (mathematische) Simulation des IPSS-Verlaufs über 48 Monate zeigte bei Männern, die mit Tamsulosin + Dutasterid behandelt wurden, eine deutlich stärkere Symptomreduktion im Vergleich zu unbehandelten Patienten. Die Ausprägung der Symptomreduktion war abhängig vom initialen IPSS (◘ Abb. 21.2) (D'Agate et al. 2020).

Die Frequenz des Harnverhaltes oder der Notwendigkeit einer Prostataoperation wird durch die Medikamentenkombination stärker reduziert als mit den Einzelsubstanzen. Im Vergleich zu Placebo bestehen bei der langfristigen Behandlung mit dem α_1-Blocker keine signifikanten Vorteile hinsichtlich der Prävention des akuten Harnverhalts, wohl aber mit dem 5α-Reduktase-Inhibitor (Risikoreduktion 68 %) und der Medikamentenkombination (Risikoreduktion 81 %) (McConnell et al. 2003).

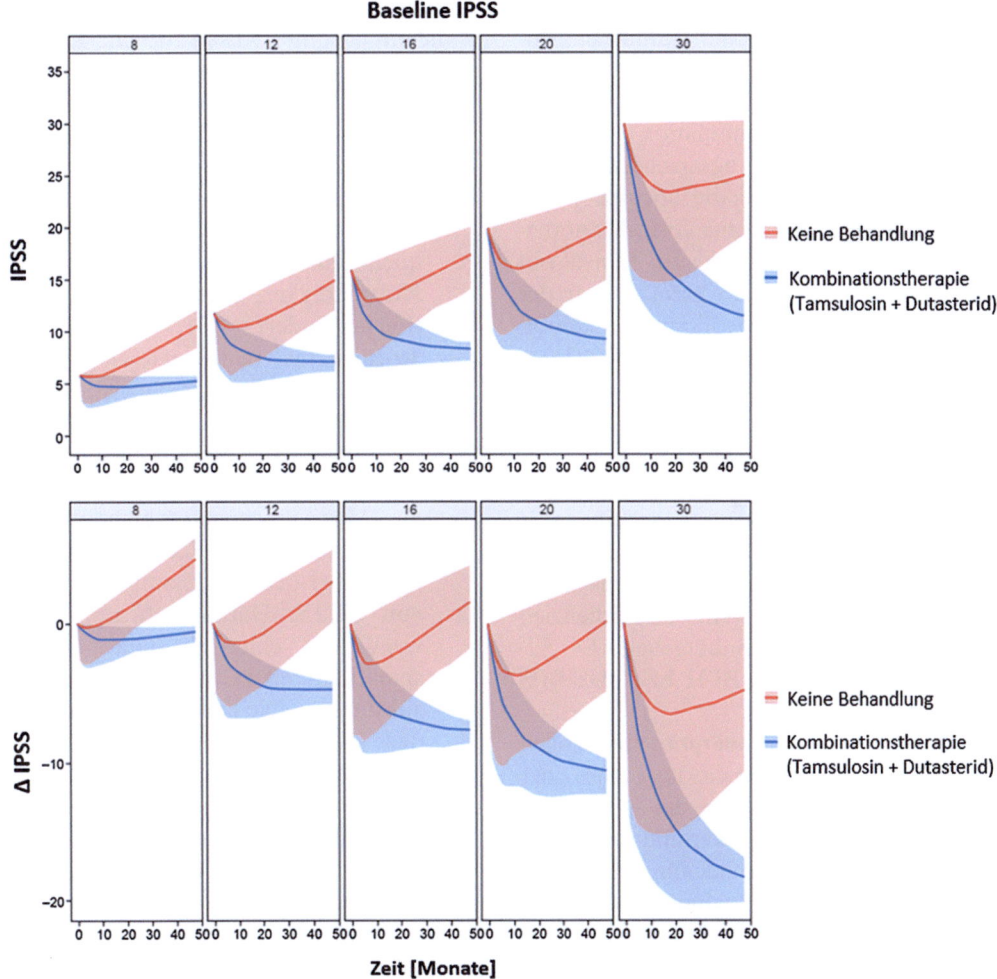

◘ Abb. 21.2 Entwicklung des IPSS (oben) bzw. der IPSS-Differenz im Vergleich zu Baseline (unten) mit der Medikamentenkombination (Tamsulosin 0,4 mg + Dutasterid 0,5 mg) vs. keine Behandlung in Abhängigkeit vom IPSS zu Studienbeginn (von links nach rechts: IPSS 8 bis IPSS 30). (Modifiziert nach D'Agate et al. 2020). (Rot = IPSS-Entwicklung ohne Behandlung; Linie = Mittelwerte, rotes Areal = 95 % Vorhersageintervall; Blau = IPSS-Entwicklung mit der Medikamentenkombination; Linie = Mittelwerte, blaues Areal = 95 % Vorhersageintervall)

› Mit der Medikamentenkombination aus Tamsulosin + Dutasterid wird das Risiko eines Harnverhaltes um 67,6 % und der Notwendigkeit einer Prostataoperation um 70,6 % im Vergleich zur Tamsulosin-Monotherapie reduziert (Roehrborn et al. 2010).

Von der Medikamentenkombination profitieren insbesondere Männer mit einer Prostatagröße >40 cm^3. Die (mathematische) Simulation zeigte für den Zeitraum von 48 Monaten die geringste Wahrscheinlichkeit für Harnverhalte oder die Notwendigkeit einer Prostataoperation bei Verwendung der Medikamentenkombination Tamsulosin + Dutasterid seit Therapiebeginn oder nach 1–3 Monaten und die höchste Wahrscheinlichkeit für Tamsulosin-Monotherapie. Je später Dutasterid zu Tamsulosin hinzugefügt wurde, desto geringer war der protektive Effekt der Medikamentenkombination (◘ Abb. 21.3) (D'Agate et al. 2021).

21.4 Schlussfolgerungen

Maßnahmen zur Prävention scheinen für Krankheiten sinnvoll zu sein, die häufig auftreten, zur Lebensqualitätseinschränkung führen, progressiv sind und potenziell mit Komplikationen einhergehen (Di Silverio et al. 2004). Die BPH bzw. das BPS erfüllt diese Kriterien.

− **Maßnahmen zur Primärprävention** sollen die BPH und die Entwicklung eines oder mehrerer Komponenten des BPS (BPE, BOO oder LUTS) verhindern, bevor diese klinisch in Erscheinung treten. Primärpräventive Maßnahmen beinhalten die gesunde Lebensführung mit viel körperlicher Aktivität, den Verzehr von viel Gemüse (insbesondere Tomaten), moderate Aufnahme von Alkohol und die Einnahme von 5α-Reduktase-Inhibitoren, aber die Vermeidung von Übergewicht und den Verzehr fettreicher Nahrung.

− **Maßnahmen zur Sekundärprävention** sollen das Fortschreiten des BPS und BPS-spezifische Komplikationen verhindern. Maßnahmen zur Sekundärprävention sind für solche Männer sinnvoll, die ein erhöhtes Risiko für eine Krankheitsprogression aufweisen; dieses sind insbesondere ältere Männer mit größerer Prostata (>40 cm^3) bzw. höherer PSA-Konzentration i.S. (>1,6 µg/l).
  − Mit $α_1$-**Blockern** werden langfristig LUTS reduziert, nicht aber die Frequenz eines Harnverhaltes oder der Notwendigkeit einer Prostataoperation verhindert.
  − **5α-Reduktase-Inhibitoren** als Monotherapie können zwar die symptomatische Progression, den akuten Harnverhalt und die Notwendigkeit einer Prostataoperation reduzieren, aber die Medikamentenkombination aus $α_1$-Blocker und 5α-Reduktase-Inhibitor ist bei der Progressionshemmung von LUTS, Harnverhalt und Notwendigkeit einer Prostataoperation signifikant effektiver als die Einzelsubstanzen. Die Datenlage suggeriert, dass alle symptomatischen BPS-Patienten mit erhöhter Progressionsneigung am besten mit der Medikamentenkombination aus $α_1$-Blocker und 5α-Reduktase-Inhibitor frühzeitig behandelt werden sollten.

Prävention des Benignen Prostatasyndroms

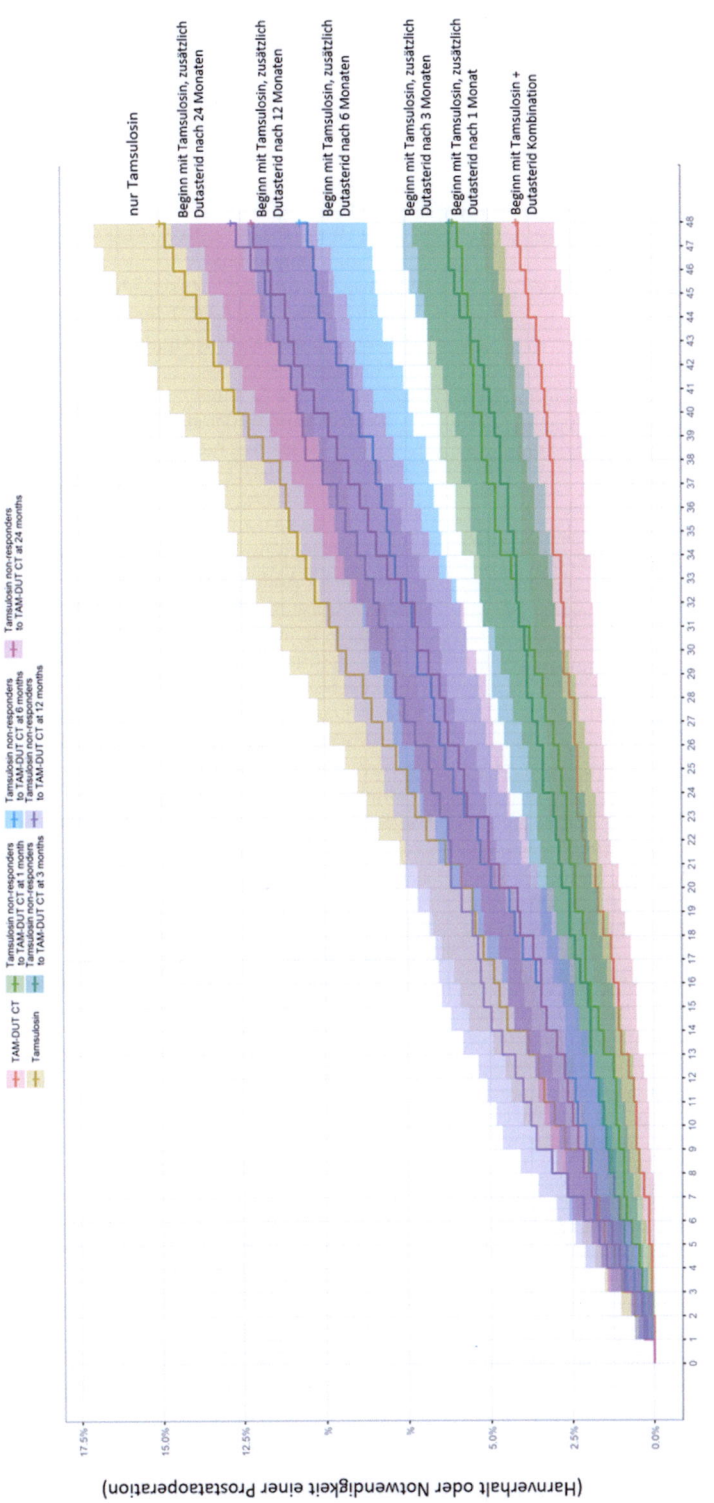

Abb. 21.3 Kumulative Inzidenz vor Harnverhalten oder Notwendigkeit einer Prostataoperation über einen Zeitraum von 48 Monaten in Abhängigkeit von der Medikamententherapie. Die Medikamentenkombination aus Tamsulosin 0,4 mg + Dutasterid 0,5 mg schon zu Therapiebeginn hat die geringste Wahrscheinlichkeit, während die Monotherapie mit Tamsulosin über den gesamten Behandlungszeitraum die höchste Wahrscheinlichkeit hat. Der Zusatz von Dutasterid zu Tamsulosin nach 1 oder 3 Monaten ist protektiver als die spätere Gabe (signifikant ab Behandlungsmonat 6). (Modifiziert nach D'Agate et al. 2021). (Linien = Mittelwerte, farbige Schatten = 95 % Vorhersageintervall)

Literatur

Andersen JT, Nickel JC, Marshall VR et al (1997) Finasteride significantly reduces acute urinary retention and need for surgery in patients with symptomatic benign prostatic hyperplasia. Urology 49:839–845

Andriole GL, Bostwick DG, Brawley OW et al (2010) Effect of dutasteride on the risk of prostate cancer. N Engl J Med 362:1192–1202

Badawy AA, Abdelhafez AA, Abuzeid AM (2012) Finasteride for treatment of refractory hemospermia: prospective placebo-controlled study. Int Urol Nephrol 44:371–375

Berges R (2008) Epidemiologie des benignen Prostatasyndroms. Assoziierte Risiken und Versorgungsdaten bei deutschen Männern über 50. Urologe A 47:141–148

Berges RR, Pientka L, Höfner K et al (2001) Male lower urinary tract symptoms and related health care seeking in Germany. Eur Urol 39:682–687

Boyle P, Gould AL, Roehrborn CG (1996) Prostate volume predicts outcome of treatment of benign prostatic hyperplasia with finasteride: meta-analysis of randomized clinical trials. Urology 48:398–405

Cellek S, Rodrigo J, Lobos E et al (1999) Selective nitrergic neurodegeneration in diabetes mellitus – a nitric oxide-dependent phenomenon. Br J Pharmacol 128:1804–1812

D'Agate S, Wilson T, Adalig B et al (2020) Impact of disease progression on individual IPSS trajectories and consequences of immediate versus delayed start of treatment in patients with moderate or severe LUTS associated with BPH. World J Urol 38:463–472

D'Agate S, Chavan C, Manyak M et al (2021) Impact of early vs. delayed initiation of dutasteride/tamsulosin combination therapy on the risk of acute urinary retention or BPH-related surgery in LUTS/BPH patients with moderate-to-severe symptoms at risk of disease progression. World J Urol. ▸ https://doi.org/10.1007/s00345-020-03517-0 (Ahead of print)

Dahle SE, Chokkalingam AP, Gao YT et al (2002) Body size and serum levels of insulin and leptin in relation to the risk of benign prostatic hyperplasia. J Urol 168:599–604

Dal Maso L, Zucchetto A, Tavani A et al (2006) Lifetime occupational and recreational physical activity and risk of benign prostatic hyperplasia. Int J Cancer 118:2632–2635

Di Silverio F, Gentile V, Pastore AL et al (2004) Benign prostatic hyperplasia: what about a campaign for prevention? Urol Int 72:179–188

Durak I, Yilmaz E, Devrim E et al (2003) Consumption of aqueous garlic extract leads to significant improvement in patients with benign prostatic hyperplasia and prostate cancer. Nutr Res 23:199–204

Edinger MS, Koff WJ (2006) Effect of the consumption of tomato paste on plasma prostate-specific antigen levels in patients with benign prostatic hyperplasia. Braz J Med Biol Res 39:1115–1119

ElJalby M, Thomas D, Elterma D, Chughtai B (2019) The effect of diet on BPH, LUTS and ED. World J Urol 37:1001–1005

Gabrilove JL, Levine C, Kirschenbaum A, Droller M (1987) Effect of a GnRH analogue (leuprolide) on benign prostatic hypertrophy. J Clin Endocrinol Metab 64:1331–1333

Gacci M, Corona G, Vignozzi L et al (2015) Metabolic syndrome and benign prostatic enlargement: a systematic review and meta-analysis. BJU Int 115:24–31

Golomb E, Rosenzweig N, Eilam R, Abramovici A (2000) Spontaneous hyperplasia of the ventral lobe of the prostate in aging genetically hypertensive rats. J Androl 21:58–64

Gravas S, Oelke M (2010) Current status of 5alpha-reductase inhibitors in the management of lower urinary tract symptoms and BPH. Word J Urol 28:9–15

Hong Y, Lee S, Won S (2019) The preventive effect of metformin on progression of benign prostatic hyperplasia: a nationwide population-based cohort study in Korea. PLoS ONE 14:e0219394

Issa MM, Fenter TC, Black L et al (2006) An assessment of the diagnosed prevalence of diseases in men 50 years or older. Am J Manag Care 12(4 Suppl.):S83–S89

Jakobsen SJ, Guess HA, Panser L et al (1993) A population-based study of health care-seeking behavior for treatment of urinary symptoms. The Olmsted County Study of Urinary Symptoms and Health Status among Men. Arch Fam Med 2:729–735

Kim HS, Bowen P, Chen L et al (2003) Effects of tomato sauce consumption on apoptotic cell death in prostate benign hyperplasia and carcinoma. Nutr Cancer 47:40–47

Kristal AR, Arnold KB, Schenk JM et al (2007) Race/ethnicity, obesity, health related behaviors and the risk of symptomatic benign prostatic hyperplasia: results from the Prostate Cancer Prevention Trial. J Urol 177:1395–1400

Kristal AR, Arnold KB, Schenk JM et al (2008) Dietary patterns, supplement use, and the risk of symptomatic benign prostatic hyperplasia: results from the Prostate Cancer Prevention Trial. Am J Epidemiol 167:925–934

Lacey JV Jr, Deng J, Dosemeci M et al (2001) Prostate cancer, benign prostatic hyperplasia and physical activity in Shanghai China. Int J Epidemiol 30:341–349

Marks LS, Roehrborn CG, Andriole GL (2006) Prevention of benign prostatic hyperplasia disease. J Urol 176:1299–1306

McConnell JD, Roehrborn CG, Bautista OM et al (2003) The long-term effect of doxazosin, finasteride, and combination therapy on the clinical progression of benign prostatic hyperplasia. N Engl J Med 349:2387–2398

Mondul AM, Giovannucci E, Platz EA (2020) A prospective study of physical activity, sedentary behaviour, and incidence and progression of lower urinary tract symptoms. J Gen Intern Med 35:2281–2288

Moul S, McVary KT (2010) Lower urinary tract symptoms, obesity and the metabolic syndrome. Curr Opin Urol 20:7–12

Mühlstädt S, Oelke M (2019) Akuter Harnverhalt bei Männern: Die Wirksamkeit bei Alpha-Blockern beim Katheterauslassversuch nach Harnverhalt. Urologe A 58:680–685

Narayan P, Evans CP, Moon T (2003) Long-term safety and efficacy of tamsulosin for the treatment of lower urinary tract symptoms associated with benign prostatic hyperplasia. J Urol 170:498–502

National Cholesterol Education Program (NCEP) Expert Panel on Detection, Evaluation, and Treatment of High Blood Cholesterol in Adults (2002) Third report of the National Cholesterol Education Program (NCEP) expert panel on detection, evaluation, and treatment of high blood cholesterol in adults (Adult Treatment Panel III) final report. Circulation 106:3143–3421

Oelke M, Speakman M, Desgrandchamps F, Mamoulakis C (2015) Acute urinary retention rates in the general male population and in adult men with lower urinary tract symptoms participating in pharmacotherapy trials – a literature review. Urology 86:654–665

Orsini N, RashidKhani B, Andersson SO et al (2006) Long-term physical activity and lower urinary tract symptoms in men. J Urol 176:2546–2550

Park JS, Koo KC, Kim HK et al (2019) Impact of metabolic syndrome-related factors on the development of benign prostatic hyperplasia and lower urinary tract symptoms n Asian population. Medicine (Baltimore) 98:e17635

Parsons JK, Im R (2009) Alcohol consumption is associated with a decreased risk of benign prostatic hyperplasia. J Urol 182:1463–1468

Parsons JK, Carter HB, Partin AW et al (2006) Metabolic factors associated with benign prostatic hyperplasia. J Clin Endocrinol Metab 91:2562–2568

Platz EA, Kawachi I, Rimm EB et al (1998) Physical activity and benign prostatic hyperplasia. Arch Intern Med 158:2349–2356

Rahman NU, Phonsombat S, Bochinski D et al (2007) An animal model to study lower urinary tract symptoms and erectile dysfunction: the hyperlipidaemic rat. BJU Int 100:658–663

Rastinehad AR, Ost MC, VanderBrink BA et al (2008) Persistent prostatic hematuria. Nat Clin Pract Urol 5:159–165

Reich O, Gratzke C, Bachmann A et al (2008) Morbidity, mortality and early outcome of transurethral resection of the prostate: a prospective multicenter evaluation of 10,654 patients. J Urol 180:246–249

Roehrborn CG, Siami P, Barkin J et al (2010) The effects of combination therapy with dutasteride and tamsulosin on clinical outcomes in men with symptomatic benign prostatic hyperplasia: 4-year results from the CombAT Study. Eur Urol 57:123–131

Roehrborn CG, Nickel JC, Andriole GL et al (2011) Dutasteride improves outcomes of benign prostatic hyperplasia when evaluated for prostate cancer risk reduction: secondary analysis of the REduction by Dutasteride of Prostate Cancer Events (REDUCE) Trial. Urology 78:641–646

Rohrmann S, Smit E, Giovannucci E, Platz EA (2004) Association between serum concentrations of micronutrients and lower urinary tract symptoms in older men in the Third National Health and Nutrition Examination Survey. Urology 64:504–509

Rohrmann S, Smit E, Giovannucci E, Platz EA (2005) Association between markers of the metabolic syndrome and lower urinary tract symptoms in the Third National Health and Nutrition Examination Survey (NHANES III). Int J Obes 29:310–316

Rohrmann S, Giovannucci E, Willett WC, Platz EA (2007) Fruit and vegetable consumption, intake of micronutrients, and benign prostatic hyperplasia in US men. Am J Clin Nutr 85:523–529

Swain J (1895) Castration for prostatic hypertrophy. Br Med J 1:12–13

Takeuchi M, Masumori N, Tsukamoto T (2009) Contemporary patients with LUTS/BPH requiring prostatectomy have long-term history of treatment with alpha1-blockers and large prostates compared with past cases. Urology 74:606–609

Tammela TL, Kontturi MJ (1995) Long-term effects of finasteride on invasive urodynamics and symptoms in the treatment of patients with bladder outflow obstruction due to benign prostatic hyperplasia. J Urol 154:1466–1469

van Exel NJ, Koopmanschap MA, McDonnell J et al (2006) Medical consumption and costs during a one-year follow-up of patients with LUTS suggestive of BPH in six European countries: report of the TRIUMPH study. Eur Urol 49:92–102

Vinarov AZ, Spivak LG, Platonova DV et al (2019) 15 years' survey of safety and efficacy of Serenoa repens extract in benign prostatic hyperplasia patients with risk of progression. Urologia 86:17–22

Der geriatrische Patient

Peter Olbert

Inhaltsverzeichnis

22.1 Einleitung und Definitionen – 240

22.2 Bedeutung der prätherapeutischen Abklärung; das geriatrische Assessment – 241

22.3 Besonderheiten der medikamentösen Therapie des BPS beim geriatrischen Patienten – 242

22.4 Operative Therapie beim geriatrischen Patienten – Outcome und Komplikationen – 247

Literatur – 248

© Der/die Autor(en), exklusiv lizenziert an Springer-Verlag GmbH, DE, ein Teil von Springer Nature 2022
C. Netsch und A. J. Gross (Hrsg.), *Benignes Prostatasyndrom*,
https://doi.org/10.1007/978-3-662-64334-1_22

22.1 Einleitung und Definitionen

- **Wie lässt sich der „geriatrische Patient" definieren?**

Für Geriatrie oder geriatrische Medizin bietet die Literatur unterschiedliche Definitionen an. Die European Union Geriatric Medicine Society (EuGMS) beschreibt die geriatrische Medizin als eine Spezialdisziplin, die sich mit den körperlichen, mentalen, funktionellen und sozialen Bedingungen der akuten, chronischen, rehabilitativen und präventiven Behandlung und Pflege im Alter und auch am Lebensende befasst. Alle Beschreibungen von geriatrischer Medizin definieren sich vor allem über das Patientenkollektiv, das mit einem hohen Grad an Gebrechlichkeit und aktiven Mehrfacherkrankungen assoziiert wird, die einen ganzheitlichen Behandlungsansatz erfordern (◘ Tab. 22.1). Geriatrische Medizin ist nicht über eine Altersgrenze definiert, sie behandelt jedoch die typischen Morbiditäten älterer Patienten und ist immer multidisziplinär und -professionell. Die Patienten sind in der Regel über 65 Jahre alt; die Probleme, die durch die Geriatrie als eine Spezialdisziplin angegangen werden können, werden in der Altersklasse der über 80-Jährigen deutlich häufiger (Anonymous xxxx).

- **Welche Rolle spielt das BPS im geriatrischen Patientengut?**

Mehrere Fakten machen die Betrachtung der geriatrischen Patientenkohorte hinsichtlich der am häufigsten zur Anwendung kommenden konservativen und interventionellen Therapieoptionen notwendig (Berges und Oelke 2011):

— Die gutartige Prostatavergrößerung und die damit assoziierten Krankheitsbilder und Symptome nehmen mit dem Lebensalter zu.
— Hieraus ergibt sich, dass betagte, evtl. gebrechliche, also im besten Sinne geriatrische Patienten mit anderen anatomischen und funktionellen Voraussetzungen des unteren Harntraktes (z. B. Blasenkapazität, Detrusoraktivität, Sphinkterfunktion) in eine medikamentöse oder operative Therapie gehen.
— Bei geriatrischen Patienten sind Komorbiditäten, aber auch medikamentöse Wechsel- und Nebenwirkungen in anderer Quantität und Qualität zu erwarten als bei jüngeren Patienten.

Betrachtet man außerdem den natürlichen Verlauf des BPS, so stellt man fest, dass die Symptome und Beschwerden nur langsam progredient sind. Lediglich 2 % werden in einem 5-Jahres-Zeitraum eine Harn-

◘ Tab. 22.1 Altersassoziierte Krankheitsbilder und Symptomkomplexe/Syndrome

Altersassoziierte	
Krankheitsbilder	**Symptomkomplexe/Syndrome**
• Arteriosklerose und Folgeerkrankungen • Arthrose • Demenz • Altersdepression • Diabetes mellitus • Katarakt • Tumorerkrankungen • Osteoporose • Morbus Parkinson • Chronische senile Rhinitis • Vorhofflimmern	• Intelligenzabbau in Folge verschiedener Formen der Demenz • Hirnleistungsstörung mit zunehmender Einschränkung der Sinnesfunktionen (Sehen, Hören, Tasten, Geschmack, Gleichgewicht, Durstgefühl) • Instabilität (Schlaganfallfolge, Schwindel) mit zunehmendem Sturzrisiko • Harn- oder Stuhlinkontinenz • Exsikkose

retention entwickeln, weniger als 10 % müssen sich letztlich einem operativen Eingriff unterziehen (Ball et al. 1981). Bei geringem Leidensdruck und ohne dringende, medizinische Indikation (z. B. rez. Infekte) ist es also durchaus gerechtfertigt, den Patienten hinsichtlich einer konservativen Symptomkontrolle durch Lebensstilmodifikation, z. B.
- Abendliche Flüssigkeitsrestriktion
- Reduzierung koffein- und alkoholhaltiger Getränke
- Optimierung diuretischer Medikamente

zu beraten.

> **Nach der Lektüre dieses Kapitels können Sie:**
> - Einen geriatrischen Patienten anhand der einschlägigen Definitionen sowie der typischen assoziierten Symptome und Krankheitsbilder identifizieren
> - Den Schweregrad der Beeinträchtigung anhand der wichtigsten geriatrischen Assessments einschätzen und daraus Konsequenzen für die geplante Therapie ableiten
> - Besonderheiten beim geriatrischen Patienten hinsichtlich des zu erwartenden Behandlungsergebnisses sowie des Risikos für Nebenwirkungen und Komplikationen einordnen und bei Ihren Therapieentscheidungen berücksichtigen.

22.2 Bedeutung der prätherapeutischen Abklärung; das geriatrische Assessment

Für die Abschätzung wichtiger, altersbezogener Faktoren beim betagten Patienten wie Immobilität, Inkontinenz, Sturzgefährdung, Kognition, Polymedikation und soziale Vernetzung stehen verschiedene Screening- und Assessment-Tools zur Verfügung. Ein einheitliches Verfahren oder eine Empfehlung zur Verwendung eines spezifischen Instruments zur Abschätzung peri- und postoperativer Probleme und Komplikationen existieren jedoch weder auf nationaler noch auf internationaler Ebene. Generell sind Screening-Instrumente kürzer und einfacher strukturiert und sollten dazu dienen, die Patienten zu identifizieren, die einem ausführlichen geriatrischen Assessment zugeführt werden sollten.

Im Vordergrund steht die strukturierte und standardisierte Erfassung der (instrumentellen) Aktivitäten des täglichen Lebens – (I)ADL: (Instrumental) Activities of Daily Living –, die mit einer hohen Prävalenz (7–30 % bzw. 12–77 %) bei alten Patienten eingeschränkt sind, die beispielsweise wegen einer soliden Tumorerkrankung operiert werden. Eine Korrelation mit perioperativen Komplikationen besteht nur für das IADL-Assessment, keines der beiden Tools erlaubt eine Abschätzung des postoperativen Mortalitätsrisikos.

Die Erfassung und Quantifizierung der Mobilität, etwa durch den einfach durchzuführenden „Timed up and go"-Test zeigt im geriatrischen Patientengut eine signifikante Korrelation mit dem Auftreten postoperativer Komplikationen und der 1-Jahres-Sterblichkeit (Robinson et al. 2013b).

Einen interessanten Aspekt für die präinterventionelle Risikoabschätzung bei betagten und multimorbiden Patienten bietet die Einführung des Begriffs der „Frailty" (Gebrechlichkeit) bzw. des „Frailty"-Syndroms. Es kann ganz allgemein definiert werden als die abnehmende Anpassungsfähigkeit an externe und interne Belastungsfaktoren (Stressoren), die qualitativ und quantitativ stark variieren können. Über die unterschiedlichen Definitionen hinweg kann man davon ausgehen, dass ca. 30–60 % der älteren Patienten, die sich einem operativen Eingriff unterziehen müssen, als

„frail" einzustufen sind. Es scheint möglich, auf diesem Wege zum Beispiel durch die Einstufung als „prefrail" oder „frail" gefährdete Patienten präoperativ zu identifizieren, Vorsichtsmaßnahmen zu treffen oder auch das therapeutische Vorgehen anzupassen. Für kardiochirurgische und kolorektale Eingriffe konnte ein signifikanter Zusammenhang zwischen dem Grad der Gebrechlichkeit und dem Auftreten von Komplikationen, der Aufenthaltsdauer und der 30-Tage-Wiederaufnahmerate nachgewiesen werden (Robinson et al. 2013a). „Frailty" scheint in diesem Zusammenhang ein besserer und stabilerer Prädiktor postoperativer Komplikationen zu sein als klassische Prognosefaktoren wie Lebensalter und ASA-Score (ASA =American Society of Anesthesiologists) (Watt et al. 2018).

22.3 Besonderheiten der medikamentösen Therapie des BPS beim geriatrischen Patienten

Die pharmakologische Therapie von Symptomen des unteren Harntrakts (Lower Urinary Tract Symptoms, LUTS) des älteren Mannes, die in den meisten Fällen mittelbar oder unmittelbar durch die Prostata (-vergrößerung) bedingt sind, hat mittlerweile einen festen Stellenwert. Sei es als Therapiemodalität der ersten Wahl oder auch – gerade beim komorbiden geriatrischen Patienten – als Alternative zum operativen Eingriff, es kommen vor allem 5 Substanzgruppen mit ausgezeichneter Evidenzgrundlage als Monotherapie oder auch als Kombination zur Anwendung. Therapieziel ist die Linderung sowohl obstruktiver als auch irritativer Beschwerden. Schwerpunkt der folgenden Ausführungen liegt auf den Neben- und Wechselwirkungen der Substanzklassen und deren Konsequenzen für den Einsatz bei geriatrischen Patienten. Zu berücksichtigen sind hierbei sowohl unmittelbar altersbedingte Veränderungen von Pharmakodynamik und Pharmakokinetik (◘ Tab. 22.2) als auch das mit dem Alter zunehmende Phänomen der Polypharmazie. Diese wird von der deutschen Gesellschaft für Allgemeinmedizin als gleichzeitige Einnahme von 5 oder mehr Medikamenten definiert. Man kann davon ausgehen, dass mehr als 40 % der über 65-Jährigen betroffen sind. Im Regelfall ist die Polypharmazie Folge einer vorliegenden Multimorbidität, also dem Vorliegen von 3

◘ Tab. 22.2 Ursachen und Konsequenzen der altersbedingt veränderten Gewebeverteilung von Medikamenten

Altersbedingte Besonderheit	Pharmakokinetischer Effekt	Potentieller Effekt auf die Medikamentendosierung
Erhöhter Körperfettanteil	Verteilungsvolumen lipophiler Medikamente erhöht	Verlängerte Halbwertszeit fettlöslicher Medikamente Toxizität ↑
Lean body mass vermindert, Gesamt-Körperwasseranteil reduziert	Verteilungsvolumen hydrophiler Medikamente vermindert	Erhöhte Plasmakonzentration Toxizität ↑
Wasserakkumulation am Ort der Infektion (Ödem, Aszites)	Verminderte Konzentration hydrophiler Medikamente am Infektionsort	Inadäquate Dosierung
Mangelernährung, Proteinurie mit konsekutiver Hypalbuminämie	Erhöhte Konzentration freier Wirksubstanz im Plasma	Toxizität ↑

oder mehr Erkrankungen. Kompliziert wird das Problem noch durch die Kombinationstherapie einzelner Krankheitsbilder mit mehreren Medikamenten (z. B. art. Hypertonie oder Diabetes mellitus Typ II) (Masnoon et al. 2017). Männer mit therapiebedürftigem BPS sind im Regelfall über 65 und mindestens die Hälfte berichtet über Komorbiditäten (Michel et al. 1998).

- **Alpha-1-Adrenozeptor-Antagonisten (alpha-Blocker)**

Alpha-Blocker reduzieren effektiv den Tonus der glatten Muskulatur am Blasenhals und in der Prostata, indem die Wirkung von endogen freigesetztem Noradrenalin blockiert wird. Wegen ihrer guten Wirkung sowohl auf obstruktive als auch auf irritative Symptome des BPS sind sie häufig medikamentöse Therapie der ersten Wahl; einen Effekt auf die Prostatavergrößerung und andere, dem BPS zugrundeliegende histologisch-anatomische Veränderungen haben alpha-Blocker nicht.

Zur Anwendung kommen heute zumeist die selektiv auf alpha-1 A-Rezeptoren wirksamen Präparate (z. B. Tamsulosin, Silodosin) mit verzögerter Wirkstoff-Freisetzung. Deren etwas bessere Verträglichkeit und zugleich auch das typische Nebenwirkungsspektrum der Substanzklasse kann mit der Rezeptorverteilung der alpha-1-Rezeptor-Subtypen erklärt werden. Während die alpha-1 A-Rezeptoren fast ausschließlich im unteren Harntrakt (Blasenhals, Prostata) lokalisiert sind, sind die alpha-2 B-Rezeptoren der vorherrschende Rezeptortyp auf den glatten Gefäßmuskelzellen.

Die Vasodilatation ist der Grund für die wichtigsten Nebenwirkungen wie Schwindel, orthostatische Hypotonie und Synkopen, die gerade bei älteren Patienten zu Stürzen und Frakturen führen können. Uroselektive Präparate wie Tamsulosin und Silodosin haben den geringsten Effekt auf den Blutdruck und ein geringeres Risiko gefäßbedingter Nebenwirkungen (Chapple et al. 2011; Djavan et al. 2004).

Ejakulationsstörungen bis hin zur retrograden Ejakulation sind eine weitere wichtige Nebenwirkung, die natürlich auch dem älteren, sexuell aktiven Patienten erläutert werden muss, auch wenn das Thema „Kinderwunsch" hier meist eher von nachgeordneter Bedeutung ist. Durchaus zu beachten ist die Assoziation von alpha-Blockern (insbesondere Tamsulosin) mit dem „floppy iris syndrome", das im Rahmen von Katarakt-Chirurgie zu Komplikationen führen kann. Dieses Problem betrifft die geriatrische Patientenpopulation durchaus.

Wechselwirkungen bzw. eine Effektverstärkung im Zusammenhang mit der Einnahme anderer Medikamente betrifft vor allem unbehandelte und behandelte Hypertoniker.

Man kann davon ausgehen, dass 25 % der Männer über 60 gleichzeitig an BPS-Beschwerden und einer arteriellen Hypertonie leiden, diese Zahl steigt mit zunehmendem Alter noch weiter.

Auf die genauen Wechselwirkungen der alpha-Blocker mit jedem einzelnen Antihypertensivum oder jeder Kombination kann im Rahmen dieses Kapitels nicht eingegangen werden.

> Kursorisch lässt sich jedoch sagen, dass nicht-selektive alpha-1-Blocker lediglich beim normotensiven Patienten ohne Blutdruckmedikation in Betracht kommen. In fast allen anderen Fällen sollte den alpa-1 A-selektiven Präparaten der Vorzug gegeben werden (◻ Tab. 22.3).

- **Anticholinergika (Muskarin-Rezeptor-Antagonisten)**

Anticholinergika kommen beim BPS vor allem dann zum Einsatz, wenn LUTS vorliegen, die die Speicherphase der Harnblase betreffen, also Pollakisurie, Nykturie, imperativer Harndrang bis hin zur Drang-Inkontinenz. In ihrer Effektivität zur Behandlung dieser Symptome unterscheiden sich die unterschiedlichen zugelassenen Präparate nicht wesentlich, abhängig von der Re-

Tab. 22.3 Indikationsstellung zur alpha-Blocker-Therapie in Abhängigkeit einer vorbestehenden Blutdruckmedikation (modifiziert nach (modifiziert nach (Chu et al. 2021))

	Hypertensiv	Normotensiv
Blutdruckmedikation: nein	• Beginn einer Blutdruckeinstellung • Behandlung des BPS mit uroselektiven alpha-1-Blockern • Nicht-selektive alpha-1-Blocker sollten nicht zur kombinierten first line Therapie von BPS und art. Hypertonie verwendet werden	• Uroselektive und nicht selektive alpha-1-Blocker sind zur Behandlung des BPS mögliche Optionen
Blutdruckmedikation: ja	• Antihypertensive Medikation anpassen + uroselektive alpha-1- Blocker • Antihypertensiva Medikation beibehalten, nicht selektiven alpha-1-Blocker dazugeben	• Uroselektive alpha-1-Blocker sind nicht selektiven Präparaten vorzuziehen

zeptorspezifität für die Muskarinrezeptoren M1-5 bestehen jedoch erhebliche Unterschiede im Nebenwirkungsspektrum mit erheblicher Relevanz für die Indikationsstellung beim geriatrischen Patienten.

> **Häufige Nebenwirkungen von Anticholinergika**
> Zu den häufigsten Nebenwirkungen gehören, häufig auch in Kombination:
> - Mundtrockenheit (bis zu 16 %)
> - Verstopfung (bis zu 4 %)
> - Schwindel (bis zu 5 %)
> - Blasenentleerungstörung mit Restharn (bis zu 2 %), vor allem bei vorbestehenden obstruktiven Beschwerden oder Detrusorhypotonie
> - Akkommodationsstörung und Erhöhung des Augeninnendrucks, v. a. bei Engwinkelglaukom
> - Tachykardie
> - Verwirrtheitszustände und Verschlechterung der kognitiven Funktion

Zu beachten ist gerade beim älteren, polypharmazeutisch vorbelasteten Patienten, dass zahlreiche im Alter häufig verschriebene Medikamente anticholinerge Wirkungen haben, z. B. unter zahlreichen anderen:

- Klassische H1-Antihistaminika
- Anti-Parkinson-Medikamente
- Spasmolytika
- Antiemetika
- Antipsychotika (Chlorpromazin, Fluphenazin, Clozapin) und trizyklische Antidepressiva (Amitryptilin, Clomipramin, Doxepin, Imipramin, Nortryptilin)

> Mittlerweile ist ein Zusammenhang zwischen der Summe der eingenommenen anticholinergen Substanzen („anticholinergic burden") und dem Auftreten und der Schwere demenzieller Erkrankungen sowie deliranter Zustände als gesichert anzusehen (Egberts et al. 2021; Gray et al. 2015).

Eine Minimierung von Neben- und Wechselwirkungen insbesondere beim geriatrischen Patienten gelingt durch die Wahl eines Präparates mit hoher Spezifität für den M3-Rezeptor, der hauptsächlich für die anticholinerge Wirkung an der glatten Detrusormuskulatur verantwortlich ist (z. B. Solifenacin) oder die Gabe von Trospiumchlorid, das nicht die Blut-Hirn-Schranke passieren kann, sodass zumindest die zentralnervösen Nebenwirkungen wegfallen. Grundsätzlich gilt, dass eine anticholinerge Therapie ohne klinisch relevante

Nebenwirkungen kaum möglich ist, die Therapieabbruchrate ist hoch (ca. 2/3 nach 1 Jahr). Die Indikation für eine Behandlung mit dieser Substanzklasse ist beim geriatrischen Patienten besonders kritisch zu stellen.

- **5-α-Reduktase-Inhibitoren (5-ARI)**

5-ARI inhibieren die Konversion von Testosteron zu Dihydrotestosteron durch das Enzym 5-α-Reduktase, wodurch die Apoptose von Prostataepithelzellen und eine Atrophie des Prostatagewebes induziert wird. Es gibt 2 zugelassene Vertreter der Substanzklasse:
- **Finasterid**, das spezifisch für die 5-α-Reduktase Typ 2 ist, die 90 % des Enzymbesatzes in der Prostata ausmacht
- **Dutasterid**, das auf die 5-α-Reduktase Typ 1 und 2 wirkt, wobei der Typ 1 das prädominante Enzym außerhalb der Prostata ist und zum Beispiel in Haut oder Leber vorkommt.

In Meta-Analysen konnten keine Unterschiede bezüglich Effizienz und Sicherheit der Präparate gezeigt werden. Die Therapie mit 5-ARI bei Patienten mit mittelgradigen bis schweren LUTS und einem Drüsenvolumen >40 ml konnte das Prostatavolumen (20 %), die Symptome und das Risiko für einen Harnverhalt (57 %) und für eine chirurgische Therapie der BPH (55 %) reduzieren (Roehrborn et al. 1999). Neben den typischen antiandrogenen Nebenwirkungen, wie erektile Dysfunktion, Libidoverlust oder Spannungsgefühl der Brustdrüse, gibt es Hinweise auf eine Zunahme von Stimmungsschwankungen und Angststörungen. Ein Zusammenhang mit kardiovaskulären Ereignissen konnte im Gegensatz zur androgendeprivativen Therapie beim Prostatakarzinom bislang nicht bewiesen werden (Loke et al. 2013; Skeldon et al. 2017).

> Gerade bei alten Patienten, bei denen es unter Umständen auch darum geht, einen operativen Eingriff zu vermeiden, erscheinen die 5-ARI somit als effektive und sichere Therapieoption.

- **β-3-Adrenozeptor-Agonisten (B3A)**

Mirabegron, der derzeit einzige zugelassene β-3-Adrenozeptor-Agonist bindet an die entsprechenden Rezeptoren der glatten Detrusormuskulatur und bewirkt so eine Entspannung während der Speicherphase; die Zahl der Drang-Episoden und die Miktionsfrequenz lassen sich signifikant vermindern, die funktionelle Blasenkapazität vergrößern (Khullar et al. 2013; Tubaro et al. 2017). Mirabegron beeinflusst die Kontraktionskraft des Detrusors bei der Miktion nicht, das Risiko von Restharnbildung oder akutem Harnverhalt ist im Vergleich zum anticholinergen Therapieprinzip gering. Bei Patienten mit kardiovaskulären Komorbiditäten zeigte Mirabegron kein erhöhtes Risiko für entsprechende Toxizitäten. Die EAU-Leitlinie empfiehlt Mirabegron aufgrund des günstigen Sicherheits- und Verträglichkeitprofils als Therapie der ersten Wahl bei Patienten mit moderaten bis schweren, vorwiegend die Speicherphase betreffenden LUTS. Die Sicherheit des Präparates konnte auch für betagte Patienten gezeigt werden (Lee und Kuo 2018; Makhani et al. 2020). Bei einer glomerulären Filtrationsrate < 30 ml/min oder mittelschwerer Leber-Funktionsstörung ist die Standarddosis von 50 mg/d auf 25 mg zu reduzieren.

Die wichtigste Nebenwirkung von Mirabegron ist die arterielle Hypertonie.

> Mirabegron wird daher nicht empfohlen bei insuffizient eingestelltem Bluthochdruck, außerdem bei schwerer Nieren- oder Leberfunktionsstörung. Berücksichtigt man diese Einschränkungen, stellt Mirabegron eine effektive und sichere Therapieoption auch für geriatrische BPS-Patienten mit vorwiegend irritativen Miktionsbeschwerden dar.

- **Phosphodiesterase-5-Inhibitoren (PDE-5-I)**

Der lang wirksame PDE-5-I Tadalafil wurde bei BPS/LUTS in zahlreichen randomisierten, kontrollierten Studien gegen Placebo oder α-Blocker getestet (Sebastianelli et al. 2020). Der Wirkmechanismus ist nach wie vor unklar. Eine Verbesserung des IPSS-Score zieht sich durch praktisch alle Studien, die Ergebnisse zu Harnstrahl und Restharnmenge sind widersprüchlich. Die Studienkohorten umfassten zumeist jüngere Patienten mit milden bis moderaten LUTS (Gravas et al. 2021). Eine Meta-Analyse zeigte bei Patienten >75 Jahre keinen positiven Effekt vs. Placebo (Oelke et al. 2017). Das Sicherheitsprofil ist insgesamt günstig. Aufgrund von Wechselwirkungen mit schwer- bis unkontrollierter Hypotonie besteht eine Kontraindikation gegen PDE-5-Einnahme bei Patienten, die Nitrate, Nicorandil oder auch die nicht-selektiven α-1-Blocker Doxazosin und Terazosin einnehmen; ebenso für Patienten mit instabiler Angina pectoris, kürzlichem Myokardinfarkt oder Schlaganfall sowie schwerer Herz-, Nieren- oder Leberinsuffizienz; die Indikationsstellung im geriatrischen Patientengut ist als sicherlich kritisch zu stellen. Unter Berücksichtigung der genannten Kontraindikationen wird Tadalafil aufgrund der aktuellen Datenlage von der EAU-Leitlinie 2021 bei Männern mit leichten bis mittelgradigen LUTS mit oder ohne erektiler Dysfunktion empfohlen (Gravas et al. 2021). Aufgrund einer Meta-Regressionsanalyse scheinen jüngere Männer mit niedrigem Body-Mass-Index am meisten zu profitieren (Gacci et al. 2012).

- **Phytotherapeutika**

Nicht vergessen werden dürfen bei den konservativen Therapieansätzen des BPS die zahlreich verfügbaren pflanzlichen Präparate. Deren Basis bilden im Regelfall Extrakte aus Serenoa repens (Sägepalme), die dann als Monosubstanz oder in Kombination mit weiteren Zutaten pflanzlichen Ursprungs (häufig Kürbiskern oder Brennnesselwurzel, aber noch zahlreiche andere) zum Einsatz kommen. Die wirksamen Komponenten der relavanten Präparate sind unter anderem Phytosterole, beta-Sitosterol, Fettsäuren und Lektine. In vitro konnten vor allem antientzündliche, antiandrogene, antiproliferative und östrogenartige Effekte gezeigt werden. Für die Pathophysiologie bedeutsame Rezeptoren (z. B. alpha-Adrenozeptoren, Muskarinrezeptoren) und Enzyme (5-α-Reduktase) werden inhibiert. Die In-vivo-Effekte sind komplex und meist nur unvollständig verstanden (Cicero et al. 2019).

Mittlerweile liegt – auch aus randomisierten, placebokontrollierten Studien – eine akzeptable Evidenz vor, die gerade bei moderat ausgeprägten Symptomen in der ersten Therapielinie einen Therapieversuch mit diesen Phytotherapeutika rechtfertigt, eventuell auch in Kombination mit einem alpha-Blocker. In diversen strukturierten Reviews und Meta-Analysen dieser Studien konnte gezeigt werden, dass die Behandlung mit Serenoa-basierten Präparaten einer Pharmakotherapie oft nicht signifikant unterlegen, einer Placebo-Behandlung jedoch in vielen Fällen überlegen ist (Tacklind et al. 2012; Vela-Navarrete et al. 2018).

> Der besondere Reiz der Phytotherapeutika bei geriatrischen, polypharmazeutisch belasteten Patienten liegt natürlich in der Armut an Nebenwirkungen. Diese sind abgesehen von individuellen Unverträglichkeiten und seltenen, gastroinestinalen Beschwerden (<5 %) tatsächlich vernachlässigbar.

Die aktuellen EAU-Leitlinien empfehlen in diesem Sinne auch die Therapie mit Hexan-extrahierten Serenoa-repens-Präparaten für Patienten, bei denen die Vermeidung von Nebenwirkungen, insbesondere auf die Sexualfunktion, im Vordergrund steht (Gravas et al. 2021).

22.4 Operative Therapie beim geriatrischen Patienten – Outcome und Komplikationen

2011 konnten Berges und Oelke (2011) anhand der Ergebnisse einer altersstratifizierten, populationsbasierten Befragung zeigen, dass die wichtigsten Parameter, die mit einem möglicherweise in der Zukunft therapiebedürftigen BPS in Verbindung zu bringen sind, mit dem Alter zunehmen bzw. sich verschlechtern, z. B.
- Prostatavolumen
- IPSS-Score
- Uroflow
- Blasenkapazität
- Restharn

Eine ähnliche, australische Arbeit beschrieb in der univariaten Analyse ebenfalls eine Zunahme von Blasenspeicher- und Entleerungssymptomen mit dem Alter, in der multivariaten Regressionsanalyse unter Einbeziehung von 20 klinischen und soziodemographischen Variablen konnte dieser Zusammenhang jedoch nicht bestätigt werden. Als signifikant erwiesen sich hingegen die Zunahme des Körperfettanteils, eines bestehenden Diabetes und einer Prostatavergrößerung (Martin et al. 2011).

In einer britischen TUR-P-Kohorte von über 200 Patienten wurde das Alter als wichtigste Einflussgröße für die postoperative Krankenhausverweildauer identifiziert, das Durchschnittsalter der Patienten mit mehr als 10 Tagen Verweildauer betrug 79 Jahre (Kirollos 1997). Während der Einfluss auf Komplikationsschwere und -häufigkeit bei der chirurgischen Therapie des BPS in der Literatur verhältnismäßig gut beschrieben ist, fehlen bezüglich des funktionellen Outcome für die einzelnen Verfahren direkte Vergleiche zwischen jüngeren und älteren Patienten fast völlig. Die TUR-P gilt nach wie vor ohne Altersbeschränkung als Goldstandard (Gravas et al. 2021). In gewissen Grenzen können indirekte Schlussfolgerungen aus Arbeiten gezogen werden, die die TUR-P bei älteren Patienten mit neueren, vermeintlich weniger invasiven Techniken vergleichen.

Für infektiöse Komplikationen nach TUR-P oder HoLEP (Holmium-Laser-Enukleation der Prostata) scheint das Alter kein unabhängiger Risikofaktor zu sein (Colau et al. 2001; Hwang et al. 2014; Kikuchi et al. 2016; Schneidewind et al. 2017). Lediglich eine chinesische Autorengruppe konnte ein Alter über 65 Jahre ebenso wie einen schlecht eingestellten Diabetes, vorbestehenden Dauerkatheterismus oder prolongierten postoperativen Katheterismus als eigenständige Risikofaktoren für Infektkomplikationen identifizieren.

Blutverlust (Kirollos und Campbell 1997) und TUR-Syndrom (Nakahira et al. 2014) scheinen nicht unabhängig mit dem Alter assoziiert zu sein, während die Kombination mehrerer Komorbiditäten und der Faktor Polypharmazie das Risiko für kardiovaskuläre Komplikationen nach TUR bei älteren Patienten zu erhöhen scheinen (Lucia et al. 2013). Bereits in 2008 empfehlen Miano et al. für die „old and frail"-Gruppe, also, frei übersetzt, die geriatrische Population, die am wenigsten invasiven Methoden (bipolare TUR, Laser, Microwave, TUNA) der monopolaren TUR-P vorzuziehen. Interessanterweise machte jedoch keine der Studien, die in dieser Übersichtsarbeit die Grundlage für diese Empfehlung bildeten, direkte Aussagen zum Outcome speziell bei betagten Patienten (Miano et al. 2008). Moderne Verfahren wie UroLift®, Rezūm®, Prostataarterienembolisation oder Aquablation® standen zu diesem Zeitpunkt noch nicht zur Verfügung. Eine aktuellere Übersicht zu chirurgischen Therapieoptionen des BPS bei „elderly patients" bezieht all diese Verfahren mit ein.

> Die Schlussfolgerung ist letztlich, dass heute für Patienten mit besonders hohem Narkoserisiko oder solchen, bei denen die Antikoagulation nicht abgesetzt werden kann, mehr Alternativen zur Verfügung stehen als nur die TUR-P oder die HoLEP. Diese müssen mit dem Patienten individuell diskutiert werden, auch unter dem Aspekt möglicherweise schlechterer funktioneller Ergebnisse oder höherer Wiederbehandlungsraten (Bortnick et al. 2020).

Ebenso wenig, wie das Alter alleine ein Kriterium für die Einordnung als „geriatrischer Patient" ist, sollte es das Entscheidungskriterium für oder gegen ein bestimmtes Operationsverfahren bei BPS-Patienten sein. Hierfür fehlt jede Datengrundlage. Validere Parameter sind eventuell die Pflegebedürftigkeit und/oder auch ein bereits liegender Dauerkatheter. In einer großen Studie an über 2869 Pflegeheim-Patienten mit einem Durchschnittsalter von 80,9 Jahren, die einer TUR-P unterzogen wurden und bereits präoperativ mit einem Dauerkatheter versorgt waren, konnte gezeigt werden, dass ca. 30 % innerhalb der ersten 12 postoperativen Monate verstorben waren. Von den nicht verstorbenen Patienten hatten in diesem Zeitraum 95 % wieder einen Dauerkatheter (Suskind et al. 2017). Grundsätzlich scheint das funktionelle Ergebnis nach TUR-P vor allem von geriatrischen, den Allgemeinzustand, die Multimorbidität und den Pflegezustand betreffenden Faktoren abhängig zu sein. Die Indikationsstellung ist also für jeden Patienten individuell zu überdenken.

Die an anderer Stelle in diesem Buch bereits ausführlich beschriebenen neueren, sogenannten minimal-invasiven Verfahren wie
- Rezüm® (Wasserdampf-Injektion)
- Prostataarterienembolisation
- UroLift®
- I-TIND® (temporäre Prostata-Stent-Implantation)

haben bezüglich der „old and frail"-Population natürlich den Reiz, dass bei kooperativen Patienten keine Allgemein- oder Regionalanästhesie notwendig ist. Daten, die mit guter Evidenz zeigen, dass diese Technologien genau bei diesen Patienten, die von einer OP in Lokalanästhesie profitieren würden, auch zum gewünschten funktionellen Ergebnis führen, zum Beispiel
- die Befreiung vom Dauerkatheter
- eine Verbesserung der funktionellen Miktionsparameter und letztlich
- eine Steigerung der Lebensqualität

liegen nach Kenntnis des Autors bislang nicht vor, sind aber naturgemäß auch schwierig zu erheben.

Literatur

Anonymous ▶ https://wikipedia.org/wiki/geriatrie
Ball AJ, Feneley RC, Abrams PH (1981) The natural history of untreated „prostatism". Br J Urol 53:613–616
Berges R, Oelke M (2011) Age-stratified normal values for prostate volume, PSA, maximum urinary flow rate, IPSS, and other LUTS/BPH indicators in the German male community-dwelling population aged 50 years or older. World J Urol 29:171–178
Bortnick E, Brown C (2020) Modern best practice in the management of benign prostatic hyperplasia in the elderly. Ther Adv Urol 12:1–11
Chapple CR, Montorsi F, Tammela TL et al (2011) Silodosin therapy for lower urinary tract symptoms in men with suspected benign prostatic hyperplasia: results of an international, randomized, double-blind, placebo- and active-controlled clinical trial performed in Europe. Eur Urol 59:342–352
Chu PSK, Leung CLH, Cheung MH et al (2021) Hong Kong Geriatrics Society and Hong Kong Urological Association consensus on personalised management of male lower urinary tract symptoms in the era of multiple co-morbidities and polypharmacy. Hong Kong Med J 27:127–139
Cicero AFG, Allkanjari O, Busetto GM et al (2019) Nutraceutical treatment and prevention of benign prostatic hyperplasia and prostate cancer. Arch Ital Urol Androl 91
Colau A, Lucet JC, Rufat P et al (2001) Incidence and risk factors of bacteriuria after transurethral resection of the prostate. Eur Urol 39:272–276

De Lucia C, Femminella GD, Rengo G et al (2013) Risk of acute myocardial infarction after transurethral resection of prostate in elderly. BMC Surg 13(Suppl 2):S35

Djavan B, Chapple C, Milani S et al (2004) State of the art on the efficacy and tolerability of alpha1-adrenoceptor antagonists in patients with lower urinary tract symptoms suggestive of benign prostatic hyperplasia. Urology 64:1081–1088

Egberts A, Moreno-Gonzalez R, Alan H et al (2021) Anticholinergic drug burden and delirium: a systematic review. J Am Med Dir Assoc 22(65–73):e64

Gacci M, Corona G, Salvi M et al (2012) A systematic review and meta-analysis on the use of phosphodiesterase 5 inhibitors alone or in combination with alpha-blockers for lower urinary tract symptoms due to benign prostatic hyperplasia. Eur Urol 61:994–1003

Gravas SCJN, Gacci M, Gratzke C, Herrmann TRW, Mamoulakis C, Rieken M, Speakman MJ, Tikkinen KAO (2021) EAU-Guidelines on management of non-neurogenic ‚male lower urinary tract symptoms (LUTS), incl. benign prostatic obstruction (BPO). EAU Guidelines. European Association of Urology

Gray SL, Anderson ML, Dublin S et al (2015) Cumulative use of strong anticholinergics and incident dementia: a prospective cohort study. JAMA Intern Med 175:401–407

Hwang EC, Jung SI, Kwon DD et al (2014) A prospective Korean multicenter study for infectious complications in patients undergoing prostate surgery: risk factors and efficacy of antibiotic prophylaxis. J Korean Med Sci 29:1271–1277

Khullar V, Amarenco G, Angulo JC et al (2013) Efficacy and tolerability of mirabegron, a beta(3)-adrenoceptor agonist, in patients with overactive bladder: results from a randomised European-Australian phase 3 trial. Eur Urol 63:283–295

Kikuchi M, Kameyama K, Yasuda M et al (2016) Postoperative infectious complications in patients undergoing holmium laser enucleation of the prostate: Risk factors and microbiological analysis. Int J Urol 23:791–796

Kirollos MM (1997) Length of postoperative hospital stay after transurethral resection of the prostate. Ann R Coll Surg Engl 79:284–288

Kirollos MM, Campbell N (1997) Factors influencing blood loss in transurethral resection of the prostate (TURP): auditing TURP. Br J Urol 80:111–115

Lee YK, Kuo HC (2018) Safety and therapeutic efficacy of mirabegron 25 mg in older patients with overactive bladder and multiple comorbidities. Geriatr Gerontol Int 18:1330–1333

Loke YK, Ho R, Smith M et al (2013) Systematic review evaluating cardiovascular events of the 5-alpha reductase inhibitor - Dutasteride. J Clin Pharm Ther 38:405–415

Makhani A, Thake M, Gibson W (2020) Mirabegron in the treatment of overactive bladder: safety and efficacy in the very elderly patient. Clin Interv Aging 15:575–581

Martin SA, Haren MT, Marshall VR et al (2011) Prevalence and factors associated with uncomplicated storage and voiding lower urinary tract symptoms in community-dwelling Australian men. World J Urol 29:179–184

Masnoon N, Shakib S, Kalisch-Ellett L et al (2017) What is polypharmacy? A systematic review of definitions. BMC Geriatr 17:230

Miano R, De Nunzio C, Asimakopoulos AD et al (2008) Treatment options for benign prostatic hyperplasia in older men. Med Sci Monit 14:RA94–R102

Michel MC, Mehlburger L, Bressel HU et al (1998) Tamsulosin treatment of 19,365 patients with lower urinary tract symptoms: does co-morbidity alter tolerability? J Urol 160:784–791

Nakahira J, Sawai T, Fujiwara A et al (2014) Transurethral resection syndrome in elderly patients: a retrospective observational study. BMC Anesthesiol 14:30

Oelke M, Wagg A, Takita Y et al (2017) Efficacy and safety of tadalafil 5 mg once daily in the treatment of lower urinary tract symptoms associated with benign prostatic hyperplasia in men aged >/=75 years: integrated analyses of pooled data from multinational, randomized, placebo-controlled clinical studies. BJU Int 119:793–803

Robinson TN, Wu DS, Pointer L et al (2013a) Simple frailty score predicts postoperative complications across surgical specialties. Am J Surg 206:544–550

Robinson TN, Wu DS, Sauaia A et al (2013b) Slower walking speed forecasts increased postoperative morbidity and 1-year mortality across surgical specialties. Ann Surg 258:582–588; discussion 588–590

Roehrborn CG, Boyle P, Bergner D et al (1999) Serum prostate-specific antigen and prostate volume predict long-term changes in symptoms and flow rate: results of a four-year, randomized trial comparing finasteride versus placebo. PLESS Study Group. Urology 54:662–669

Schneidewind L, Kranz J, Schlager D et al (2017) Mulitcenter study on antibiotic prophylaxis, infectious complications and risk assessment in TUR-P. Cent European J Urol 70:112–117

Sebastianelli A, Spatafora P, Morselli S et al (2020) Tadalafil alone or in combination with tamsulosin for the management for LUTS/BPH and ED. Curr Urol Rep 21:56

Skeldon SC, Macdonald EM, Law MR et al (2017) The cardiovascular safety of dutasteride. J Urol 197:1309–1314

Suskind AM, Walter LC, Zhao S et al (2017) Functional outcomes after transurethral resection of the prostate in nursing home residents. J Am Geriatr Soc 65:699–703

Tacklind J, Macdonald R, Rutks I et al (2012) Serenoa repens for benign prostatic hyperplasia. Cochrane Database Syst Rev 12:CD001423

Tubaro A, Batista JE, Nitti VW et al (2017) Efficacy and safety of daily mirabegron 50 mg in male patients with overactive bladder: a critical analysis of five phase III studies. Ther Adv Urol 9:137–154

Vela-Navarrete R, Alcaraz A, Rodriguez-Antolin A et al (2018) Efficacy and safety of a hexanic extract of Serenoa repens (Permixon((R))) for the treatment of lower urinary tract symptoms associated with benign prostatic hyperplasia (LUTS/BPH): systematic review and meta-analysis of randomised controlled trials and observational studies. BJU Int 122:1049–1065

Watt J, Tricco AC, Talbot-Hamon C et al (2018) Identifying older adults at risk of harm following elective surgery: a systematic review and meta-analysis. BMC Med 16:2

Kontroversen in der konservativen und operativen BPS-Therapie

Christopher Netsch und Andreas J. Gross

Inhaltsverzeichnis

23.1 Entspricht die normal große Prostata einer Kastanie, ist diese 20 g groß? – 254

23.2 Liegt bei großer Prostata eine Blasenauslassobstruktion (BOO) vor? – 254

23.3 Bestehen Blasentrabekel aus hypertrophierter Muskulatur und sind sie Zeichen einer Blasenauslassobstruktion (BOO)? – 255

23.4 Was sind Blasendivertikel und Blasenpseudodivertikel? – 255

23.5 Eignet sich die Urethrozystoskopie zur Diagnostik der Blasenauslassobstruktion (BOO)? – 255

23.6 Verläuft das BPS in Stadien? – 255

23.7 Wird Restharnbildung durch die Blasenauslassobstruktion verursacht? – 256

23.8 Führt Restharn (RH) zu Harnwegsinfektionen (HWI)? – 257

23.9 Führt Restharn (RH) zum Harnverhalt? – 258

© Der/die Autor(en), exklusiv lizenziert an Springer-Verlag GmbH, DE, ein Teil von Springer Nature 2022
C. Netsch und A. Gross (Hrsg.), *Benignes Prostatasyndrom*,
https://doi.org/10.1007/978-3-662-64334-1_23

23.10 Führt Restharnbildung zur Nierenfunktionsstörung? – 258

23.11 Können Medikamente die Blasenauslassobstruktion (BOO) vermindern? – 258

23.12 Transurethrale Enukleationsverfahren dauern viel zu lange. Für die offene Prostataadenomenukleation (OPE) brauche ich 40 min – 259

23.13 Ist die Resektion bis zur Prostatakapsel essentiell für ein optimales Ergebnis der TUR-P? – 260

23.14 Was versteht man in der operativen BPS-Therapie unter Langzeitdaten? – 260

23.15 Ist eine Histologie nach der chirurgischer Behandlung des BPS notwendig? – 261

23.16 Kann ich mit dem Thulium-Laser eine HoLEP machen? – 261

23.17 Sind die klinischen (Langzeit-)Daten für die GreenLight Vaporisation der Prostata (PVP), Aquabeam®, iTind®, Rezum® und Urolift® überzeugend? – 262

23.18 Kann man auch eine 150-g-Prostata per TUR-P behandeln? – 263

23.19 Ist die Lernkurve der (Laser-)Enukleation der Prostata länger als die der TUR-P? – 264

23.20 Wir führen die robotisch-assistierte Adenomenukleation (RPE) durch, weil Patienten nach transurethraler Enukleation inkontinent sind und nachbluten – 265

23.21 „Der GreenLight-Laser taugt nichts. Am Ende muss ich die Schlinge nehmen." Ist ein chirurgisches (Laser-)Verfahren zur Therapie des BPS schlecht, weil man am Ende eine Schlinge zur Koagulation nimmt? – 265

23.22 Wir machen die transurethrale (Laser-)Enukleation der Prostata ab 60 g, darunter die TUR-P wegen der Ausbildung der Assistenzärzte. Wir führen die offene Adenomektomie wegen der Ausbildung der Assistenzärzte durch – 266

23.23 Sind nach Laseroperationen der Prostata mehr Patienten inkontinent als nach TUR-P? – 266

23.24 Entwickeln Patienten nach Laser-Operationen der Prostata mehr Urge-Beschwerden als nach TUR-P und offener Adenomenukleation (OPE)? – 267

23.25 Neue minimal-invasive Verfahren wie Aquabeam®, Rezum® oder Urolift® haben keine schwerwiegenden Komplikationen? – 268

Literatur – 270

23.1 Entspricht die normal große Prostata einer Kastanie, ist diese 20 g groß?

Kastanien haben keine einheitliche Größe, sondern variieren in Abmessungen, Gewicht und den verschiedenen Kastanienarten erheblich. Das Prostatavolumen (PV) eines Mannes nach der Pubertät entspricht eher einem Taubenei (22,3 cm³) denn einer Kastanie. Die Prostata hat aber die Form einer Kastanie: herzförmig mit konkaver dorsaler Fläche.

Die Angabe des Prostatagewichts von 20 g beruht auf Durchschnittswerten, die bei einer Meta-Analyse von Autopsiestudien (>1000 Patienten) ermittelt wurden (Berry SJ et al. 1984). Bei der Analyse der einzelnen Studien fällt die enorme Spanne des Gewichtes auf: So hatten in einer Untersuchung Prostatae ohne Hinweise auf eine BPH Gewichte zwischen 8 und 40 g (Swyer GI 1944). Auch bei Untersuchungen von jungen gesunden erwachsenen Männern mit dem transrektalen Ultraschall (TRUS) betrug das durchschnittliche PV 23,0 cm³ (Spanne: 11,3–39,1 cm³) (Jakobson H et al. 1988). Folglich hat die normal große Prostata zwar ein durchschnittliches Gewicht (Volumen) von etwa 20 g (cm³), kann aber individuell stark von diesem Referenzwert abweichen. Beim jungen gesunden erwachsen Mann sind PV zwischen 8 und 40 cm³ als physiologisch zu erachten. Eine eindeutige Prostatavergrößerung liegt vor, wenn die Prostata die Abmessungen eines Golfballs hat (ca. 40 cm³) oder überschreitet.

Das bei der digito-rektalen Untersuchung oder beim TRUS ermittelte PV beruht auf Längenbestimmungen. Die Volumenabschätzung erfolgt durch die Multiplikation von 3 Längenangaben (Breite [cm] x Länge [cm] x Tiefe [cm] × 0,52), woraus sich das Volumen (cm³) ergibt. Nach dem internationalen System für Einheiten könnte eine Volumenangabe auch in Millilitern (ml) erfolgen (1 cm³ = 1 ml), allerdings nur, wenn es sich um Flüssigkeiten handelt. Somit ist cm³ die korrekte Einheit für das Prostatavolumen nach DRU oder TRUS und „g" die korrekte Einheit für das ausgewogene Prostatagewicht nach Prostataoperationen.

23.2 Liegt bei großer Prostata eine Blasenauslassobstruktion (BOO) vor?

Obwohl die Wahrscheinlichkeit einer BOO mit zunehmendem Prostatavolumen (PV) steigt, ist die Diagnose einer Prostatavergrößerung kein sicherer Hinweis auf das Vorliegen einer BOO. Rosier et al. haben den Zusammenhang zwischen PV und BOO untersucht: Während bereits bei PV zwischen 20 und 40 cm³ in 11 % eine starke (Schäfer Grade 5/6) und in 50 % eine leichte BOO vorlag (Schäfer Grade 2–4), hatten selbst Patienten mit einem PV zwischen 60 und 80 cm³ in ca. 15 % und Patienten mit PV >100 cm³ in ca. 10 % keine BOO (Rosier und Rosette 1995). Die Sensitivität und Spezifität für das Vorliegen einer BOO für PV ≥ 40 cm³ beträgt nur 49 % bzw. 32 %. Eine Studie aus Korea bestätigte die Ergebnisse: Selbst bei einem PV > 80 cm³ liegt eine BOO in nur 83 % vor (Kang M et al. 2016). Das PV besitzt folglich keine sichere Beziehung zur BOO oder zum BOO-Grad. Eine BOO kann nur durch eine urodynamische Untersuchung oder sonographische Detrusordickenmessung detektiert werden.

23.3 Bestehen Blasentrabekel aus hypertrophierter Muskulatur und sind sie Zeichen einer Blasenauslassobstruktion (BOO)?

Blasentrabekel entstehen histologisch aus Ablagerungen kollagener und elastischer Fasern in der Mukosa/Submukosa der Blasenwand (Gosling JA et al. und Dixon 1980). Diese entstehen nicht durch erhöhten Detrusordruck bei der Miktion (BOO), sondern durch bisher unbekannte Mechanismen bei Detrusorüberaktivität (DÜ) (Abrahams PH et al. 1976). Allerdings steigt die Wahrscheinlichkeit einer DÜ auch mit zunehmenden BOO-Grad (Detrusorüberaktivität ohne BOO in 51 % → bei starker BOO in 83 %) (Oelke M et al. 2008). Bei einigen Patienten ist die Blasentrabekulierung Ausdruck einer durch BOO verursachten DÜ, aber im Einzelfall ist die sichere Vorhersage für eine BOO bei An- oder Abwesenheit einer Blasentrabekulierung nicht möglich.

23.4 Was sind Blasendivertikel und Blasenpseudodivertikel?

Ein echtes Divertikel besteht im pathologisch-anatomischen Sinn aus allen Wandschichten, also Mukosa, Detrusor und Adventitia; demgegenüber besteht die Wand eines Pseudodivertikels nur aus Mukosa. Deshalb sind meistens vermeintliche Blasendivertikel eigentlich Pseudodivertikel und umgekehrt die kleinen Blasenwandausstülpungen echte Divertikel. Für die Annahme, dass durch einen erhöhten Detrusordruck bei Miktion bei BOO die gesamte Blasenwand (Divertikel) oder nur die Schleimhaut (Pseudodivertikel) durch Lücken der Blasenwand nach außen gepresst wird, existiert keine gesicherte Evidenz (Oelke M et al. 2012). Lediglich ein retrospektiver Vergleich (24 Pat. mit Pseudodivertikeln vs. 67 Pat. ohne Pseudodivertikel) zeigte, dass signifikante Unterschiede in den Gruppen u. a. hinsichtlich des BOO-Grades bestanden (Adot Zurbano JM et al. 2005). Diese Untersuchung zeigte zwar, dass Patienten mit Pseudodivertikeln erhöhte Miktionsdrücke aufweisen, beweist aber nicht, dass die erhöhten Drücke die Pseudodivertikel verursacht haben.

23.5 Eignet sich die Urethrozystoskopie zur Diagnostik der Blasenauslassobstruktion (BOO)?

Die optische Beurteilung des unteren Harntrakts stellt eine sehr unzuverlässige Methode zur BOO-Beurteilung dar (El Din KE et al. 1996). So hat ein Patient ohne relevante Okklusion der prostatischen Harnröhre eine BOO-Wahrscheinlichkeit von bereits 18 %, aber bei starker Okklusion auch nur von 56 % (◘ Abb. 23.1a/b). Ähnlich verhält es sich bei der Beurteilung des Trabekulierungsgrades der Blasenschleimhaut. Während eine Blase ohne Trabekulierung (Trabekulierungsgrad 0) eine Wahrscheinlichkeit für eine BOO von 18 % aufweist, hat eine Blase mit starker Trabekulierung (Trabekulierungsgrad 3) eine von 78 % (◘ Abb. 23.1a/b).

23.6 Verläuft das BPS in Stadien?

Veraltete Klassifikationen (Vahlensieck, Alken) gehen davon aus, dass eine chronologische Reihenfolge von anatomischen und pathophysiologischen Veränderungen im unteren Harntrakt beim BPS existiert. Eine solche Stadieneinteilung des BPS hat sich international aufgrund fehlender Evidenz nicht etabliert.

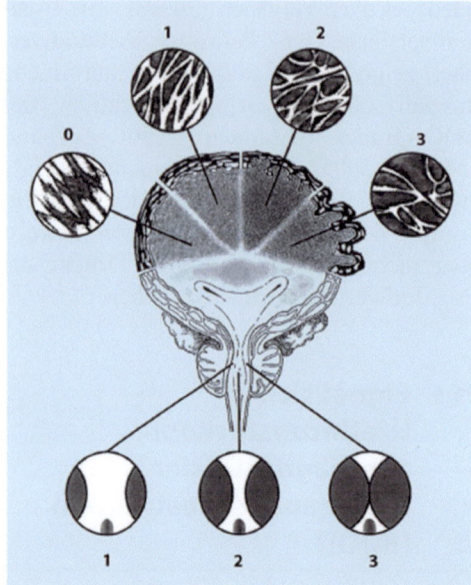

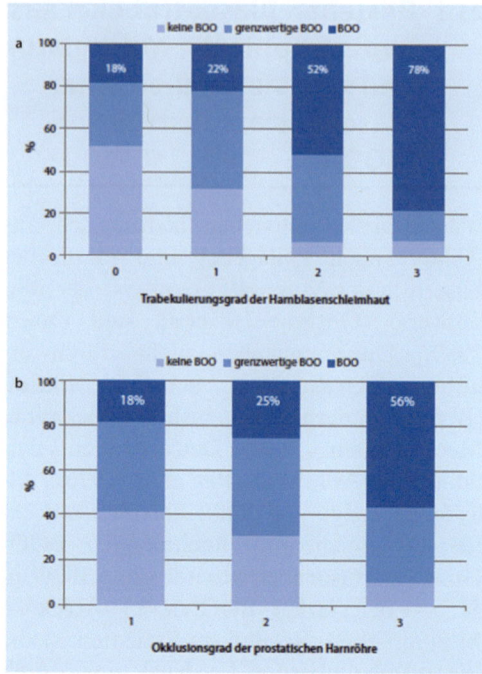

◘ **Abb. 23.1** Zystoskopische Klassifikation der Blasentrabekulierung in 4 Grade (obere Bildhälfte, Grad 0 = glatte Blasenschleimhaut ohne Hinweise auf eine Trabekulierung → Grad 3 = starke Trabekulierung mit Ausbildung von Blasendivertikeln) und Klassifikation des Okklusionsgrades der prostatischen Harnröhre in 3 Grade (untere Bildhälfte; Grad 1=wenig prominente Seitenlappen mit durchgängiger Harnröhre → Grad 3=prominente Seitenlappen, die sich in der Mittellinie berühren und mit dem Spülstrahl des Zystoskops nicht aufgespült werden können.

◘ **Abb. 23.2** a Wahrscheinlichkeit einer BOO bei unterschiedlichen Trabekulierungsgraden der Harnblasenschleimhaut. Mit zunehmender Blasentrabekulierung steigt die Wahrscheinlichkeit für eine BOO (Grad 0 = 18 % → Grad 3 = 78 %). Beim individuellen Patienten lässt jedoch der Trabekulierungsgrad keine sicheren Rückschlüsse auf das Vorliegen einer BOO zu. **b** Wahrscheinlichkeit einer BOO bei unterschiedlichen Okklusionsgraden der prostatischen Harnröhre. Mit zunehmendem Okklusionsgrad steigt die Wahrscheinlichkeit für eine BOO (Grad 1 = 18 % → Grad 3 = 56 %). Die diagnostische Leistungsfähigkeit zur BOO-Beurteilung ist jedoch gering und lässt beim individuellen Patienten keine sicheren Rückschlüsse auf das Vorliegen einer BOO zu

Es existieren keine festen Zusammenhänge zwischen BPE und BOO (Bosch JL et al. 1995), BPE und LUTS (Bosch JL et al. 1995; Girman CJ et al. 1995) sowie BOO und LUTS (Barry MJ et al. 1993; El Din KE et al. 1996; Ko DS et al. 1995; Yalla SV et al. 1995). Daher hat sich international die von Hald (1989) beschriebene Betrachtungsweise durchgesetzt (◘ Abb. 23.2, Hald T 1989). Diese Betrachtungsweise geht davon aus, dass alle Komponenten des BPS alleine oder in (allen erdenklichen) Kombinationen vorkommen können und Patienten individuell hinsichtlich BPE, BOO und LUTS klassifiziert werden müssen: Von einer Veränderung kann nicht automatisch auf eine andere Bezug genommen werden. Des Weiteren implizieren die Hald-Ringe, dass jede Komponente oder Komponentenkombination spezifisch behandelt werden muss (◘ Abb. 23.3).

23.7 Wird Restharnbildung durch die Blasenauslassobstruktion verursacht?

Normalwerte
Gezielte Untersuchungen zu Restharn (RH) bei asymptomatischen Männern >50 Jahre

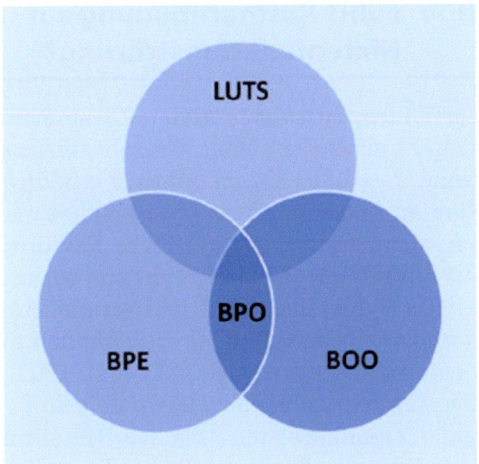

Abb. 23.3 Schematische Darstellung der Beziehungen zwischen den 3 Hauptkomponenten des BPS (LUTS Symptome des unteren Harntrakts, BPE benigne Prostatavergrößerung, BOO Blasenauslassobstruktion) (Modifiziert nach Hald T 1989; Girman et al. 1995). Die sog. Hald'schen Ringe verdeutlichen, dass keine festen Beziehungen zwischen den Hauptkomponenten des BPS vorliegen und LUTS, BPE und BOO einzeln oder in verschiedenen Kombinationen vorkommen können. Aus diesem Grund müssen die einzelnen Hauptkomponenten auch separat analysiert werden, da das Vorhandensein oder die Abwesenheit einer Komponente nicht automatisch auf das Vorhandensein oder die Abwesenheit einer anderen Komponente schließen lässt

(ohne Einnahme von Medikamenten mit Einfluss auf die Blasenfunktion) haben gezeigt, dass eine geringe Menge RH normal ist. Im Durchschnitt lagen diese Werte altersunabhängig im Mittel zwischen 22 und 39 ml, maximal bei 57 ml (Berges R und Oelke M 2011).

Pathophysiologie
Die Ursachen für die Entstehung von RH sind vielfältig. Am häufigsten wird die mechanische BOO durch BPE als Ursache postuliert, was jedoch nur bei etwa der Hälfte der BPS-Patienten zutrifft (Oelke M et al. 2008). Bedeutsamer ist die Genese des RH durch die Detrusorunteraktivität (DUA), die als Ursache bei BPS häufig unterschätzt wird. Die Ursachen der DUA sind vielfältig und bis heute nicht endgültig geklärt. Anatomisch bedingter RH entsteht bei Pseudodivertikeln oder Reflux durch das „Nachlaufen" von Urin in die Harnblase nach Ende der Miktion.

Restharn und BOO
Es besteht eine nur geringe Korrelation zwischen RH und BOO. Auch zwischen RH, Stärke der LUTS und PV besteht ein nur geringer Zusammenhang (Barry MJ et al. 1993; Bosch JL et al. 1995). Mit der Höhe des gemessenen RH kann eine bestehende BOO weder zu bestätigt noch ausgeschlossen werden.

RH und Detrusorunteraktivität (DUA)?
Die Prävalenz der DUA wird mit 9–48 % angegeben und tritt bei Männern und Frauen etwa gleich häufig auf (Osman NI et al. 2014). Die DUA ist somit kaum mit dem Vorhandensein einer BOO zu erklären und eher im Zusammenhang mit Altersveränderungen des Detrusors, Diabetes mellitus, degenerativen Veränderungen des zentralen oder peripheren Nervensystems, neurologischen Erkrankungen etc. zu sehen. RH >300 ml, der im englischen Schrifttum als chronische Retention bezeichnet wird, ist eher Zeichen einer DUA als einer BOO (Abrahams PH und Griffiths 1979). Wird eine TUR-P bei DUA durchgeführt, ist mit einem schlechteren Outcome als bei BOO zu rechnen (Anderson JB und Grant JB 1991; Van De Beek et al. 1992). In einer Langzeitbeobachtung von Patienten mit DUA (ohne Hinweise auf eine BOO) >10 Jahre nach TUR-P zeigten diese im Verlauf keinerlei Vorteile der Operation gegenüber nicht behandelten Patienten und wiesen sogar eine höhere Rate an RH >300 ml auf (Thomas AW et al. 2004).

23.8 Führt Restharn (RH) zu Harnwegsinfektionen (HWI)?

Die Annahme, dass RH mit einer erhöhten Rate von HWI einhergeht, wird kontrovers diskutiert. Bei geriatrischen Patienten scheint RH nicht mit Bakteriurie, Inkontinenz, Immobilität, kognitiven Störungen oder neurologischen Erkrankungen assoziiert zu sein (Barabas G und Molstad S 2005; Omli R et al. 2008). Bei 225 asymptomatischen Männern (mittleres Alter 66 Jahre) fand sich mit zunehmendem RH eine höhere Bakteriurie-Rate. Ab welchem RH das Auftreten eines HWI wahrscheinlich ist, konnte nicht ermittelt werden (Brookman-May S et al. 2010). Bei Männern mit BPS konnte nur eine geringe Korrelation zwischen RH und HWI nachgewiesen werden (Bruskewitz RC et al. 1982).

23.9 Führt Restharn (RH) zum Harnverhalt?

In der 4-armigen MTOPS-Studie zur medikamentösen Mono- und Kombinationstherapie des BPS ergab die Analyse der mit Placebo behandelten Patienten nach 4 Jahren keine höhere Inzidenz von akuten Harnverhalten in Abhängigkeit von größerem oder kleinerem RH vor Therapiebeginn (Crawford ED et al. 2006). In Abhängigkeit vom RH zeigte sich lediglich eine Zunahme der globalen Progredienz des BPS (Symptomatik und Wahrscheinlichkeit einer invasiven Therapie). In einer weiteren Studie wurden 156 Patienten mit Harnverhalt hinsichtlich des Vorhandenseins einer BOO urodynamisch untersucht. 5 Tage nach Urinableitung mittels eines Katheters war der RH bei Patienten mit BOO sogar niedriger als bei jenen ohne BOO (Rom M et al. 2013). Sehr wohl besteht aber ein gute Korrelation zwischen RH und Alter (Kaplan SA et al. 2008). Bei Männern mit BOO waren nur das Alter und das größere PV prädiktiv für einen Harnverhalt (Thomas AW et al. 2005).

23.10 Führt Restharnbildung zur Nierenfunktionsstörung?

Ein Literaturreview zum Zusammenhang zwischen BPS und Niereninsuffizienz zeigte, dass RH >300 ml mit einer erhöhten Rate an Niereninsuffizienz verbunden waren, allerdings waren zusätzliche Faktoren mit Einfluss auf die Nierenfunktion wie arterielle Hypertonie, HWI und verminderte Harnblasendehnbarkeit (low compliance) identifiziert worden (Rule AD et al. 2005). Die Autoren schlussfolgerten, dass kein direkter Zusammenhang zwischen RH allein und Niereninsuffizienz besteht. Eine weitere Untersuchung bestätigt dieses Ergebnis (Hong SK et al. 2010): Bei 5,9 % der Patienten konnte eine Erhöhung der Kreatininkonzentration i. S. festgestellt werden, die mit schlechterem Uroflow, Hypertonie und/oder Diabetes mellitus assoziiert war. Eine Korrelation zwischen RH allein und Niereninsuffizienz konnte nicht nachgewiesen werden.

23.11 Können Medikamente die Blasenauslassobstruktion (BOO) vermindern?

Die Grundlage dafür, dass die BPS-Medikamente die BOO vermindern könnten, ist das Konzept der dynamischen und statischen Komponente der Obstruktion (Donker PJ et al. 1972; Furuya S et al. 1982). Die dynamische Komponente ist durch Zunahme der Spannung der Prostatamuskulatur und die statische Komponente durch Zunahme des Gewebes durch eine BPH/BPE definiert. Auf dieser Grundlage entwickelte sich die Vorstellung, dass α-Blocker über eine Hemmung der intraprostatischen α1-Rezeptoren eine Relaxation der Prostatamuskulatur und damit eine Verminderung der dynamischen Obstruktion und 5α-Reduktaseinhibitoren durch die Hemmung der Umwandlung von Testosteron in Dihydrotestosteron eine Reduktion des PV und damit eine Verminderung der statischen BOO bewirken. Eine Meta-Analyse des Einflusses von Placebo und allen derzeit in der Therapie von BPS angewandten Medikamenten auf die Urodynamik der BOO aus 147 Originalpublikationen zeigt: Ausschließlich α-Blocker reduzieren den für die urodynamische Quantifizierung der BOO wichtigsten Parameter Pdet.Qmax im Mittel um −12,9 cm H_2O. Eine neuere Meta-Analyse findet mit −11,39 cm H_2O ähnliche Werte (Fusco F et al. 2016). Die BOO-Reduktion ist somit marginal und klinisch nicht relevant, eine Deobstruktion tritt nicht ein. Die Reduktion von Pdet. Qmax bei Einnahme von Anticholinergika erklärt sich durch die (geringe) Verminderung der Detrusorkontraktilität und nicht durch die Beeinflussung der BOO.

- **Operative Therapie des BPS**

Auch wenn es gestandenen Operateuren schwerfällt zu akzeptieren: Der Fortschritt macht vor der operativen Medizin nicht halt! Das Infragestellen des eigenen Könnens sollte im Idealfall jedem Operateur inne sein – gerade wenn man ein Verfahren begründet hat, einen Eingriff mühsam gelernt hat, im Schlaf beherrscht oder glaubt zu können. Ein neues OP-Verfahren stellt immer das eigene Können infrage. Man hat 3 Möglichkeiten, damit umzugehen.
1. Sich ernsthaft mit dem Verfahren auseinandersetzen (das Ideal)
2. Ignorieren (zufriedengeben mit dem, was man kann)
3. Neues durch gezielte Missinformation zu desavouieren (weil man selbst z. B. keinen Zugriff auf die Technik hat oder die alte/konkurrierende Technik begründet hat).

Im folgenden Abschnitt diskutieren wir häufige Fragen/Aussagen, die immer wieder im Zusammenhang mit der operativen BPS-Therapie gestellt/behauptet werden.

23.12 Transurethrale Enukleationsverfahren dauern viel zu lange. Für die offene Prostataadenomenukleation (OPE) brauche ich 40 min

In einer prospektiv-multizentrischen Auswertung wurden 902 Patienten, die sich OPE unterzogen, ausgewertet. Das präoperative PV betrug durchschnittlich 96 ml. In 81 min wurden im Mittel 84,8 g entfernt (Gratzke et al. 2007). Adam et al. analysierten retrospektiv 201 Patienten, die eine OPE erhielten. Die mittlere OP-Zeit betrug 85,3 min bei einem PV von 90,3 g (Adam et al. 2004). Hingegen wurde in einer prospektiven Analyse von 266 Patienten mit einem medianen PV von 100 cm^3, die sich einer transurethralen Thulium VapoEnukleation der Prostata (ThuVEP) unterzogen, eine mediane OP-Zeit von 75 min dokumentiert (Gross et al. 2013).

In 3 prospektiv-randomisierten Studien, die die bipolare Enukleation der Prostata (BipolEP) mit der OPE verglichen, fanden sich keine Unterschiede hinsichtlich der OP-Zeiten (Geavlete B et al. 2014; Ou R et al. 2013; Rao M et al. 2013). Lediglich in einer prospektiv-randomisierten Studie von Chen et al., die die BipolEP mit der OPE verglich, war die OPE signifikant schneller (121 vs. 102 Min, PV 127 vs. 118 ml). Zusammenfassend können die o. g. Behauptungen widerlegt werden, da sich a) OP-Zeiten von 40 min für die OPE mit Literatur nicht belegen lassen und b) transurethrale Enukleationsverfahren nicht in jedem Falle langsamer als die OPE sind. Belegt ist aber die höhere Morbidität, DK-Verweil- und

Krankenhausverweildauer der OPE gegenüber transurethralen Enukleationsverfahren (Cornu JN et al. 2015).

23.13 Ist die Resektion bis zur Prostatakapsel essentiell für ein optimales Ergebnis der TUR-P?

Diese Frage lässt sich nicht eindeutig beantworten, weil der Endpunkt „optimal" nicht definiert ist. Was ist „optimal"? Eine suffiziente Verbesserung der Miktion im unmittelbar perioperativen Verlauf, nach 1, 2, 3 oder 5 Jahren? Wenig Urge-Beschwerden? Ein niedrige Reinterventionsrate nach 5 oder 10 Jahren? Mauermeyer (1981) hatte die These geprägt, dass die TUR-P hinsichtlich des Resektionsvolumens einer OPE, d. h. der kompletten Entfernung der Transitionalzone bis zur „chirurgischen Kapsel", entsprechen solle (Mauermeyer 1981).

Für PV ≤ 30 cm^3 ist ohne jegliche Ablation von Gewebe die Effizienz der monopolaren oder Holmium-Inzision der Prostata vergleichbar der TUR-P gut dokumentiert (Elkoushy MA et al. 2015; Lourenco T et al. 2010). Demgegenüber zeigte sich aber in einer Meta-Analyse eine höhere Re-OP-Rate nach TUIP als nach TUR-P (18,4 % vs. 7,2 %) (Lourenco T et al. 2010). Ein Zusammenhang zwischen dem relativen Verhältnis von reseziertem Gewebe zu Gesamtgewicht der Prostata und subjektivem und objektivem TUR-P Outcome konnte nicht nachgewiesen werden. Antunes et al. resezierten bei 88 Patienten unterschiedliche PV und verglichen Resektionsvolumina <30 % (n=23), 30–50 % (n=43) und >50 % (n=22) (Antunes AA et al. 2009). Drei Monate nach TUR-P fanden sich keinerlei Unterschiede hinsichtlich IPSS oder Lebensqualität. Unmittelbar postoperativ scheint die Menge des entfernten Gewebes keinen Unterschied auf die Verbesserung der Miktion zu machen. Umgekehrt zeigte sich 8 Jahre nach OPE (n=2452 Patienten) eine deutlich niedrigere Rate an Sekundäreingriffen gegenüber der TUR-P (n=20.671 Patienten) (9,5 vs. 14,7 %) (Madersbacher S et al. 2005). Dies lässt sich aber nur mit der kompletten Entfernung der Transitionalzone bei der OPE erklären.

23.14 Was versteht man in der operativen BPS-Therapie unter Langzeitdaten?

Wenn man sich der operativen BPS-Literatur nähert, findet man widersprüchliche Angaben zur Definition „Langzeitdaten". Diese sind von Relevanz, wenn man neue Verfahren mit den Standardverfahren, TUR-P und OPE, vergleichen möchte. Für diese Verfahren stehen Daten mit einem Follow-up von bis zu 12 Jahren zur Verfügung. Was also sind Langzeitdaten?

Krambeck et al. nannten in ihrer Analyse von HoLEP-Daten 12-Monats-Daten Langzeitdaten (Krambeck A et al. 2010), während andere ein mittleres Follow-up von 16,9 Monaten (Kuo RL et al. 2003), 24 Monaten (Bruyere F et al. 2010), 36 Monaten (Elzayat EA et al. und Elhilali 2006; Te AE et al. 2006; Elmansy HM et al. 2010), 41 Monaten (Varkarakis I et al. 2004) oder 60 Monaten (Ruszat R et al. 2008) als Langzeitdaten bezeichneten. Folglich besteht eine Unschärfe hinsichtlich des Begriffs „Langzeitdaten". Bei der Interpretation der Daten muss noch dazu auf die Rate derer geachtet werden, die zum jeweiligen Nachuntersuchungszeitpunkt zur Verfügung standen (Drop outs). Um den Langzeiterfolg einer BPS-Therapie jedoch einordnen zu können, ist also neben der Qualität des Studiendesigns das Langzeit-Follow-up entscheidend, um die Reinterventionsrate der jeweiligen Verfahren beurteilen zu können. Oder anders ausgedrückt: Eine hohe Drop-out-Rate kann das Langzeitergebnis positiv oder negativ verwässern, weil entweder nur die zur (Langzeit-)Nachuntersuchung erscheinen, die keine Probleme haben, oder nur solche, die Probleme beim Wasserlassen haben.

23.15 Ist eine Histologie nach der chirurgischer Behandlung des BPS notwendig?

Bach et al. führten eine retrospektive Analyse an 154 Patienten mit bioptisch-gesichertem Prostata-Karzinom (PCa) durch, die eine TUR-P vor HIFU-Therapie erhielten. Der durchschnittliche PSA-Wert lag bei 9,8 ng/dL, das PV bei 32 ml und das Resektionsgewicht bei 18 g. Ein PCa wurde nur bei 54 % der Patienten gefunden (Bach T et al. 2008). Folglich gleicht die Wertigkeit einer Histologie bei stanzbioptisch gesichertem PCa bei der TUR-P einem Münzwurf.

Herlemann et al. untersuchten retrospektiv die onkologischen Parameter vor und nach HoLEP (n = 289) bzw. TUR-P (n = 229). Die Prävalenz des inzidentellen PCa (iPCa) betrug 15 bzw. 17 % nach HoLEP und TUR-P. In einer multiplen logistischen Regressionsanalyse wurden das Alter und die PSA-Dichte als unabhängige Prädiktoren zur Detektion eines iPCa identifiziert (Herlemann A et al. 2017). Elkoushy et al. fanden in einer retrospektiven Analyse einer HoLEP-Serie von 1242 Patienten bei 70 Patienten (5,64 %) ein iPCa. Patienten mit iPCa wiesen ein höheres präoperatives PSA und eine höhere totale PSA-Dichte auf. Das Patientenalter und die präoperative totale PSA-Dichte waren unabhängige Prädiktoren für ein iPCa nach HoLEP. Bei Patienten mit iPCa lag das Gesamtüberleben bei 72,8 % nach 5 und 63,5 % nach 10 Jahren, wobei lediglich bei 7 (11,7 %) Patienten mit iPCa eine aktive Therapie durchgeführt wurde (Elkoushy et al. 2015a, b). Was sind die Schlussfolgerungen? 1. Eine transurethal gewonnene Histologie ersetzt nicht eine adäquate präoperative PCa-Diagnostik (z. B. PSA, MRT, Fusionsbiopsie) 2. Selbst bei Diagnose eines iPCa ist das Langzeitüberleben entsprechend gut (Elkoushy MA et al. 2015).

23.16 Kann ich mit dem Thulium-Laser eine HoLEP machen?

Prinzipiell basieren alle transurethralen Enukleationsverfahren der Prostata auf den Arbeiten von Hiraoka et al. und Peter Gilling (Hiraoka und Akimoto 1989; Gilling P et al. 1998): Entweder wird die Spitze des Resektoskops benutzt, um das Prostataadenom stumpf aus der chirurgischen Pseudokapsel zu lösen und anschließend eine Koagulation blutender Gefäße mit der jeweils verwendeten Energiequelle durchzuführen, oder die verwendete Energiequelle wird kontinuierlich in die Enukleationsschicht zwischen Adenom und chirurgischer Pseudokapsel appliziert.

Die physikalisch-technischen Eigenschaften von Thulium-Lasern (Tm:YAG und Thuliumfaserlaser) sind jenen des Ho:YAG-Lasers ähnlich. Während der Ho:YAG-Laser eine Wellenlänge von 2100 nm und eine Gewebeeindringtiefe (d. h. Koagulationszone) von 0,4 mm aufweist, beträgt die Wellenlänge des Thulium-Lasers je nach Modell zwischen 1940 und 2013 nm, bei einer Gewebeeindringtiefe von 0,2 mm. Das Zielchromophor des Thulium- und des Holmium-Lasers ist Wasser; die Wellenlängen des Thulium- und des Holmium-Lasers liegen nahe am Absorptionsmaximum von Wasser.

Hauptunterschied zwischen Holmium und Thulium-Laser ist die Form der Energieabgabe: Während der Ho:YAG-Laser einen sog. gepulsten Laser darstellt, kann beim Thulium-Laser die Energie kontinuierlich (sog. „continuous wave") abgegeben werden (Bach T et al. 2012). Was bedeutet dies für die Praxis?

1. Die einzelnen Laserpulse (Gasblase an der Spitze der Laserfaser) des Holmium-Lasers führen zu einem Aufspreizen der Schicht zwischen Adenom und Kapsel. Eine HoLEP gelingt sehr gut – die Schicht muss allerdings zu finden sein. Eine Vaporisation oder Resektion der Prostata mit dem Holmium:YAG-Laser ist dagegen ineffektiv bis nicht möglich (Bach T et al. 2012).
2. Die kontinuierliche Laserstrahlung des Thulium-Lasers bedingt eine hohe Energiedichte, die zu einer schnellen Vaporisation (Verdampfung) von Wasser und (wasserhaltigem) Gewebe führt. Aufgrund des hohen Vaporisationsanteils während der Resektion und Enukleation mit dem Thulium-Laser wurden die Akronyme ThuVaRP (Thulium Vapo-Resektion der Prostata) und ThuVEP (Thulium VapoEnukleation der Prostata) eingeführt (Bach T et al. 2010). Die kontinuierliche Energieabgabe von Thulium-Lasern erlaubt eine maximale Hämostase und Koagulation. Glatte Schnittflächen werden bei gleichzeitig hoher Gewebeverdampfung (sog. Vaporisation) und geringer Gewebspenetration erzeugt. Dieser technisch-physikalische Unterschied, die „cw"-Energieabgabe, stellt möglicherweise einen Vorteil beim Erlernen der Enukleationstechnik mit dem Thulium-Laser dar: Die cw-Energieabgabe erlaubt eine unkomplizierte Korrektur der Enukleationsschicht bzw. einen einfachen Wechsel von der Vapo-Enukleations- zu VapoResektions- bzw. zu reiner Vaporisationstechnik.

Zusammenfassend erreicht man mit der Thulium bzw. Holmium Enukleation der Prostata das gleiche Ergebnis: eine komplette Entfernung des Adenoms aus der Pseudokapsel der Prostata – die chirurgische Technik unterscheidet sich jedoch.

23.17 Sind die klinischen (Langzeit-)Daten für die GreenLight Vaporisation der Prostata (PVP), Aquabeam®, iTind®, Rezum® und Urolift® überzeugend?

Allen genannten Verfahren ist gemein, dass die Evidenz auf hervorragend gemachten, prospektiv-randomisierten Studien beruht. Durch entsprechende Patientenselektion und Definition der Studienendpunkte werden die Studienziele erreicht. Großer Schwachpunkt dieser Studien ist die fehlende Unabhängigkeit: Die Studien wurden von den Herstellern finanziert, die Liste der Interessenkonflikte der beteiligten Ärzte ist entsprechend lang. Exemplarisch werden hier Studien zu PVP und Aquablation vorgestellt:

1. Die 2-Jahres-Ergebnisse der bisher einzigen prospektiv-randomisierten Studie (GOLIATH-Studie) zwischen mono- und bipolarer TUR-P und PVP mit dem 180-W-Laser bei Patienten mit einem PV bis 80 ml zeigte eine Nicht-Unterlegenheit der PVP mit dem 180-W-Laser im Bezug auf die IPSS-Verbesserung – aber auch keine Überlegenheit gegenüber der TUR-P (also keinen Vorteil). Des Weiteren waren die Verbesserung des Qmax, die Reduktion des RH, der Reduktion des PV, der PSA-Wert-Abfall sowie Lebensqualitätsfragebögen vergleichbar (Thomas JA et al. 2016). Ein sinnvoller Endpunkt, um beide Verfahren miteinander zu vergleichen, wäre die Re-OP-Rate nach 5 Jahren gewesen. Noch dazu handelt es sich um ein hochselektiertes Patientenkollektiv: 16 Patienten wurden pro Monat von 29 Zentren eingeschleust.
2. In die WATER-Studie wurden 181 Patienten mit einem PV zwischen 30 und

80 ml und einem IPSS ≥ 12 eingeschlossen und im Verhältnis 2:1 zu Aquablation oder TUR-P randomisiert. Der primäre Wirksamkeitsendpunkt der Studie war die Änderung des IPSS vom Ausgangswert bis 6 Monate postoperativ. Selbstverständlich wurden neben dem primären auch alle sekundären Endpunkte erreicht. Auch 3 Jahre postoperativ wurden hervorragende Ergebnisse publiziert. Aquablation war der TUR-P nicht unterlegen. Auffallend war die geringe PSA-Reduktion in beiden Studienarmen bei exzellenter Miktionsverbesserung und geringer Reinterventionsrate (Gilling P et al. 2020): Insbesondere die Reinterventionsrate im TUR-P Arm war niedriger als in vergleichbaren TUR-P-Serien. Für den geneigten Leser von hohem Interesse, aber nur beim aufmerksamen Lesen ersichtlich, ist, dass alle Aquablation-Prozeduren von Firmenproktoren begleitet wurden.
3. Auch für Rezum® (McVary KT et al. 2021), Urolift® (Roehrborn CG et al. 2017) und iTind® (De Nuncio C et al. 2020) liegen Studien mit exzellenten Ergebnissen, aber den genannten Limitationen (Interessenkonflikte, Sponsoring durch die Hersteller) vor.

23.18 Kann man auch eine 150-g-Prostata per TUR-P behandeln?

Die TUR-P stellt in der operativen Therapie des BPS das Standardverfahren dar. Langzeitdaten dokumentieren die Effektivität der Methode. Den guten Langzeitergebnissen steht die perioperative Morbidität des Verfahrens gegenüber. In einer multizentrischen Studie an über 10.000 Patienten konnte gezeigt werden, dass das perioperative Komplikationsrisiko mit Zunahme des Prostataresektionsgewichts steigt: Bei mehr als 60 g reseziertem Prostatagewebes wurde eine deutliche Zunahme der Transfusionsrate (9,5 % vs. 2 %), unmittelbaren Reinterventionsrate (9,8 % vs. 5,2 %), des TUR-Syndroms (3 % vs. 1,2 %) sowie der Mortalitätsrate (0,71 % vs. 0,09 %) gegenüber einem Resektionsgewicht <30 g festgestellt (Reich O et al. 2008). Daher wird die TUR-P in den aktuellen Leitlinien EAU nur bis 80 ml PV empfohlen (Gravas S et al. 2016).

Bruce und Kollegen untersuchten in einer Meta-Analyse die Sicherheit und Effektivität der mono (M)- bzw. bipolaren (B)- TUR-P bei moderat bis sehr großen PV. 7 Studien, 3 prospektiv-randomisierte und 4 retrospektive Studien, wurden eingeschlossen, die M- und B-TUR-P miteinander verglichen. Das mittlere PV betrug 98 ml.

In der monopolaren Gruppe trat ein TUR-Syndrom bei 5,8 % und, wie zu erwarten, bei keinem Patient in der bipolaren Gruppe auf. Hinsichtlich der OP-Zeit (88 vs. 86 min), des resezierten Gewichtes (46 g vs. 55 g), der Gabe von Bluttransfusionen (11,3 % vs. 6,7 %), dem Auftreten eines Harnverhaltes (4,4 vs. 4,2 %) oder einer Blasentamponade (5,2 vs. 5,6 %) wurden zwischen M- und B-TUR-P keine Unterschiede gefunden. Schlussfolgernd geht die M-TUR-P mit einem erhöhten Risiko eines TUR-Syndroms einher, während die B-TUR-P mit kürzerem Krankenhausaufenthalt und kürzerer Katheterverweildauer assoziiert ist (Bruce A et al. 2021).

Aus dieser aktuellen Arbeit kann also geschlussfolgert werden, dass a) die B-TUR-P mit weniger Komplikationen als die M-TUR-P (TUR-Syndrom) vergesellschaftet ist und b) die Komplikationsraten (Transfusionen) für M- und B-TUR-P bei größeren PV höher sind. Somit bestätigt diese Meta-Analyse die Daten der Studie von Reich et al.: höhere PV = höhere Komplikationsraten bei der TUR-P! Die Ursachen dafür liegen auf der Hand: Größere PV benötigen eine längere OP(Resektions)-Zeit, größeres Adenom = größere

Wundfläche und dadurch (automatisch) einen höheren Blutverlust sowie ein erhöhtes Einschwemmungsrisiko (TUR-Syndrom)! Selbst eine „ultraschneller" Resekteur gelangt ab 120 g PV an diese Limitationen der TUR-P, die durch die Technik der TUR-P bedingt sind. Die eingangs gestellte Frage der Machbarkeit einer TUR-P bei 150 g kann nicht mit ausreichender Evidenz belegt werden.

23.19 Ist die Lernkurve der (Laser-)Enukleation der Prostata länger als die der TUR-P?

Ein häufiger Kritikpunkt der transurethralen endoskopischen (Laser-)Enukleation der Prostata (EEP) stellt die Lernkurve des Verfahrens dar: Diese wird allgemein als „steil" bezeichnet. Tatsächlich liegt ein Missverständnis vor. Eine Lernkurve eines schwierigen Verfahrens ist lang oder flach, wäre sie steil, würde man das Verfahren ja schnell erlernen. Wie ist nun die Evidenz für diese These? Was bedeutet überhaupt Lernkurve? Gibt es eine klare Definition der Lernkurve?

> Ein chirurgisches Verfahren zur Therapie der BPS sollte im Idealfall Folgendes erreichen:
> - Eine unmittelbare Verbesserung der Symptome
> - Eine niedrige Komplikationsrate
> - Eine dauerhafte Verbesserung der Miktion
> - Eine chirurgische Effizienz (d. h. eine angemessene OP-Zeit)

Enikeev et al. haben zur Lernkurve der EEP kürzlich ein systematisches Review publiziert. Insgesamt wurden 17 Publikationen (4615 Eingriffe, 76 Operateure), die sich mit der Lernkurve verschiedener Verfahren der EEP befassten, eingeschlossen: Die HoLEP wurde in 9 von 17 Publikationen analysiert. Obwohl die EEP als anspruchsvolles OP-Verfahren gilt, wurde ein Plateau in der Lernkurve nach 30 bis 50 Eingriffen gefunden (Enikeev et al. 2021). Wahrscheinlich wird individuell die Lernkurve als subjektiv „länger" empfunden, weil eine EEP-Technik, meist HoLEP oder ThuLEP, in Kliniken neu implementiert werden, die überhaupt keine Erfahrung mit dem Verfahren haben.

Dem gegenüber steht die TUR-P: jahrzehntelange Erfahrung, geschulte Ober- und Chefärzte, die ihre Erfahrung an Assistenzärzte weitergeben und die OP jederzeit übernehmen können. Was sagt aber die Literatur zur Lernkurve der TUR-P? Nach wie vielen Operationen ist es möglich, eine TUR-P bei einer 80-g-Prostata ohne fremde Hilfe erfolgreich zu beenden? Eine Pubmed-basierte Suche zu „Learning curve" und „TURP" erbrachte tatsächlich 2 Treffer, die zu dieser Frage passten. Furuya und Kollegen analysierten die Lernkurve eines Urologen, der zwischen 1979 und 2003 insgesamt 4031 TUR-P durchgeführt hatte. Die Lernkurve wurde über die Anzahl der TUR-Ps und der Resektionsgeschwindigkeit bestimmt. 81 Operationen waren notwendig, um ein Plateau hinsichtlich der Resektionsgeschwindigkeit zu erreichen (Furuya S et al. 2006). Dazu passend zeigte sich in einer anderen Arbeit auch nach 35 TUR-Ps noch ein Anstieg der Resektionsgeschwindigkeit (Yamaçake KG et al. 2015). Aus persönlicher Erfahrung gilt für die TUR-P (wie für die EEP): Die Operation ist kein trivialer Eingriff. Um eine TUR-P bei einer Prostata mit 80 g PV selbstständig ohne Hilfe/Eingreifen eines erfahrenen Kollegen, gut und sicher durchzuführen, bedarf es mehr als 10 Eingriffe und wahrscheinlich auch mehr als 50 Eingriffe.

Die eingangs gestellte Frage hinsichtlich der Lernkurven von TUR-P und EEP lässt sich angesichts der dünnen Datenlage für die TUR-P so nicht beantworten. Für die EEP hingegen schon: Es werden 30–50 Eingriffe benötigt!

23.20 Wir führen die robotisch-assistierte Adenomenukleation (RPE) durch, weil Patienten nach transurethraler Enukleation inkontinent sind und nachbluten

Diese Aussage ignoriert, dass für die EEP bzw. HoLEP mehr Evidenz als für die RPE vorliegt. Prospektiv-randomisierte Studien, die die HoLEP mit der TUR-P und der OPE verglichen haben, wurden publiziert. In systematischen Reviews wurde gezeigt, dass die HoLEP zu exzellenten funktionellen (Langzeit-)Ergebnissen führt und mit einer geringeren perioperativen Morbidität als die TUR-P oder OPE gelingt (Cornu JN et al. 2015). Für die RPE sind bislang keine prospektiv-randomisierte Studien, die das Verfahren mit der TUR-P, HoLEP, EEP oder OPE vergleichen, publiziert worden – lediglich vergleichende retrospektive Studien.

Gründe für die Durchführung einer RPE könnte die übergroße Prostata (>300 g) oder Patienten unter neuen oralen Antikoagulanzien sein. Tatsächlich betrug in der größten prospektiven multizentrischen Serie (n=487) das mediane PV 110 ml und das Prostataresektat 75 g (Autorino R et al. 2015), ein PV, bei dem von vielen Urologen noch eine TUR-P durchgeführt wird. Während für die EEP die perioperative Morbidität, die postoperative Inkontinenz gut dokumentiert ist, ist dies für die RPE nicht der Fall. Lediglich in einer retrospektiven Vergleichsstudie war die transiente Inkontinenz nach HoLEP höher als nach RPE (8,9 % vs. 1,2 %), aber nach 6 Monaten in beiden Gruppen nicht mehr nachweisbar (Umari P et al. 2017). Die Transfusionsraten scheinen nach RPE, wenn von Experten durchgeführt, der EEP vergleichbar. Dennoch sind Katheter- und Krankenhausverweildauer nach HoLEP kürzer als nach RPE (John H et al. 2021). Die Tendenz, eine RPE durchzuführen, scheint nach Meinung der Autoren des Kapitels von der Expertise und der Verfügbarkeit der Technik getrieben: Exzellente Robotochirurgen können eher selten eine EEP auf ähnlichem Niveau wie eine RPE durchführen … also wird von ihnen wohl welche Technik angeboten?

23.21 „Der GreenLight-Laser taugt nichts. Am Ende muss ich die Schlinge nehmen." Ist ein chirurgisches (Laser-) Verfahren zur Therapie des BPS schlecht, weil man am Ende eine Schlinge zur Koagulation nimmt?

Diese Frage lässt sich nicht direkt mit Literatur beantworten, weil die Literatur hierzu keine standardisierten Angaben macht.

Fragt man Endourologen, so geben namhafte HoLEP-Operateure an, „immer" eine Schlinge auf dem OP-Tisch liegen zu haben. In der HoLEP- und EEP-Literatur wird dies nur selten exakt angegeben. Daher liegt bei EEP-Verfahren die „Dunkelziffer" zur Benutzung einer Schlinge zur finalen Koagulation/apikalen Resektion wohl deutlich höher. Bei der PVP dagegen und bei Publikationen zur Aquablation-Therapie der Prostata wird dagegen exakt angegeben, in welchem Prozentsatz koaguliert oder reseziert wurde. Kann man nun aus der Verwendung einer Schlinge ableiten, ob deshalb ein Verfahren gut oder schlecht ist? Ein negativer oder positiver Effekt bei der Verwendung einer Schlinge ist zumindest für die HoLEP nicht publiziert worden.

23.22 Wir machen die transurethrale (Laser-)Enukleation der Prostata ab 60 g, darunter die TUR-P wegen der Ausbildung der Assistenzärzte. Wir führen die offene Adenomektomie wegen der Ausbildung der Assistenzärzte durch

Für erstere Teilaussage gibt es gute Argumente, die sich mit Literatur belegen lassen. Die TUR-P stellt in der operativen Therapie des BPS das Standardverfahren dar. Langzeitdaten dokumentieren die Effektivität der Methode. Das perioperative Komplikationsrisiko steigt mit Zunahme des Prostataresektionsgewichts (Reich O et al. 2008). Bei kleineren PV spielt dies nur eine untergeordnete Rolle. Daher wird die TUR-P in den aktuellen Leitlinien der EAU bis 80 ml PV empfohlen (Gravas S et al. 2016). Nicht überall sind minimal-invasive (Laser-)Verfahren verfügbar, bei kleineren PV sind die Unterschiede zwischen den Verfahren nicht so evident, sodass ein Teaching der TUR-P vollkommen sinnvoll ist, zumal die Pseudokapsel der Prostata bei kleineren PV nicht so stark ausgebildet ist und die Enukleation sich häufig schwieriger als bei PV zwischen 60 und 100 ml erweist.

Für die zweite Aussage gibt es hingegen wenige Argumente: Die perioperative Morbidität der OPE ist beträchtlich: Gratzke und Kollegen analysierten die Daten von 902 Patienten, die eine OPE erhielten (Gratzke C et al. 2007), und fanden eine hohe perioperative Morbidität (Transfusionsrate 7,5 %, mittlere Krankenhausverweildauer 11,9 Tage, Morbidität 17,3 %, Mortalität 0,2 %). Neuere Daten von Gilfrich und Kollegen bestätigten die Ergebnisse der Studie (Gilfrich C et al. 2016). Sie analysierten die Daten von 95.577 Patienten aus dem Zeitraum 2008–2013, die eine chirurgische Therapie von LUTS erhielten. Sie fanden eine hohe perioperative Morbidität (Mortalität: 0,51 %, Transfusion: 14,49 %, Komplikationsrate; 24,42 %). Verglichen mit der Laservaporisation, TUR-P und der Laserenukleation wies die OPE die höchste perioperative Morbidität auf (Gilfrich C et al. 2021): Zusammenfassend stellt die OPE ein effektives Verfahren, allerdings mit nicht zeitgemäßer perioperativer Morbidität dar. Noch dazu ist die Operation großer PV beim BPS ein elektiver Eingriff. Alternative OP-Methoden wie die EEP stehen zur Verfügung, die die Durchführung eine OPE im Jahr 2021 in Deutschland infrage stellen.

Grundsätzlich stellt sich die Frage, was in der urologischen Facharztausbildung gelernt werden sollte und was nicht. Eine OPE scheint nach Ansicht der Autoren des Kapitels als nicht zeitgemäß. Das Ausbildungsargument wird gerne vorgetragen. Wenn man dieses Argument jedoch zu Ende denkt, bedeutet dies, dass aus Ausbildungsgründen auch die offene Steinchirurgie (offene Nephrolithotomie bei Ausgusssteinen, Ureterotomie bei distalen Steinen) gelehrt werden, die TUR-P ohne Kamera durchgeführt und eine Nephrostomieeinlage aus Teaching-Gründen schnittoperativ erfolgen sollte.

23.23 Sind nach Laseroperationen der Prostata mehr Patienten inkontinent als nach TUR-P?

In einer prospektiv-randomisierten Studie, die die HoLEP mit der OPE verglich, lag nach 3 Monaten die transiente Stressinkontinenz bei 2,4 % bzw. 2,5 % und sistierte nach 1 Jahr. Dagegen wiesen 34,1 % bzw. 38,6 % (p = 0,2) der Patienten nach HoLEP bzw. OPE eine transitorische Urge-Inkontinenz auf. Nach einem Jahr sank die Urge-Inkontinenzrate auf 5,4 % im HoLEP- bzw. 8,5 % (p = 0,03) im OPE-Arm (Naspro et al. 2006) und war somit nach OPE signifikant höher.

Ahyai und Kollegen führten 2010 eine Meta-Analyse von transurethralen Verfahren zur Behandlung des BPS durch, um die perioperativer Morbidität und den postoperativen Therapieerfolg miteinander zu vergleichen. In der gepoolten Datenanalyse lag die Rate der postoperativen Stressinkontinenz für die PVP bei 0 %, 0,6 % für die TUR-P und 0,9 % für die HoLEP (Ahyai et al. 2010).

In einer prospektiv-multizentrischen Studie wurden aus 5 Hamburger Kliniken alle Patienten erfasst, die eine chirurgische Therapie des BPS zwischen 2011 und 2014 erhalten hatten. Insgesamt wurden 2648 Patienten (TUR-P: n = 798, PVP: n = 468, ThuVEP: n = 1382) eingeschlossen. Eine De-novo-Inkontinenz wurde bei 1,7 % festgestellt: 2,1 % nach PVP, 1,6 % nach TUR-P und 1,5 % nach ThuVEP (Bach T et al. 2016).

In der sog. GOLIATH-Studie, einer multizentrischen prospektiv-randomisierten Nichtunterlegenheitsstudie, die die 180 W XPS GreenLight PVP (n = 136) mit der mono- bzw. bipolaren TUR-P (n = 133) verglich, lag die unmittelbar postoperativ angegebene Inkontinenzrate bei 11,8 % nach PVP und 4,5 % nach TUR-P. 12 Monate postoperativ lag die Inkontinenzrate bei 2,9 % bzw. 3 % nach PVP und TUR-P (Bachmann A et al. 2015). Zusammenfassend scheinen Patienten, die eine Behandlung des BPS mit den gängigen Lasersystemen (Holmium-, Thulium-, Greenlight-Laser) erhielten, nicht häufiger eine Inkontinenz zu entwickeln als nach TUR-P oder OPE.

23.24 Entwickeln Patienten nach Laser-Operationen der Prostata mehr Urge-Beschwerden als nach TUR-P und offener Adenomenukleation (OPE)?

In einer prospektiv-randomisierten Studie von Naspro et al. aus 2006 wurde die HoLEP mit der OPE verglichen. Eine transitorische Urge-Inkontinenz trat bei 34,1 % und 38,1 % der Patienten nach HoLEP bzw. OPE, ohne Unterschiede zwischen den Verfahren, auf. Nach 1 Jahr war die Urge-Inkontinenzrate nach OPE höher als nach HoLEP (8,5 vs. 5,4 %). Dysurie trat sowohl transitorisch (68,2 vs. 41 %) als auch nach einem Jahr (10,8 vs. 8,5 %) häufiger nach HoLEP als nach OPE auf (Naspro et al. 2006).

Montorsi et al. führten eine prospektiv-randomisierte Studie durch und verglichen die TUR-P mit der HoLEP. Hier trat eine Dysurie bei 58,9 % der Patienten nach HoLEP und bei 29,5 % nach TUR-P auf. Eine transitorische Urge-Inkontienz wurde bei 44 % und 38,6 % nach HoLEP bzw. TUR-P gefunden (Montorsi F et al. 2004).

In der bereits erwähnten GOLIATH-Studie lag die unmittelbar postoperativ angegebene Rate von Entleerungssymptomen (irritative Symptome, Schmerzen, leichte Schmerzen) bei 18,4 % nach PVP und 18 % nach TUR-P ohne Unterschiede zwischen den Verfahren (Bachmann A et al. 2015).

Ahyai und Kollegen führten 2010 ein systematisches Review zu minimal-invasiven Therapien des BPS durch. Transiente Dysurie-Raten von 0,8 % (0–22 %) für die M-TUR-P, 0 % für die B-TUR-P, 2,9 % (0–12 %) für die bipolare Prostatavaporisation, 1,2 % (0–10 %) für die HoLEP und 8,5 % (0–22 %) für die PVP werden angegeben. Urge-Beschwerden von 2,2 % (0–38 %) für die M-TUR-P, 0,2 % (0–2 %) für die bipolare TUR-P, 0 % für die bipolare Prostatavaporisation, 5,6 % (0–44 %) für die HoLEP und 0 % für die Greenlight Vaporisation werden angegeben (Ahyai S et al. 2010).

Zusammenfassend kann man festhalten, dass das Bild keineswegs so eindeutig ist wie angenommen. Auch nach TUR-P und OPE können häufiger Urge-Beschwerden und eine Urge-Inkontinenz auftreten als vermutet.

23.25 Neue minimal-invasive Verfahren wie Aquabeam®, Rezum® oder Urolift® haben keine schwerwiegenden Komplikationen?

Für die sog. „minimally-invasive surgical therapies", die MIST-Verfahren zur Therapie des BPS, gibt es hervorragend gemachte prospektiv-randomisierte Studien wie die WATER-I-Studie (Aquablation vs. TUR-P, Gilling P et al. 2020), die L.I.F.T.-Studie (Urolift vs. Sham Prozedur, Roehrborn CG et al. 2017) oder 5-Jahres-Daten für Rezum® (Rezum® vs. Sham Prozedur, McVary KT et al. 2021). Das Auftreten von Komplikationen war in diesen Studien gering.

Um das Auftreten von Komplikationen dieser Verfahren zu beurteilen, werteten Weiss et al. Daten der Food and Drug Administration (FDA, US-Behörde für Lebens- und Arzneimittelsicherheit) aus: die sog. FDA Manufacturer and User Facility Device (MAUDE) Datenbank. In dieser Online-Datenbank werden teils verpflichtend, teils freiwillig alle Komplikationen von OP-Verfahren gemeldet (Weiss et al. 2021). Weiss und Kollegen werteten die Daten für Rezum®, Urolift® und die TUR-P für den Zeitraum 01/2015 bis 12/2019 aus. Komplikationen wurden in der Schwere von 1 (einfach, keine Abweichung vom postop. Verlauf) bis 4 (schwer, lebensbedrohlich) bewertet. Die Studie kam zu überraschenden Ergebnissen. Tatsächlich wurden lebensbedrohliche Ereignisse und Blutungskomplikationen häufiger für Urolift® und Rezum® gemeldet als für die TUR-P (◘ Tab. 23.1, 23.2). Blutungskomplikationen waren die häufigsten gemeldeten Komplikationen nach Urolift® und Rezum® (Weiss et al. 2021).

Kaplan-Marans und Kollegen führten eine ähnliche Recherche in der MAUDE-Datenbank durch (Kaplan-Marans et al. 2021). Sie analysierten gemeldete Aquablation-, Urolift®- und Rezum®-Komplikationen für den Zeitraum 01/2015 bis 07/2020. Folgende Komplikationen wurden für die Verfahren erfasst (◘ Tab. 23.3):

Zusammenfassend sind auch minimal-invasive Verfahren der Prostata, die sog. MIST-Therapien, nicht vollständig komplikationsfrei. Patienten sollten umfassend über das Auftreten von Komplikationen, auch bei den sog. MIST-Verfahren, aufgeklärt werden.

◘ Tab. 23.1 Postoperative Komplikationen Grad 1–4. (Nach Weiss et al. 2021)

	TUR-P (n = 214)	Urolift® (n = 83)	Rezum® (n = 112)	Total (n = 408)
Grad 1	114 (53,3%)	13 (15,7%)	35 (31,3%)	161 (39,5%)
Grad 2	87 (40,7%)	28 (33,7%)	66 (58,9%)	181 (44,4%)
Grad 3	10 (4,7%)	26 (31,3%)	7 (6,3%)	43 (10,5%)
Grad 4	3 (1,4%)	16 (19,3%)	4 (3,6%)	23 (5,6%)

Tab. 23.2 Komplikationstypen. (Nach Weiss et al. 2021)

	TUR-P (n=214)	Urolift® (n=83)	Rezum® (n=112)
Infektion	0	12	13
HWI	0	7	2
Sepsis	0	0	1
Abszess	0	1	0
Nekrotisierende Fasziitis	7	8	14
Blutung	0	9	5
Hämaturie (ohne Koagel)	1	19	0
Hämaturie (mit Koagel)	0	16	0
Bluttransfusion	0	17	4
Retroperitoneales/Beckenhämatom	7	11	28
Operative Intervention benötigt	5	20	37
Schmerzen	1	0	10
LUTS	0	5	2
Sexuelle Dysfunktion	3	6	1
Kardiovaskuläre Ereignisse			
Tod			

Tab. 23.3 Komplikationstypen. (Nach Kaplan-Marans et al. 2021)

Komplikationen	Urolift® n=132 (%)	Aquablation n=102 (%)	Rezum® n=157 (%)
Hämaturie	21 (16%)	38 (37%)	24 (15%)
Bluttransfusion	21 (16%)	32 (31%)	1 (1%)
Tamponadenausräumung/Spülung	11 (8%)	25 (25%)	6 (4%)
Retroperitoneales/Beckenhämatom	13 (10%)	0 (0%)	0 (0%)
Arterielle Embolisation	1 (1%)	1 (1%)	0 (0%)
Perkutane Drainage	1 (1%)	0 (0%)	0 (0%)
Laparotomie	3 (2%)	2 (2%)	0 (0%)
Hydrozeleninfektion oder Epididymitis	0 (0%)	0 (0%)	5 (3%)
Rektumperforation	0 (0%)	4 (4%)	0 (0%)
Perkutane Nephrostomie	1 (1%)	0 (0%)	0 (0%)
DJ-Katheter	3 (2%)	0 (0%)	0 (0%)
Steinentfernung	2 (2%)	0 (0%)	0 (0%)
Prostatakapselperforation	0 (0%)	2 (2%)	0 (0%)
Blasenperforation	1 (1%)	0 (0%)	1 (1%)
Orchiektomie	1 (1%)	0 (0%)	0 (0%)
Embolie, Thrombose	0 (0%)	1 (1%)	0 (0%)
Implantantentfernung	16 (12%)		
Spätere Probleme durch Implantat	9 (7%)		

Literatur

Abrams PH, Roylance J, Feneley RC (1976) Excretion urography in the investigation of prostatism. Br J Urol 48:681–684

Abrams PH, Griffiths DJ (1979) The assessment of prostatic obstruction from urodynamic measurements and from residual urine. Br J Urol 51:129–134

Adam C, Hofstetter A, Deubner J et al (2004) Retropubic transvesical prostatectomy for significant prostatic enlargement must remain a standard part of urology training. Scand J Urol Nephrol 38:472–476

Adot Zurbano JM, Salinas Casado J, Metal D (2005) Urodynamics of the bladder diverticulum in the adult male. Arch Esp Urol 58:641–649

Ahyai SA, Gilling P, Kaplan SA, Kuntz RM, Madersbacher S, Montorsi F, Speakman MJ, Stief CG (2010) Meta-analysis of functional outcomes and complications following transurethral procedures for lower urinary tract symptoms resulting from benign prostatic enlargement. Eur Urol 58:384–397

Anderson JB, Grant JB (1991) Postoperative retention of urine: a prospective urodynamic study. BMJ 302:894–896

Antunes AA, Srougi M, Coelho RF et al (2009) Transurethral resection of the prostate for the treatment of lower urinary tract symptoms related to benign prostatic hyperplasia: how much should be resected? Int Braz J Urol 35:683–689 (discussion 689–691)

Autorino R, Zargar H, Mariano MB et al (2015) Perioperative outcomes of robotic and laparoscopic simple prostatectomy: a European-American multi-institutional analysis. Eur Urol 68:86–94

Berges RR, Pientka L, Höfner K et al (2001) Male lower urinary tract symptoms and related health care seeking in Germany. EurUrol 39:682–687

Bach T, Geavlete B, Pfeiffer D, Wendt-Nordahl G, Michel MS, Gross A (2008) TURP in patients with Biopsy-Proven prostate cancer: sensitivity for cancer detection. Urology 73:100–104. ▶ https://doi.org/10.1016/j.urology.2008.06.047

Bach T, Muschter R, Sroka R et al (2012) Laser treatment of benign prostatic obstruction: basics and physical differences. Eur Urol 61:317–325

Bach T, Xia SJ, Yang Y et al (2010) Thulium: YAG 2 mum cw laser prostatectomy: where do we stand? World J Urol 28:163–168

Bach T, Wölbling F, Gross AJ, Netsch C, Tauber S, Pottek T, Wülfing C, Brunken C (2016) Prospective assessment of perioperative course in 2648 patients after surgical treatment of benign prostatic obstruction. World J Urol 35:285–292. ▶ https://doi.org/10.1007/s00345-016-1866-7 Epub 2016 Jun 4

Bachmann A, Tubaro A, Barber N, d'Ancona F, Muir G, Witzsch U, Grimm MO, Benejam J, Stolzenburg JU, Riddick A, Pahernik S, Roelink H, Ameye F, Saussine C, Bruyère F, Loidl W, Larner T, Gogoi NK, Hindley R, Muschter R, Thorpe A, Shrotri N, Graham S, Hamann M, Miller K, Schostak M, Capitán C, Knispel H, Thomas JA, Bachmann A et al (2015) A European multicenter randomized noninferiority trial comparing 180 W GreenLight XPS laser vaporization and transurethral resection of the prostate for the treatment of benign prostatic obstruction: 12-month results of the GOLIATH study. J Urol. 2015 Feb;193(2):570–578

Barabas G, Molstad S (2005) No association between elevated post-void residual volume and bacteriuria in residents of nursing homes. Scand J Prim HealthCare 23:52–56

Berges R, Oelke M (2011) Age-stratified normal values for prostate volume, PSA, maximum urinary flow rate, IPSS, and other LUTS/BPH indicators in the German male community-dwelling population aged 50 years or older. World JUrol 29:171–178

Barry MJ, Cockett AT, Holtgrewe HL et al (1993) Relationship of symptoms of prostatism to commonly used physiological and anatomical measures of the severity of benign prostatic hyperplasia. J Urol 150:351–358

Berry SJ, Coffey DS, Walsh PC et al (1984) The development of human benign prostatic hyperplasia with age. J Urol 132:474–479

Bosch JL, Kranse R, Van Mastrigt R et al (1995a) Reasons for the weak correlation between prostate volume and urethral resistance parameters in patients with prostatism. J Urol 153:689–693

Bosch JL, Hop WC, Kirkels WJ et al (1995b) The International Prostate Symptom Score in a community-based sample of men between 55 and 74 years of age: prevalence and correlation of symptoms with age, prostate volume, flow rate and residual urine volume. Br J Urol 75:622–630

Brookman-May S, Burger M, Hoschke B et al (2010) Association between residual urinary volume and urinary tract infection: prospective trial in 225 male patients. Urologe A 49:1163–1168

Bruce A, Krishan A, Sadiq S, Ehsanullah SA, Khashaba S, Bruce A et al (2021) Safety and efficacy of bipolar transurethral resection of the prostate vs monopolar transurethral resection of prostate in the treatment of moderate-large volume prostatic hyperplasia: a systematic review and meta-analysis. J Endourol 35(5):663–673

Bruskewitz RC, Iversen P, Madsen PO (1982) Value of postvoid residual urine determination in evaluation of prostatism. Urology 20:602–604

Bruyere F, Puichaud A, Pereira H et al (2010) Influence of photoselective vaporization of the prostate on sexual function: results of a prospective analysis of 149 patients with long-term follow-up. Eur Urol 2010(58):207–211

Crawford ED, Wilson SS, Mcconnell JD et al (2006) Baseline factors as predictors of clinical progression of benign prostatic hyperplasia in men treated with placebo. J Urol 175:1422–1426 (discussion1426–1427)

Chen S, Zhu L, Cai J et al (2014) Plasmakinetic enucleation of the prostate compared with open prostatectomy for prostates larger than 100 grams: a randomized noninferiority controlled trial with long-term results at 6 years. Eur Urol 66:284–291

Cornu JN, Ahyai S, Bachmann A, de la Rosette J, Gilling P, Gratzke C, McVary K, Novara G, Woo H, Madersbacher S (2015) A systematic review and meta-analysis of functional outcomes and complications following transurethral procedures for lower urinary tract symptoms resulting from benign prostatic obstruction: an update. Eur Urol 67:1066–1096

De Nunzio C, Cantiello F, Fiori C, Crocerossa F, Tognoni G, Amparore D, Baldassarri V, Elbers JR, Sancha FG, Porpiglia F (2020) Urinary and sexual function after treatment with temporary implantable nitinol device (iTind®) in men with LUTS: 6-month interim results of the MT-06-study. World Journal of Urology

Donker PJ, Ivanovici F, Noach EL (1972) Analyses of the urethral pressure profile by means of electromyography and the administration of drugs. Br JUrol44:180–193

El Din KE, De Wildt MJ, Rosier PF et al (1996) The correlation between urodynamic and cystoscopic findings in elderlymenwith voiding complaints. J Urol 155:1018–1022

Elkoushy MA, Elshal AM, Elhilali MM (2015a) Holmium laser transurethral incision of the prostate: can prostate size predict the long-term outcome? Can Urol Assoc J 9:248–254

Elkoushy MA, Elshal AM, Elkoushy MM et al (2015b) Incidental prostate cancer diagnosis during holmium laser enucleation: assessment of predictors, survival, and disease progression. Urology 86:552–557

Elmansy HM, Elzayat E, Elhilali MM (2010) Holmium laser ablation versus photoselective vaporization of prostate less than 60 cc: long-term results of a randomized trial. J Urol 184:2023

Elzayat EA, Elhilali MM (2006) Holmium laser enucleation of the prostate (HoLEP): The endourologic alternative to open prostatectomy. Eur Urol 49:87

Enikeev D, Morozov A, Taratkin M, Misrai V, Rijo E, Podoinitsin A, Gabdullina S, Herrmann TRW (2021) Systematic review of the endoscopic enucleation of the prostate learning curve. World J Urol 2021(39):2427–2438

Fraundorfer MR, Gilling PJ (1998). Holmium:YAG laser enucleation of the prostate combined with mechanical morcellation: preliminary results. Eur Urol 33:69–72

Furuya S, Kumamoto Y, Yokoyama E et al (1982) Alpha-adrenergic activity and urethral pressure in prostatic zone in benign prostatic hypertrophy. J Urol 128:836–839

Furuya S, Furuya R, Ogura H, Araki T, Arita T (2006) A study of 4,031 patients of transurethral resection of the prostate performed by one surgeon: learning curve, surgical results and postoperative complications. Hinyokika Kiyo 52:609–614

Fusco F, Palmieri A, Ficarra V et al (2016) alpha1-blockers improve benign prostatic obstruction in men with lower urinary tract symptoms: a systematic review and meta-analysis of urodynamic studies. EurUrol 69:1091–1101

Geavlete B, Stanescu F, Iacoboaie C et al (2013) Bipolar plasma enucleation of the prostate vs open prostatectomy in large benign prostatic hyperplasia cases – a medium term, prospective, randomized comparison. BJU Int 111:793–803

Gilfrich C, Leicht H, Fahlenbrach C, Jeschke E, Popken G, Stolzenburg JU, Weißbach L, Zastrow C, Günster C (2016) Morbidity and mortality after surgery for lower urinary tract symptoms: a study of 95 577 cases from a nationwide German health insurance database. Prostate Cancer Prostatic Dis. 19:406–411

Gilling P, Barber N, Bidair M, Anderson P, Sutton M, Aho T, Kramolowsky E, Thomas A, Cowan B, Kaufman RP, Trainer A, Arther A, Badlani G, Plante M, Desai M, Doumanian L, Te AE, DeGuenther M, Roehrborn C (2020) Three-year outcomes after Aquablation therapy compared to TUR-P: results from a blinded randomized trial. Can J Urol 27:10072–10079

Girman CJ, Jacobsen SJ, Guess HA et al (1995) Natural history of prostatism: relationship among symptoms, prostate volume andpeakurinary flow rate. J Urol 153:1510–1515

Gross AJ, Netsch C, Knipper S, Hölzel J, Bach T (2013) Complications and early postoperative outcome in 1080 patients after thulium vapoenucleation of the prostate: results at a single institution. Eur Urol 63:859–867

Gosling JA, Dixon JS (1980) Structure of trabeculated detrusor smooth muscle in cases of prostatic hypertrophy. Urol Int 35:351–355

Gratzke C, Schlenker B, Seitz M et al (2007) Complications and early postoperative outcome after open prostatectomy in patients with benign prostatic enlargement: results of a prospective multicenter study. J Urol 177:1419–1422

Gravas S, Bach T, Bachmann A, Drake M, Gacci M, Gratzke C, Madersbacher S, Mamoulakis S, Tikkinen KAO (2016) Guidelines on the management of non-neurogenic male lower urinary tract symptoms (LUTS), incl. benign prostatic obstruction (BPO) EAU; ▶ http://uroweb.org/guideline/treatment-of-non-neurogenicmale-luts/. Zugegriffen: Mar 2016

Hald T (1989) Urodynamics in benign prostatic hyperplasia: a survey. Prostate Suppl 2:69–77

Herlemann A, Wegner K, Roosen A, Buchner A, Weinhold P, Bachmann A, Stief CG, Gratzke C, Magistro G (2017) „Finding the needle in a haystack": oncologic evaluation of patients treated for LUTS with holmium laser enucleation of the prostate (HoLEP) versus transurethral resection of the prostate (TURP). World J Urol 35:1777–1782

Hiraoka Y, Akimoto M (1989) Transurethral enucleation of benign prostatic hyperplasia. J Urol 1989(142):1247–1250

Hong SK, Lee ST, Jeong SJ et al (2010) Chronic kidney disease among men with lower urinary tract symptoms due to benign prostatic hyperplasia. BJUInt 105:1424–1428

Jakobsen H, Torp-Pedersen S, Juul N (1988) Ultrasonic evaluation of age-related human prostatic growth and development of benign prostatic hyperplasia. Scand J Urol Nephrol Suppl 107:26–31

John H, Wagner C, Padevit C, Witt JH (2021a) From open simple to robotic-assisted simple prostatectomy (RASP) for large benign prostate hyperplasia: the time has come. World J Urol

John H, Wagner C, Padevit C, Witt JH (2021b) From open simple to robotic-assisted simple prostatectomy (RASP) for large benign prostate hyperplasia: the time has come. World J Urol. ▶ https://doi.org/10.1007/s00345-020-03508-1

Kang M, Kim M, Choo MS et al (2016) Urodynamic features and significant predictors of bladder outlet obstruction in patients with lower urinary tract symptoms/benign prostatic hyperplasia and small-prostate volume. Urology 89:96–102

Kaplan SA, Wein AJ, Staskin DR et al (2008) Urinary retention and post-void residual urine in men: separating truth from tradition. J Urol 180:47–54

Kaplan-Marans E, Martinez M, Wood A, Cochran J, Dubowitch E, Schulman A. Kaplan-Marans E et al (2021) Aquablation, prostatic urethral lift, and transurethral water vapor therapy: a comparison of device related adverse events in a national registry. J Endourol. Jul 27. ▶ https://doi.org/10.1089/end.2021.0455. Online ahead of print

Ko DS, Fenster HN, Chambers K et al (1995) The correlation ofmultichannel urodynamic pressure-flowstudies and American Urological Association symptom index in the evaluation of benign prostatichyperplasia. J Urol 154:396–398

Krambeck AE, Handa SE, Lingeman JE (2010) Experience with more than 1,000 holmium laser prostate enucleations for benign prostatic hyperplasia. J Urol 183:1105–1109

Kuo RL, Kim SC, Lingeman JE, Paterson RF, Watkins SL, Simmons GR, Steele RE (2003) Holmium laser enucleation of prostate (HoLEP): the Methodist Hospital experience with greater than 75 gram enucleations. J Urol 170:149–152

Lourenco T, Shaw M, Fraser C et al (2010) The clinical effectiveness of transurethral incision of the prostate: a systematic review of randomised controlled trials. World J Urol 28:23–32

Madersbacher S, Lackner J, Brössner C, Röhlich M, Stancik I, Willinger M, Schatzl G; Prostate Study Group of the Austrian Society of Urology (2005) Reoperation, myocardial infarction and mortality after transurethral and open prostatectomy: a nation-wide, long-term analysis of 23,123 cases. Eur Urol 47:499–504

Mauermayer W (1981) Transurethrale Operationen. Springer, Berlin, Heidelberg, NewYork

McVary KT, Gittelman MC, Goldberg KA, Patel K, Shore ND, Levin RM, Pliskin M, Beahrs JR, Prall D, Kaminetsky J, Cowan BE, Cantrill CH, Mynderse LA, Ulchaker JC, Tadros NN, Gange SN, Roehrborn CG (2021). Final 5-Year Outcomes of the Multicenter Randomized Sham-Controlled Trial of Rezum® Water Vapor Thermal Therapy for Treatment of Moderate-To-Severe Lower Urinary Tract Symptoms Secondary to Benign Prostatic Hyperplasia. J Urol: 101097JU0000000000001778

Montorsi F, Naspro R, Salonia A, Suardi N, Briganti A, Zanoni M, Valenti S, Vavassori I, Rigatti P (2004) Holmium laser enucleation versus transurethral resection of the prostate: results from a 2-center, prospective, randomized trial in patients with obstructive benign prostatic hyperplasia. J Urol 172:1926–1929

Naspro R, Suardi N, Salonia A, Scattoni V, Guazzoni G, Colombo R, Cestari A, Briganti A, Mazzoccoli B, Rigatti P, Montorsi F (2006) Holmium laser enucleation of the prostate versus open prostatectomy for prostates >70 g: 24-month follow-up. Eur Urol 50:563–568

Oelke M, Baard J, Wijkstra H et al (2008) Age and bladder outlet obstruction are independently associated with detrusor overactivity in patients with benign prostatic hyperplasia. Eur Urol 54:419–426

Oelke M, Kirschner-Hermanns R, Thiruchelvam N et al (2012) Can we identify men who will have complications from benign prostatic obstruction (BPO)? ICI-RS2011. Neurourol Urodyn 31:322–326

Oelke M, Bschleipfer T, Höfner K (2019) Fake News BPH - what is really true!. Urologe A 58:271–283. doi: ▶ https://doi.org/10.1007/s00120-019-0885-6

Omli R, Skotnes LH, Mykletun A et al (2008) Residual urine as a risk factor for lower urinary tract infection: a 1-year follow-up study in nursing homes. J Am Geriatr Soc 56:871–874

Ou R, Deng X, Yang W (2013) Transurethral enucleation and resection of the prostate vs transvesical prostatectomy for prostate volumes >80 mL: a prospective randomized study. BJU Int 112:239–245

Osman NI, Chapple CR, Abrams P et al (2014) Detrusor underactivity and the underactive bladder: a new clinical entity? A review of current terminology, definitions, epidemiology, aetiology, anddiagnosis. Eur Urol 65:389–398

Rao J-M, Yang J-R, Ren Y-X et al (2013) Plasmakinetic enucleation of the prostate versus transvesical open prostatectomy for benign prostatic hyperplasia >80 mL: 12-month follow-up results of a randomized clinical trial. Urology 82:176–181

Reich O, Gratzke C, Bachmann A, Seitz M, Schlenker B, Hermanek P, Lack N, Stief CG, Urology Section of the Bavarian Working Group for Quality Assurance (2008) Morbidity, mortality and early outcome of transurethral resection of the prostate: a prospective multicenter evaluation of 10,654 patients. J Urol 180:246–249

Roehrborn CG, Barkin J, Gange SN, Shore ND, Giddens JL, Bolton DM, Cowan BE, Cantwell AL, McVary KT, Te AE, Gholami SS, Moseley WG, Chin PT, Dowling WT, Freedman SJ, Incze PF, Coffield KS, Herron S, Rashid P, Rukstalis DB (2017) Five year results of the prospective randomized controlled prostatic urethral L.I.F.T. study. Can J Urol 24:8802–8813

Rom M, Waldert M, Klingler HC et al (2013) Bladder outlet obstruction in men with acute urinary retention: an urodynamic study. World J Urol 31:1045–1050

Rosier PF, De La Rosette JJ (1995) Is there a correlation between prostate size and bladderoutletobstruction? World J Urol 13:9–13

Rule AD, Lieber MM, Jacobsen SJ (2005) Is benign prostatic hyperplasia a risk factor for chronic renal failure? JUrol173:691–696

Ruszat R, Seitz M, Wyler SF et al (2008) GreenLight laser vaporisation of the prostate: single-center experience and longterm results after 500 procedures. Eur Urol 54:893

Swyer GI (1944) Post-natal growth changes in the humanprostate. J Anat 78:130–145

Te AE, Malloy TR, Stein BS et al (2006) Impact of prostate-specific antigen level and prostate volume as predictors of efficacy in photoselective vaporization prostatectomy: analysis and results of an ongoing prospective multicentre study at 3 years. BJU Int 97:1229

Thomas AW, Cannon A, Bartlett E et al (2004) The natural history of lower urinary tract dysfunction in men: the influence of detrusor underactivity on the outcome after transurethral resection of the prostatewith a minimum10-year urodynamic follow-up. BJU Int 93:745–750

Thomas AW, Cannon A, Bartlett E et al (2005) The natural history of lower urinary tract dysfunctionin men: minimum 10-year urodynamic followup of untreated detrusor underactivity. BJU Int96:1295–1300

Thomas JA, Tubaro A, Barber N, d'Ancona F, Muir G, Witzsch U, Grimm MO, Benejam J, Stolzenburg JU, Riddick A, Pahernik S, Roelink H, Ameye F, Saussine C, Bruyere F, Loidl W, Larner T, Gogoi NK, Hindley R, Muschter R, Thorpe A, Shrotri N, Graham S, Hamann M, Miller K, Schostak M, Capitan C, Knispel H, Bachmann A (2016) A multicenter randomized noninferiority trial comparing greenlight-XPS laser vaporization of the prostate and transurethral resection of the prostate for the treatment of benign prostatic obstruction: two-yr outcomes of the GOLIATH study. Eur Urol 69:94–102

Umari P, Fossati N, Gandaglia G et al (2017) Robotic assisted simple prostatectomy versus holmium laser enucleation of the prostate for lower urinary tract symptoms in patients with large volume prostate: a comparative analysis from a high volume center. J Urol 197:1108–1114

Van De Beek C, Rollema HJ, Van Mastrigt R et al (1992) Objective analysis of infravesical obstruction and detrusor contractility; appraisal of the computer program Dx/CLIM and Schäfer nomogram.Neurourol Urodyn1:394–395

Van Exel NJ, Koopmanschap MA, McDonnell J et al (2006) Medical consumption and costs during a one-year follow-up of patientswith LUTS suggestive of BPH in six europeancountries: report of the TRIUMPH study. Eur Urol 49:92–102

Varkarakis I, Kyriakakis Z, Delis A et al (2004) Long-term results of open transvesical prostatectomy from a contemporary series of patients. Urology 64:306

Yalla SV, SullivanMP, Lecamwasam HS et al (1995) Correlation of American Urological Association symptomindex with obstructive and nonobstructive prostatism. J Urol 153:674–679 (discussion 679–680)

Yamaçake KG, Nakano ET, Soares IB, Cordeiro P, Srougi M, Antunes AA,Yamaçake KG et al

(2015). Analysis of the learning curve for transurethral resection of the prostate. Is there any influence of musical instrument and video game skills on surgical performance? Turk J Urol; 41:132–7

Weiss JK, Santucci NM, Sajadi KP, Chouhan JD (2021) Post-surgical complications after bladder outlet reducing surgery: an analysis of the FDA Manufacturer and User Facility Device Experience (MAUDE) database. Urology 156:211–215.
► https://doi.org/10.1016/j.urology.2021.04.030

Erratum zu: Urodynamik

Clemens Mathias Rosenbaum

Das Kapitel finden Sie unter
► https://doi.org/10.1007/978-3-662-64334-1_9

© Der/die Autor(en), exklusiv lizenziert an Springer-Verlag GmbH, DE, ein Teil von Springer Nature 2025
C. Netsch und A. Gross (Hrsg.), *Benignes Prostatasyndrom*,
https://doi.org/10.1007/978-3-662-64334-1_24

Erratum zu: Kapitel 9 in: C. Netsch und A. J. Gross (Hrsg.), *Benignes Prostatasyndrom,*
▶ https://doi.org/10.1007/978-3-662-64334-1_9

Das Kapitel „Urodynamik", verfasst von Clemens M. Rosenbaum für das Buch „Benignes Prostatasyndrom", basiert auf dem Kapitel „Urodynamik" von Klaus Höfner, das im Jahr 2000 in dem Buch „Benigne Prostatahyperplasie" erschienen ist (Höfner, K.: Urodynamik. in: Höfner, K., Ch. Stief, U. Jonas (Hrsg.): Benigne Prostatahyperplasie - Leitfaden für die Praxis, Springer, Berlin Heidelberg New York, 2000, S. 200-220). Leider fehlen in dem Kapitel „Urodynamik" von Clemens M. Rosenbaum an zahlreichen Stellen entsprechende Hinweise auf das im Jahr 2000 veröffentlichte Kapitel „Urodynamik" von Klaus Höfner, das als Grundlage für die neuere Publikation diente. Wir bitten dies zu entschuldigen.

Serviceteil

Stichwortverzeichnis – 277

© Der/die Herausgeber bzw. der/die Autor(en), exklusiv lizenziert an Springer-Verlag GmbH, DE, ein Teil von Springer Nature 2022
C. Netsch und A. J. Gross (Hrsg.), *Benignes Prostatasyndrom*,
https://doi.org/10.1007/978-3-662-64334-1

Stichwortverzeichnis

5-Alpha-Reduktase-Hemmer 91, 213
5-α-Reduktase 245

A

Abdominaldruck 71
Ablation 167
Abrams-Griffiths-Nomogramms 76
Abrams-Griffiths-Nummer 76
Absorptionseigenschaften 116
Active Surveillance 80
Adenom 146
Adenombereich 146
Adipositas 200
afrikanische Gräser 87
afrikanische Pflaume 87
Aktivitäten des täglichen Lebens 241
Alfuzosin 89
Alkoholkonsum 81
alpha-1A-Rezeptoren 243
α_1-Blocker 88, 213, 230, 231, 233, 234
altersassoziierte Gewebemodellierung 19
Alterungsprozess 199
Anatomie 10
Androgenhaushalt 16
Anejakulation 182
antegraden Ejakulation 161, 167, 168
antiandrogene Nebenwirkungen 245
anticholinergic burden 244
Anticholinergika 34, 243
antidepressiv 203
Antikoagulanzien 200
Antikoagulanzientherapie 219
Antikoagulation 132, 159, 171, 248
Antimuskarinika 94, 212
Apex prostatae 145
Apoplex 196
Aquablation® 106, 166, 221
Arbeitsunfähigkeit 187
arterielle Hypertonie 245
Aspirin 200

Assessment-Tools 241
Ausresezieren 145
Autopsiestudien 3

B

Bakteriurie 258
Behandlungsergebnis 241
Behandlungsverlaufs 197
Belastungsharninkontinenz 170
benigne Prostatahyperplasie (BPH) 2
benigne Prostataobstruktion (BPO) 2
benigne Prostatavergrößerung (BPE) 2
benignes Prostatasyndrom (BPS) 2, 106
Besetzungsinversion 108
Bestrahlung 71
Beta-3-Agonist 94
β-Karotine 228
Binnenstruktur 10
bipolare transurethrale Vaporisation 156
bipolare TUV 157
BipolEP 129, 130
Blasenauslassobstruktion 21, 43, 70, 73, 198, 254
Blasendivertikel 42, 44, 49, 255
Blasendruck 71
Blasenentleerung 70
Blasenentleerungsstörungen 26
Blasenfunktionsstörung 20, 195
Blasenhalsbarre 55
Blasenhalssklerose 75
Blasenhalsstrikturen 129
Blasenkapazität 72
Blasenpseudodivertikel 255
Blasensensitivität 72
Blasenspiegelung 58
Blasenstein 27
Blasenwandhypertrophie 44
Blut-Hirn-Schranke 244
Bluttransfusion 160
Blutungskomplikationen 131, 268
Blutversorgung der Prostata 12
Body-Mass-Index (BMI) 80
BOO 256
BPE 256
BPH 2, 254

BPH-Operationen 142
BPS 6, 212, 254
Brennnesselwurzel 246

C

CHESS 76
Cholesterinsenker 203
Chromophor 116
CombAT 230, 232
CombAT Studie 95
Compliance 72, 73
continuous wave 111

D

DAN-PSS 31
Dauerkatheter 248
Dauerstrich 109
Defokusierung 128
Dehnbarkeit 73
Demographische Entwicklungen 6
Desobstruktion 192
Detrusordehnbarkeit 72
Detrusordickenmessung 254
Detrusordruck 71–73
Detrusordruckkurve 72
Detrusorfunktion 65
Detrusorhypokontraktilität 70, 73
Detrusorinstabilität 72, 73
Detrusorkontraktilität 75
Detrusorüberaktivität 22, 70, 72, 255
Detrusorunteraktivität 147, 257
Detrusorunterfunktion 22
Detrusorverdickung 43
Deutsche Gesellschaft für Ultraschall in der Medizin (DEGUM) 41
Diabetes 200
Diabetes mellitus 227, 257
Diagnostik 34, 222
Diät 228
DiLEP 133
Diodenlasern 109
Divertikel 255
dorsale Schallverstärkung 42
Doxazosin 89
Dranginkontinenz 70
DRU 35

Druck-Fluss-Analysen 71
Druck-Fluss-Messung 71–73
Druckmesser 71
Duplexsonographie 41
Durchschnittsfluss 62
Dutasterid 92, 229–235, 245
DWT 43
Dysurie 267

E

Einschwemmung 142
Ejakulation 12, 166–169, 176, 182, 188, 202
Ejakulationsstörungen 243
ELEP 133
End oder front-firing Laserfaser 110
Endoskop 54
Energiedichte 262
Energiequelle 127, 193
Engwinkelglaukom 244
Entgeltfortzahlung 187
Entleerungsstörungen 70
Entscheidungshilfe 209
Enukleation 106, 107, 128
Enukleationstechniken 126
Enukleationsverfahren 127, 259, 261
Enukleationtechniken 151
ERASER-Laser 118
erektile Dysfunktion 178, 180, 182, 195
Ernährung 80
Ernährungszustand 81
Evidenzgrad 129
Evidenzniveau 211
Extinktionslänge 117

F

familiäre Prädisposition 80
Faserkopplungslinse 110
Fasertyp 110
FDA 268
Finasterid 92, 229–232, 245
Floppy-Iris-Syndrom 91
Flusszeit 62, 64
Frailty-Syndrom 241
Füllphase 70
Füllungszystometrie 71

Funktion 10
funktionelle Miktionsparameter 248

G

Gebrechlichkeit 240
genetische Herkunft 80
geographische Lage 80
Geriatrie 240
Gesamtprogression 6
Gewebsnekrosenzonen 118
Gewichtsgruppen 81
GreenLEP 132
GreenLight (GL)-Laser 116
Greenlight Laser 156, 157
gutartigen Prostatavergrößerung 124
Güteschalter 109, 111

H

Hämaturie 192
Hämostase 116, 169
Harnblasendehnbarkeit 258
Harnblasendivertikel 55
Harnblasenkrebs 200
Harnblasenmukosaverletzung 128
Harnblasentrabekulierung 55, 57
Harnfluss 63
Harnflusskurve 62, 63
Harnflussrate 63, 70
Harninkontinenz 188, 195
Harnröhre 54
Harnröhrenstenosen 129
Harnröhrenstriktur 64, 75, 150, 170
Harnstauungsniere 192
Harnverhalt 26, 80, 230, 233, 234
Harnverhalten 258
Harnverhaltung 4, 5
Harnwegsinfektion 27, 54, 188
HDL-Cholesterin 81
HIFU 261
Ho:YAG-Laser 261
Hochdruckirrigation 142
HoLEP 122, 127, 247
Hospitalisation 124
Hustentest 71
Hydronephrose 42
hypotoner Detrusor 64

I

ICIQ-MLUTS-LF 30
ICSmale 31
ICS-Nomogramm 76
Immobilität 258
imperative Operationsindikation 196
Impotenz 83
Inkontinenz 30, 83, 258
Interessenkonflikte 211
International Prostate Symptome Score 196
interventionelle Therapieoptionen 240
Intraprostatische Inflammation 18
intravesikale Prostata-Protrusion (IPP) 48
inzidenteller PCa 261
inzidentelles Prostatakarzinom 194
Inzidenz 2
Inzidenzrate 3
IPSS 29
Irrigationslösung 110
Irrtumsanfälligkeit 210
iTind 179, 180
I-TIND® (temporäre Prostata-Stent-Implantation 248

K

Kapazität 72
Kapsel 10
Kapselarterien 12
kardiale Vorerkrankunge 200
kastanienförmig 10
Kastration 227
Katheter 27
Katheterisierung 65
Kernspintomographie 50
Koagulation 126
Koagulationszone 118
Kohortenstudien 3
Kollikel 145
Kombinationspräparate 187
Kombinationstherapien 94
Komplikationen 169
Komplikationsraten 129
Kompressive Obstruktion 76
konservativen Behandlung 187
Konstriktive Obstruktion 76

Kontinenzmechanismus 11
Kontinenzprobleme 201
Kontraktilität 73
Kontrastmittel 34
Körperchromophore 112
Krankenhausverweildauer 124, 247
Krankschreibung 187, 195
Kreatinin 36
Kristallografischen C-Position 109
KTP-Lasers 116
Kürbiskern 246

L

Langzeitdaten 260
Langzeitergebnisse 148
Langzeitkomplikationen 147
Langzeitresultaten 129
Laparoskopie 126
Laser 107, 201
Laserenergie 112
Laserenukleation 124, 266
Laserfaser 110
Laser-Gewebs-Effekt 116
Laser-Gewebs-Wechselwirkung 107
Lasermedium 109
Laseroperation 193, 203
Laserstrahlungsabsorption 110
Lebenserwartung 186, 192, 193, 200
Lebensqualität 36, 192, 248
Lebensstil 19
Lebenszeitprävalenz 3, 6
Leitlinien 208, 222
Lernkurve 124, 126, 169, 264
Lichtverstärker 108
Lissosphinkter 11
Lithiumtriborat 117
Lokalanästhesie 219, 221
Lokalanästhetikum 54
Low-Compliance Blase 42
lower urinary tract symptoms 2
LUTS 2, 4, 5, 147, 256

M

M3-Rezeptor 244
Makrohämaturie 34
Maximalfluss 62
Meatusstenose 35
Medikamente gegen Herz-Kreislauf-Erkrankungen 202
Medikamente gegen Hormon- und Stoffwechselstörungen 203
Medikamentenkosten 187, 195
medikamentöse Wechsel- und Nebenwirkungen 240
Meta-Analyse 147, 210
Metabolisches Syndrom 20, 81, 226
Mikrobiom 19
Miktions-/Entleerungszeit 62
Miktionsbeschwerden 192
Miktionsprobleme 192
Miktionsschleife 74
Miktions-Urethradruckprofil 77
Miktionsverhalten 192
Miktionsvolumen 36, 62, 63, 70
Miktionszentrum 195
Miktionszystourethrographie 49
Mirabegron 94, 245
MIST-Verfahren 222, 268
Mittellappen 144
Morbidität 122, 124, 129, 149, 198, 266
Morcellation 128
MoXy™ 110
MTOPS 229
MTOPS Trial 94
Mundtrockenheit 244
Mushroom-Technik 129
Muskarinrezeptoren 244

N

Narkoserisiko 248
Nationale Versorgungs-Leitlinie 209
Nd:YAG-Laser 109, 116, 118
Nephrolithotomie 266
Nervenversorgung 12
neuro-physiologische Abläufe 199
neuropsychiatrische Medikamente 203
Niederdruckirrigation 142
Niedrig-Druck-Flanke 74
Niereninsuffizienz 4, 27, 36, 258
Nierenparenchym 41
Nierenschädigungen 80
Nomogramm 75
Nykturie 4, 82, 212

O

Oberer Harntrakt 28
Obstruktion 64
Obstruktionsgrad 58
ökonomische Aspekte 186
OPE 130
Operationstechnik 107
operative Therapie 222
optischer Resonator 108
oraler Antikoagulation (OAK) 159
Orientierungsschwierigkeiten 146
orthostatische Hypotension 90
Ostien 144
Östrogene 18

P

PAE 181, 182
passive urethrale Widerstandsrelation 74
Pathophysiologie 16
Patientenalter 80
Patientenselektion 192
Patientenwille 193
PCPT 229
Pendelurin 43
Permixon® 86
Pfannenstiel-Inzision 122
pharmakologische Therapie 242
Phosphodiesterasehemmer 93
Photonenquelle 117
photoselektive Vaporisation der Prostata (PVP) 117, 156–158
Phythopharmaka 187
Phytotherapeutika 213
Phytotherapie 212
PkEP 130
PKERP 133
Placebo 82
Placeboeffekt 82
Placebotherapie 4
Plexus pelvicus 12
Pollakisurie 26, 36
Polypharmazie 242
postoperative Nachblutungsrisiko 123
Potenzstörungen 188
Prädiktive Wert 59
präinterventionelle Risikoabschätzung 241
Prävalenz 3
Primärprävention 226, 227, 229, 234
Progressionsrisiko 5
prospektiv-randomisierte Studie 259
Prostataadenom 261

Prostataarterienembolisation 106, 181, 248
Prostataadenomenukleation 122
Prostatakapsel 126
Prostatakarzinom 48
Prostatamuskulatur 258
Prostatavergrößerung 254
Prostatavolumen 46, 142, 254
Prostatavolumenreduktion 150
Prostatavolumens 219
prostatische arterielle Embolisation 181
prostatische Harnröhre 145
Prostatitis 194
PSA 27, 35
Pseudokapsel 127, 129
psychosoziale Beeinträchtigungen 194
PURR 74, 77
PURR-Kurve 74
PVP 158, 159, 262, 267

Q

Q-switch 111
Qualität der Versorgung 208
Quantentheorie 107
Quarzfasern 110

R

Radikaloperation 71
räumliche Strahlungsprofil 116
REDUCE 229
Reduktase 17
Reflektion 111
Reinterventionen 149
Reinterventionsrate 124, 126, 129, 215, 260
Reoperationen 124
Reoperationrate 147
Resektion 106, 107
Resektionsgrenze 146
Resektionsvolumina 260
Resektoskop 128
Resonatorgüte 109
Resonatorspiegel 109
Resonatorverluste 109
Restharn 28, 42, 65, 256
Restharnbestimmung 65
Restharnbildung 65
Restharnmenge 65
Restharnvolumen 65, 70

retrograde Ejakulation 170, 180, 182
retrograde Urethrographie 49
Rezum® 176–178, 221
Rezüm® (Wasserdampf-Injektion) 248
Rhabdosphinkter 11
roboterunterstütztes Verfahren 166

S

Sägepalme 86
Schäfer-Nomogramm 76
Schwellkörperautoinjektion 195
second harmonic generation 109
Seitenlappen 146
Sekundärprävention 226, 230, 231, 234
Self-Management 83
Sensitivität 72, 254
Serenoa repens 230, 246
Serotoninwiederaufnahmeinhibitoren 195
Serumnatriumspiegel 144
Sexualfunktion 161, 168, 176, 202
sexuelle Dysfunktionen 194
Sicherheitsprofil 148
Silodosin 90
Sonographie 65
Speicherphase 243
Spezifität 254
Sphinkterkomplex 11
Sphinkterspiel 55
Spüllösung 142
Stabilität 72
stehende Welle 109
Steinbildung 80
Steinschnittlage 142
Stenosen 192
Stressinkontinenz 266
Strikturen 148
Symptom 26
Symptomatik 197
symptomatischer Progress 4
Symptomausprägung 6
Symptomenscore 29
Symptomkontrolle 241

T

Tadalafil 246
Tamsulosin 88, 230–235

Terazosin 89
Tertiärprävention 226
Testosteron 259
Therapieentscheidung 241
Therapieoptionen 192
Thrombozytenaggregationshemmung (TAH) 159
ThuFLEP 134
Thulium:YAG-Laser 131
Thulium-Laser 116, 261
ThuliumVapoEnukleation der Prostata 130
ThuVARP 149, 262
ThuVEP 130, 262
Tm:YAG-Kristall 115
Tm:YAG-Laser 111
Tomaten 228
Trabekulierung 255
Trabekulierungsgrad 55
Transfusionen 263
Transfusionsrate 124, 129, 169
Transitionalzone 46, 260
Transrektale Ultraschalluntersuchung (TRUS) 40
transurethrale Inzision der Prostata 146
transurethrale Prostatektomie 106
Transurethrale Resektion 83
Transurethrale Resektion der Prostata 142
TRUS 46, 254
TUIP 147
TUR-P 144, 203, 221, 247, 260
TUR-Syndrom 143, 263
Twister Faser 110

U

überfallartiger Harndrang 196
unfreiwilliger Urinverlust 201
Urethradruckprofil 77
Urethralänge 77
Urethraler Widerstand 75
Urethrale Widerstandsrelation 74
Urethral Resistance Relation 74
Urethrozystoskopie 54, 59
Urge-Inkontinenz 203, 267
Urgency 4
Urinableitung 192
Urodynamik 64, 70, 168, 259
Uroflowmetrie 34, 62–65
Uroflows 212
Urolift® 174–176, 221, 248
Uroselektive Präparate 243

V

Vaporisation 106, 156
Vaporisationgeschwindigkeit 117
Verlauf der Harnröhre 10
Video-Urodynamik 77
Vitamin C 228
Volkskrankheit 6
Volumen 199
Volumenreduktion 198

W

Wachstumsfaktoren 18
Wärmekapazität 116
Wasserdampf 176
Wasserdampfapplikation 106
Watchful Waiting 80
WATER-Studie 167, 168
WATER-II-Studie 168
Wellenlängenabhängigkeit 111
Wiederbehandlungsraten 248

Wissenschaftliches Institut der Ortskrankenkassen 188

Z

Zentrales Nervensystem 195
Zielchromophor 111, 149, 261
Zonen 10
Zystomanometrie 70
Zystometrie 72

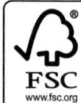

MIX
Papier aus verantwortungsvollen Quellen
Paper from responsible sources
FSC® C105338

If you have any concerns about our products, you can contact us on
ProductSafety@springernature.com

In case Publisher is established outside the EU, the EU authorized representative is:
**Springer Nature Customer Service Center GmbH
Europaplatz 3, 69115 Heidelberg, Germany**

Printed by Libri Plureos GmbH
in Hamburg, Germany